MALADIES

DES

ORGANES GÉNITO-URINAIRES

DE L'HOMME.

M. LE DOCTEUR MOREAU-WOLF

Reçoit tous les jours, sauf le dimanche, de 4 à 5 heures.

39, Rue des Petits-Champs

PARIS.

CONSULTATIONS PARTICULIÈRES

à d'autres heures, en écrivant pour demander un rendez-vous.

MAISON DE SANTÉ pour les malades éloignés de leur famille ou ne pouvant se traiter chez eux.

CONSULTATIONS PAR CORRESPONDANCE

Les malades de province et de l'étranger qui, ne pouvant se déplacer, désirent une *consultation écrite*, doivent envoyer les renseignements suivants :

1o Leur âge, leur tempérament, leur constitution ;
2o Leur profession, leur hygiène habituelle ;
3o Quelles sont les maladies générales ou locales qui les ont atteints antérieurement ;
4o Les symptômes bien détaillés de la maladie actuelle, l'époque de son début, ses causes probables, les traitements déjà suivis, etc.

N.-B. — Joindre à ces renseignements le prix de la *consultation écrite*, **vingt francs**, *en un mandat sur la poste, ou en timbres de 15 centimes.*

MALADIES

DES

ORGANES GÉNITO-URINAIRES

DE L'HOMME

**Affections contagieuses, Impuissance, Pertes séminales,
Rétentions d'urine, Rétrécissements, Catarrhe de la vessie,
Gravelle, Pierre, etc., etc.**

NATURE, CAUSES, SYMPTOMES DE CES MALADIES

AVEC LES MOYENS DE LES PRÉVENIR

Et de se traiter seul dans un grand nombre de cas

PAR

LE DOCTEUR MOREAU-WOLF

Chevalier de la Légion d'honneur,
Commandeur de N.-D. de la Conception Villa-Vicosa,
Professeur de chirurgie spéciale,
Membre de plusieurs Académies et Sociétés savantes nationales
et étrangères, etc., etc.

116 gravures dans le texte.

PARIS

H. LAUWEREYNS, ÉDITEUR,
2, RUE CASIMIR-DELAVIGNE, 2.

MALADIES

DES

ORGANES GÉNITO-URINAIRES

DE L'HOMME

Affections contagieuses, Impuissance, Pertes séminales, Rétentions d'urine, Rétrécissements, Catarrhe de la vessie, Gravelle, Pierre, etc., etc.

NATURE, CAUSES, SYMPTOMES DE CES MALADIES

AVEC LES MOYENS DE LES PRÉVENIR

Et de se traiter seul dans un grand nombre de cas

PAR

LE DOCTEUR MOREAU-WOLF

Chevalier de la Légion d'honneur,
Commandeur de N.-D. de la Conception Villa-Vicosa,
Professeur de chirurgie spéciale,
Membre de plusieurs Académies et Sociétés savantes nationales
et étrangères, etc., etc.

116 gravures dans le texte.

PARIS

H. LAUWEREYNS, ÉDITEUR,
2, RUE CASIMIR-DELAVIGNE, 2.

AVANT-PROPOS.

En publiant notre Conseiller pratique nous sommes certain de rendre un véritable service aux gens du monde, qu'ils soient malades ou bien portants, quoique un grand nombre de traités et de manuels, etc., aient déjà été écrits à leur intention sur le même sujet.

Mais pour ne parler que de ceux de ces ouvrages qui, par suite du soin mis à les tenir au courant des progrès de la science moderne, jouissent d'une vogue relativementjustifiée, disons qu'ils sont bien loin de remplir le but que leurs auteurs se sont proposés d'atteindre.

Conçus sous la forme didactique ordinaire des livres d'étude, ils renferment bien, à la vérité, exposés avec plus ou moins de talent, tout ce qui concerne la nature, les symptômes et le traitement des diverses maladies des organes génito-urinaires, mais ils ne fournissent pas au lecteur, qu'on doit naturellement supposer ignorant des choses de l'art médical, le *fil d'Ariane* qui lui est nécessaire pour se guider et se reconnaître dans le dédale que lui créent des termes techniques si nouveaux pour lui.

Y cherche-t-il, en effet, quelle peut être la maladie dont il est atteint et qui se résume le plus souvent pour lui dans l'existence d'un unique symptôme? il lui faut parcourir la plupart du temps la moitié du volume pour la découvrir.

S'agit-il de savoir s'il peut ou s'il doit, dans une circonstance donnée, faire usage de tel ou tel aliment ou de tel ou tel médicament? ce n'est que grâce à un véritable travail qu'il parvient à être fixé à ce sujet.

Inquiet d'un phénomène survenant dans l'exercice de ses fonctions génitales ou urinaires, c'est avec peine, en général, qu'il finit par en découvrir la signification qui, le plus souvent noyée dans la description de la maladie dont il dépend, risque de passer inaperçue à ses yeux.

Bref, et en admettant même que ses recherches soient couronnées de succès, ce ne sera qu'au prix d'une véritable et fastidieuse étude des maladies des organes génito-urinaires.

L'idéal, difficile à atteindre, d'un livre de ce genre est de donner à tout homme du monde le moyen de trouver *immédiatement*, et sans difficulté, la raison des troubles fonctionnels ou des souffrances qu'il éprouve, la maladie dont ils sont l'expression, en même temps que les moyens de la combattre et de la guérir. Il doit en outre, lorsqu'on lui conseille banalement de recourir à l'emploi d'un médicament, d'une eau minérale, d'un procédé thérapeutique quelconque, pouvoir y trouver des motifs plausibles pour les accepter ou les rejeter.

Nous avons donné à notre livre la forme de dictionnaire qui nous a paru la plus pratique pour faciliter les recherches et permettre au lecteur de trouver de suite ce qui l'intéresse.

EXEMPLES DESTINÉS A DÉMONTRER LA MANIÈRE

DONT ON DOIT CONSULTER

LE CONSEILLER PRATIQUE

A. Un malade éprouve-t-il des envies d'uriner fréquentes, il doit chercher : **Envies fréquentes d'uriner.** Il trouve dans cet article des renseignements succincts sur le nombre des mictions de l'homme en état de santé et sur la cause possible de leur fréquence. — Le mot **miction** étant imprimé en caractères **gras** lui indique, s'il en ignore la signification, ou si les renseignements renfermés dans l'article qu'il vient de lire ne l'ont pas satisfait, qu'il n'a qu'à chercher ce mot (**Miction**) pour en avoir de plus complets. — En effet, il trouve à l'article qui traite de cet acte physiologique : LA DESCRIPTION DU MÉCANISME PAR LEQUEL SE FAIT L'ÉJECTION DE L'URINE HORS DE LA VESSIE ; COMMENT ON DOIT URINER POUR BIEN URINER ; LES SIGNES QUE PEUVENT FOURNIR LES ALTÉRATIONS DE LA FORME DU JET DE L'URINE, et enfin un TABLEAU QUESTIONNAIRE QUI LUI DONNE LA SIGNIFICATION DES TROUBLES DIVERS DE LA MICTION et entre autres de celui qui le préoccupe. Il n'a plus alors qu'à chercher la maladie qui y correspond pour savoir ce qu'il lui convient de faire : s'il doit consulter un médecin, ou s'il peut recourir à l'usage de la médication conseillée par nous dans les cas les plus simples ?

B. L'écoulement d'un liquide quelconque se fait-il par l'urèthre, on lit à : **Ecoulements de l'urèthre**, qu'il peut être composé de **mucus**, de **muco-pus**, de **pus**, de **sang**, de **sperme**, ou d'**urine**, et que par conséquent il peut être l'indice d'une **blennorrhagie**, d'un **catarrhe de la vessie**, d'un **rétrécissement**, d'une **spermatorrhée**, etc. Chacun de ces mots, imprimé en caractères **gras**, est dans le cours de l'ouvrage l'objet d'un article spécial dans lequel se trouvent, avec la description et les causes de la maladie, les moyens de la combattre.

C. En supposant que l'écoulement soit dû à une **blennorrhagie**, dans le traitement que nous engageons le malade à suivre, nous donnons le conseil de porter un **suspensoir** ; s'il se reporte à ce mot, il trouve le moyen de confectionner lui-même, avec deux mouchoirs, un appareil efficace. — Désiret-il savoir ce que c'est que le copahu ou le cubèbe? nous lui donnons satisfaction aux mots **Copahu** et **Cubèbe**. — Ignore-t-il la manière de pratiquer une **injection**? à l'article qui traite de ce moyen thérapeutique, il est édifié sur ce point.— Doit-on aller aux eaux? l'article **Eaux minérales** vous permet de distinguer celles qui peuvent vous convenir et les quelques lignes consacrées à chacune d'elles, en particulier, vous renseigne suffisamment sur leur composition, leur action et sur le pays où elles se trouvent. — Peut-on prendre du **café?** boire de la **bière?** le **cidre** est-il une bonne boisson? Doit-on faire usage dans tel ou tel cas des **bains**, de l'**hydrothérapie**, l'**oseille**, la **salade**, le **poisson**, etc., doivent-ils être proscrits de votre régime? en quelques minutes vous êtes renseigné d'une manière concise, mais claire, sur ces multiples sujets.

On voit par ces exemples, qu'il nous semble oiseux de multiplier, que notre Conseiller pratique est d'un maniement facile, une fois qu'on en a la clef, et qu'il faudrait être doué de bien peu d'intelligence pour ne pas en retirer de sérieux bénéfices.

MALADIES

DES

VOIES URINAIRES

ET DES

ORGANES GÉNITAUX

DE L'HOMME.

ABCÈS URINEUX.

Lorsque, grâce à un simple éraillement, ou à une solution de continuité de la vessie ou du canal de l'urèthre, l'urine vient à s'infiltrer dans les tissus, elle ne tarde pas (et cela d'autant plus rapidement qu'elle est douée de propriétés plus irritantes par suite d'une affection ancienne des voies urinaires) à les irriter, et à les enflammer en y déterminant la formation d'abcès dans lesquels le pus se trouve mêlé à l'urine altérée. Un abcès urineux étant un accident des plus graves, pouvant compromettre l'existence, il ne faut pas tarder d'une minute à recourir à l'intervention d'un chirurgien dès qu'on en soupçonne l'existence, c'est-à-dire dès que, dans le cours d'une maladie des voies urinaires ancienne ou récente, on voit survenir, sur un point souvent éloigné de l'urèthre ou de la vessie, une tuméfaction douloureuse ou non, acccompagnée ou non d'une réaction fébrile.

La première indication est, en effet, de donner jour à l'urine et au pus par une large incision.

ACÉTATE DE PLOMB (Sel de Saturne. Sucre de Saturne.)

On emploie de préférence le sous-acétate de plomb liquide ou extrait de saturne qui, largement étendu d'eau ordinaire, est connu sous le nom d'*eau blanche ;* c'est une substance vénéneuse, et un poison irritant, lorsqu'il est pris à hautes doses. Employé comme astringent dans le traitement des maladies génito-urinaires de l'homme et de la femme en **injections** et lotions. Il ne faut pas en faire un usage habituel, surtout en injections vaginales, car, à la longue, c'est une cause d'intoxication par le plomb.

ACÉTATE DE POTASSE.

Ce sel existe dans la plupart des végétaux doués de propriétés diurétiques.

On le donne dans un litre d'eau ou de tisane à la dose de 5 à 10 grammes pour augmenter la sécrétion des urines et favoriser l'expulsion des graviers, et à la dose de 1 gramme par jour dans la **blennorrhagie** aiguë.

L'acétate de soude jouit des mêmes propriétés, mais il est moins actif.

Tisane à prendre dans les accès de **gravelle**.

Décoction de chiendent. . . . 850 grammes.
Sirop de groseilles. . . . . 150 grammes.
Acétate de potasse. . . . . 10 —

M. à prendre par 1/2 verre dans les 24 heures.

ACIDE BENZOIQUE.

On retire ce corps du benjoin ou de l'urine des herbi-vores; il est toujours préférable d'employer celui qui provient directement du benjoin.

On l'administre à la dose de 0 gr. 10 jusqu'à 1 gramme et plus, pour combattre la purulence des urines.

ACIDE BORIQUE.

Excellent agent médicamenteux, employé, depuis quelques années seulement, pour détruire la purulence des urines, sous forme d'**injection intra-vésicale**.

Eau distillée. . . . . . 500 grammes.
Acide borique. . . . . de 5 à 15 gr.
Mêlez.

Pour injection dans la vessie.

ACIDE CARBONIQUE.

C'est à la présence de ce gaz que les eaux minérales gazeuses doivent en partie leurs propriétés digestives.

Des expériences nombreuses ayant de plus démontré qu'il diminuait la sensibilité des surfaces cutanées et muqueuses avec lesquelles il était mis en contact, on l'a appliqué au

FIGURE I.

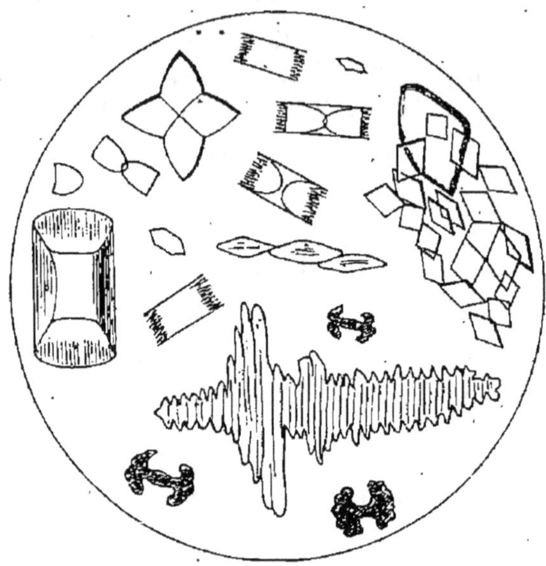

Différentes formes cristallines d'acide urique vues
au microscope.

FIG. II.

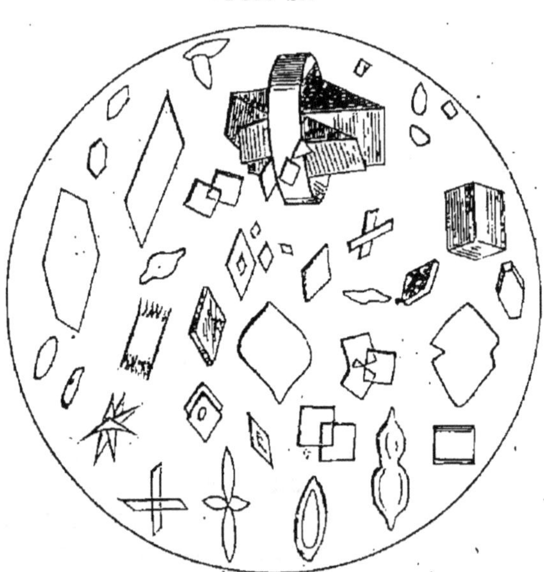

Différentes formes cristallines d'acide urique vues au microscope.

pansement des plaies, et enfin on a pensé à l'utiliser en injections intra-vésicales dans le traitement des **catarrhes vésicaux** très douloureux. Quoique on ait obtenu d'assez bons résultats de cette médication, elle est à peu près abandonnée aujourd'hui par suite des appareils compliqués qu'elle nécessite.

ACIDE PHÉNIQUE.

Précieux agent de désinfection, il détruit les ferments organisés et vivants avec lesquels il est mis en contact. On l'emploie en injections avec succès dans le **catarrhe de la vessie** lorsqu'il existe de la fétidité de l'urine.

ACIDE URIQUE.

Ce corps, qui existe dans l'urine de l'homme (0.50 pour 1250 grammes d'urine), soit à l'état libre, soit combiné avec l'ammoniaque, la soude, la chaux, etc., pour former des urates d'ammoniaque, de soude, de chaux, est très peu soluble dans l'eau; il faut en effet 1,720 parties de ce liquide pour en dissoudre une d'acide urique. Les urates sont eux-mêmes très peu solubles, particulièrement l'urate de chaux. Il en résulte que, si l'acide urique et les urates viennent à se produire en trop grande quantité, ou si la proportion d'eau entrant dans la composition de l'urine vient à diminuer notablement, ils se précipitent et peuvent former des corps solides (V. **Gravelle**). Lorsque l'urine se refroidit il n'est pas rare aussi (comme tout le monde a pu le constater) de la voir se troubler d'abord, puis laisser déposer ensuite un sédiment plus ou moins abondant, constitué par de l'acide urique ou des urates; ce qui tient à ce que plus la température de ce liquide est élevée, plus grande est la proportion de ces corps qu'elle peut tenir en dissolution.

On trouve aussi l'acide urique dans certaines concrétions

arthritiques. Les tophus (concrétions tophacées) des goutteux sont composés d'urate de soude. (V. **Goutte**.)

ADÉNITE.

Inflammation des ganglions lymphatiques. (V. **Bubons**.)

La présence à la région cervicale (nuque, partie postérieure du cou) de petites tumeurs roulant sous le doigt, non douloureuses, dues au gonflement des ganglions cervicaux, est un signe à peu près certain d'une vérole à peine née ou d'une vérole ancienne dont il ne reste plus que cette trace. (V. **Syphilis**.)

AIL.

C'est à l'huile volatile particulière qu'il renferme que l'ail doit ses propriétés. Employé de temps immémorial comme aliment, l'ail augmente l'appétit et favorise la digestion ; il exerce momentanément sur tout l'organisme une action excitante qui se prononce sur l'appareil génito-urinaire et sur la peau.

L'ail est employé avec succès comme diurétique ; il calme souvent les douleurs néphrétiques et favorise la sortie des petits graviers. Il excite l'érection chez ceux qui en mangent souvent.

AINE (Douleurs dans l').

Il est important de savoir qu'une douleur dans l'aine peut être l'indice d'une affection morbide de parties éloignées de cette région. Elle peut, chez l'homme, tenir à différentes causes, les unes sans gravité réelle, les autres, au contraire, nécessitant un traitement très actif. Une simple varicocèle, les excès de marche, de fatigue, de coït, une fausse position dans laquelle on sera resté longtemps, le rhumatisme, une éruption dartreuse (herpès, eczéma) un furoncle, une petite plaie du pied, etc., peuvent déterminer dans l'aine, d'un seul côté ou des deux côtés à la fois, des douleurs plus ou moins vives.

Les mêmes phénomènes douloureux, souvent moins intenses, quoiqu'ils soient dus à des maladies plus graves, peuvent dépendre d'une hernie, d'une adénite, d'une orchite, d'une hydrocèle, d'un anthrax, d'un abcès, d'un cancer de différents organes et parfois même de la présence de la pierre dans la vessie, etc.

Quoi qu'il en soit, il est toujours prudent de recourir promptement au médecin lorsqu'on éprouve une douleur dans l'aine, douleur qui, comme on voit, peut avoir une signification sérieuse ; avant son arrivée, on doit s'abstenir de marcher et même de se tenir debout, il est préférable de rester étendu ou couché.

AINE (Tumeurs de l').

Le plus grand nombre des maladies de l'aine se présente sous forme de tumeurs de natures les plus diverses : hernies, abcès, furoncles, phlegmons, anthrax, adénites, bubons, kystes, ectopie du testicule, exostoses, lipomes, gommes syphilitiques, anévrysmes, épanchements sanguins, suites de contusions, etc., etc.)

Toutes ces tumeurs offrent de la gravité et peuvent, si elles ne sont pas traitées rationnellement, déterminer les accidents les plus sérieux ; aussi sont-elles uniquement de la compétence de l'homme de l'art, qui seul a les connaissances nécessaires pour en reconnaître la nature et par conséquent pour appliquer les remèdes qui leur conviennent.

AIX-LES-BAINS (Savoie).

Eaux sulfureuses chaudes, employées surtout en bains et douches. On obtient de très bons résultats de l'emploi de ces eaux dans le traitement des **syphilides**.

ALBUMINE.

L'albumine est un produit organique que l'on rencontre dans le sérum du sang, dans le chyle, la lymphe, le cerveau, le pancréas, les matières fécales de l'homme. Elle existe aussi dans un grand nombre de végétaux. C'est l'albumine qui forme la couche, connue sous le nom de blanc, qui enveloppe le jaune dans les œufs des oiseaux. Chauffée à $+60°$, elle se coagule et devient insoluble. C'est cette propriété qu'on utilise pour révéler sa présence dans l'urine ; mais pour éviter toute cause d'erreur, il est bon au préalable, avant de chauffer le tube de verre qui renferme l'urine, d'y ajouter une ou deux gouttes d'acide azotique. Si l'albumine est abondante, elle se précipite en flocons ;. si elle n'existe dans l'urine qu'en faible proportion, ce liquide se trouble seulement. (V. **Albuminurie.**)

ALBUMINURIE.

L'urine normale ne contient pas d'albumine ; sa présence dans ce liquide est *en général* l'indice d'une maladie grave qu'on désigne sous le nom d'**Albuminurie** ou **Maladie de Bright**. S'il existe du sang ou du pus dans l'urine, la constatation de l'albumine dans ce liquide est loin d'offrir la même signification et d'indiquer forcément un état morbide aussi sérieux que celui que les médecins désignent sous le

Fɪɢ. III.

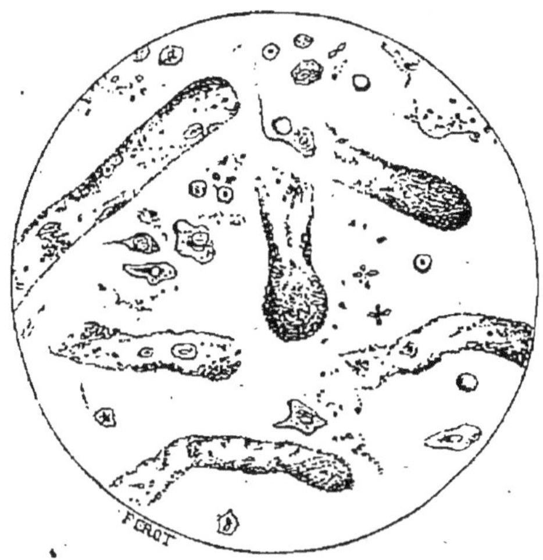

Débris épithéliaux provenant de la desquamation des reins dans
l'albuminurie vus au microscope

Fɪɢ. IV.

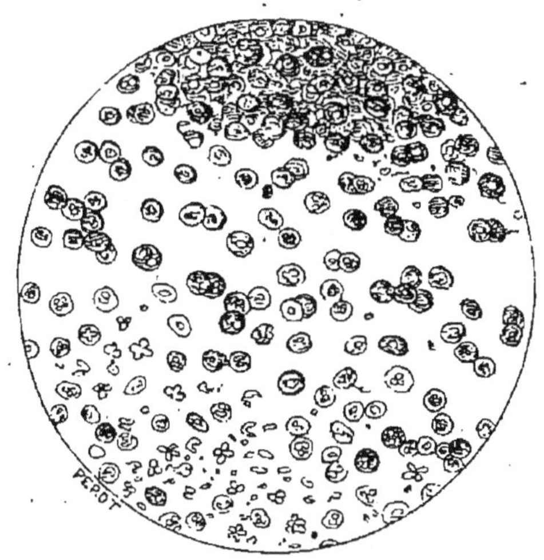

Corpuscules du pus vus au microscope.

1.

nom d'albuminurie. Le sang et le pus étant en parties composés d'albumine, il suffit d'une inflammation légère de la vessie (v. **Cystite, Catarrhe de la vessie**) ou de la présence dans le réservoir des urines d'un **gravier**, pour qu'on trouve les urines albumineuses. La présence de l'albumine dans les urines est un symptôme commun à plusieurs maladies ; les unes parfaitement curables, les autres au contraire se terminant fatalement par la mort, plus ou moins rapidement. Il est bon de savoir qu'il y a des albuminuries passagères et qu'il ne suffit pas de trouver l'urine albumineuse pour qu'il y ait à proprement parler albuminurie (indigestion, grossesse, fièvres, empoisonnement, refroidissement, etc.). Les causes de l'albuminurie sont multiples : elles peuvent dépendre d'une altération du sang avec ou sans lésions des reins ; certaines maladies des reins (**néphrites** simples) suffisent seules à la produire, de même que toute gêne de la circulation du sang dans ces glandes peut la déterminer. L'aspect des urines albumineuses varie : tantôt elles sont claires et limpides, tantôt d'une coloration foncée. Elles peuvent laisser déposer des urates, du sang, des débris épithéliaux, provenant du rein malade, ou bien même après un repos prolongé elles ne forment aucun dépôt. Il en est de même pour la quantité émise par les malades; plus rares dans certains cas, plus abondantes dans d'autres, que dans l'état normal, on peut constater un écart considérable, en plus ou en moins, dans la quantité des urines émises dans les 24 heures.

Symptômes de l'Albuminurie. — Dans la *forme aiguë* elle débute comme la néphrite simple, par des frissons, de la fièvre et des douleurs sourdes dans la région lombaire. Une hydropisie plus ou moins générale se prononce ensuite, bouffissure des paupières, enflure des jambes. Il peut survenir des accidents graves du côté du cerveau ou de la poitrine qui emportent le malade. Si les symptômes s'amendent, au bout d'un mois, le malade guérit.

Dans la *forme chronique*, la maladie peut se montrer d'emblée, son unique symptôme consistant dans l'altération de l'urine. La région du rein n'est pas douloureuse, mais l'hydropisie apparaît et le malade s'affaiblit lentement. La durée de cette maladie est souvent fort longue, mais le malade finit presque fatalement toujours par succomber.

Le traitement de l'albuminurie, quelle qu'en soit la nature, est des plus délicats et doit être confié à un praticien consommé ; aussi, dès que la présence de l'albumine est constatée dans l'urine, doit-on, sans tarder, s'empresser de recourir aux lumières de l'homme de l'art.

ALCALINS.

Les combinaisons des *alcalis* (potasse, chaux, soude, lithine, etc.), corps qui ont la propriété de neutraliser les acides, avec des acides faibles ou végétaux, ont reçu le nom d'*alcalins* ; tels sont les carbonates de potasse, de soude, de lithine ; les bicarbonates de potasse, de soude ; les benzoates de soude, de chaux, de lithine, etc., etc.

Pris à l'intérieur, les bicarbonates de potasse et de soude sont facilement absorbés et éliminés en grande partie par les urines. On les emploie surtout dans le traitement de la **goutte** et de la **gravelle urique**. L'action des sels de lithine, carbonate, benzoate, est bien plus prononcée encore, par suite des propriétés spéciales de la **lithine** et de l'**acide benzoïque**. Aussi, dans la cure de ces maladies, doit-on les employer de préférence aux premiers.

L'action favorable, puissante et incontestable des alcalins, sur des affections aussi pénibles à endurer que la goutte et la gravelle, fait qu'on est trop porté à faire abus de ces composés, soit sous la forme médicamenteuse, soit sous la forme d'eaux minérales, qui, comme celles de **Vichy**, **Vals**, **Carlsbad**, en contiennent de grandes quantités. Or, pris à doses plus ou moins considérables et surtout d'une manière continue, les alcalins peuvent déterminer chez ceux qui en usent de cette façon, une maladie connue sous le nom de *cachexie alcaline*, caractérisée par de la bouffissure, l'amaigrissement, la prostration des forces, un certain état scorbutique, accidents souvent plus sérieux que la goutte ou la gravelle, contre lesquelles le malade cherchait à lutter en absorbant des quantités inconsidérées de sels alcalins. A l'extérieur on fait usage des alcalins en bains, en lotions dans le traitement de ces mêmes maladies et de diverses affections cutanées.

ALCOOLIQUES (Liqueurs).

Prises en petites quantités, les diverses liqueurs alcooliques (eau-de-vie, rhum, genièvre, wiskey, kirsch, etc.) ne sont pas contre-indiquées d'une manière absolue chez les goutteux et les graveleux et chez certaines personnes affectées de maladies chroniques des voies urinaires. On doit même en recommander l'usage lorsque chez un vieillard ou chez un goutteux il y a faiblesse générale et tendance (ce qui est fréquent) au refroidissement ; dans ce cas on fait bien de les administrer sous forme de *grogs*.

Quoi qu'il en soit, il est toujours prudent, lorsqu'on souffre en un point quelconque de l'appareil urinaire, de consulter le médecin avant de faire usage de boissons alcooliques, car les cas où elles sont nuisibles sont plus fréquents que ceux dans lesquels on a lieu de se féliciter de leur administration.

ALOPÉCIE SYPHILITIQUE.

Neuf fois sur dix, les malades atteints de syphilis perdent plus ou moins leurs cheveux dans le cours de la période secondaire de la maladie : les sourcils, les cils, la barbe même tombent fréquemment aussi. Quelque complète que soit cette dépilation, s'il n'existe pas (ce qui est très rare) de lésions graves du cuir chevelu, les cheveux et les poils repoussent presque toujours aussi abondants qu'avant la maladie, à la condition d'un traitement régulier.

Pommade contre l'alopécie (LANGLEBERT).

Axonge benzoinée................ 30 grammes.
Teinture de cantharides.......   3   —
Sublimé......................   5 à 10 centigr.

  M.

ALUN (Sulfate d'alumine et de potasse).

•

Ce sel est employé en médecine comme astringent. Dans le traitement des maladies des voies urinaires on l'administre sous forme d'**injections** et de lotions contre les écoulements de l'urèthre, les balanites.

ANALYSE DES URINES.

Comme l'a si bien dit l'illustre chimiste Fourcroy : « l'urine représente la lessive du corps » ; on doit donc comprendre la nécessité qu'il y a pour le médecin, dans la plupart des maladies, sinon dans toutes, de savoir en quelles proportions se trouvent les éléments normaux constitutifs de l'urine. A plus forte raison lui est-il indispensable, dans certains cas, de chercher si ce liquide renferme de l'albumine ou du sucre, corps dont la seule présence décèle des maladies aussi graves que l'**albuminurie** et le **diabète sucré**.

Une analyse de ce genre est du ressort d'un chimiste quelconque ; mais à côté des éléments chimiques qui peuvent, par leur présence ou le rapport de leurs proportions, modifier les qualités de l'urine et correspondre à différents états morbides de l'organisme, il en est d'autres tels que le sang, le pus, le sperme, les débris provenant de la desquamation inflammatoire des conduits urinaires (reins, uretères, vessie, urèthre), qui sont justiciables de l'examen de l'anatomiste qui seul possède les connaissances spéciales nécessaires pour les reconnaître sous le champ du microscope, et y noter les altérations que leur a fait subir la maladie.

Il y a donc deux espèces d'analyses des urines :

1° L'*Analyse chimique : qualitative* lorsqu'on se borne à chercher si tel ou tel composé chimique y existe ; *quantitative*, lorsqu'on veut, en poussant ses investigations plus loin, savoir en quelles proportions existent les différents éléments *normaux* ou *anormaux* de ce liquide organique.

2° L'*Analyse anatomique*, permettant, grâce au microscope, d'y reconnaître la présence du sang, du pus, des spermatozoïdes et des débris provenant des reins, de la vessie, des uretères, de l'urèthre, en même temps que d'étudier les diverses altérations de ces éléments anatomiques.

Toute analyse d'urine, pour être complète, doit être faite à un double point de vue chimique et anatomique : il faut donc que l'homme de l'art auquel elle est confiée soit à la fois chimiste et anatomiste.

ANALYSE DES LIQUIDES QUI S'ÉCOULENT PAR L'URÈTHRE.

Il est de la plus grande importance, dans certains cas, de savoir quelle est la nature d'un écoulement uréthral, s'il est constitué par du *pus*, du *fluide prostatique* ou du *sperme*, ces liquides organiques offrant à première vue souvent le même aspect. C'est en les soumettant à l'examen microscopique qu'on arrive à les distinguer.

ANAPHRODISIE.
(Voy. **Impuissance**.)

ANDABRE (Aveyron).

Sources alcalines ferrugineuses froides, gazeuses. L'eau

d'Andabre est employée en boisson, bains et douches, dans le traitement de la gravelle et du catarrhe vésical.

ANURIE.
(Voy. Suppression des Urines.)

APHRODISIAQUES (Substances, Médicaments).

En dehors de la **Cantharide**, du **Phosphore** et de la **Strychnine**, il n'existe pas de substances qui aient une action aphrodisiaque incontestable.

Malheureusement ces corps sont en même temps doués de propriétés vénéneuses des plus énergiques et demandent par conséquent à être employés avec la plus grande prudence. Il ne faut donc jamais y recourir sans l'avis du médecin. (Voy. **Impuissance.**)

ARNICA.

Nous recommandons l'usage d'huile d'amandes douces *arniquée* pour oindre les sondes et les bougies lorsque le canal de l'urèthre a été violenté dans des tentatives brutales de **cathétérisme.**

Nous ajoutons souvent dans l'eau avec laquelle nous pratiquons des lavages de la vessie après les séances de **lithotritie**, une petite cuillerée à café de *teinture mère d'arnica* pour 2 litres d'eau.

Tisane d'arnica.

Fleur d'arnica... 4 grammes.
Cannelle....... .. 3   —
Eau bouillante.. 1 litre.

Faites infuser une heure, passez au travers d'une toile serrée. (**Hématurie. Paralysie de la vessie.**)

ARTHRITE BLENNORRHAGIQUE.

(V. Rhumatisme blennorrhagique.)

ASPERGES.

L'asperge est un aliment peu nourrissant. mais sain et facile à digérer, l'odeur fétide qu'elle communique aux urines est un indice de son action sur les reins et sur la vessie.

La racine de cette plante est, en effet, diurétique à un degré prononcé, les pousses ou turions qui servent d'aliment le sont aussi, mais à un degré bien moindre.

On doit interdire les asperges aux **goutteux** dont elles risquent d'aggraver les crises, aux personnes atteintes de **gravelle** et, en général, à toutes celles qui souffrent de la vessie ou d'un point quelconque de l'appareil urinaire. On les a vu quelquefois déterminer des **hématuries**, et une irritation sérieuse de la vessie. On doit s'en abstenir dans le cours d'une **blennorrhagie**.

ASPERMATISME.

Spasme des canaux éjaculateurs empêchant l'émission du sperme lors du coït. (V. **Impuissance.**)

ATONIE DE LA VESSIE. (Paresse vésicale.)

On désigne sous ce nom un état morbide, premier degré parfois de la **paralysie vésicale**, caractérisé par l'affaiblissement, le manque d'énergie des contractions musculaires de la vessie, d'où résulte naturellement l'expulsion incomplète de l'urine et la stagnation d'une quantité plus ou moins considérable de ce liquide dans sa cavité. L'urine subit alors une véritable décomposition et il s'y développe divers ferments. Il se passe dans ce cas un fait comparable à celui qu'on observe journellement pour le vin. On sait, en effet, que si l'on ne rince pas avec le plus grand soin une barrique qui a contenu du vin aigri, il suffit de quelques gouttes oubliées, pour que le vin nouveau qu'on y renferme subisse une décomposition plus ou moins grave. Eh bien, la vessie joue le rôle du tonneau : si elle ne se vide pas complètement à chaque miction, le peu d'urine altérée qu'elle renferme suffit pour déterminer la décomposition de ce même liquide au fur et à mesure qu'il descend des reins. Douée de propriétés irritantes, l'urine qui séjourne dans la vessie ne tarde pas à l'enflammer **(cystites, catarrhes)**.

L'atonie de la vessie est le plus souvent le résultat de la véritable fatigue de ses fibres musculaires qui ont eu à lutter pendant un temps plus ou moins long pour expulser les urines, contre la résistance offerte à leur émission par un **rétrécissement** du canal, un **fongus**, un **calcul**, une maladie de la **prostate**, etc.

Notons aussi que l'atonie de la vessie peut être provoquée par une affection des centres nerveux. (Maladies de la moelle épinière, chute, coup sur la tête ou sur le dos, congestions cérébrales, apoplexie.)

Le traitement de cette affection est des plus délicats. En général on se trouve bien de vider la vessie, au moins une fois par jour, par la sonde et de profiter de l'introduction de cet instrument pour y pratiquer des injections d'eau froide, destinées à réveiller son pouvoir contractile. On devra en même temps administrer des toniques et des excitants du système musculaire, mais, nous le répétons, il serait dangereux pour les malades de recourir à ces moyens sans l'avis et l'autorisation d'un médecin très compétent.

Les eaux minérales de Contrexéville, Evian, Martigny, La Preste, Vichy, Vals, sont conseillées avec succès, selon les cas, dans la cure de cette affection, mais bien entendu à la condition d'être prises aux sources mêmes.

AULUS (Ariège).

Sources alcalines tièdes (20° C.) employées en boissons et en bains, elles possèdent des propriétés purgatives et diurétiques, et ont une action favorable dans la **syphilis** constitutionnelle ancienne.

BAINS.

Les bains de toute espèce sont d'un fréquent usage dans le traitement des maladies des organes génito-urinaires.

A. Les bains d'eau simple dans lesquels le corps plonge tout entier ont une action différente sur l'organisme, selon leur degré de température et selon le temps qu'on y reste.

Les bains froids en eau courante et les bains de mer conviennent aux hommes affaiblis par les excès vénériens. Leur emploi raisonné donne de très bons résultats dans les pertes séminales, l'incontinence d'urine, l'impuissance, la blennorrhée, le diabète, à la condition d'être d'une très courte durée, 2 à 5 minutes. Il est bon de savoir que les bains de mer déterminent parfois de l'irritation de la vessie qui peut aller jusqu'à produire de la difficulté à uriner et de la douleur au col.

Les bains frais en baignoire (de 20 à 28° C.) sont indiqués dans le traitement de ces mêmes maladies : leur durée peut être plus longue, de 10 à 15 minutes.

Les bains tièdes (28 à 35° C.) et les bains chauds (35 à 40° C.), sont souvent prescrits dans les affections inflammatoires aiguës et chroniques de l'appareil génital et urinaire. Ils abrègent la durée des **coliques néphrétiques** et rendent de grands services dans les maladies des reins. Dans la période aiguë de la blennorrhagie, alors qu'il existe des douleurs très vives, ils favorisent l'établissement régulier de l'écoulement, tout en modérant l'inflammation. On doit cesser d'en prendre dès que le traitement par les injections et les balsamiques est commencé; en agissant autrement on risquerait d'éterniser l'écoulement et on paralyserait l'action des médicaments.

On emploie aussi avec succès les bains chauds dans les rétentions d'urine en général, qu'elles soient déterminées par un spasme, par une affection de la prostate ou par une cystite du col.

Dans les rétrécissements de l'urèthre ils facilitent la résolution de l'engorgement inflammatoire qui entoure l'obstacle et favorisent par conséquent l'introduction des instruments de dilatation. Tout refroidissement dans le cours du traitement d'une maladie des voies urinaires pouvant avoir les plus sérieuses conséquences, nous recommandons avec instance aux malades de prendre toutes les précautions possibles pour éviter de se refroidir après les bains. Nous ne sommes pas partisan des bains pour les **calculeux**.

B. Les bains partiels (bains de siège), d'un si banal usage, n'offrent à nos yeux que l'avantage de remplacer bien imparfaitement les bains généraux. C'est donc uniquement lorsqu'il n'existe pas d'établissement de bains dans le voisinage du malade ou qu'il lui est impossible d'en faire préparer un à domicile que nous conseillons d'y recourir.

Pris *chaud*, le bain de siège congestionne en effet la région immergée, qui est justement celle sur laquelle on désire produire l'effet contraire; pris *froid*, il expose d'abord aux spasmes, aux contractures et à l'exaspération des douleurs, et ensuite lorsque la réaction s'est effectuée à la congestion des organes génito-urinaires contenus dans le bassin.

C. Bains minéraux : 1º *Bains alcalins.*—La dissolution dans l'eau du bain d'une certaine quantité de carbonate de soude ou de potasse constitue le bain alcalin destiné à remplacer les bains d'eau minérale naturelle (Vichy). La quantité de sel employé (250 à 300 gr.), en général, est trop faible; pour obtenir un effet salutaire il faut au moins en employer 500 grammes.

Ces bains ont une action excitante qu'on peut utiliser

dans le traitement de l'impuissance ; dans ce cas, la durée du bain ne doit pas dépasser 25 minutes.

Très utiles dans le diabète, la gravelle, la goutte, et certaines affections squameuses de la peau, syphilitiques ou non.

2° *Bains sulfureux.* — Pour remplacer les bains d'eau sulfureuse naturelle on fait dissoudre dans l'eau du bain 30 à 40 gr. de sulfure de potasse. Leur température ne doit pas être trop élevée (34° C.), leur durée courte, 30 minutes.

Beaucoup moins employés que les précédents dans les maladies génito-urinaires, ils trouvent néanmoins leur application dans le traitement de certaines **syphilides**.

3° *Bains mercuriels.* — Applicables au traitement des accidents secondaires ou tertiaires de la **syphilis**. On les prépare en faisant dissoudre de 2 à 40 et 50 gr. de sublimé corrosif, selon les cas, dans une certaine quantité d'alcool qu'on ajoute à l'eau du bain. Ces bains *très toxiques* ne doivent jamais être pris sans l'assentiment du médecin, qui seul doit en indiquer les doses.

D. *Bains gazeux et de vapeurs.* — (Air chaud, vapeur sèche, vapeur humide, air comprimé, oxygène, acide carbonique, bains turcs, russes, égyptiens, etc.)

Le cadre restreint d'un ouvrage de ce genre ne nous permet même pas d'y mentionner les applications si nombreuses et si utiles qu'un médecin habile peut en faire suivant les cas dans le traitement des maladies qui nous occupent. Disons toutefois que le diabète, la goutte, la gravelle, certaines maladies des reins, le catarrhe vésical, les écoulements chroniques de l'urèthre sont fréquemment améliorés et guéris par les bains de vapeur térébenthinée et que c'est, entre tous, aux bains de vapeur de cette espèce que nous accordons la préférence pour la cure des maladies des voies génito-urinaires.

BALANO-POSTHITE.

On désigne sous ce nom l'inflammation simple du gland

et du prépuce. Cette affection est causée le plus souvent, soit par le coït avec une femme affectée de blennorrhagie, soit, dans quelques cas, lorsque l'acte sexuel est exécuté au moment des règles, ou encore si la femme a des flueurs blanches.

Les excès vénériens, la masturbation, peuvent également la produire; chez quelques individus cette inflammation a pour cause unique l'accumulation de la **matière sébacée** entre le prépuce et le gland.

Cette affection, qui accompagne quelquefois certaines blennorrhagies, offre peu de gravité, et quelques lotions astringentes, des lotions d'eau fraîche répétées, suffisent dans la plupart des cas. Quelquefois, pourtant, il est nécessaire de cautériser légèrement les surfaces enflammées.

Le médecin seul peut apprécier l'opportunité de cette cautérisation.

Le diabète (V. ce mot.) est souvent cause de balano-posthites rebelles.

Formulaire de la balano-posthite.

Eau distillée...............	100 grammes.
Nitrate d'argent cristallisé..	10 centigr.

Faire dissoudre.
Pour toucher la muqueuse du gland et du prépuce.

Eau de Cologne..	10	grammes.
Eau commune...	200	—
Alun cristallisé...	3	—
Sulfate de cuivre.	25	centigr.
Sulfate de fer....	25	—

Faire dissoudre. — En lotions.

BALSAMIQUES.

Médicaments d'un fréquent usage dans le traitement des maladies des voies génito-urinaires, qui doivent leurs propriétés aux baumes proprement dits (benjoin, baume du Pérou, de Tolu, liquidambar, styrax, storax) et aux différentes espèces de résines liquides ei de gommes résines (térébenthine de Venise, de Bordeaux, goudron, huile ou improprement baume de copahu, gurgum balsamum, santal, buchu, matico, cubèbe) qu'ils renferment.

Ils exercent leur action sur les muqueuses de l'appareil urinaire, depuis les reins jusqu'au méat urinaire, dont ils modifient avantageusement l'état catarrhal. A dose un peu forte ils troublent les fonctions digestives, déterminent de la diarrhée, la perte de l'appétit. Certaines éruptions cutanées (Voy. **Roséole balsamique**) sont aussi la conséquence possible de l'ingestion de ces médicaments. En général, néanmoins, et en procédant avec prudence, les balsamiques finissent par être tolérés par l'estomac et l'intestin.

La respiration, la sueur, l'urine, entraînent l'huile volatile qui leur communique une odeur accusatrice; il faut donc, lorsqu'on est soumis à un traitement par les balsamiques, être prévenu de ce fait si on craint la révélation de la maladie qu'on soigne.

BELLADONE.

On emploie la belladone pour faire cesser les spasmes de l'urèthre et du col de la vessie. Trousseau la conseillait dans l'incontinence nocturne de l'enfance; malheureusement, pour en obtenir un effet durable, il faut en continuer l'usage pendant longtemps (2 ans).

On fait entrer l'extrait de belladone dans la composition de suppositoires, de pommades et de liniments pour calmer les douleurs de la cystite, de la prostatite, de l'épididymite, etc. Il ne faut pas oublier que c'est un poison violent et que son absorption détermine des troubles de la vue, dus à la dilatation exagérée de la pupille. D'où l'indication de se laver les mains avec soin chaque fois qu'on se sera servi de préparations belladonées.

BENZOATES.

Les combinaisons de l'acide benzoïque avec la soude, la chaux et la lithine (benzoates de soude, de chaux, de lithine) sont des remèdes efficaces contre la goutte et la gravelle urique. C'est au benzoate de lithine qu'on doit de beaucoup donner la préférence.

Le Benzoate de lithine, introduit dans la thérapeutique en 1870 par un pharmacien de Paris, chimiste très distingué, M. Tréhyou, a une action chimique et physiologique certaine et mathématique pour neutraliser l'acide urique et les urates qu'il transforme en urate de lithine, de beaucoup le plus soluble de tous les urates dans les liquides de l'économie.

D'un autre côté l'acide benzoïque qui entre dans la composition du benzoate de lithine se transforme après son ingestion, en acide hippurique, qui, se substituant à l'acide urique, donne naissance par sa combinaison avec les bases ordinaires des liquides organiques (soude, potasse, ammoniaque, chaux), à des hippurates solubles qui s'éliminent facilement par les urines, la sueur, etc. (V. **Goutte**, **Gravelle**, **Tophus**.)

BIÈRE.

La bière, boisson fermentée, fabriquée avec les graines céréales germées (en général avec l'orge) auxquelles on ajoute du houblon pour lui donner du ton et de l'amertume, varie tellement dans sa composition suivant le pays où elle est fabriquée, la façon dont elle est fabriquée et l'époque de l'année où elle est fabriquée, qu'il est presque impossible de se prononcer sur les avantages et les inconvénients qu'elle peut présenter. Il y a des bières légères et des bières fortes; des bières faiblement alcoolisées et d'autres renfermant une proportion exagérée d'alcool. Aussi si on a pu dire que la bière légère, bien faite, était une bonne boisson et n'offrait pas plus d'inconvénients qu'un mélange d'eau et de bon vin et même que son usage préservait de la gravelle et de la goutte, on a pu en revanche indiquer l'usage journalier des bières fortes telles que le Stout, le Porter et le Faro, comme une cause fréquente de la **goutte** et de la **gravelle**.

Quoi qu'il en soit, légère ou forte, la bière exerce une action irritante sur les voies urinaires qui doit la faire proscrire du régime de tout homme chez lequel il existe soit une prédisposition diathésique à une maladie quelconque de l'appareil urinaire, soit à plus forte raison une manifestation déjà confirmée goutteuse ou graveleuse, ou une maladie des reins, de la vessie et de l'urèthre. On sait qu'il existe une maladie connue sous le nom de chaude-pisse des buveurs de bière, et que l'absorption de la bière la plus inoffensive est funeste dans le cours d'une blennorrhagie.

Les grands buveurs de bière sont en outre de tristes serviteurs de Vénus, aussi l'abus de cette boisson doit-il être rangé parmi les causes indiscutables d'**impuissance**.

BLENNORRHAGIE (1).

(*Chaudepisse, gonorrhée.*)

On donne ces divers noms à l'inflammation aiguë du canal de l'urèthre, inflammation caractérisée par un écoule-

(1) *A propos de cette maladie, nous ne pouvons nous empêcher de reproduire les remarques si judicieuses faites par un spécialiste célèbre le baron Heurteloup,* « Il est dans le monde un fâcheux préjugé qui veut que tout écoulement par l'urèthre, chez l'homme, soit nécessairement le résultat du contact sexuel ; cette pensée a l'inconvénient fort grave de mettre le trouble dans les ménages et de provoquer souvent des esclandres et des ruptures. Or, cela n'est pas ; bon nombre d'hommes ont des écoulements par l'urèthre par suite de toutes les causes qui produisent l'inflammation des glandes muqueuses ; le froid, l'humidité principalement ; la

ment de liquide muco-purulent plus ou moins abondant, avec douleur, cuisson, s'exaspérant au moment de l'émission des urines. Plusieurs auteurs donnent aussi à cette inflammation le nom d'uréthrite ; autrefois, on la désignait sous le nom de gonorrhée.

Cette affection a soulevé et soulève encore, relativement à sa nature, plusieurs questions très difficiles à résoudre d'une manière satisfaisante, et les esprits les plus sérieux et les plus autorisés ne sont pas encore d'accord sur quelques points de son étiologie, malgré les nombreuses discussions dont elle a été l'objet.

En effet, si certains auteurs la regardent comme une des formes de la syphilis, un grand nombre d'autres, au contraire, la considèrent comme le produit de l'inoculation d'un virus particulier complètement différent du virus syphilitique ; enfin, il existe un certain nombre de médecins qui ne voient dans cette affection qu'une simple inflammation.

blennorrhagie est le *rhume* de l'urèthre. Je trouve en général les femmes fort injustes en cela que, sujettes elles-mêmes à ces écoulements qu'elles savent bien n'avoir aucune cause non avouable, elles reprochent à leurs maris de se trouver dans des états qu'elles ne peuvent pas éviter elles-mêmes, et qui quelquefois sont dus à leur propre contact. Je recommanderai donc aux hommes un peu plus de justice, de philosophie et de prudence, avant, pendant et après certains moments.

« Il est encore un autre préjugé généralement répandu et qu'il faut combattre, c'est celui qui veut que tout écoulement par l'urèthre soit *syphilitique*. Ceci est une abominable erreur qui, non seulement jette le trouble dans les ménages, mais encore perpétue ce trouble pendant toute la vie du blennorrhagique et même pendant la vie de ses enfants. Sur cinquante blennorrhagiés, il y en a peut-être une seule qui soit syphilitique ; c'est du moins ce qui ressort de mon expérience. Il ne résulte pas de ce que je dis, que la personne atteinte de blennorrhagie ne doive absolument prendre aucune précaution contre la syphilis ; mais ces précautions, jusqu'à apparition des symptômes et des désordres propres à l'affection vénérienne, doivent se borner à consulter le médecin, habitué aux observations de cette nature, et à s'abstenir des cohabitations pendant quelques semaines. »

Après d'interminables discussions, ce qui reste bien établi, c'est que la plupart des écoulements blennorrhagiques sont exempts de toute origine syphilitique ; qu'il en est d'autres, au contraire, qui donnent lieu à des accidents constitutionnels dans un temps plus ou moins limité ; pour notre part nous croyons que, dans le cas où ces manifestations syphilitiques ont lieu, c'est qu'il a existé sur la muqueuse uréthrale un chancre qu'il n'a pas été possible d'apercevoir.

DES CAUSES DE LA BLENNORRHAGIE.

C'est presque toujours après un coït suspect que cette affection se manifeste, quoique d'autres causes puissent aussi amener l'inflammation du canal de l'urèthre : ainsi les excès vénériens, surtout avec une femme atteinte de flueurs blanches, ou à l'époque des règles, la masturbation, la présence d'un calcul, l'introduction d'un corps étranger, d'une injection irritante, l'usage immodéré de la bière, les bains tièdes répétés, etc., peuvent donner naissance à une uréthrite aiguë.

SYMPTÔMES DE LA BLENNORRHAGIE AIGUE.

Généralement, 4 ou 5 jours après un coït suspect, la blennorrhagie se déclare, plus rarement du jour au lendemain, et encore plus rarement au bout de quinze jours ou d'un mois.

Dans quelques cas, l'écoulement n'est pas le premier symptôme ; il y a des malades qui éprouvent d'abord une démangeaison particulière à la partie antérieure du canal, quelquefois de la pesanteur au **périnée**, de légers tiraillements dans les aines.

Mais le plus souvent, c'est en voyant la chemise maculée par l'écoulement, que les malades s'aperçoivent de l'affection dont ils sont atteints.

Dans d'autres cas, les malades, après avoir éprouvé une sensation de démangeaison, qui ne tarde pas à se convertir en une cuisson plus ou moins forte, surtout au moment de l'émission de l'urine, voient apparaître à l'orifice du canal un suintement d'une mucosité filante, trouble, qui se dessèche sur le linge et l'empèse; cette humeur filante colle les lèvres du méat urinaire et le passage du premier jet de l'urine est toujours accompagné d'une vive douleur; plus tard le gland se tuméfie et devient rouge près de l'orifice uréthral.

Dans beaucoup de cas, il y a des érections involontaires excessivement douloureuses, la verge se courbe en sens divers, mais le plus souvent en bas (chaudepisse cordée).

Le jet de l'urine est diminué, il change de direction; quelquefois, même, il existe une véritable rétention de ce liquide.

L'écoulement, d'abord blanchâtre, devient jaune, puis vert, et, si la blennorrhagie est très intense, on le voit se teindre de sang. Il peut même survenir des hémorrhagies véritables.

Ces divers symptômes de la blennorrhagie simple durent quinze et vingt jours, si un traitement convenable n'est pas suivi par le malade; mais, dans quelques cas, sans traitement, ils diminuent peu à peu d'intensité, l'écoulement redevient d'abord jaunâtre, puis blanc sale et se tarit presque peu à peu.

Dans certains cas aussi, il arrive que ce changement de coloration n'a pas lieu, et que le malade garde, après la cessation de l'inflammation aiguë, un écoulement intermittent plus ou moins abondant, quelquefois une simple goutte qui sort le matin (goutte militaire) au moment de l'émission de l'urine.

Ces écoulements ont une grande tendance à se perpétuer et augmentent au moindre écart de régime et après le plus léger excès vénérien; il semble que le canal se soit habitué à cette sécrétion anormale qui constitue la blennorrhagie chronique ou **blennorrhée.**

COMPLICATIONS DE LA BLENNORRHAGIE.

La blennorrhagie peut déterminer la dysurie, l'hématurie, la cystite du col de la vessie, la rupture du canal de l'urèthre, des abcès péri-uréthraux, etc.; en outre il survient souvent, pendant le cours d'une blennorrhagie aiguë, deux complications très graves, l'une qui affecte les yeux, l'ophthalmie purulente, l'autre qui se fixe sur les articulations, l'arthrite blennorrhagique. (V. **Rhumatisme blennorrhagique.**)

L'inflammation peut, en s'étendant du côté de la vessie, gagner les uretères et même les reins.

De même un des deux testicules, rarement les deux à la fois, participent à cette inflammation (**orchite et épididymite,** chaudepisse tombée dans les bourses), qui s'accompagne souvent de fièvre intense.

Chez quelques malades, il apparaît un ou deux bubons (poulains), dont la suppuration, lorsqu'elle survient, offre une certaine persistance.

Dans des cas excessivement rares, il se forme des abcès au **périnée.**

Ce sont les blennorrhagies négligées qui sont la cause presque unique des rétrécissements du canal de l'urèthre.

TRAITEMENT DE LA BLENNORRHAGIE AIGUE.

Un grand nombre de traitements ont été préconisés contre cette affection, et il existe peu de maladies dont la thérapeutique soit aussi riche de moyens divers et de formules de toute espèce.

Au milieu de cette confusion de traitements, nous avons fait un choix de la méthode que notre expérience nous a démontré être la plus efficace et la plus exempte de dangers.

Nous divisons le traitement, comme l'affection elle-même, en deux périodes : dans la première, les accidents inflammatoires ayant, dès le début, une certaine intensité, et il est essentiel de n'employer que les moyens appropriés pour les combattre ; dans la seconde période, ces accidents ont presque cessé, et l'écoulement, par sa persistance, a une tendance à passer à l'état chronique ; il est nécessaire alors d'avoir recours à des agents médicamenteux dont l'action soit certaine pour le tarir.

2.

TRAITEMENT DE LA PREMIÈRE PÉRIODE, OU PÉRIODE DITE INFLAMMATOIRE.

Lorsque le malade éprouve une vive douleur en urinant, que la verge est turgescente, tuméfiée, douloureuse, qu'il se produit des érections persistantes et douloureuses, qu'en même temps que ces symptômes locaux, il existe de la fièvre, nous nous trouvons presque constamment bien de faire suivre le traitement suivant : 1º Prendre chaque jour un grand bain tiède additionné de 500 grammes d'amidon, de deux heures de durée; — 2º si la souffrance augmente, poser de 15 à 20 sangsues au périnée; — 3º boire chaque jour plusieurs tasses de tisane d'uva-ursi, ou mieux de *saccharolé diurétique;* — 4º s'abstenir de toutes boissons alcooliques, de mets épicés : dans quelques cas, nous prescrivons même une diète absolue, ainsi que le repos au lit.

Il est, en tout cas, toujours bon, dans le cours d'une blennorrhagie, d'éviter la fatigue.

Généralement, ce traitement réussit à vaincre les accidents les plus intenses en trois, cinq ou huit jours.

Lorsqu'il existe des érections douloureuses, et que la blennorrhagie tend à devenir cordée, nous prescrivons la potion suivante :

Camphre.......... } de chaque... 0,80 centigr.
Nitrate de potasse... }
Jaune d'œuf............................... nº 1.
Eau de tilleul.................... 180 grammes.

Mêlez; à prendre par cuillerée à bouche d'heure en heure.

Nous conseillons aussi le lavement suivant :

Camphre................. 2 grammes.
Jaune d'œuf............. nº 1.
Décoction de graines de lin. 250 grammes.

Les pilules suivantes réussissent à calmer cet état spasmodique dans le plus grand nombre de cas.

Camphre......... ⎱
Thridace........ ⎰ à à.... 3 grammes.

Mêlez et f. s. a. 20 *pilules* (deux matin et soir).

Des bains locaux d'eau tiède, des compresses froides, renouvelées souvent, procurent aussi un soulagement très prompt.

On prend, dans ce cas, pour boisson, de la décoction de chiendent et de graines de lin édulcorée avec du sirop d'orgeat.

Notre saccharolé diurétique, qui ne demande de la part du malade aucune préparation, est ici d'un grand secours, et remplace avec plus d'efficacité, et une commodité extrême, les boissons rafraîchissantes prescrites ordinairement dans les affections inflammatoires des organes génito-urinaires.

Pendant la période inflammatoire de la blennorrhagie, les injections doivent être proscrites d'une manière absolue.

Saccharolé diurétique (Dʳ Moreau-Wolf).

Sucre de lait...... ⎱
Gomme arabique.. ⎰ de chaque. 5 grammes.
Sucre pulv..................... ... 40 —
Bromure de sodium desséché... 2 —
Bicarbonate de soude........... 2 —
Nitrate de potasse............. 0,50 centigr.
Camphre pulv.................. 0,15 —
Acide benzoïque................ 2 grammes.
Opium brut pulv............... 0,03 centigr.
  Mélangez et aromatisez avec
Essence de citrons.............. Q. S.

A faire dissoudre dans 1 litre d'eau filtrée, et à boire dans les 24 heures par petites tasses, 1 heure avant ou 2 heures après les repas.

Nous avons dit que les malades devaient, autant que possible, garder le repos et observer un régime sévère.

Il faut également qu'ils évitent les lectures et les occasions d'excitation d'une nature quelconque pouvant provoquer des érections.

On ne doit pas trop se couvrir dans le lit, et il est préférable qu'il soit plutôt dur que moelleux.

Il est indispensable de porter un **suspensoir** pour que l'inflammation consécutive des testicules (orchite blennorrhagique) ait moins d'occasion de se produire.

Une précaution que nous ne saurions trop recommander de prendre, c'est d'éviter avec le plus grand soin de porter les mains aux yeux après avoir touché la verge ou les linges souillés par l'écoulement.

Il est également utile de changer très souvent de linge, ou de remplacer fréquemment les bandes ou compresses que l'on emploie pour éviter de salir la chemise, afin que les surfaces muqueuses ne restent pas longtemps en contact avec le muco-pus de la blennorrhagie.

TRAITEMENT DE LA DEUXIÈME PÉRIODE.

A cette période de la blennorrhagie, on donne des diurétiques légers, tels qu'une décoction de chiendent et de racines de fraisier, dans laquelle on fait dissoudre 1 gramme de nitrate de potasse.

Une boisson qui réussit bien est la suivante :

Bourgeons de sapin........ 10 grammes

A faire infuser dans 1 litre d'eau bouillante, à laquelle on ajoute :

Nitrate de potasse......... 2 grammes,

et qu'on sucre avec le sirop de Matico.

Une règle dont il ne faut pas s'écarter dans le traitement de la blennorrhagie, c'est de se tenir toujours le ventre libre, au moyen de quelques purgatifs légers, eau de Sedlitz, limonade magnésienne, huile de ricin.

Lorsque le passage de l'urine dans le canal ne produit

plus de douleurs, qu'il n'existe plus que de légères cuissons au moment de la miction et que les érections sont peu ou point douloureuses, on doit administrer à l'intérieur le **copahu** et surtout le **cubèbe**, en même temps qu'on prescrit des injections dans le canal de l'urèthre.

Voici le traitement auquel nous conseillons d'avoir recours dans la deuxième période de la blennorrhagie :

Cubèbe pulv.. .... 60 grammes.

Divisez en 60 cachets médicamenteux, à prendre 12 dans les 24 heures, pendant 5 jours, à intervalles aussi réguliers que possible, en ayant soin de n'en faire usage que 1 heure avant ou 2 heures après les repas, pour ne pas troubler les digestions.

On peut aussi faire usage de l'opiat suivant :

Cubèbe. .... 45 grammes.
Copahu. .... 20 —
Magnésie calcinée. .... S. Q.

Mélangez et divisez en 12 bols,

A prendre en quatre jours, trois fois par jour.

Opiat n° 1.

Cubèbe.................... 16 grammes.
Copahu. .... 8 —
Diascordium. .... 2 —
Essence de menthe........ 3 gouttes.
Conserve de cynorrhodons. S. Q.

Mélangez.

A prendre tous les jours en trois fois dans du pain azyme, quatre jours consécutifs.

A conseiller, lorsque le cubèbe produit de la diarrhée.

Opiat n° 2.

Copahu...................... 12 grammes.
Cubèbe...................... 18   —
Jalap...................... 3   —
Gomme-gutte.............. 0,50 centigr.
Sirop de roses pâles........ S. q.

Mélangez.

A prendre en deux fois dans la journée dans du pain azyme, trois jours de suite.

A conseiller, lorsque le cubèbe constipe.

Injection.

Eau distillée de copahu... 200 grammes.
Sulfate de zinc............ 2   —

Mélangez.

Faites à intervalles réguliers quatre injections par jour, puis 3, puis 2, puis 1, en en diminuant le nombre à mesure que l'écoulement se tarit.

(Pour la façon de procéder, voyez : **Injections.**)

Il est rare que ce traitement ne fasse pas disparaître promptement une blennorrhagie ; dans le cas où il ne réussirait pas, il faudrait recourir à d'autres préparations balsamiques, parmi lesquelles nous recommandons les capsules d'extrait éthéré de cubèbe, et à d'autres formules d'injections.

Injection astringente (CLERC).

Sulfate de fer.............. 0,50 centigr.
Cachou pur............... 2 grammes.
Eau de roses............. 100   —

Mélangez. Quatre injections par jour.

Injection astringente (RICORD).

Acétate de plomb cristallisé. 3 grammes.
Eau de roses..:.......... 150   —

Mélangez. Trois injections par jour.

Le nombre considérable de blennorrhagies qui se guérissent sans laisser de traces, par les moyens que nous avons indiqués, nous autorise, à l'exemple du plus grand nombre de praticiens, à ne considérer comme étant d'origine syphilitique, que les écoulements qui s'accompagnent d'accidents secondaires, et à ne prescrire un traitement antisyphilitique que lorsqu'ils se manifestent.

BLENNORRHÉE.

(*Blennorrhagie chronique.*)

Le mot de blennorrhée est employé pour désigner l'écoulement chronique qui succède à la blennorrhagie aiguë.

Dans certains cas, la blennorrhée se montre d'emblée à l'état chronique, c'est-à-dire sans aucun caractère inflammatoire. Cette affection est excessivement fréquente.

CAUSES DE LA BLENNORRHÉE.

Le tempérament lymphatique, strumeux, les excès de toute nature, surtout les excès vénériens, les blennorrhagies aiguës négligées sont les causes directes de la blennorrhée.

Toute excitation des parties génitales l'entretient ou l'aggrave ; les injections administrées intempestivement produisent le même effet.

Dans la plupart des cas rebelles au traitement, nous avons constaté que c'était un rétrécissement du canal de l'urèthre qui perpétuait l'écoulement; l'inflammation chronique de la portion prostatique de l'urèthre produit aussi la blennorrhée.

L'inflammation s'étend à une profondeur variable selon les cas. Quand elle a pour siège la **fosse naviculaire**, nous arrivons, par la cautérisation, à tarir en peu de jours des écoulements datant de plusieurs années, et qu'aucun traitement interne ou externe n'avait réussi jusque-là à amoindrir.

SYMPTOMES DE LA BLENNORRHÉE.

Chez un grand nombre de malades, les symptômes consistent simplement en un écoulement peu abondant, quelquefois en un léger suintement qui se montre le matin, ou à certains moments de la journée.

Lorsque le malade n'a pas uriné depuis longtemps, et qu'il presse le canal d'arrière en avant, apparaît une goutte de pus au méat urinaire, qui est à ce moment souvent collé par la même matière desséchée. C'est ce phénomène morbide qu'on désigne vulgairement sous le nom de *goutte militaire*.

Il y a certains malades dont le canal est constamment humecté par un suintement qui ressemble beaucoup au sperme et dont la production ne cause aucune douleur.

Généralement, le liquide excrété est d'un blanc légèrement jaunâtre, quelquefois gris.

La santé n'est réellement altérée que si l'affection se complique d'une lésion des voies séminales. Pourtant, nous avons observé beaucoup de malades atteints de simples blennorrhées, qui, croyant avoir des **pertes séminales,** étaient en proie à une tristesse profonde.

Cette maladie est quelquefois très difficile à guérir; et il est nécessaire d'établir un diagnostic aussi exact que possible, afin d'instituer une médication qui puisse agir sur le siège précis de l'inflammation.

TRAITEMENT DE LA BLENNORRHÉE.

Un grand nombre de moyens ont été employés pour combattre cette affection. Lorsque celle-ci a résisté aux agents que nous employons dans la deuxième période de la blennorrhagie aiguë, nous cherchons s'il n'existe pas dans l'état général du malade une cause d'affaiblissement qu'il importe de faire disparaître pour obtenir un résultat favorable.

En effet, il suffit quelquefois chez certains malades débilités, de faire subir une transformation à leur hygiène, en leur prescrivant des toniques, pour que l'écoulement, qui résistait à tous les traitements locaux, se tarisse en peu de temps.

Dans beaucoup de cas, il est utile de recourir aux préparations ferrugineuses à l'intérieur.

Les bains froids et les bains de mer conviennent aussi.

Lorsque nous soupçonnons une lésion de la région prostatique de l'urèthre, nous pratiquons une légère cautérisation de cette portion du canal, et il est rare que la maladie récidive.

La cautérisation de la fosse naviculaire est également héroïque dans certains cas où toute espèce de traitement a échoué.

Il existe un préjugé chez beaucoup de malades, qui croient que l'emploi de *toutes* les injections amènent fatalement des rétrécissements du canal de l'urèthre.

On ne saurait trop combattre une semblable erreur ; la cause réelle des rétrécissements réside en effet le plus souvent dans l'inflammation chronique de la muqueuse uréthrale, dans ces suintements que certains malades conservent des années sans y apporter aucun soin.

Le plus grand nombre des blennorrhées réputées incurables est ainsi entretenu par un rétrécissement plus ou moins prononcé du canal de l'urèthre, qui ne peut être reconnu que par une main exercée et par les moyens dont la science dispose aujourd'hui. La guérison de cette maladie ne peut, par conséquent, être obtenue qu'en faisant disparaître la lésion organique qui la perpétue, c'est-à-dire le **rétrécissement**. C'est, dans ce cas, à la dilatation progressive par les **bougies** Beniqué qu'on doit donner la préférence sur tous les autres modes de traitement.

ACCIDENTS CONSÉCUTIFS DE LA BLENNORRHAGIE.

En général, la blennorrhagie une fois guérie ne laisse aucun accident à sa suite. Il arrive parfois, néanmoins, que les malades conservent une sensibilité plus ou moins vive de l'urèthre en urinant, lorsqu'ils sont en érection ou au moment de l'éjaculation. L'abstinence des alcooliques, du vin pur, du café, de la bière, l'usage des eaux alcalines, l'exercice sage et régulier du coït suffisent le plus souvent à faire disparaître ces phénomènes.

BŒUF (viande de).

La viande de bœuf grillée ou rôtie et surtout bouillie étant d'une digestion relativement difficile, ne convient pas toujours aux personnes affectées de goutte ou de gravelle urique, qui, par conséquent, devront éviter d'en faire un trop fréquent usage dans leur alimentation journalière.

BOUGIES.

On donne le nom de bougies à des instruments de chirurgie souples ou rigides, destinés à être introduits dans l'urèthre pour dilater ce conduit.

Les bougies ont la figure générale d'une baguette cylindrique, droite ou courbe, dont l'extrémité, qui est destinée à être introduite dans l'urèthre, affecte diverses formes. On en fabrique de différentes grosseurs; graduées du n° 1 au n° 30, la différence de diamètre étant entre chacune d'elles d'un tiers de millimètre (filière Charrière, fig. VI), le n° 1 a, par conséquent, 1/3 de millimètre de diamètre, le n° 15 5 millimètres et le n° 30 1 centimètre.

Les *bougies rigides*, que le chirurgien seul doit employer, sont en étain ou en acier et affectent, en général, une courbure spéciale (courbure de Beniqué), fig. V, 17. Elles sont, par exception aux autres instruments de dilatation de l'urèthre, graduées par 1/6 de millimètre (filière Beniqué) du n° 1 au n° 60; elles sont, en général, cylindriques.

Les *bougies souples*, désignées improprement sous le nom de bougies de gomme, d'un usage général en France, sont composées d'un tissu de soie ou de coton, recouvert de

FIG. V.

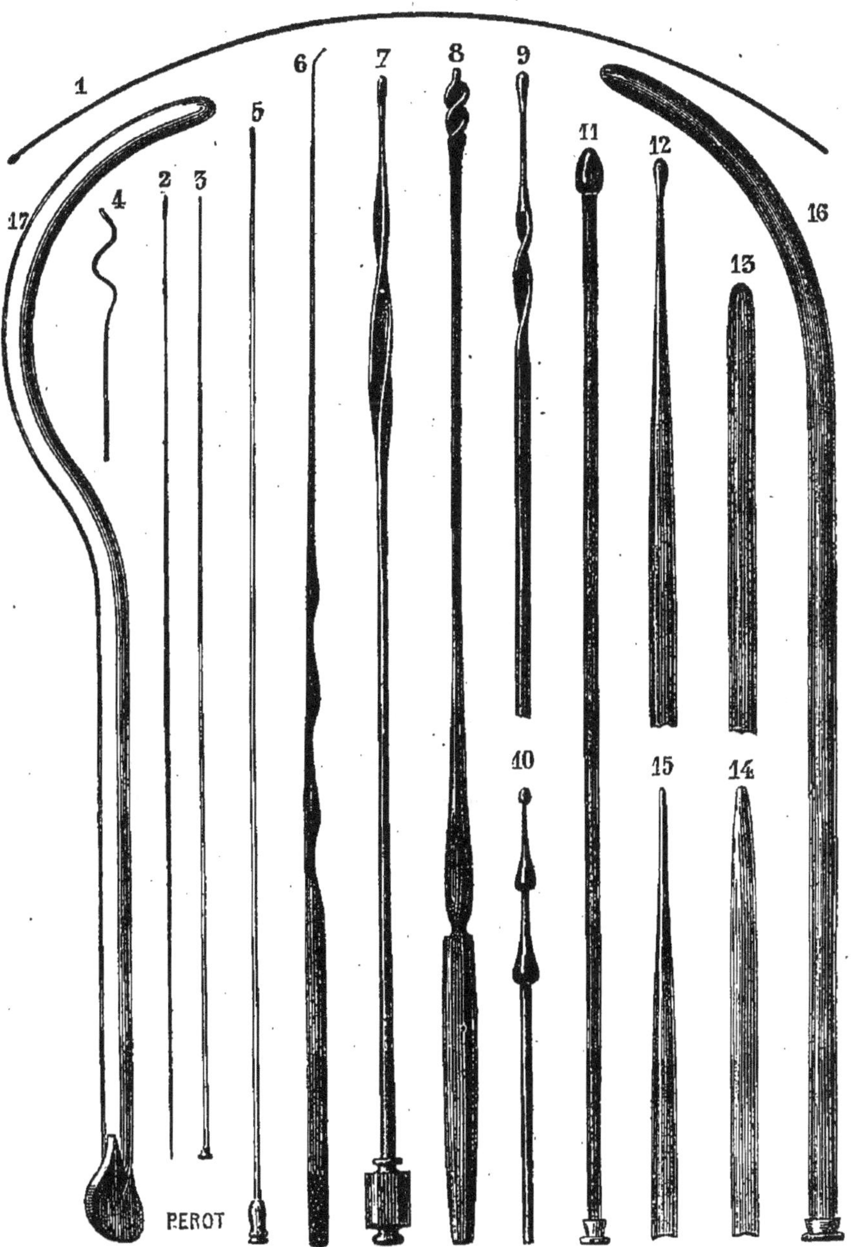

Différentes formes de bougies.

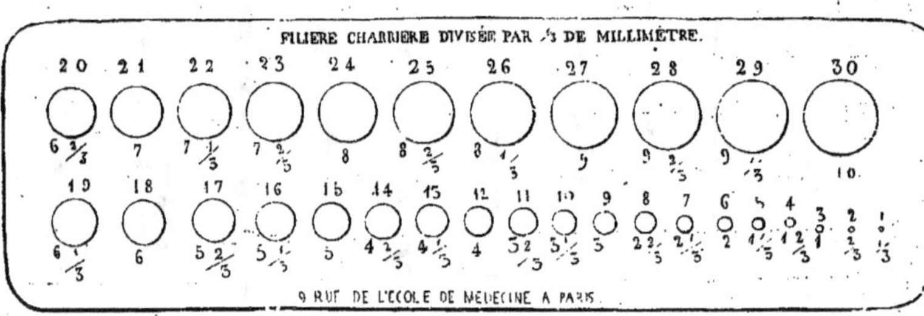

Filière métrique pour mesurer le calibre des sondes et des bougies.

plusieurs couches d'une matière particulière dont la composition varie avec les fabricants, mais qui, en général, est constituée d'huile de lin épaissie par une longue ébullition, additionnée ensuite de litharge, de térébenthine et de caoutchouc. Elles sont, ou bien creuses, ce qui permet, en introduisant dans leur cavité un fil métallique (mandrin), de leur donner la courbure qu'on désire en même temps que plus de rigidité, si cela est nécessaire, ou bien pleines plus rarement.

Par rapport à leur forme, on distingue les bougies en bougies à *courbure fixe*, fig. V, 16 et à *courbure variable*, en bougies *cylindriques* et *coniques*, fig. V, 13, 14 et 15, en bougies à *extrémité olivaire*, fig. V, 12, en bougies *coudées* dites *à béquille*, en bougies *filiformes* fig. V, 2, 3 et 5, pour franchir les rétrécissements très étroits. Il existe de ces instruments qui sont montés sur un petit pas de vis, destiné à être fixé sur l'extrémité des instruments métalliques et leur servir de conducteur dans les opérations qui se pratiquent sur l'urèthre ou la vessie : ce sont les bougies *conductrices*. Les bougies terminées par une sorte de poire conique ou non, sont des explorateurs à *boule* fig. V, 10 et 11 et servent au chirurgien pour vérifier l'état de l'urèthre.

On fabrique aussi des bougies en *cire*, en trempant des cylindres de toile roulée dans de la cire vierge fondue ; leur usage est aujourd'hui très restreint. Les bougies en *baleine*, en *ivoire ramolli* (ivoire décalcifié), en *corde-à-boyaux*, en *laminaria*, en *gutta-percha*, en *éponge préparée*, ne sont plus que très rarement utilisées.

BOUGIES MÉDICAMENTEUSES.

On s'est naturellement ingénié à composer des bougies pouvant agir à la fois comme instrument de dilatation et comme médicament topique apte à lutter contre les spasmes, les douleurs, les engorgements, les plaies, etc., de l'urèthre.

Malheureusement on est encore réduit à chercher ; car l'idéal d'un instrument de ce genre est loin d'avoir été atteint. M. Reynal seul a su fabriquer des bougies *porte-re-mèdes* qui laissent loin derrière elles, il est juste de l'avouer, les anciennes bougies médicamenteuses que leur imperfection, du reste, avait fait abandonner.

Ce sont des bougies courtes (0^{m}14 à 0^{m}16) du n° 13 ou 15 de la filière Charrière); elles sont composées de gomme, de glycérine et de gélatine et sont suffisamment résistantes pour pouvoir être poussées dans l'urèthre et suffisamment molles pour n'y pas provoquer plus de douleur qu'une bougie ordinaire. Elles doivent être non pas graissées, mais mouillées avant l'introduction qui ne doit se faire qu'après que le malade a uriné.

Les bougies Reynal contiennent soit du ratanhia, du sulfate de zinc, du chlorure de zinc, de la belladone, de l'opium, du tannin, etc., etc.

On les fait pénétrer jusqu'à leur disparition totale : elles fondent à peu près en une heure ou une heure et demie. Pour empêcher qu'elles ne soient expulsées de l'urèthre, on coiffe le gland, mis à découvert, avec un *capuchon balanique Tréhyou*, en baudruche gommée et mouillée, que l'on maintient en place avec un petit caoutchouc très mince et sur lequel on ramène le prépuce, si cela est possible.

Somme toute, les bougies Reynal, faciles à introduire, même par les malades, sont peu ou point douloureuses et n'exposent à aucun accident, grâce à leur solubilité et à leur souplesse.

BOULOU (LE) (Pyrénées-Orientales).

Eaux alcalines froides se rapprochant de celles de Vichy. Conviennent, comme elles, dans le traitement de la goutte et de la gravelle urique.

BOURBONNE (Haute-Marne).

Sources salines chlorurées chaudes (50 à 59° c.).

Employées en boissons, en bains et en douches, elles possèdent une très grande activité et sont d'une valeur incontestable dans le traitement de certaines formes de goutte.

BOURBON-LANCY (Saône-et-Loire).

Sources salines chlorurées chaudes (28 à 56° c.).

Peu employées en boissons; le traitement se fait surtout par bains, bains de vapeur, d'étuves et douches.

Elles agissent favorablement dans certaines formes de goutte et dans les manifestations cutanées de la **syphilis**.

BOURGEONS DE SAPIN.

Employés en infusion dans la cystite aiguë et chronique (20 grammes de bourgeons pour un litre d'eau bouillante à laisser infuser deux heures, passez et décantez).

On en fait aussi usage sous forme de sirop, pour sucrer les autres tisanes.

Quand on désire en faire prendre longtemps à un malade, on fait bien d'additionner cette tisane d'un peu de bicarbonate de soude pour éviter qu'elle ne fatigue l'estomac. (Voy. **Balsamiques, Térébenthine**.)

BOURSES.

On donne le nom de *bourses* à une série d'enveloppes superposées, dans lesquelles se trouvent logés les **testicules**. Ces enveloppes sont ou communes aux deux glandes, ce sont les plus superficielles (scrotum dartos), ou propres à chaque organe, ce sont les profondes (cremaster, tunique fibreuse, tunique vaginale).

Le *scrotum*, dépendance de la peau, est coloré en brun, mince, très lâche et alternativement contracté et relâché. Les poils qu'on observe à sa surface sont beaucoup moins abondants qu'au pubis.

Le *dartos*, situé sous le scrotum, est constitué par des fibres musculaires qui, en se contractant, déterminent le plissement du scrotum, sous l'influence du froid, du chatouillement, du coït, de la douleur.

Le *cremaster* est une expansion musculaire qui se contracte d'une façon instantanée en portant les testicules en haut et en dehors dans la toux, les cris, les vomissements, le coït ou un effort quelconque, tandis que, comme nous venons de le dire, le dartos se contracte lentement sous l'influence des sensations voluptueuses ou douloureuses seulement.

La *tunique séreuse* ou *tunique vaginale* est très épaisse et, comme toutes le séreuses, formée de deux feuillets lubrifiés par un fluide séreux destiné à faciliter leur glissement l'un sur l'autre. Lorsque ce liquide est exhalé en grande quantité, il remplit la cavité vaginale et forme une tumeur plus ou moins volumineuse connue sous le nom d'**hydrocèle.**

BRIDES DE L'URÈTHRE.

On donne ce nom à une forme particulière des **rétrécissements** de l'urèthre qu'on observe surtout dans la portion pelvienne sur la paroi inférieure de ce canal.

Leur nom indique suffisamment la forme qu'affectent ces lésions qui peuvent se développer dans toutes les directions; il y a en effet des brides uréthrales longitudinales, transversales et plus rarement circulaires. Elles ont en général peu d'épaisseur, mais leur tissu offre une très grande dureté qui ne fait que s'accroître en vieillissant. Il n'est pas rare d'en trouver plusieurs chez un même malade. Naturellement elles entravent l'émission des urines, plus ou moins, selon leur disposition et leur importance; leur traitement est absolument du ressort du chirurgien.

Comme tous les rétrécissements organiques, les brides de l'urèthre sont le produit de l'inflammation de ce canal.

Fɪɢ. VII.

Coupe-bride d'Amussat.

Mandrin intérieur à l'extrémité duquel est fixée la lame coupante.

Fɪɢ. VIII.

Scarificateur de Caudmont vu ouvert et fermé.

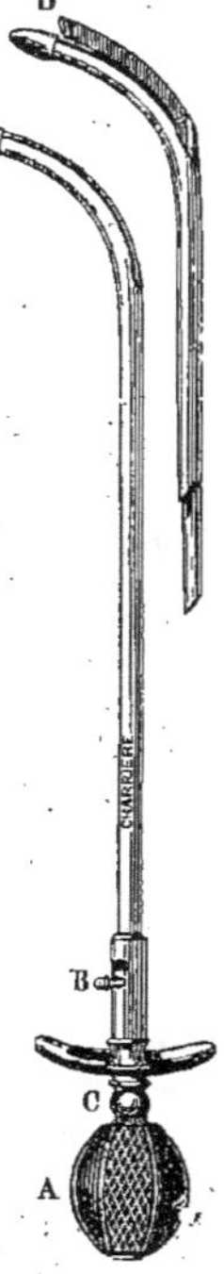

A. B. C. mécanisme permettant de graduer la saillie de la lame D.

BRISE-PIERRE.

L'instrument de chirurgie avec lequel on fragmente d'a-

3.

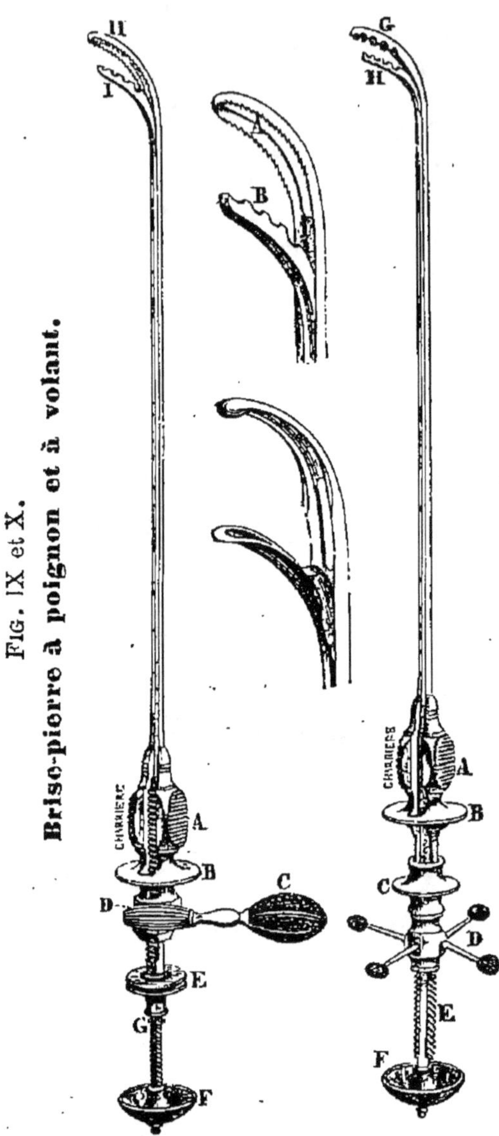

Figure de droite : A B poignée de l'instrument ; C pignon qui, en s'engrenant dans la crémaillère D, rapproche ou éloigne les mors H et I entre lesquels la pierre est saisie ; G tige inférieure du brise-pierre appelée branche mâle ; F extrémité de la branche mâle disposée pour recevoir (si la dureté du calcul le rend nécessaire) les coups de marteau.

Figure de gauche : A B C poignée de l'instrument ; D volant qui en se vissant ou en se dévissant sur la vis E rapproche les mors G et H ; F extrémité de la branche mâle disposée pour la percussion.

FIG. XI.

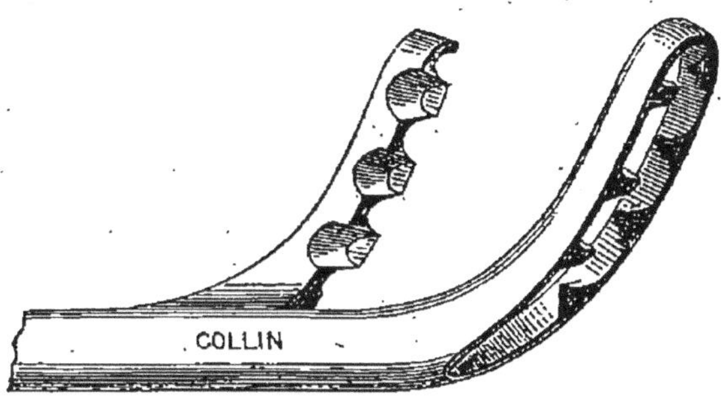

Bec de brise-pierre ouvert.

bord les calculs vésicaux ou uréthraux pour les pulvériser ensuite, est connu sous le nom de *brise-pierre* ou de *lithotriteur*.

FIG. XII.

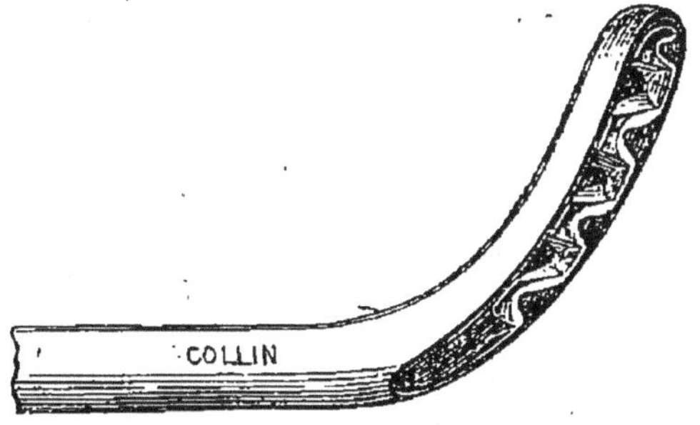

Bec de brise-pierre fermé.

Sa forme générale rappelle celle du pédomètre, instrument avec lequel les cordonniers prennent la mesure du pied.

En inventant cet instrument, Heurteloup, chirurgien spécialiste français, s'est créé les titres les plus sérieux à la reconnaissance de l'humanité, car il a rendu pratique la **lithotritie.** (V. ce mot.)

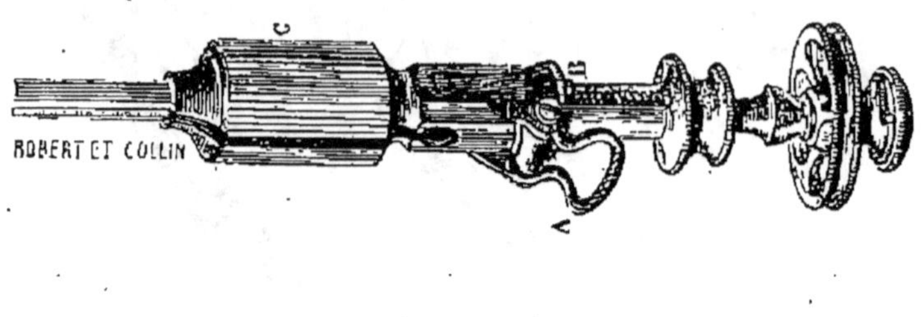

Fig. XIII.

Poignée de brise-pierre à écrou et à bascule.

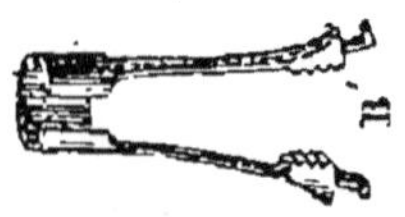

A annéau qui engrène l'écrou B, avec la vis lorsqu'on l'incline sur la grande rondelle C, et qui, renversé en sens inverse rend à la vis toute sa liberté.

BROMURE D'AMMONIUM.

Mêmes propriétés que le **bromure de potassium**.

BROMURE DE CAMPHRE (Camphre monobromé).

Sédatif du système génital employé aux doses de 0,20 à 1 gramme, sous forme de dragées ou de pilules comme **anaphrodisiaque** et dans le traitement de la **spermatorrhée** et des pollutions nocturnes.

BROMURE DE POTASSIUM.

Ce sel est employé avec succès pour calmer la douleur et dissiper les spasmes dans les uréthrites aiguës, la cystite, la névralgie du col vésical, la rétention d'urine, le ténesme vésical, la **spermatorrhée**, le **priapisme**. On l'administre aussi en prévision de manœuvres difficiles ou douloureuses de cathétérisme ou de lithotritie, pour atténuer la sensibilité de l'urèthre et du col de la vessie.

Vu son action irritante sur l'estomac et l'intestin, on doit toujours l'administrer sous forme de sirop dans une tasse de tisane ou dans un verre d'eau; de cette façon, il est admirablement supporté et son usage peut être continué assez longtemps. Pris en quantité notable pendant un temps plus ou moins long, il calme l'appétit sexuel de telle façon qu'il faut souvent instituer un traitement **aphrodisiaque** pour faire récupérer aux malades leurs forces viriles.

BROMURE DE SODIUM.

Mêmes propriétés que le **bromure de potassium**.

BUBONS (Vulgairement poulains).

Inflammation des ganglions lymphatiques de l'aine, symptomatique de maladies d'origine vénérienne ou résultant du simple rapprochement sexuel. Ils peuvent être classés comme il suit :

1° BUBON SIMPLE OU D'IRRITATION (adénite inflammatoire). Pouvant être déterminé par les excitations, l'irritation mécanique de la verge, les déchirures, érosions du membre viril dans le coït; la blennorrhagie, la balano-posthite et enfin le chancre simple agissant en tant que plaie ordinaire. L'herpès du prépuce, les clous, l'eczéma, l'érysipèle de la verge peuvent être aussi cause des bubons.

Cette affection est caractérisée par le gonflement d'un ou plusieurs ganglions de l'aine, s'accompagnant ou non de rougeur de la peau, de douleur à la pression et de difficulté de la marche. Ces symptômes, après avoir duré plusieurs jours avec plus ou moins d'intensité, cessent graduellement ou bien il se forme un abcès, dont le pus est dénué de toutes propriétés contagieuses.

2° BUBON VIRULENT OU CHANCREUX. Se produit spontanément à la suite du chancre simple, et a presque toujours pour siège la région de l'aine, quoiqu'on l'ait aussi observé dans l'aisselle et au cou. Il existe presque toujours à l'état unique du même côté que le chancre qui lui donne naissance ; tout à fait exceptionnellement il peut occuper le côté opposé, et être double.

Le bubon virulent se présente avec les mêmes symptômes que l'adénite aiguë, et se termine *fatalement* par un abcès qui, une fois ouvert, se transforme en un véritable chancre inguinal, qui, mal soigné, produit d'énormes pertes de substance en prenant la forme **phagédénique**.

3° BUBON SYPHILITIQUE (adénopathie syphilitique). Symptôme constant de l'infection syphilitique, compagnon fidèle, obligé du chancre infectant, a dit Ricord.

Le chancre pouvant se développer en un point quelconque de la peau ou des muqueuses, l'adénopathie qui en est la conséquence peut s'observer sur les régions les plus diverses. Lorsqu'un chancre donne lieu à des adénopathies dans l'aine, le plus souvent le bubon est double et intéresse plusieurs ganglions à la fois.

On constate alors dans les deux aines une série de petites tumeurs, dures, superficiellement placées et dont la pression n'est presque jamais douloureuse. Il n'y a presque jamais de phénomènes inflammatoires.

« Le bulbe qui suppure n'est pas syphilitique, a dit Ricord, » c'est-à-dire que le chancre infectant ne s'accompagne jamais d'une inflammation ganglionnaire suppurante. (Voy. **Syphilis.**)

Traitement des bubons. — Quelle que soit la nature présumée du bubon, le malade qui en est affecté doit toujours consulter un médecin éclairé ; agir autrement se serait s'exposer aux accidents les plus sérieux.

En attendant le médecin, on doit en tout cas éviter la fatigue et autant que possible la marche.

BUCHU.

Plante originaire du Cap, dont les feuilles sont douées de propriétés diurétiques et balsamiques.

Employé sous forme de tisane dans la cystite chronique.

Tisane de Buchu.

Feuille de Buchu. . . . . . 25 grammes.
Eau bouillante. . . . . . . 1/2 litre.
Faire infuser trois heures en vase clos.

A boire 2 à 3 petites tasses à thé par jour.

— 61 —

[illegible] allocataire au moment où délivre [illegible]
[illegible] la délivrance.

REÇU.

[illegible]
[illegible]
[illegible] dans le cadre indiqué.

[illegible]

[illegible] . . . . [illegible]
[illegible]
[illegible]
À la fin de la période [illegible]

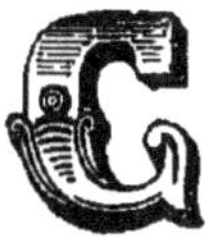

CAFÉ.

L'infusion du café est une excellente boisson qui, bien préparée et sucrée, facilite la digestion, accélère la circulation et fait uriner plus abondamment, tout en favorisant la transpiration. Pris à la suite du repas, le café agit moins sur l'organisme que lorsqu'il est absorbé à jeun. Quoiqu'il ne nourrisse pas à proprement parler, il soutient néanmoins les forces et combat la tendance au sommeil.

L'abus du café peut faire naître à la longue un état plus ou moins prononcé d'impuissance. Mêlé au lait, il forme un composé indigeste, qui, jouissant pour un certain nombre de personnes de propriétés laxatives, peut être conseillé dans la constipation.

Ses propriétés diurétiques et excitantes doivent rendre le médecin très circonspect lorsqu'il a à en permettre ou à en défendre l'usage dans le cours d'une affection des voies urinaires.

Il réveille en effet les douleurs de la **goutte** chez certains malades, et si dans la **gravelle** il facilite dans certains cas l'expulsion des sables uriques et des graviers, dans d'autres au contraire il peut aggraver l'état du malade.

Il doit être proscrit dans le cours des blennorrhagies aiguës ou chroniques.

En résumé, il est préférable de s'abstenir de cette boisson dans toute maladie de l'appareil urinaire, où, somme toute, il risque de faire plus de mal que de bien.

CALCULEUSE (Affection).

Maladie caractérisée par la formation de calculs dans l'appareil urinaire.

CALCULEUX.

On donne ce nom aux personnes dans l'appareil urinaire desquelles (reins, uretères, vessie, prostate, urèthre) il existe ou il a existé un ou plusieurs calculs.

CALCULS URINAIRES.

On donne le nom de calculs ou de pierres aux concrétions urinaires trop volumineuses pour sortir par le canal de l'urèthre, tandis qu'on réserve le nom de *graviers* à ceux qui peuvent s'échapper au dehors avec les urines. Dans le premier cas le malade a la pierre, dans le second il a la gravelle ; ce ne sont donc, comme on voit, que deux degrés de la même maladie.

C'est une erreur de croire qu'on ne peut avoir à la fois la gravelle et la pierre : on observe assez fréquemment en effet des malades dans la vessie desquels se trouve une pierre, qui rendent des sables en abondance. Les plus grandes différences peuvent exister quant à la couleur, à la composition, au nombre, au volume, au poids et à la forme des calculs.

Un quart environ est formé d'acide urique et d'urates ; les substances rencontrées en général dans les concrétions urinaires sont ensuite l'oxalate de chaux, le phosphate de chaux, le phosphate ammoniaco-magnésien, la cystine. Presque toujours plusieurs de ces substances sont réunies et agglutinées par de la matière animale (**mucus**).

Les calculs urinaires peuvent se développer en un point

quelconque des voies urinaires, depuis les reins jusqu'à la fosse naviculaire. (Voy. **Néphrite calculeuse**, **Gravelles**, **Coliques néphrétiques.**)

Fig. XIV.

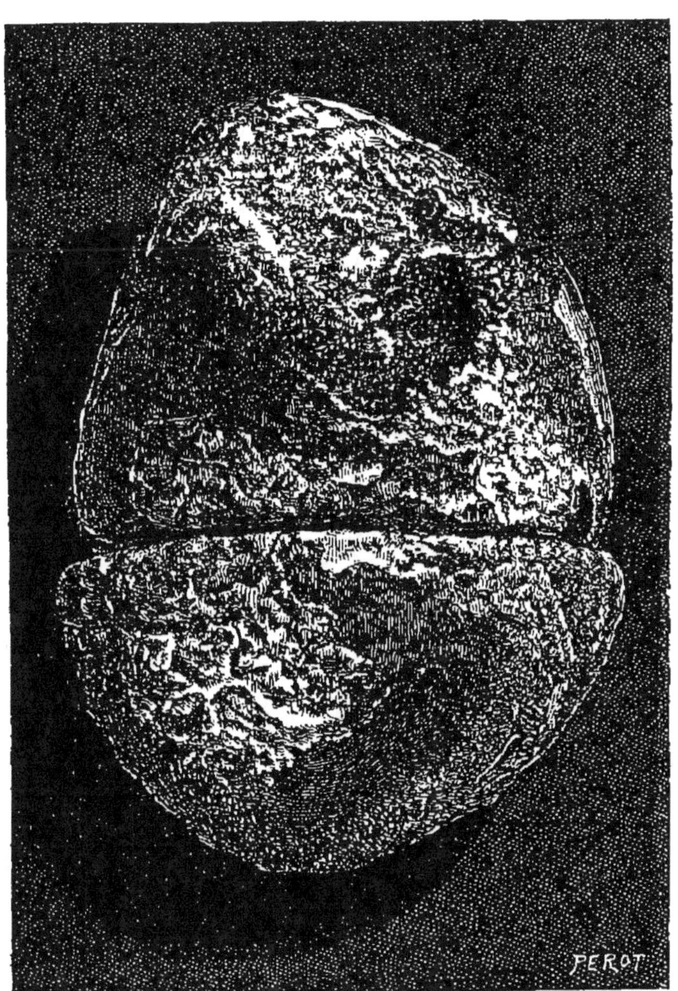

Reproduction exacte d'un double calcul, pesant 174 grammes, extrait par la taille hypogastrique.

Il en existe un au musée Dupuytren qui a le poids véritablement énorme de 1496 grammes, c'est le plus gros que nous connaissions. Quelquefois leur nombre est tout aussi extraordinaire.

Fig. XV.

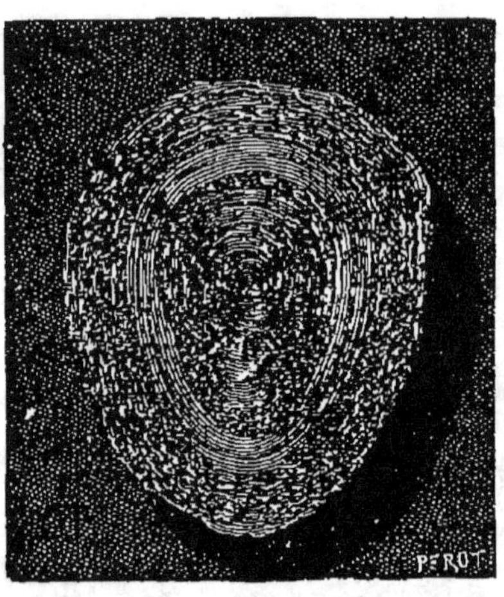

Coupe d'un calcul pesant 10 grammes (grandeur naturelle).
Acide urique et phosphates terreux.

Il fut présenté, il y a plusieurs années, à la Société de chirurgie de Paris, une vessie contenant 307 calculs. Leur forme varie aussi à l'infini : on en rencontre d'ovoïdes, d'oblongs, d'autres sont arrondis, aplatis, etc.; il y en a de taillés à facettes; d'autres ont la surface complètement lisse.

Leur consistance dépend des éléments chimiques qui les constituent; elle offre aussi une grande variété; on en voit qui ont la dureté du marbre; d'autres, au contraire, se laissent facilement écraser par la plus légère pression. Leur couleur offre toutes les nuances possibles, et leur odeur, presque toujours fétide ou fade, est quelquefois aromatique, et rappelle, d'après l'assertion de certains auteurs, l'odeur du musc, de la menthe poivrée, du tabac d'Espagne. (Voy. **Lithotritie, Taille.**)

CAMPAGNE (Aude).

Eaux salines sulfatées tièdes (26 à 27° c.). Peuvent être employées avec avantage dans le catarrhe de la vessie et la gravelle.

CAMPHRE.

Le camphre, produit de la distillation du laurier camphrier, est un des médicaments les plus employés de nos jours.

Dans le traitement des maladies des organes génito-urinaires on utilise ses propriétés antispasmodiques et sédatives des organes génitaux, dans la spermatorrhée et dans le priapisme, le satyriasis et la blennorrhagie, pour faire cesser les érections. Associé à la belladone et au cubèbe, il rend service dans certaines affections spasmodiques et névralgiques du col de la vessie.

Lorsque, à la suite de l'application d'un vésicatoire, il se produit une irritation uréthro-vésicale connue sous le nom de **cystite cantharidienne**, on administre avec succès le camphre en lavement, potion, en même temps que, sous forme de liniment, on l'emploie en frictions sur les cuisses, le périnée et le bas-ventre.

Quant à son action préventive de la cystite cantharidienne, elle est souvent très incomplète, et il ne faut pas compter d'une façon absolue sur l'efficacité du camphre déposé à l'état de poudre sur l'emplâtre vésicant, pas plus que sur celle de l'huile camphrée.

CANCER.

« On désigne sous le nom de cancer une maladie chronique qui débute sous forme de bouton, de plaque ou de tumeur, qui s'accroît graduellement, ne rétrograde jamais, offre une tendance manifeste à l'ulcération, envahit tous les tissus sans distinction, qui peut se produire sur place ou à distance, notamment dans les glandes lymphatiques de la région malade et dans les organes internes, qui, enfin, réagit sur la santé générale, et finit par entraîner la mort. » (A. Heurtaux. *Dict. de méd. et de chir. pratique.*)

CANCROIDE.

Espèce de cancer se montrant de préférence sur la peau, au voisinage des orifices naturels. La marche de cette affection est lente, n'envahit que tardivement les glandes et ne se généralise presque jamais.

Le cancroïde se rencontre souvent sur le prépuce, sur le scrotum. Le traitement de cette affection est uniquement du ressort de la chirurgie.

CANTHARIDES.

Insectes coléoptères renfermant un principe vésicant (la cantharidine), qui, appliquée sur la peau, y fait naître rapidement des ampoules. Tout le monde sait que les vésicatoires sont obtenus en général par l'application sur la peau d'un emplâtre renfermant une grande proportion de cantharides pulvérisées. Prises à l'intérieur sous forme de teinture, les cantharides exercent une action irritante sur les voies urinaires depuis les reins jusqu'à l'urèthre; par suite de l'irritation et de la congestion du col de la vessie qu'elles déterminent (voy. **Cystite cantharidienne**), il se produit des érections souvent très fortes, d'où sa réputation comme **aphrodisiaque** (voy. **Impuissance**). On les a préconisés contre la rétention d'urine, la paralysie de la vessie, l'incontinence d'urine, la **blennorrhagie**, la maladie de Bright, le catarrhe vésical, etc.

Malgré quelques succès évidents, on fera bien de n'administrer la cantharide à l'intérieur qu'avec la plus grande prudence, car c'est un des plus dangereux médicaments que la science possède.

CAPVERN (Hautes-Pyrénées).

Eaux alcalines calcaires presque froides (24° c.). Employées sous toutes les formes, mais surtout en boisson dans la gravelle, le catarrhe vésical et en général la plupart des maladies des voies urinaires, sur lesquelles elles possèdent une salutaire influence.

CARLSBAD (Bohême).

Eaux salines sulfatées chaudes (de 40 à 74° c.). Employées surtout en boisson. Ces eaux sont indiquées contre toute espèce de gravelle ; elles ont une action très favorable sur la **goutte**. On traite aussi avec succès le diabète à Carlsbad.

CAROTTE.

Tout le monde sait quel parti on tire de la carotte comme condiment et comme aliment ; mais ses propriétés thérapeutiques sont moins connues, même des médecins.

La racine de carotte est émolliente et diurétique ; la pulpe fraîche a été recommandée comme cataplasme dans les cancers ulcérés ; M. Ricord l'a vu réussir sur des chancres **phagédéniques** contre lesquels tous les autres moyens avaient échoué.

L'influence de semences de carotte, surtout de la carotte sauvage, est stimulante et diurétique ; on a utilisé ses propriétés diurétiques dans les coliques néphrétiques: Les carottes jouissent bien à tort de la réputation d'agir favorablement dans les maladies du foie. Aussi de temps immémorial sert-on ce légume deux fois par jour dans les tables d'hôte de Vichy, avec la prétention de les faire servir à la cure des malades : c'est un préjugé ridicule, l'expérience ayant démontré qu'elles n'avaient aucune action sur le foie.

CASTRATION.

Opération par laquelle on extirpe un seul testicule ou les deux à la fois : dans le premier cas le castration est ditc complète, dans le second incomplète.

On sait qu'en Orient la garde des femmes dans les sérails est confiée à des hommes qui ont été privés à un âge plus ou moins avancé des testicules seulement; ce sont les *eunuques imparfaits*, aptes encore à exercer le coït, soit que l'opération ait été mal faite, soit qu'elle n'ait eu lieu qu'après la puberté. Les *eunuques complets* sont ceux auxquels on a enlevé en même temps que les testicules le pénis et le scrotum.

Les effets de la castration diffèrent suivant l'époque de la vie à laquelle cette opération est pratiquée. Les individus châtrés en bas-âge n'ont point de barbe, leur voix reste aiguë, leur caractère comme leurs formes physiques les rapprochent de la femme. Quant à l'homme qui a été privé des organes de la génération après le développement de la puberté, il conserve les apparences de la virilité, éprouve les désirs vénériens et peut même pendant un certain temps exercer le coït. Mais qu'ils soient complets ou incomplets, les eunuques deviennent promptement des vieillards.

La castration est une opération des plus sérieuses ; chez l'enfant elle offre moins de périls que chez l'adulte. On ne la pratique guère que dans le cas de blessures graves exposant les testicules à la gangrène, ou dans le cas de cancer, d'éléphantiasis.

CATAPLASME RECTAL.

Lorsque dans le cours d'une prostatite d'une inflammation des vésicules séminales il existe des douleurs
très vives ou pouvant faire craindre la formation d'un
abcès, on se trouve bien d'introduire dans le rectum. au
moyen d'une seringue munie d'une canule à canal très
large, une bouillie composée de fécule de pommes de terre
cuite dans de la décoction très épaisse de racines de guimauve, à laquelle on ajoute de la farine de riz. Il faut au
préalable administrer un lavement ordinaire d'eau tiède.

CATHÉTÉRISME DE L'URÈTHRE.

FIG. XVI.

Cathétérisme avec la sonde droite.

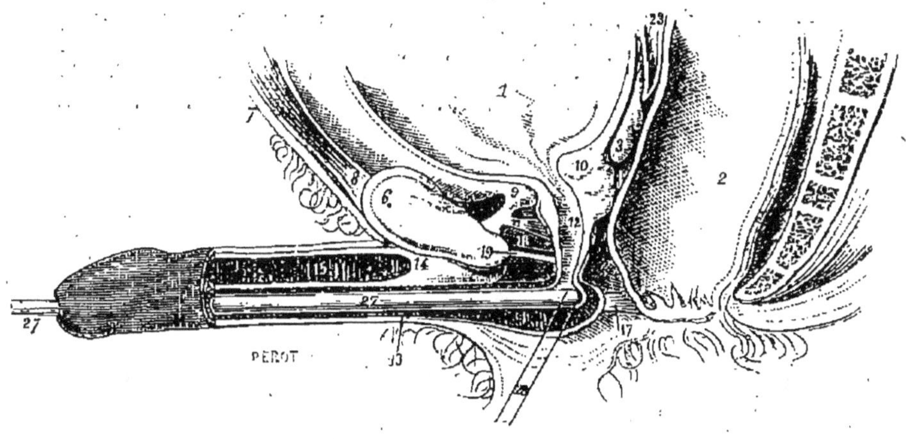

1. Vessie. 2. Rectum. 3. Vésicule séminale. 6. Os du pubis. 7. Peau
du ventre. 10. Prostate. 11. Muscle de Wilson. 12. Portion
membraneuse et 13 portion spongieuse de l'urèthre. 14-15. Corps
caverneux. 17. Sphincter de l'anus. 23. Péritoine. 27. Sonde
droite. 28. Direction qu'il faut donner à la sonde pour dégager
son extrémité du cul-de-sac du bulbe, et pour pénétrer dans la
région membraneuse.

Fig. XVII.

Difficultés du cathétérisme avec la sonde courbe.
Coupe de l'urèthre (d'après Phillips).

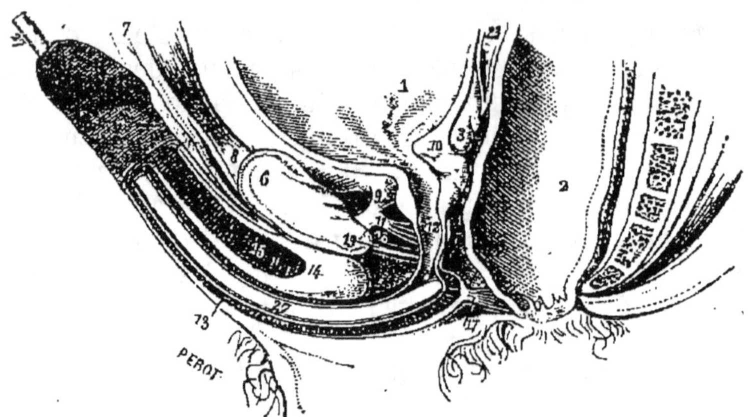

Le bec de la sonde arrêtée dans le cul-de-sac du bulbe.
(Voy. **Urèthre.**)

1. Vessie. 2. Le rectum. 3. Vésicule séminale. 6. Os du pubis. 7. Peau du ventre. 10. Prostate. 11. Muscle de Wilson. 12. Portion membraneuse de l'urèthre. 13. Portion spongieuse de l'urèthre. 14-15. Corps caverneux. 17. Sphincter de l'anus. 23. Repli du péritoine. 27-27. La sonde.

Fig. XVIII.

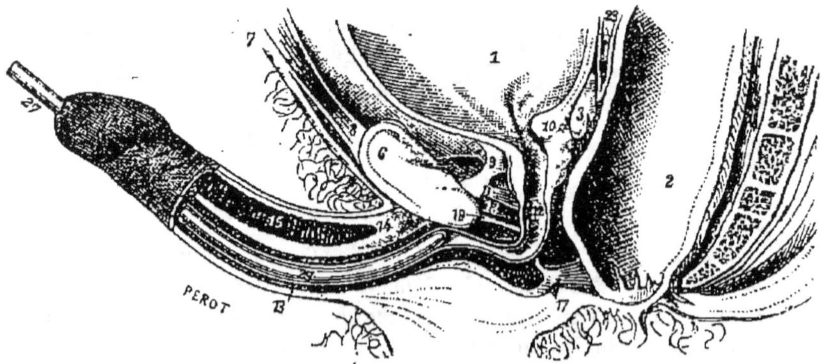

Le bec de la sonde butant contre le pubis.

1. Vessie. 2. Rectum, 3. Vésicule séminale. 6. Os du pubis. 7. Peau du ventre. 10. Prostate. 11. Muscle de Wilson. 12. Portion membraneuse. 13. Portion spongieuse de l'urèthre. 14-15. Corps caverneux. 17. Sphincter de l'anus. 23. Péritoine. 27. Sonde.

Opération délicate et exigeant une main très exercée, qui a pour but de faire pénétrer par ce canal un instrument jusque dans le vessie, soit pour vider ce réservoir dans le cas de rétention d'urine, soit pour y pratiquer des injections, soit pour explorer sa cavité et rechercher s'il y existe des corps étrangers (calculs, pierres, tumeurs).

FIG. XIX.

Cathétérisme avec la sonde à courbure brusque.

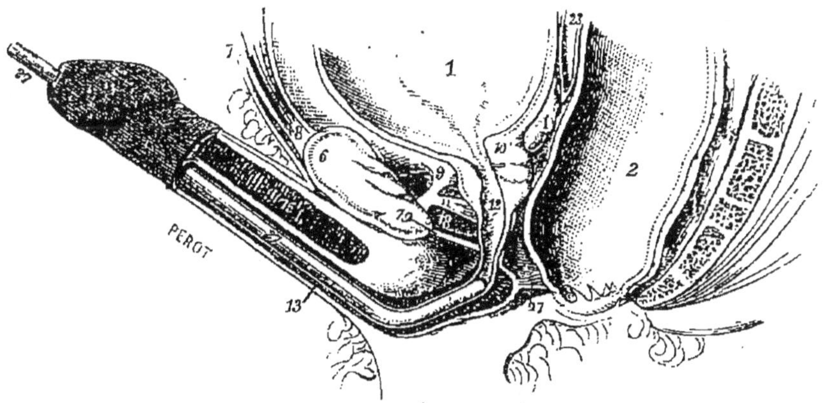

1. Vessie. 2. Rectum. 3. Vésicule séminale. 6. Os du pubis. 7. Peau du ventre. 10. Prostate. 11. Muscle de Wilson. 12. Portion membraneuse de l'urèthre. 13. Portion spongieuse de l'urèthre. 14-15. Corps caverneux. 17. Sphincter de l'anus. 23. Péritoine. 27-27. Sonde.

Les instruments dont on se sert pour pratiquer le cathétérisme sont souples ou rigides et affectent les formes les plus diverses. (Voy. **Sondes, Bougies.**)

CAUTÉRISATION.

La cautérisation est une brûlure faite par le chirurgien pour détruire des tissus malades ou pour produire une révulsion. Les cautérisations peuvent être obtenues soit par le fer rouge, soit par les alcalis ou certains sels caustiques, tels par exemple que le nitrate d'argent.

Dans le traitement des rétrécissements de l'urèthre, on a renoncé à employer, à cause de ses graves inconvénients, la cautérisation avec les alcalis ou le nitrate d'argent ; la **galvano-caustie chimique** seule est mise en usage comme moyen curatif de ces affections, par quelques chirurgiens.

Les pointes de feu sur la région lombaire sont d'un fréquent et salutaire emploi dans les maladies des reins ; certaines formes de cystites sont aussi améliorées par le même moyen. Les cautères établis avec la potasse caustique, la pâte de Vienne ou la pâte de Canquoin rendent les mêmes services dans les mêmes cas.

On réussit parfois à modifier heureusement l'état de la vessie dans certaines formes de cystites chroniques en pratiquant dans sa cavité des injections douées de propriétés plus ou moins caustiques ; la cautérisation de la région prostatique de l'urèthre au niveau de l'orifice des conduits éjaculateurs guérit souvent la spermatorrhée. Enfin le traitement abortif de la blennorrhagie par les injections très caustiques de nitrate d'argent est abandonné de nos jours.

CHALLES (Savoie).

Eaux sulfureuses et bromo-iodurées froides. Leur action est diurétique et dépurative. Très utiles dans le traitement des affections syphilitiques anciennes et de la cachexie due à l'abus des préparations mercurielles.

CHANCRE.

On désigne sous ce nom l'accident primitif ou première manifestation de la *vérole*, caractérisé par une ulcération ou une érosion de forme particulière, pouvant siéger sur tous les points du corps. (Voy. **Syphilis**.)

CHAUDE-PISSE.
(Voy. Blennorrhagie.)

CHEVEUX (CHUTE DES) DANS LA SYPHILIS.
(Voy. Alopécie.)

CHLORATE DE POTASSE.

Sel employé avec succès contre la **stomatite mercurielle**. On l'administre à l'intérieur sous forme de potions, de pastilles, ou pour usage externe en gargarisme.

CHIENDENT.

La décoction de racines (rhizomes) de chiendent est une boisson propre à étancher la soif; elle est à la fois émolliente, rafraîchissante et diurétique. Lorsqu'on le peut, c'est-à-dire lorsqu'on habite la campagne, il est préférable de faire usage des racines fraîches. Soit seule, soit mélangée aux tisanes de queues de cerises, de graines de lin, de réglisse, etc., la décoction de chiendent est d'un emploi banal dans le traitement de toutes les maladies des voies urinaires, où, sans offrir d'avantages bien signalés, elle ne présente aucun inconvénient.

CIDRE.

Ce produit de la fermentation de la pomme contient beaucoup moins d'alcool que le vin; c'est une excellente boisson lorsqu'elle est bue à point. Malheureusement, trop

jeune, le cidre est flatulent, et cause des coliques, des
diarrhées et même de la dysenterie lorsqu'on en abuse.
Laissé en barrique et soutiré au fur et à mesure de la consommation, il devient de plus en plus acide. Ces changements affectent peu les personnes qui en font un continuel
usage, mais néanmoins ils ne sont pas sans exercer une
influence défavorable sur la santé. La **pierre** est, en effet,
très fréquente dans les pays à cidre. Dans le cours de toute
affection inflammatoire de l'appareil urinaire, on doit en
proscrire l'usage, qui est particulièrement nuisible dans
les blennorrhagies.

CIRCONCISION.

Opération par laquelle on retranche le *prépuce*, soit pour
obéir à la loi religieuse israélite, soit pour remédier à un

Fig. XX.

Opération de la circoncision.

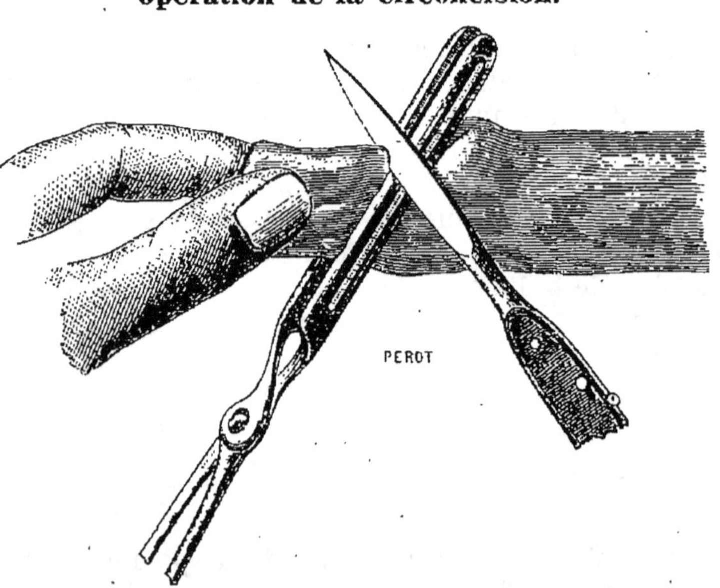

Le bistouri sectionnant le prépuce en rasant les mors
de la pince.

vice de conformation, soit parce que cette membrane est le siège d'une affection qui nécessite son ablation, soit enfin parce que par sa présence il favorise un état d'irritation permanent du gland. (Voy. **Phimosis.**)

Fig. XXI.

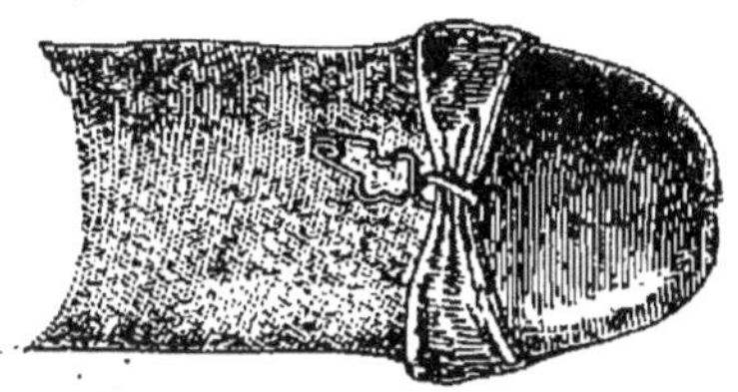

Application des serres-fines après la section du prépuce pour réunir la peau et la muqueuse.

Cete opération se pratique de différentes manières. Si l'on veut enlever tout le bord libre du prépuce, on le tire d'abord en avant, puis on saisit toute la peau qui dépasse le gland entre les mors d'une pince spéciale, et on coupe d'un seul coup avec un bistouri, ou avec un fil de platine rougi par le passage d'un courant électrique (voy. **Galvanocaustie thermique**), en rasant la pince, la partie du prépuce qui est au devant de celle-ci.

On réunit ensuite la peau et la muqueuse, soit avec des petites pinces à ressort en argent nommées *serres-fines*, soit

Fig. XXII.

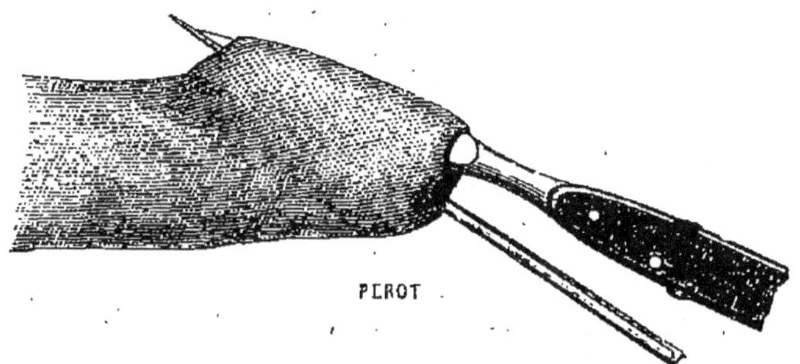

Incision du prépuce. — Le bistouri glissant sur l'aiguille cannelée sectionne le prépuce sur sa région dorsale.

par une dizaine de points de suture. On a ainsi fait une véritable circoncision.

FIG. XXIII.

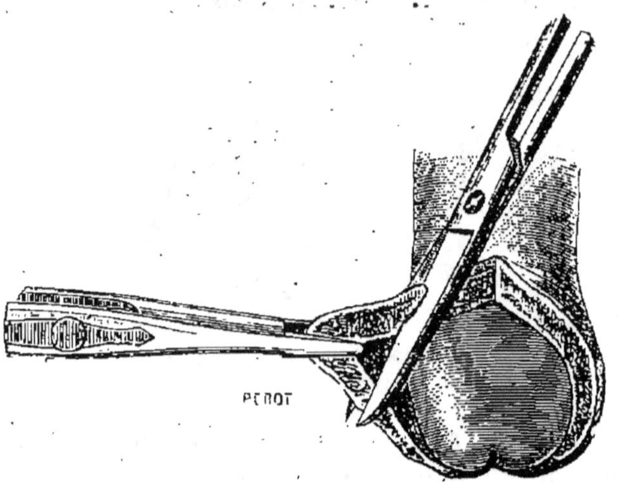

Excision des lambeaux après l'incision du prépuce.

FIG. XXIV.
Circoncision galvano-caustique.

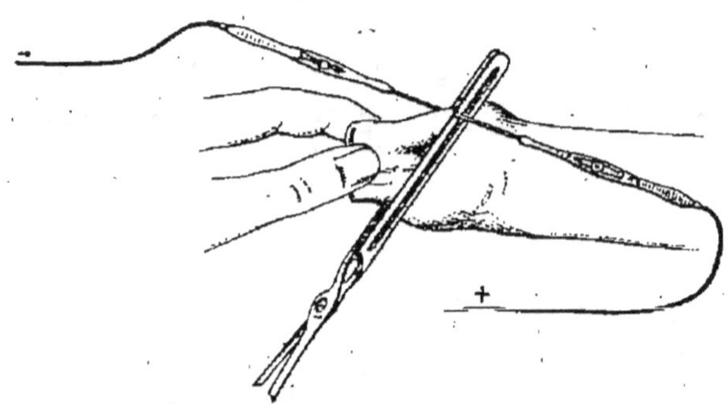

Le fil de platine rougi tenu entre les deux pinces remplace le bistouri.

Si le prépuce est très court, il suffit d'inciser rapidement et franchement sur la partie supérieure, soit avec des ciseaux, soit avec le bistouri; c'est là *l'incision* simple du prépuce.

Quand la peau du prépuce est longue, après l'incision dorsale il reste des lambeaux disgracieux qu'on excise avec des ciseaux pour régulariser la plaie. Cette méthode est désignée sous le nom d'*incision* avec *excision* des lambeaux.

Quel que soit le procédé employé, il suffit, pour tout pansement, d'appliquer sur la plaie de petites compresses imbibées d'eau alcoolisée et phéniquée. La cicatrisation se fait plus ou moins rapidement selon les individus; sa durée varie de vingt-quatre heures à un mois.

CITRON.

Le suc de citron est d'un usage répandu en médecine. Pris sous forme de limonade, il calme l'état fébrile et tempère la chaleur du corps; il possède une action diurétique très évidente qui permet de l'employer dans le traitement des maladies des voies urinaires, lorsque les malades, dégoûtés des tisanes ordinaires, éprouvent une grande soif.

A l'extérieur, on peut l'employer comme modificateur de certains ulcères syphilitiques à tendance phagédénique, et l'on se trouve bien, dans certaines **hématuries**, de l'adjonction du jus d'un citron dans 1 litre d'eau en injection dans la vessie.

COIT.

Le coït est l'acte physiologique qui a pour but de mettre en contact les deux éléments essentiels de la reproduction de l'espèce, la liqueur fécondante de l'homme (sperme) et l'ovule de la femme. Pour être complet, il faut que cet acte remplisse certaines conditions qui sont : 1° L'érection du membre viril; 2° son introduction dans les organes génitaux de la femme; et 3°, enfin, l'ejaculation du sperme

accompagnée d'une sensation voluptueuse spéciale. Il suffit qu'une seule de ces conditions manque pour qu'il y ait
impuissance.

On sait en effet que, dans certaines circonstances,
quoique l'érection soit portée à .ses dernières limites et que
l'introduction du pénis dans les organes de la femme se
fasse dans les conditions les plus favorables, il est impossible d'obtenir l'éjaculation du sperme (V. **Aspermatisme**);
parfois, au contraire, l'émission du fluide prolifique a lieu
sans qu'il se soit produit d'érection, et, par conséquent,
sans que l'intromission du membre viril ait pu se faire.

Or, donc, la verge étant préalablement érigée, son introduction dans les organes génitaux de la femme se fait avec
plus ou moins de facilité, selon que les surfaces muqueuses
de la vulve et du vagin sont plus ou moins lubrifiées par
les mucosités de la région, et surtout par le liquide visqueux et filant produit de la sécrétion des giandes vulvo-
vaginales. L'excrétion du fluide; produit de ces glandes, ac-

FIG. XXV.

Organes de la génération de la femme.

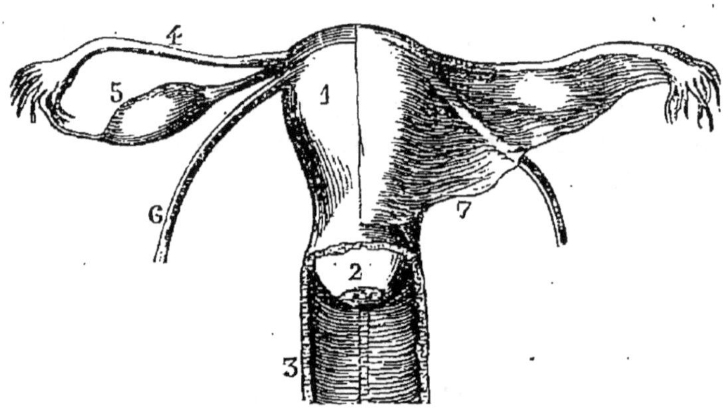

1 matrice, 2 col de la matrice, 3 vagin, 4 trompe de Fallope,
5 ovaire, 6 ligament rond, 7 ligament large.

compagne l'érection des tissus érectiles du vagin, et quelquefois même, si l'excitation génésique est très grande, son

émission a lieu sous forme de jet, constituant ainsi une
véritable éjaculation. Si la femme désire ardemment le coït,
la lubrifaction de ses organes est telle que l'introduction
du pénis se fait sans le moindre effort; mais, l'érection
étant chez elle de beaucoup plus lente à se produire que chez
l'homme, il en résulte que, si le contact des deux sexes ne
date que de peu de temps, l'intromission du pénis ne se
fait pas avec la même aisance que si l'homme attend que
sa compagne soit parvenue au même degré d'excitation
génésique que lui.

Une fois le pénis introduit dans le vagin, qui, gonflé sous
l'influence de l'éréthisme vénérien, l'embrasse étroitement,
la sensibilité du gland, déjà très développée par suite de
l'érection, ne tarde pas à s'exalter par les frottements réitérés de sa surface contre les parois lubrifiées et gonflées
du vagin et de la vulve; alors, par action réflexe, survient
la contraction des muscles ischio et bulbo-caverneux de
l'homme, phénomène qui a pour effet d'augmenter l'érection de la verge, qui atteint ainsi ses dernières limites de
tension et de sensibilité.

Enfin, il arrive un moment où la sensibilité du gland
s'exalte à un tel degré, par suite du frottement voluptueux
des muqueuses génitales l'une contre l'autre, que tous les
muscles du périnée se contractent, et que, les appareils
musculaires des voies d'excrétion du sperme participant à
ces contractions, l'éjaculation se produit, en même temps
que survient un ébranlement général de l'être et une véritable crise nerveuse, caractérisée par un sentiment de plaisir physique indescriptible, accompagné de l'accélération
des battements du cœur et de la respiration.

Le summum de la jouissance coïncide avec l'arrivée du
sperme dans la région prostatique de l'urèthre, et elle se
prolonge tant que ce liquide parcourt le canal. La durée du
coït peut varier à l'infini; trop de causes sont susceptibles
d'éloigner sa conclusion ou de la précipiter pour qu'il en
soit autrement.

On ne saurait donc, avec quelque précision, fixer une
durée moyenne quelconque à cet acte physiologique; mais
on peut néanmoins trouver, dans la plus ou moins grande

rapidité avec laquelle se produit, selon les cas, la sensation voluptueuse de la femme, une base suffisante pour
pouvoir reprocher à tel ou tel coït sa trop grande rapidité
ou sa trop grande lenteur.

Fig. XXVI.

Parties genitales externes de la femme.

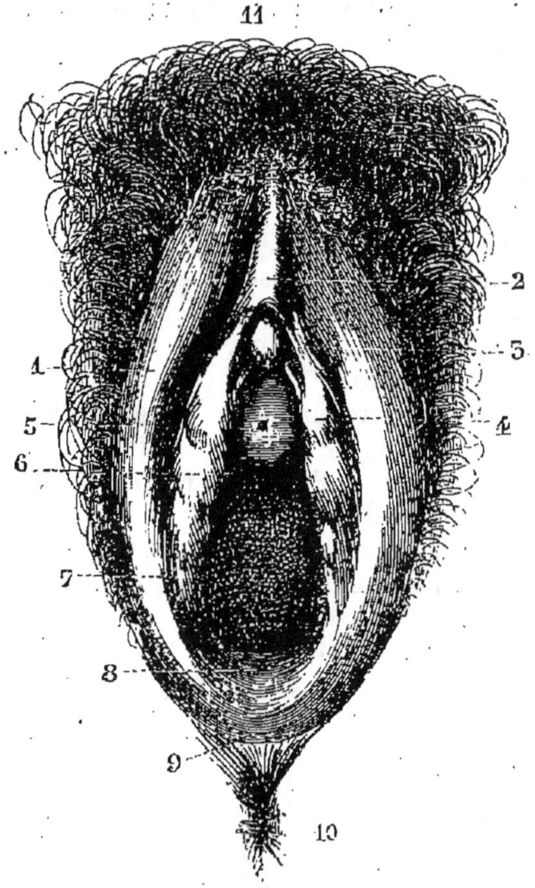

1. Grande lèvre. 2. Relief formé par le clitoris. 3. Gland du clitoris.
4. Petite lèvre. 5. Méat urinaire. 6. Entrée du vagin. 7. Vagin.
8. Fosse naviculaire. 9. Fourchette. 10. Anus. 11. Mont de
Vénus ou Pénil.

En partant de ce principe que, pour qu'un rapprochement sexuel soit complet, il faut que les sensations voluptueuses qu'il détermine soient ressenties au même moment
par l'homme et par la femme, on voit que l'on peut affirmer que la durée de l'acte incriminé aura été insuffisante
si l'éjaculation s'est produite avant que la femme ait
éprouvé l'orgasme vénérien, ou bien si la sensation voluptueuse finale survient chez elle postérieurement à l'émission de la liqueur fécondante dans ses organes.

Fig. XXVII.

Coupe de l'appareil génital de la femme.

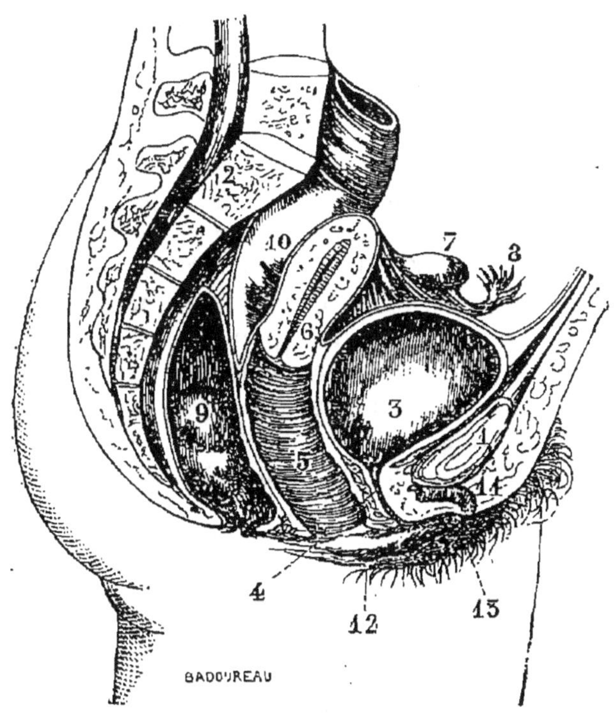

1 Os du pubis. 3 Vessie. 4 Urèthre. 5 Vagin. 6 Matrice.
7 Ovaire. 8 Trompe. 9 Rectum. 10 Péritoine. 11 Clitoris.
12 Vulve. 13 Méat urinaire.

Toute promptitude exagérée dans l'éjaculation est 90 fois sur 100 un signe de faiblesse, et non pas de puissance virile; ce n'est que tout à fait exceptionnellement qu'on peut y voir l'effet d'une sévère continence. Lorsqu'au contraire l'éjaculation est très lente à se produire, alors que l'érection est suffisante pour qu'on ne puisse lui attribuer ce vice de fonctionnement, le coït n'est pas normal.

L'effet immédiat de l'acte chez l'homme le plus robuste est un sentiment de fatigue et d'énervement. Cette fatigue temporaire, qui est plus ou moins prononcée selon les individus, est proportionnée à la somme de jouissance éprouvée, qui évidemment varie selon le degré de sensibilité de chacun. Mais il est permis d'affirmer que l'abattement qui succède au coït est d'autant moins prononcé que le rapprochement sexuel a été déterminé par un besoin naturel plus impérieux; en un mot, l'accomplissement du coït, qui est nécessaire au maintien de l'équilibre de la santé chez l'homme continent, est au contraire une cause d'affaiblissement physique et moral chez le libertin qui outrepasse les vœux de la nature en répétant trop fréquemment l'acte le plus important de l'organisme.

Est-il possible d'établir les règles qu'on doit observer, en général, dans la répétition du coït? Certes non.

Certains hommes, en effet, ont naturellement et par le seul fait de leur organisation, peu de propension au coït, tandis que certains autres, au contraire, semblent n'avoir été créés, tant leurs passions sont vives, qu'en vue de l'acte de la reproduction. Chez les premiers, l'excès commence là où chez les seconds c'est à peine si la satisfaction des premiers besoins est ébauchée.

L'écart entre les divers degrés de la puissance génitale est si considérable, qu'en tenant compte du développement physique et de la vigueur plus ou moins grande des sujets, il est impossible au médecin de conseiller ou de permettre l'exercice du coït dans telles ou telles limites. Il n'est pas rare d'observer des hommes jeunes qui, doués d'une splendide constitution et déployant journellement une force physique remarquable, se livrent à peine au coït une ou deux fois par mois, et auxquels un exercice aussi mo-

déré des fonctions viriles suffit néanmoins pour enlever
tout appétit sexuel. Par contre, il existe des hommes qui,
sous l'apparence de la constitution la plus délicate et incapables en apparence de supporter la moindre fatigue, peuvent, pendant un temps souvent fort long, avoir des rap-

Fig. XXVIII.

Coupe de l'appareil génital de l'homme.

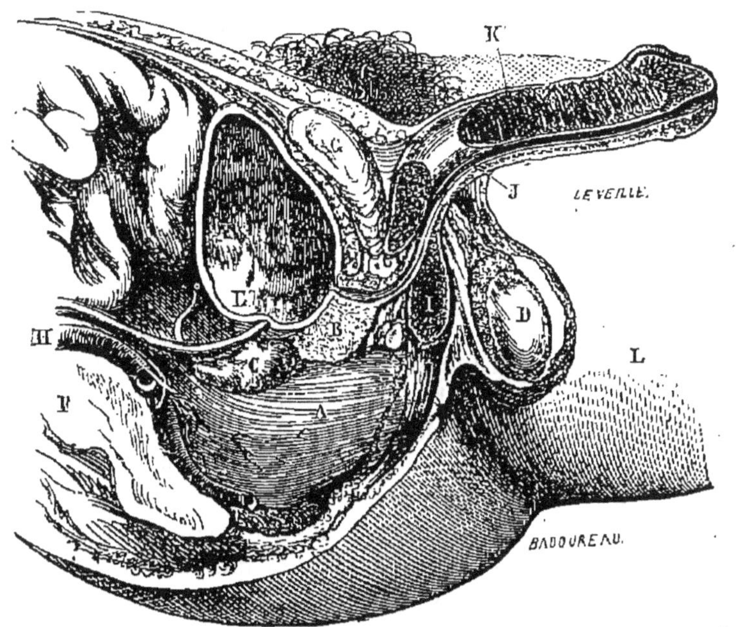

A Rectum; B Prostate; C Vésicule séminale; D Testicule gauche;
E Intérieur de la vessie; F Os sacrum; G Os du pubis; H Vais-
seaux iliaques; I Bulbe de l'urèthre; J Canal de l'urèthre;
K Verge; L Cuisse gauche.

prochements sexuels quotidiens et parfois même bi-quoti-
diens, sans paraître en ressentir la moindre fatigue. Quand
le médecin veut, par une analyse exacte et par un examen
scrupuleux des fonctions et des organes, trouver l'explica-
de ces dissemblances, il ne peut le plus souvent que reconn-
naître son impuissance à en élucider les causes.

La quantité de liquide séminal perdu par l'homme dans le coït peut être évaluée approximativement à une dizaine de grammes ; ici, encore, il nous faut noter que les différences individuelles peuvent faire varier considérablement cette quantité.

Le liquide émis dans l'éjaculation n'est pas uniquement composé du produit de la sécrétion des testicules ; le fluide prostatique, le produit de la sécrétion des glandes de Cooper, les mucosités uréthrales contribuent, en effet, à la composition du liquide éjaculé. Ces divers liquides sont destinés, comme on sait, à rendre le sperme plus fluide et à rendre plus libres les mouvements des spermatozoïdes.

COLIQUES NÉPHRÉTIQUES.

Lorsque des graviers d'une certaine grosseur, formés dans les reins, veulent traverser l'un des *uretères*, et que, d'un diamètre plus considérable que celui de ce conduit, ils en irritent les parois par leur surface rugueuse, les malades sont pris de douleurs atroces auxquelles on a donné le nom de coliques néphrétiques.

Les crises le plus douloureuses sont celles qui sont déterminées par les graviers *oxaliques*, puis ensuite, en diminuant d'intensité, par la gravelle *urique*, et enfin en troisième lieu par des concrétions *phosphatiques*.

Les douleurs occasionnées par les coliques néphrétiques qui ne s'accompagnent presque jamais de fièvre acquièrent souvent beaucoup de force et rentissent dans l'aine, à la vessie, et jusqu'aux testicules, qui se rétractent et remontent vers l'anneau inguinal déterminant une soif vive, des crampes, du refroidissement ; l'urine est tantôt claire et s'écoule goutte à goutte ; quelquefois elle est presque complètement supprimée ; et si le calcul a produit une érosion des parois muqueuses du bassinet ou de l'uretère, elle peut être teinte de sang.

Il y a aussi parfois des nausées, des vomissements ; le

ventre est tendu, douloureux ; il survient même des syncopes qui peuvent avoir une terminaison funeste.

Si un gravier, trop gros pour cheminer librement jusqu'à
la vessie, s'engage dans la partie supérieure de l'uretère et
s'y trouve arrêté, il peut donner lieu à plusieurs accès suc-
cessifs de coliques néphrétiques, à des pissements de sang,
et il peut survenir une néphrite grave, et une distension du
bassinet et de l'uretère par l'urine qui s'accumule derrière
le gravier.

Mais, le plus souvent, aussitôt que le calcul a franchi
l'uretère, ou qu'il s'est placé dans une situation où il ne
provoque plus de douleurs, le malade urine abondamment,
le calme renaît peu à peu, et tous les phénomènes morbides disparaissent, jusqu'à ce qu'une nouvelle attaque les
fasse reparaître.

L'état d'irritation que les crises entretiennent dans le
rein et la présence de ces calculs amènent fréquemment
des **hématuries** ; l'urine perd sa limpidité et se mélange de
muco-pus d'abord, puis bientôt de pus véritable.

Dans les cas les plus heureux, le calcul, après avoir franchi le bassinet et l'uretère, arrive dans la vessie, d'où il
est expulsé naturellement ou d'où le chirurgien l'extrait.

Mais il existe rarement un seul calcul dans le rein et les
crises suspendues pendant quelques temps ne tardent pas
à se reproduire.

La durée des accès de colique néphrétique varie d'une
heure ou deux à vingt-quatre heures et plus.

Traitement des coliques néphrétiques.

Pour calmer les douleurs on donne, de quart d'heure en
quart d'heure, une cuillerée à café de sirop de morphine,
on administre des lavements laudanisés (10 gouttes de laudanum de Sidenham pour quart de lavements) ; on applique
des compresses de flanelle imbibée de chloroforme sur la
région des reins ; on fait des injections sous-cutanées
de morphine, on tient le malade dans un bain tiède, et
on lui fait prendre des boissons en abondance (tisane, eau
de *Vichy* coupée avec du lait, eau de *Contrexéville* sucrée

avec le sirop de groseilles et additionnée de 10 grammes d'*acétate de potasse*). Éviter avec le plus grand soin toute cause de refroidissement. Une fois la crise passée le malade devra garder le repos pendant vingt-quatre heures. (Voy. **Gravelle.**)

COLIQUES SPERMATIQUES.

Lorsque le sperme séjourne pendant plusieurs jours dans les vésicules spermatiques, il s'y forme de petites concrétions particulières nommées **sympexions**, qui englobent dans leur épaisseur les spermatozoïdes qui restent immobiles à peu près comme s'ils étaient pris dans la glace. Lorsqu'il n'y a pas eu d'éjaculation depuis longtemps, ces concrétions sont brunâtres ou rosées; cela tient à ce que, sous l'influence du séjour prolongé du sperme dans les vésicules séminales, il s'y produit de petites hémorrhagies, Lors donc qu'on trouve un peu de sang dans le sperme il ne faut pas s'en effrayer outre mesure. Comme dans les vésicules séminales il se forme souvent aussi des petites concrétions de phosphate et de carbonate de chaux, il peut se faire que les sympexions en renferment.

Or, quand il se développe un grand nombre de ces concrétions dans les vésicules séminales, elles peuvent oblitérer les canaux éjaculateurs et déterminer dans le coït, au moment de l'éjaculation qu'elles entravent, des douleurs atroces, connues sous le nom de coliques spermatiques, qui sont plus aiguës encore lorsque les sympexions renferment des cristaux qui labourent ces mêmes conduits et les font saigner.

Cet accident, en général dû à une continence prolongée, est très rare.

COLONNES DE LA VESSIE.

Reliefs assez prononcés pour qu'on ait eu l'idée de les

comparer à des colonnes, produits par la saillie des fibres musculaires sous la membrane muqueuse qui tapisse la surface interne de certaines vessies. (*Vessies à colonnes.*)

Parfois la muqueuse s'enfonce entre ces colonnes de manière à former de véritables logés ou cellules, dé capacité variable, depuis celle d'un dé à coudre, jusqu'à celle du réservoir urinaire lui-même. (*Vessies à cellules.*)

CONDYLOMES. |

Excroissances cutanées d'origine syphilitique, développées au pourtour de l'anus, et coïncidant le plus souvent avec un chancre, auquel elles servent de support.

La peau qui les recouvre est presque toujours excoriée, enflammée, plus exceptionnellement elle est saine.

Lorsque ces petites tumeurs, une fois que le chancre qui leur avait donné lieu a disparu, persistent, on doit les enlever, soit avec le bistouri, soit avec les ciseaux.

CONSTIPATION.

La constipation doit être combattue par les moyens appropriés dans toutes maladies des voies urinaires et des organes génitaux ; la liberté du ventre est en effet la condition indispensable d'un traitement efficace.

CONTAGION DES MALADIES VÉNÉRIENNES.

Syphilis. — Il est de la plus haute importance d'être prévenu que le contact avec les organes de la femme n'est pas absolument nécessaire pour contracter cette maladie.

Combien de malades avons-nous vus, qui, sans s'être exposés à la contagion de la syphilis dans des rapports sexuels, en étaient pourtant atteints pour avoir bu, par exemple, dans un verre mal essuyé où un syphilitique avait avant eux trempé ses lèvres souillées de matière virulente ; tel autre a été inoculé en fumant une pipe suspecte ou en s'essuyant avec un linge sur lequel du pus ou de la sérosité avaient été déposés par un malade affecté de cette terrible maladie.

La contagion ne s'opère jamais qu'à la condition que la peau ou la muqueuse en contact avec le virus syphilitique, soient dépouillées de leur épiderme ou de leur épithélium, en un point quelque petit qu'il soit, par érosion, solution de continuité ou inflammation.

Le pus et la sérosité que sécrètent les diverses lésions syphilitiques sont les agents habituels de transmission de la vérole; mais le sang d'un individu affecté de cette maladie est aussi virulent et par conséquent capable de produire l'infection. Quant à la salive, à la sueur, à l'urine, au lait, etc., ils ne sont contagieux que lorsqu'ils tiennent en dissolution, en leur servant de véhicule, du virus ou du sang syphilitiques.

Toute femme vérolée, alors même qu'il n'existerait plus chez elle aucun symptôme apparent de la maladie, se trouve en état de la communiquer à celui qui a des rapports avec elle au moment de ses règles.

Toutes les syphilides humides (accidents secondaires) sont contagieuses; les accidents tertiaires ne le sont pas.

On peut parfaitement contracter la vérole en ayant des rapports sexuels avec une femme saine ; il suffit pour cela que du virus syphilitique ait été déposé récemment dans ses organes par un autre individu.

Le vaccin pris sur une personne syphilitique donne à la fois la vérole et la vaccine.

Il est tout à fait exceptionnel qu'un homme en puissance de syphilis procrée un enfant vérolé, sans que la mère n'ait été au préalable infectée.

Le fœtus syphilitique du fait du père au moment de la conception, la mère étant saine à ce moment, peut à son tour lui communiquer la maladie, mais le fait est très rare.

Lorsque l'homme et la femme sont tous deux affectés d'accidents secondaires au moment de la conception, le fœtus est sûrement infecté.

Un homme vérolé cohabitant avec une femme enceinte ne peut jamais communiquer sa maladie au fœtus, à moins qu'il n'ait auparavant infecté la mère.

Une femme peut transmettre la vérole à l'enfant qu'elle porte dans son sein : 1° lorsque, avant de le concevoir, elle a contracté la maladie (le père étant supposé sain); 2° lorsqu'elle lui est communiquée dans le cours de sa grossesse; 3° enfin au moment de l'accouchement, en admettant que la syphilis n'existe pas chez elle, mais, comme nous l'avons dit plus haut, que du virus syphilitique ait été déposé dans ses organes peu de temps auparavant (ce qui s'est vu), s'il existe des excoriations à la surface du corps de l'enfant.

Blennorrhagie. — Il n'est pas nécessaire pour contracter une blennorrhagie que la muqueuse de l'urèthre soit dépouillée de son épithélium; son simple contact avec le muco-pus blennorrhagique suffit. Alors même qu'il est sec, ce liquide conserve pendant un certain temps son pouvoir contagieux. Un linge, souillé de muco-pus blennorrhagique desséché et humecté à nouveau, peut parfaitement, s'il est mis en contact avec la muqueuse uréthrale déterminer une *chaudepisse.*

C'est ainsi qu'une sonde, une seringue, un pinceau, une éponge mal lavés et essuyés peuvent transmettre la maladie.

La blennorrhagie n'est pas toujours et uniquement due au muco-pus blennorrhagique; l'abus du coït et de la masturbation, les rapports sexuels avec une femme ayant des flueurs blanches au moment des règles, ou à une époque trop rapprochée de l'accouchement, sont des causes fréquentes de chaudepisse.

Une femme peut donc donner la chaudepisse sans l'avoir; l'homme en effet se donne plus souvent cette maladie qu'il ne la reçoit de la femme. Les muqueuses de l'urèthre, du gland, du prépuce, de l'anus, de l'œil (*conjonctive*) sont seules capables de subir la contagion blennorrhagique, mais la muqueuse de l'urèthre est celle qui, entre toutes, la contracte le plus aisément ; le plus léger contact avec la plus infime portion de muco-pus blennorrhagique peut l'engendrer. Le pus qui provient d'une blennorrhagie uréthrale mis en contact avec la conjonctive détermine une **ophthalmie blennorrhagique**; de même le pus de cette ophthalmie, transporté dans l'urèthre, produit une blennorrhagie uréthrale.

Enfin, disons, qu'il existe indubitablement une prédisposition individuelle à contracter cette maladie. De plusieurs hommes en effet qui auront eu des rapports, le même jour et à bref délai, avec la même femme, les uns seront contaminés et les autres resteront indemnes.

CONTRACTURE DU COL DE LA VESSIE.

La contraction permanente et exagérée des fibres musculaires du col de la vessie donne lieu à un ensemble de divers symptômes dont on a voulu bien à tort faire une maladie distincte.

En effet la *contracture du col* est un phénomène qui peut survenir dans le cours de toutes les maladies de l'appareil urinaire et génital, être une manifestation rhumatismale, ou tout simplement dépendre d'une émotion vive, d'une frayeur très grande, d'une opération chirurgicale quelconque pratiquée même sur une région du corps éloignée de la vessie, etc. Il n'est pas rare de l'observer chez des sujets qui, n'ayant encore jusque-là éprouvé aucun trouble des fonctions urinaires ou génitales, forcés de lutter pendant longtemps contre le besoin d'uriner, sont subitement pris de **rétention d'urine**; à partir de ce moment ils souffrent des divers symptômes dus à la contracture du col.

Le diagnostic de cette lésion fonctionnelle est très délicat et exige du médecin des connaissances toutes spéciales et approfondies.

Chez certains malades, en effet, la contracture du col détermine des envies fréquentes d'uriner, des besoins impérieux d'opérer la miction, qui exige des efforts violents ; le jet d'urine est intermittent, déformé. Chez d'autres, au contraire, il y a rétention d'urine plus ou moins complète ; la miction est lente, la vessie se vide mal, etc., les uns souffrent, les autres n'éprouvent aucune douleur. Tous ces symptômes peuvent faire croire à la pierre, à un rétrécissement, etc., alors qu'ils sont dus, par exemple, tout simplement à un refroidissement ou au rhumatisme. L'exploration attentive de la région peut seule élucider la question.

Le traitement de la contracture du col est donc, comme on peut le penser d'après cela, des plus complexes et des plus délicats.

CONTREXÉVILLE (Vosges).

Sources alcalines, sulfatées-calciques froides ($+12°$ C.) Administrée surtout en boissons, l'eau de Contrexéville est éminemment diurétique et laxative ; elle jouit d'une très grande digestibilité, ce qui permet d'en absorber des quantités considérables, 12, 15, 18, 20 verres et plus, sans que l'estomac se révolte.

Rapidement absorbée et éliminée avec les urines, l'eau de Contrexéville jouit de la propriété de faire rendre aux goutteux et aux graveleux l'**acide urique** sous forme de graviers, de sables et de sédiments.

En résumé, comme le dit si bien le Dr Constantin James: « qui dit *Contrexéville*, dit gravelle ». C'est en effet le traitement de cette maladie qui constitue la spécialité de ces eaux, quoique la goutte et les diverses affections de la muqueuse urinaire y soient aussi traitées, avec quelques succès.

Cure de Contrexéville faite à domicile au moyen de l'eau de la source du Pavillon transportée (22 jours de traitement).

Prendre le matin à jeun le premier jour du traitement,

à un quart d'heure d'intervalle 2 verres de cette eau, le lendemain 3, le surlendemain 4. Les jours suivants augmenter tous les trois jours d'un verre la dose quotidienne, jusqu'à ce que l'on soit parvenu à ingérer 2 bouteilles, soit 8 verres. Les malades doivent marcher pour faciliter l'absorption de l'eau. On diminue ensuite quotidiennement d'un verre jusqu'à ce que l'on soit redescendu au chiffre de 4 auquel on se maintient les cinq derniers jours de la cure.

COPAHU.

Le baume de copahu découle spontanément ou à l'aide d'incisions du tronc de plusieurs arbres de la famille des légumineuses, particulièrement du *Copahifera officinalis*.

C'est un liquide transparent, de consistance huileuse, d'une odeur désagréable, d'une saveur amère, spécialement employé dans le traitement des blennorrhagies et des catarrhes de la vessie. Dose de 1 à 20 grammes en vingt-quatre heures.

C'est un médicament qui n'est pas toléré facilement par tous les individus; il produit souvent une vive inflammation de l'intestin et des éruptions cutanées. (Voy. **Roséole balsamique**.)

CORPS ÉTRANGERS INTRODUITS DANS L'URÈTHRE ET DANS LA VESSIE.

Les corps étrangers, introduits dans l'urèthre et dans la vessie de l'homme et de la femme, sont, le plus exceptionnellement, le résultat d'un cathétérisme malheureux, dans lequel une portion de l'instrument employé est restée dans l'urèthre ou dans la vessie. Le plus souvent, c'est à la suite de honteuses pratiques qu'ils sont introduits dans l'urèthre et qu'ils pénètrent ensuite involontairement dans la vessie.

Tout ce qu'une imagination dépravée peut offrir de ressources pour produire un honteux résultat est mis en usage dans ce cas. La forme, la dimension, la nature de l'instrument de plaisir d'abord, de torture ensuite, varient à l'infini. Les divers objets que l'exercice de telle ou telle profession met le plus habituellement entre les mains, servent à la pratique d'un ignoble libertinage.

On a trouvé, en effet, un bout de cierge dans la vessie d'une religieuse, un morceau de cordelière dans celle d'un capucin, une aiguille dans celle d'un tailleur, un étui dans celle d'une couturière, un os de mouton dans celle d'un berger, un manche de pinceau dans celle d'un peintre, un pampre de vigne dans celle d'un vigneron, un porte-plume dans celle d'un maître d'école, etc....

Nous ne parlérons ici que pour mémoire des projectiles de toutes sortes, et des fragments de toute nature qui, à la suite des plaies par armes à feu peuvent être introduits dans les voies urinaires.

C'est dans les organes urinaires de la femme qu'on constate le plus souvent la présence de corps étrangers introduits dans un but inavouable. Chez elle, la brièveté et le défaut de courbure du canal de l'urèthre expliquent suffisamment la facile intromission jusque dans la vessie des divers objets introduits au préalable dans le conduit des urines, dans un but libidineux. Mais, quant à l'homme, on trouve parfois dans sa vessie des objets de dimension, de forme et de nature telles qu'on ne peut comprendre comment ils ont pu y pénétrer.

Nous croyons que la seule et véritable raison qu'on puisse invoquer pour expliquer la présence dans la vessie de l'homme, de *boucles d'oreilles*, d'un *médaillon*, d'un *manche de pinceau de 3 pouces*, d'un *clou de fer à cheval*, d'une *tige de canne de Provence de 0,16 centimètres*, etc... , introduits par le méat urinaire, c'est que, les malheureux qui cherchaient à satisfaire ainsi une brutale et honteuse passion, ayant introduit ces divers objets trop avant dans leurs organes pour pouvoir les en retirer eux-mêmes, les ont repoussés tantôt involontairement par des tentatives maladroites, et tantôt les ont refoulés avec intention jusque dans leur vessie, afin de faire cesser la rétention d'urine qui leur faisait endurer d'horribles souffrances.

[FIG. XXIX.

Curette articulée de Leroy.

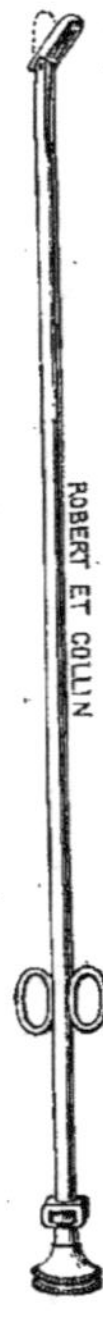

(Extraction des corps étrangers de l'urèthre) la ligne ponctuée indique la direction de l'extrémité au moment de son introduction.

FIG. XXX.

Pince Nélaton pour les corps étrangers minces et résistants de la vessie.

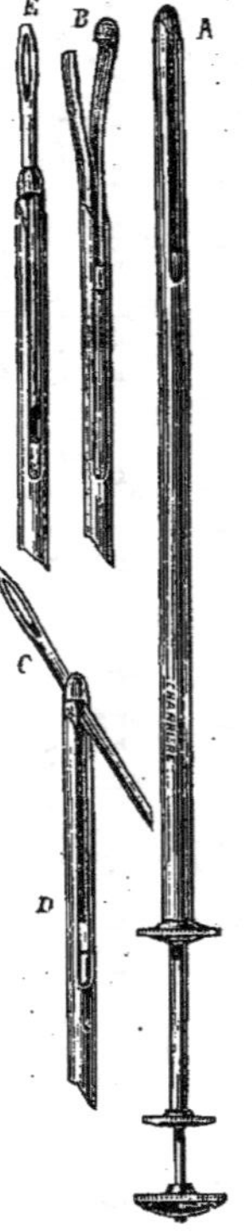

Parfois aussi, la crainte qu'on éprouve d'être forcé de

confesser une dépravation qu'on sait être hors nature, fait
exagérer encore les manœuvres auxquelles on croit devoir
recourir pour faire disparaître le témoin de ses désordres

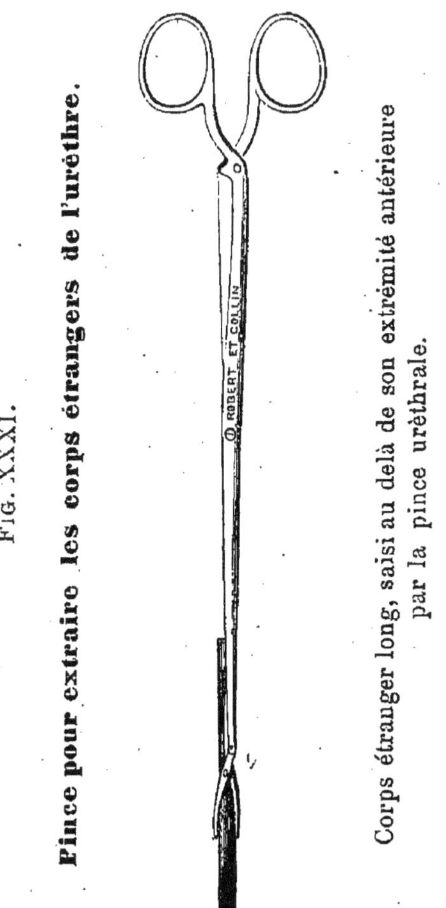

Fig. XXXI.

Pince pour extraire les corps étrangers de l'urèthre.

Corps étranger long, saisi au delà de son extrémité antérieure par la pince urèthrale.

et la cause de ses douleurs. Mais, plus on s'efforce d'extraire le corps étranger, plus on l'enfonce et plus il produit
de désordres dans les organes.

Fig. XXXII.

**Instrument pour l'extraction des épingles à cheveux introduites
ans la vessie.**

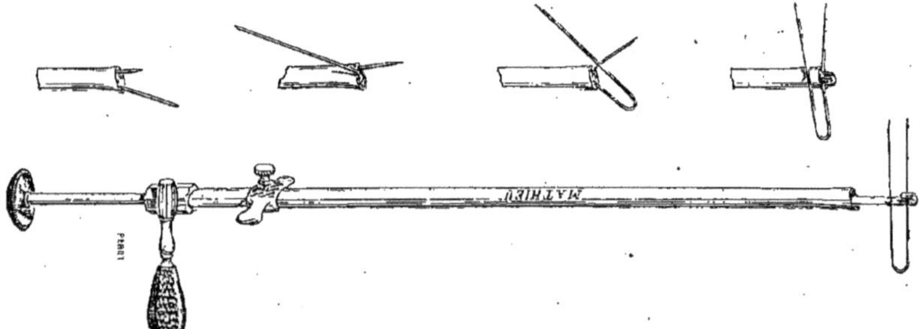

Les figures représentent l'épingle saisie, commençant à se plier sous l'influence de la traction exercée
au moyen du mécanisme, et enfin au moment où elle va disparaître dans la canule et être extraite.

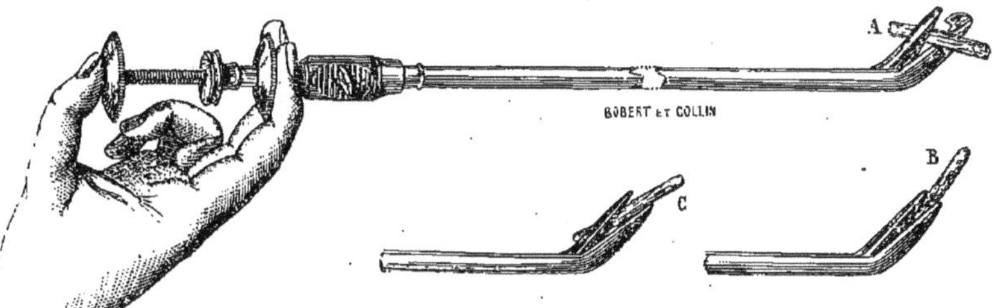

Fig. XXXIII.

Extracteur des corps étrangers de la vessie.

(Bouts de bois, cylindres métalliques, grosses aiguilles.)

En rapprochant les mors de l'instrument, leur disposition oblique imprime un mouvement au corps
étranger, et le place dans l'axe de l'instrument pour en faciliter l'extraction.

A Corps étranger saisi en travers; C Le même, basculant; B Le même, amené dans
l'axe de l'instrument.

Si, dans la grande majorité des cas, la présence d'un corps étranger dans l'urèthre ou dans la vessie détermine des douleurs, de la rétention d'urine et une inflammation plus ou moins vive des organes, il n'est pas rare d'observer des faits de séjour prolongé d'objets volumineux dans les organes urinaires sans aucun de ces accidents.

Certains malades ont pu ainsi conserver pendant des années un corps étranger sans que leur santé en ait éprouvé la moindre atteinte ; mais, tout à coup, la *douleur*, la *dysurie*, les *hématuries* mettent le médecin et le malade en éveil, et la présence d'une pierre dont le corps étranger forme le noyau est constatée dans la vessie.

Il n'est pas rare d'observer la sortie spontanée des corps étrangers de l'urèthre et de la vessie, alors que, sur le point d'intervenir, le chirurgien jugeait que leur extraction devait présenter de sérieuses difficultés.

On a vu, par exemple, des aiguilles échappées d'un étui traverser les tissus et sortir en des points du corps très éloignés de la vessie, à la jambe, à la poitrine, au bras, au cou même. On comprend que, chez la femme, la brièveté et la direction rectiligne du canal de l'urèthre favorisent la sortie spontanée de corps étrangers qui, chez l'homme, auraient exigé l'intervention de l'homme de l'art.

Les difficultés que le chirurgien a à surmonter dans certains cas pour procéder à l'extraction des corps étrangers de l'urèthre et de la vessie sont, en général, assez grandes, mais elles sont souvent encore exagérées par le malade lui-même, qui cherche à en dissimuler la nature et la forme, aussi bien que les conditions déplorables dans lesquelles ils ont été introduits, tandis que si, mettant de côté un sentiment de pudeur, rendu ridicule par la situation même où il se trouve, il fournissait tous les renseignements en son pouvoir, on pourrait promptement l'en débarrasser.

Chaque cas présente des indications spéciales, quant à l'instrument à employer et aux manœuvres à pratiquer ; il faut donc que toute latitude soit laissée au chirurgien, afin qu'il s'ingénie à employer les instruments et les procédés d'extraction connus, ou à en inventer de nouveaux appropriés au cas qu'il a à traiter.

Nous mettons ici sous les yeux du lecteur la figure de
quelques-uns des nombreux et ingénieux instruments in-

Fig. XXXIV.

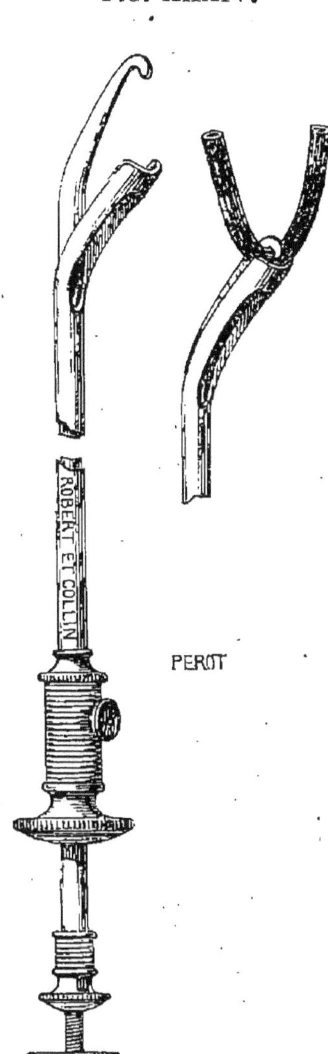

Instrument du Dr Moreau-Wolf pour l'extraction des morceaux de
sondes molles de la vessie.

ventés dans le but d'extraire des corps de forme et de nature si diverse.

COUP DE PISTON.

Contractions répétées du bulbo-caverneux, muscle qui embrasse le canal de l'urèthre dans la région du bulbe et dont l'effet est de chasser les dernières gouttes d'urine restées dans le canal à la fin de la **miction**.

COWPÉRITE.

Inflammation des *glandes de Cowper* (petites glandes de la grosseur d'un pois, situées dans la région du bulbe de l'urèthre) survenant dans les uréthrites intenses du vingtième au trentième jour de la maladie. On la reconnaît à la présence sur un des côtés de l'urèthre, en arrière des bourses, d'une petite tumeur du volume d'une noisette, plus ou moins douloureuse au toucher. Au début, les malades accusent seulement une sensation de gêne, et quelques élancements peu douloureux dans la région; plus tard, lorsque la suppuration s'établit, et qu'il s'y forme (ce qui est le plus fréquent) un abcès, il existe de légers frissons, du malaise et la tumeur devient très douloureuse. Si on ne se hâte pas d'intervenir en ouvrant l'abcès, le pus se fait jour à la fois du côté de la peau et dans le canal de l'urèthre, de manière à former une fistule urinaire.

Il est donc prudent, dès qu'on peut supposer l'existence d'une cowpérite, de consulter le médecin. En attendant sa visite, on appliquera des cataplasmes sur la région, et on prendra des bains tièdes, un peu prolongés, en même temps qu'on prendra à l'intérieur des boissons diurétiques et rafraîchissantes pour agir sur la muqueuse uréthrale.

CRANSAC (Aveyron).

Sources salines sulfatées-calciques froides. Ces eaux prises en boisson sont employées avec succès dans le traitement des **hématuries**, qui dépendent de certaines formes de **fongus** de la vessie.

CRYPTORCHIDIE.

Il arrive assez souvent qu'un des testicules ne descend pas dans les bourses au moment de la naissance et reste dans l'abdomen ou dans le canal inguinal; cette anomalie constitue la monorchidie. Si les deux organes n'accomplissent pas leur descente, cette disposition a reçu le nom de cryptorchidie. *Les monorchides* sont aptes à la fécondation et doivent cette faculté à celui de leurs testicules qui est dans les bourses; *les cryptorchides* sont stériles, mais non pas impuissants. Il n'existe aucun remède à la stérilité qui résulte de ce vice de conformation.

CRUSTACÉS.

Les divers crustacés dont on fait usage dans l'alimentation sont, en général, assez difficiles à digérer; les goutteux et les graveleux feront donc bien de s'en abstenir. On doit aussi les proscrire du régime des personnes atteintes d'eczéma.

CUBÈBE.

Le cubèbe, poivre cubèbe, est le fruit d'un arbre de la famille des pipéracées; il possède une odeur aromatique particulière et une saveur âcre et piquante.

Son emploi est général dans le traitement des **blennorrhagies** et l'on en obtient les meilleurs résultats.

On l'administre en poudre dans du pain azyme ou dans des capsules, ou bien encore sous forme d'opiat mélangé au copahu (4 à 12 gr.). On en fait aussi un extrait éthéré qui est, en général, bien toléré par le tube digestif et possède des propriétés plus actives que le cubèbe en nature: cet extrait enfermé dans des capsules de gélatine s'administre de préférence avant le repas (4 à 6 par jour).

Le cubèbe a une action spéciale sur le col de la vessie que l'on utilise dans la cystalgie, la contracture du col, la dysurie, la cystite cantharidienne et la cystite chronique. On le donne dans ce cas à doses fractionnées, c'est-à-dire par paquets de 50 centigr. à 1 gr., 6 à 8 par jour à intervalles réguliers.

CYSTALGIE.

La névralgie de la vessie ou cystalgie est une affection assez rare, ne dépendant d'aucune lésion organique et qui est caractérisée par des troubles plus ou moins bizarres et capricieux des fonctions urinaires, se rapportant presque tous aux divers temps de la **miction**, accompagnés de douleurs plus ou moins vives, de difficulté à uriner, les urines étant tantôt claires, tantôt épaisses et rougeâtres. Le froid, l'humidité, les excès de toute nature exaspèrent ou provoquent cette maladie dont le diagnostic et le traitement, absolument du ressort de l'homme de l'art spécial, sont des plus délicats.

CYSTINE.

Substance sulfurée qui entre dans la composition de certains sédiments urinaires et de calculs de la vessie très rares. On ne sait pas encore à quelle influence est due l'élimination par les reins de la cystine; on a constaté sa présence dans l'urine d'individus atteints de différentes maladies qui étaient, en général, dans un état grave et fort affaiblis.

CYSTITE CANTHARIDIENNE

L'inflammation de la vessie est quelquefois causée par l'application de vésicatoires, qui ont pour base, comme on sait, la poudre de cantharides; imprudemment administrée à l'intérieur, cette substance donne lieu aux mêmes symptômes.

Cette forme de cystite est parfaitement reconnaissable, parce que la cause en est difficilement ignorée, et que rarement elle détermine des accidents graves; la marche en est rapide, et, au bout de quelques jours, toute trace en a disparu.

On traite la cystite cantharidienne par les moyens ordinaires qui réussiraient dans les autres formes inflammatoires, telles que les boissons diurétiques, abondantes, mais surtout en faisant cesser la cause qui la détermine, c'est-à-dire en enlevant le vésicatoire.

On peut, du reste, prévenir souvent cet accident en ne prescrivant que des vésicatoires saupoudrés de poudre de camphre.

CYSTITE.

La cystite ou inflammation de la vessie se présente à l'état aigu ou à l'état chronique.

SYMPTÔMES DE LA CYSTITE AIGUE.

Les malades éprouvent, en même temps que de fréquents

besoins d'uriner, une douleur plus ou moins intense, qui va s'irradiant vers le périnée et la région rénale. L'urine sort très difficilement, et la vessie se trouve complètement distendue.

L'urine qui s'écoule est en petite quantité, elle est fortement colorée, rougeâtre et laisse déposer des mucosités ; presque toujours elle tient en suspension un liquide trouble, lactescent.

Les malades ont beaucoup de fièvre, la soif est vive ; il y a du délire, de l'agitation ; plus tard, si la suppuration s'établit, la langue devient sèche, le pouls petit et fréquent, il y a du hoquet, et l'urine diminue de quantité ou se supprime. Dans les cas moins graves, ces divers symptômes disparaissent peu à peu ; le cours des urines se rétablit, et l'inflammation entre dans une voie de résolution.

La cystite aiguë se termine :

1° *Par résolution.* — Les phénomènes inflammatoires diminuent, les urines coulent plus facilement, la vessie, quoique légèrement tuméfiée, expulse complètement le liquide auquel elle sert de réservoir, mais elle ne le tolère que très peu de temps.

2° *Par suppuration.* — Les urines ont un aspect lactescent ; elles renferment du pus qui est chassé avec l'urine, ou qui, se réunissant en foyer, peut perforer les tuniques de la vessie et former des abcès jusque dans le tissu cellulaire qui avoisine les voies urinaires.

3° *Par ulcération.* — Cette terminaison peut provoquer une hémorrhagie ; car l'ulcération détruit les parois des vaisseaux vésicaux.

4° *Par gangrène.* — Cette terminaison est beaucoup plus rare ; elle survient alors que l'inflammation est très vive, et dans des cas tout à fait exceptionnels.

5° *Par hypertrophie.* — L'hypertrophie des parois vésicales est également fort rare et appartient surtout à la cystite chronique.

6° *Par la rupture de la vessie.* — Très rare ; pourtant, quelques auteurs l'ont observée.

7º *Par une cystite chronique.* — Cette terminaison est extrêmement fréquente. Nous en faisons plus loin l'exposé.

8º *Par la paralysie de la vessie.* — Cette terminaison de l'inflammation de la vessie est également une des plus ordinaires.

CAUSES DE LA CYSTITE AIGUE.

L'inflammation de la vessie peut succéder à une contusion, à une plaie de la vessie, résultant d'un accident ou d'une opération chirurgicale; elle résulte aussi du séjour prolongé d'une sonde dans la vessie, ou de l'injection d'un liquide irritant dans ce réservoir; alors elle prend le nom de cystite traumatique.

Si elle prend naissance sous l'influence d'une suppression d'hémorrhoïdes, du vice rhumatismal, goutteux, etc., cette forme de cystite prend le nom de spontanée ou idiopathique.

Une forme très fréquente d'inflammation de la vessie est celle appelée symptomatique; elle est déterminée par l'uréthrite, la vaginite, l'inflammation des reins, la métrite ou inflammation de l'utérus chez la femme; la présence de calculs la produit presque constamment.

Cette maladie est toujours grave, et elle emprunte divers degrés de gravité selon le point où siège l'inflammation : si cette inflammation occupe le voisinage des uretères, qui sont, ainsi que nous l'avons dit, les conduits destinés à apporter dans la vessie l'urine sécrétée par le rein, ces conduits peuvent s'oblitérer, et de là résultent des complications graves.

TRAITEMENT DE LA CYSTITE AIGUE.

Au début de cette affection, on emploie le traitement *antiphlogistique* : les saignées générales et locales, les *bains*, les *lavements émollients*, quelques *préparations opiacées*; dans certains cas, des boissons chaudes, peu abondantes, la diète.

6

Si l'émission de l'urine était impossible, on tenterait de sonder le malade.

Dans le cas où la cystite est déterminée par la présence d'un corps étranger, il serait naturellement indiqué de tenter l'extraction de ce corps, et l'on y procéderait, après avoir atténué considérablement toutefois les accidents inflammatoires.

Quand la cystite est produite par une blennorrhagie, les préparations balsamiques agissant, sur la cause même de l'inflammation, doivent être conseillées.

Notre *saccharolé diurétique* offre une ressource précieuse pour les inflammations simples.

CYSTITE DU COL DE LA VESSIE.

L'inflammation du col de la vessie est souvent liée à une affection blennorrhagique; elle est caractérisée par du ténesme vésical, parfois par de très opiniâtres rétentions d'urine et des symptômes inflammatoires d'un caractère plus aigu que dans la précédente affection; les suites peuvent en être graves, car cette inflammation détermine quelquefois la formation de valvules, par l'hypertrophie des fibres musculaires du col; et la présence de ces valvules peut s'opposer à la libre émission de l'urine après la cessation de la maladie.

Le traitement de cette affection est le même que celui de la précédente; lorsque la maladie tend à passer à l'état chronique, nous cautérisons légèrement le col vésical avec l'azotate d'argent.

DE LA CYSTITE CHRONIQUE.

(CATARRHE DE LA VESSIE.)

Cette maladie, qui survient sous l'influence de causes très diverses, est fréquente chez les vieillards; pourtant, les hommes jeunes encore qui sont affligés d'une constitution strumeuse, rachitique, en sont atteints quelquefois ; le sexe masculin y prédispose, et on l'observe fréquemment chez les hommes de lettres, les bureaucrates, qui sont obligés, par leur profession, d'être constamment assis ; l'abus de la trop bonne chère et des boissons alcooliques y prédispose.

Quelquefois un changement subit de température peut la causer, ainsi que la cessation trop brusque d'une transpiration habituelle, la disparition de certaines affections de la peau, une répercussion de la goutte, du rhumatisme, etc. Les causes les plus ordinaires sont la présence d'un calcul dans la vessie et le séjour forcé qu'y fait l'urine.

On peut dire aussi que les tumeurs prostatiques et toutes celles qui siègent au voisinage du réservoir de l'urine, causent cette affection dans beaucoup de cas ; nous avons dit qu'elle succédait quelquefois aussi à la cystite aiguë dont elle est une des terminaisons. Les rétrécissements produisent souvent cette maladie.

SYMPTÔMES.

Dans quelques cas, les symptômes sont d'abord légers et augmentent peu à peu d'intensité. Les malades ressentent de la douleur dans le bas-ventre (région hypogastrique) au moment des garde-robes ; ils ont des envies d'uriner plus fréquentes qu'à l'état normal, et l'urine sort incomplètement ; quelquefois, après en avoir rendu quelques gouttes, et, sous l'influence d'un effort, ils rejettent par le canal de l'urèthre une matière glaireuse, qui a presque toujours la forme d'un flocon allongé, blanchâtre, et aussitôt après l'expulsion de ce flocon, l'urine sort librement.

Si le catarrhe vésical succède à la cystite aiguë, on observe toujours des accès de fièvre qui augmentent ou diminuent d'intensité selon l'état de l'inflammation.

EXAMEN DES URINES.

L'urine est rendue en quantité variable ; elle est de couleur pâle, mais presque toujours elle a perdu sa transparence ; son odeur est très différente ; dans quelques cas, elle est extrêmement fétide ; elle laisse déposer au fond du vase des mucosités purulentes et, lorsque la maladie est ancienne, ce dépôt peut former le tiers et quelquefois la moitié du liquide excrété, et parfois même obstruer le col vésical ou le canal de l'urèthre.

Ces mucosités ont diverses couleurs : selon l'état de l'affection, elles peuvent être blanchâtres, grises, d'un jaune sale ; dans d'autres cas, elles sont vertes, brunes, rougeâtres, et, s'il existe une exhalaison sanguine des parois vésicales, elles peuvent être noires, le sang excrété se trouvant décomposé par les acides contenus dans l'urine.

Lorsque le catarrhe de la vessie existe depuis un certain temps, ces mucosités ont une odeur nauséabonde qui ne rappelle nullement l'odeur ammoniacale qui existe dans d'autres cas.

Les dépôts sont de deux ordres :

1° *Les dépôts puriformes.* — Ils ont une teinte laiteuse, grisâtre ; sont d'abord mêlés à l'urine et, par le repos, ils se déposent au fond du vase qui les contient.

2° *Les dépôts purulents.* — Ces dépôts existent seulement lorsqu'il survient, dans le cours d'un catarrhe chronique de la vessie, une exagération des symptômes inflammatoires ; les parois vésicales peuvent s'ulcérer sur un des points de leur surface interne (membrane muqueuse), et il se produit une suppuration momentanée qui se traduit par la présence de la matière purulente dans l'urine.

Il existe aussi fréquemment, dans les urines des personnes affectées de catarrhe de la vessie, des matières de diverse nature, qui s'y trouvent en suspension en quantité plus ou moins grande, telles sont : les sédiments qui existent dans les urines alcalines, des débris épithéliaux de la vessie, de l'urèthre et des uretères, des fragments fibrineux ou muqueux, de la matière grasse en plus grande proportion qu'à l'état physiologique. Il est une transformation de l'urine que nous avons observée dans un grand nombre de cas, et qui complique la cystite chronique : nous voulons parler de la décomposition putride de l'urine dont nous dirons quelques mots.

Fig. XXXV.

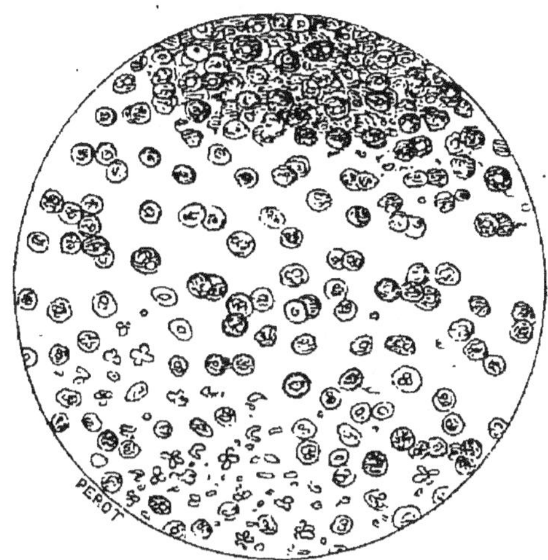

Corpuscules de pus vus au microscope à un fort grossissement.

Fig. XXXVI.

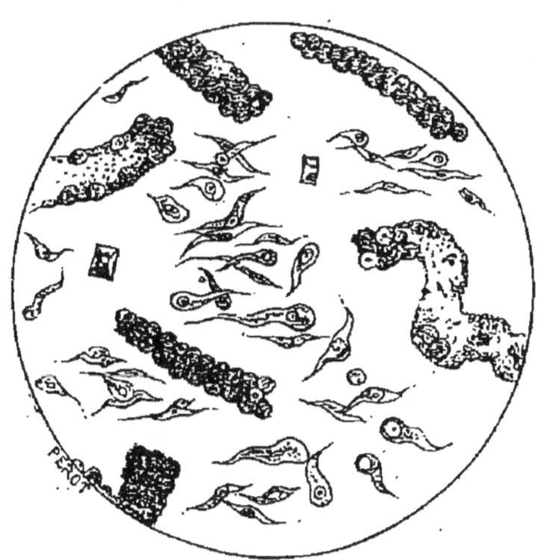

Débris épithéliaux e la vessie, des uretères et de l'uréthre vus au microscope.

6.

Chez beaucoup de personnes âgées du sexe masculin, la vessie se vide incomplètement, soit qu'il existe une maladie de la glande prostate, soit par suite d'un rétrécissement du canal de l'urèthre, ou bien encore parce que l'inertie des parois du réservoir de l'urine l'empêche d'expulser la totalité de son contenu ; dans ce cas, s'il survient une cystite, il se forme une légère suppuration de la membrane muqueuse vésicale, et aussitôt les urines se troublent, deviennent muqueuses et plus tard purulentes. Bientôt il survient, sous l'influence du pus renfermé dans l'urine, une fermentation ammoniacale, et le liquide urinaire ne tarde pas à déposer des sédiments de phosphate de chaux, et de phosphate ammoniaco-magnésien, qui forment des agglomérations et constituent des graviers, des pierres, s'ils ne sont pas expulsés.

Ainsi on comprend très bien que la véritable cause des graviers phosphatiques soit la décomposition putride de l'urine, et que les mucosités purulentes, en s'accumulant constamment dans le bas-fond de la vessie, puissent produire des accidents généraux d'absorption putride due à ce foyer infectieux.

Nous exposerons plus loin le mode de traitement qui nous réussit le mieux dans cette forme de catarrhe vésical.

Le catarrhe chronique de la vessie est une maladie qui a toujours une durée assez longue et qui réclame les soins les plus attentifs et les plus éclairés ; aussi un traitement rationnel peut-il en enrayer la marche et amener une guérison complète ; d'après ce que nous avons dit précédemment des diverses causes qui peuvent produire cette affection, il est naturel de conclure que le traitement sera indiqué d'après la nature de ces causes autant que par les symptômes actuels de la maladie confirmée.

Certaines complications du catarrhe de la vessie, parmi lesquelles nous citerons les maladies de la prostate, les tumeurs fongueuses, l'existence de cellules vésicales (V. **vessie à cellules**), etc., que l'on rencontre dans quelques cas, augmentent naturellement la gravité de la maladie et rendent le traitement plus difficile et plus long.

Le traitement de la cystite chronique varie selon les périodes de l'affection. S'il existe un calcul, un corps étranger, il faut en faire l'extraction. Le malade devra éviter toute cause d'humidité, habiter un lieu sec, élevé, exposé

FIG. XXXVII.

Traitement du catarrhe vésical par les irrigations intra-vésicales prolongées par le procédé du Dr Moreau-Wolf.

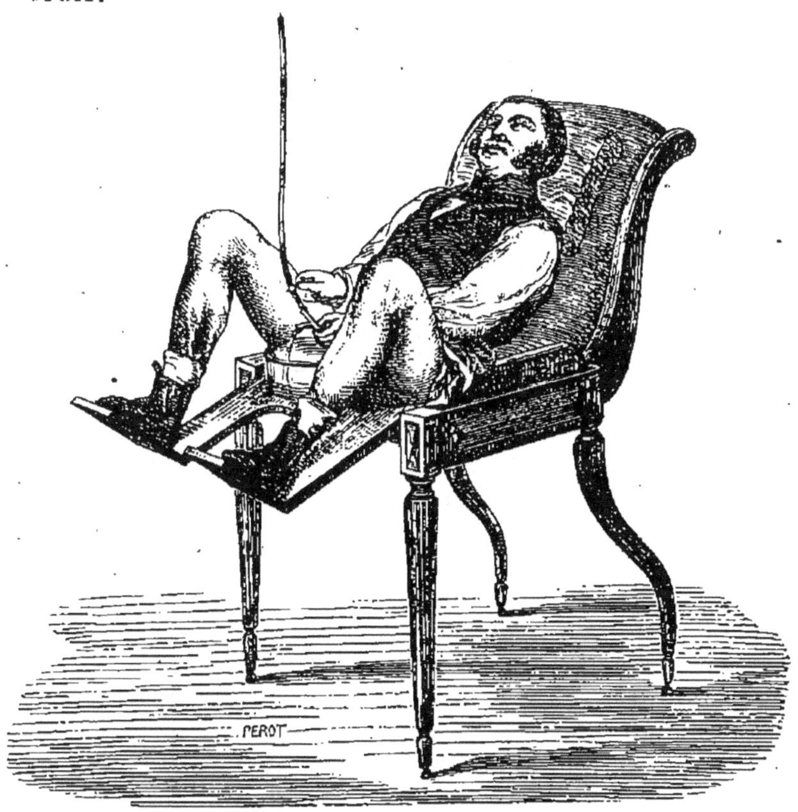

Position du malade.

au midi; il portera de la flanelle, car il est nécessaire que la peau fonctionne régulièrement.

Quant au régime, il est nécessaire que le malade soit sobre, tout en faisant usage d'une bonne nourriture, de vin vieux, tel que le vin de Bordeaux étendu d'eau. Un exercice modéré devra être fait chaque jour.

Parmi les médicaments usités qui agissent réellement, nous prescrivons suivant les cas : des préparations astringentes ou toniques, le cachou, le quinquina, la gomme kino, etc., que l'on prend en pilules, en potions, en lavements, etc.; notre saccharolé diurétique, que nous dosons selon la gravité de l'affection, nous réussit très souvent.

L'inflammation chronique de la vessie est certainement une des maladies les plus répandues et les mieux étudiées en apparence, surtout au point de vue de ses causes, de ses conséquences et même de son traitement; et pourtant le praticien qui est appelé à soigner cette affection n'obtient presque jamais, par les moyens qu'il emploie, que des résultats insuffisants, quelle que soit la sollicitude et l'intelligence du traitement qu'il a institué.

De tous les traitements préconisés dans la cure du catarrhe vésical, de l'avis de tous les auteurs, celui qui réussit le mieux, ce sont sans contredit les injections intra-vésicales faites avec de l'eau, à une température plus ou moins élevée, et chargée des principes médicamenteux les plus divers.

Mais si parfois on obtient par ces moyens la guérison des catarrhes vésicaux, dans la grande généralité des cas on échoue. Une amélioration notable, caractérisée par l'atténuation et même la disparition des phénomènes douloureux, la miction rendue plus facile, une diminution très appréciable du nombre des corpuscules de pus contenus dans l'urine, peut faire supposer que la maladie est guérie, et autoriser le médecin et le malade à cesser le traitement, alors qu'il n'y a en définitive qu'une amélioration passagère, et qu'au moindre écart de régime, sous l'influence de la cause la plus légère, la maladie ne tardera pas à reparaître aussi grave que par le passé

Comment se fait-il donc que l'on puisse produire un état si voisin de la guérison, et qu'on ne puisse malgré cela arriver au but désiré : la guérison du catarrhe vésical?

Cela tient à ce que le catarrhe vésical est une maladie excessivement longue à guérir, et que les injections vési-

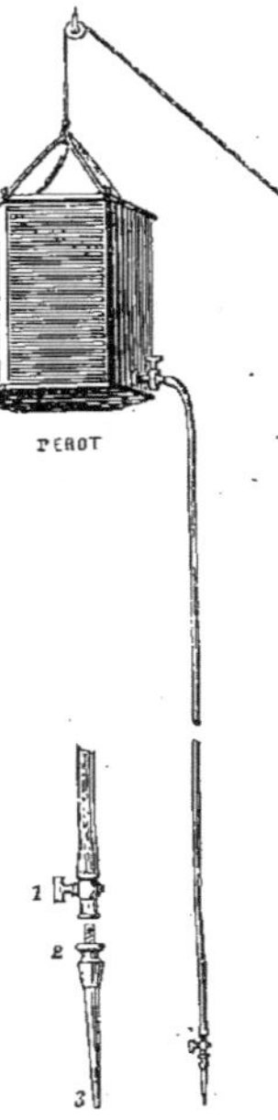

Réservoir pour le liquide de l'injection, avec son tube de caoutchouc muni de ses différents robinets, destinés à modérer ou accélérer l'arrivée du liquide dans la vessie.

cales doivent, pour réussir, être employées (une fois que

la vessie du malade peut les tolérer sans douleur et sans fatigue) tous les jours ou au moins quatre ou cinq fois par semaine, et cela pendant plusieurs mois.

Or les malades se lassent d'être soumis à un traitement d'aussi longue haleine et le médecin lui-même, qui voit que la guérison se fait attendre, perd patience et a recours à d'autres moyens.

Notre expérience personnelle nous ayant démontré combien salutaires étaient les injections intra-vésicales dans le traitement du catarrhe de la vessie, nous avons fait construire un appareil bien simple et peu coûteux, qui nous a rendu les plus grands services et nous a permis, dans nombre de cas, de guérir radicalement des catarrhes vésicaux jusque-là rebelles, en général, à tous les modes de traitement et en particulier aux injections pratiquées selon le procédé ordinaire.

Cet appareil, fig. XXXVIII, se compose d'un seau de zinc, d'une capacité de 12 ou 15 litres, suspendu au plafond, ou placé sur un meuble élevé, tel qu'une armoire, une bibliothèque, etc... Ce réservoir est muni, à sa partie inférieure, d'un robinet qui se continue avec un tube de caoutchouc de 0,01 de diamètre, dont l'extrémité inférieure est fixée sur un ajutage métallique à robinet 1 ; une canule conique 2, terminée par un pas de vis, est fixée par ce moyen au robinet 1, tandis que son sommet est reçu dans un des pavillons de la sonde a double courant.

La sonde étant introduite et le malade couché comme dans la figure XXXVII, la canule est fixée dans un pavillon de l'algalie. Le malade, en tournant alors plus ou moins le robinet, règle lui-même, dès la première séance, d'après les phénomènes qu'il ressent, c'est-à-dire selon la sensation plus ou moins pénible de plénitude qu'il éprouve dans sa vessie, la force d'impulsion du jet de l'irrigation ; il lui est ainsi facile de ne laisser pénétrer le liquide, tantôt que goutte à goutte et tantôt par un jet vigoureux, proportionné à la hauteur à laquelle se trouve situé le réservoir, le malade étant en général lui-même bon juge de la tolérance de sa vessie.

On voit aussi combien il est facile de faire passer dans le

réservoir urinaire une quantité de liquide considérable dans un temps relativement très court, et l'on peut préjuger des immenses avantages que doit donner un courant continu de liquide baignant les moindres anfractuosités de la vessie, et enlevant les plus petites traces des véritables ferments urinaires qu'elles contiennent.

Quant à la température du liquide injecté, rien n'est plus facile, comme on le comprend aisément, que d'en varier le degré. Grâce à cet appareil si simple, nous avons pu obtenir des succès relativement merveilleux et relativement très rapides.

Le liquide auquel nous donnons la préférence pour ces injections, c'est de l'eau ordinaire additionnée, par litre soit d'un gramme **d'acide phénique**, soit de 25 grammes **d'acide borique**.

La température du liquide injecté doit, au début, être en moyenne de + 30° centigrades environ, plus ou moins, évidemment selon les cas ; on commence par en injecter, dans une seule séance, 500 à 600 grammes, puis on augmente progressivement, à chaque séance, la quantité du liquide injecté, en même temps qu'on en abaisse la température. Enfin, au bout d'un certain temps, on peut arriver facilement à faire passer dans la vessie, en une demi-heure, 5 à 6 litres de liquide. Il est rare qu'au bout de cinq ou six jours on ne puisse arriver à injecter de l'eau à la température de la chambre et même au-dessous, condition excellente et presque nécessaire pour arriver à de bons résultats. Nous laissons habituellement le malade graduer lui-même la force d'impulsion du jet, de manière que la vessie se laisse distendre insensiblement un peu plus à chaque séance. Presque toujours le patient sait parfaitement équilibrer la quantité de liquide qui entre avec celle qui sort de la sonde, de façon que le réservoir urinaire soit plein, sans que pour cela il soit distendu outre mesure.

Il est important, au début, que les irrigations aient lieu tous les jours, afin, ainsi qu'on le comprend facilement, que la muqueuse de la vessie soit débarrassée le plus vite possible de l'enduit particulier que les matières putrescibles de l'urine ont déposé à sa surface, et que par conséquent l'action bienfaisante et tonique du liquide injecté puisse s'exercer plus directement sur elle.

Plus tard, à mesure que la maladie s'améliore, on peut éloigner les séances, trois ou quatre fois par semaine, puis deux fois, puis une, jusqu'à entière guérison ; mais, quoique l'analyse microscopique ne révèle plus dans les urines la présence du pus, il est de toute nécessité de continuer, pendant quelque temps encore, l'usage des injections.

DÉPOTS DE L'URINE.

(Voy. Sédiments urinaires.)

DÉPURATIFS.

On désigne sous ce nom des médicaments propres à débarrasser l'organisme des matières nuisibles qu'il peut contenir. La nature se suffit à elle-même dans la généralité des cas pour expulser les divers ferments qui, ayant pénétré du dehors ou s'étant formés dans le sang et dans les humeurs d'un individu, risquent, s'ils y prolongent leur séjour, de déterminer des maladies de peau, des ulcères, des tumeurs, des flux chroniques, etc..., dont la guérison est souvent difficile à obtenir.

DIABÈTE INSIPIDE.

(Voy. Polyurie.)

DIABÈTE PHOSPHATIQUE.

(Voy. Phosphaturie.)

DIABÈTE SUCRÉ.

Cette maladie, une des plus graves de l'espèce humaine est caractérisée par la présence *persistante* du sucre dans les urines, par l'augmentation de la secrétion urinaire, accompagnées d'une soif exagérée et d'un appétit vorace, coïncidant avec un amaigrissement plus ou moins rapide.

La présence du sucre dans l'urine n'indique pas forcément que celui qui l'a émise est *diabétique* dans la véritable et triste signification du mot : on peut en effet pisser *momentanément* du sucre sans présenter aucun des signes du diabète et sans que la santé en éprouve la moindre atteinte.

Un des effets précoces du diabète c'est **l'impuissance** : aussi chaque fois qu'un homme jeune encore se plaint de ne plus éprouver de désirs sexuels, ou d'avoir de la difficulté à exercer le **coït**, doit-il faire procéder à l'analyse de ses urines. Dans certains cas, quoique le malade puisse accomplir normalement l'acte vénérien, il n'émet qu'un sperme stérile.

Il arrive souvent que, sans qu'il soit possible, pour expliquer le fait, d'invoquer une cause quelconque, le prépuce et le gland deviennent le siège d'une inflammation chronique chez certains individus (**balano-posthite**). Si on procède à l'analyse de leur urine, on voit que cet accident est déterminé par le contact perpétuel et irritant de l'urine diabétique avec cet organe : malgré les soins ordinaires d'une toilette intime minutieuse, l'affection persiste indéfiniment, à moins que le malade ne prenne le soin de faire des ablutions chaque fois qu'il vient d'uriner. L'observateur attentif est mis souvent par cette affection sur la piste du diabète, dont elle est un des phénomènes initiaux.

Le travail exagéré auquel sont soumis, par des mictions si fréquentes, le col et la vessie, en même temps que le contact de l'urine diabétique avec la muqueuse, entretient l'appareil d'excrétion de l'urine dans un état d'irritation permanente.

La constatation simultanée dans l'urine de l'albumine et du sucre est un signe des plus graves, indiquant presque à coup sûr la terminaison fatale de la maladie à brève échéance.

RÉGIME DU DIABÉTIQUE.

Dès que l'analyse a révélé la présence du sucre dans l'urine d'un individu, alors même que sa santé générale n'est nullement altérée, il doit se soumettre à un régime hygiénique et alimentaire spécial, dont la scrupuleuse observance suffit à faire disparaître la maladie, et presque toujours à l'enrayer dans sa marche.

Eviter les refroidissements, porter de la flanelle sur la peau, se couvrir avec soin en hiver, en été ne jamais porter de vêtements de toile, exercice quotidien à pied, escrime, gymnastique, frictions sèches avec le gant de crin sur tout le corps, douches en pluie, drap mouillé.

Dans l'alimentation sont défendus : les farineux sous toutes les formes, la bière, les liqueurs sucrées, le sucre, la pâtisserie, le vin de Champagne, les fruits verts ou confits. Manger de préférence des viandes grillées ou roties, éviter les ragouts et les sauces dans lesquels il entre toujours plus ou moins de farine, légumes verts, poissons, salades, vin vieux, de Bordeaux de préférence, cognac, genièvre, café noir sans sucre. Si on le peut, pain de gluten, sinon *un sou* de pain par jour, ou un échaudé. Eau de Vichy ou de Vals aux repas. Bains alcalins, et surtout..... consulter et suivre les avis d'un bon médecin.

DIATHÈSE URIQUE.

Disposition spéciale de l'organisme en vertu de laquelle un individu est atteint sur différents points du corps d'affections locales (**goutte, tophus, gravelle urique**), dépendant toutes d'un excès d'acide urique dans le sang.

DIFFICULTÉ A URINER.

(Voy. **Rétention d'urine**.)

DIGESTIONS (des mauvaises)

comme causes de la goutte et de la gravelle.

Il est hors de doute que le mauvais état permanent de fonctions digestives est une cause éloignée, mais fréquente de la goutte et de la gravelle.

Voici, en résumé, quels sont les caractères les plus saillants de la dyspepsie liée aux manifestations de la diathèse urique : la langue est chargée, rouge à la pointe et aux bords ; la bouche est amère, pâteuse, la salive épaisse. — Il y a habituellement de la constipation ; les malades éprouvent après les repas un sentiment de plénitude dans la région de l'estomac qui, parfois même, est douloureuse ; ils ont des éructations, de l'oppression avec une tendance insurmontable au sommeil.

Lorsque ces symptômes coïncident avec une urine rare, très acide et très colorée, dans laquelle, par le refroidissement, il se forme un dépôt jaune, rosé ou rouge brique, il est urgent de suivre un traitement sérieux, car on est menacé d'un accès de goutte ou d'une crise de gravelle à plus ou moins brève échéance

DILATATION.

Une des méthodes fondamentales de traitement des rétrécissements de l'urèthre.

La dilatation est permanente ou temporaire ; elle consiste, dans le premier cas, dans l'introduction dans l'urèthre d'une sonde ou d'une bougie qu'on y laisse séjourner un temps plus ou moins long ; dans le second cas, on introduit dans le canal des urines, pour les retirer de suite, des bougies dont on cherche à augmenter progressivement et plus ou moins rapidement le volume.

La dilatation brusque s'opère au moyen d'instruments de chirurgie qui, par un mécanisme quelconque, une fois introduits dans la partie rétrécie du canal, augmentent de volume, jusqu'à ce qu'ils aient atteint les limites d'extensibilité des tissus qui constituent le rétrécissement. (Voy. **Rétrécissements.**)

DISSOLVANTS DE LA GRAVELLE ET DE LA PIERRE.

Il est hors de doute que, pris à l'intérieur avec des boissons diurétiques, la plupart des alcalins (bicarbonate de soude, carbonate de potasse, acétate de potasse, carbonate, citrate et benzoate de soude, de chaux et de lithine, poudre de coquilles d'œufs, d'huîtres, d'yeux d'écrevisses; eaux minérales alcalines, Vichy, Pougues, Vals, Contrexéville, etc.), jouissent à des degrés divers de la propriété de dissoudre les *sables* et les *graviers* des reins et de la vessie.

Il en est de même de certains végétaux (oignon, uva ursi, pariétaire, stigmates de maïs, génevrier, ail, bourgeons de sapin, etc.), administrés sous forme d'infusion, de décoction, de suc, ou des essences qu'on en extrait (térébenthines, goudrons, huiles essentielles, etc.).

Le mode d'action de ces diverses substances n'est pas le même. En effet, tandis que les premiers (alcalins) s'attaquent aux urates, phosphates, oxalates, carbonates de soude, de chaux, d'ammoniaque, etc., qui entrent dans la composition des graviers, les seconds, d'origine végétale, dissolvent la matière animale (**mucus**), grâce à laquelle les particules pierreuses sont unies entre elles.

Quoi qu'il en soit, ces médicaments méritent d'être conseillés dans le traitement des diverses espèces de gravelle, dans le but de les dissoudre.

Quant à la dissolution de la pierre dans la vessie, malgré les nombreuses expériences auxquelles se sont livrés, pour obtenir ce résultat, les plus illustres savants du siècle, elle est encore, malheureusement, à l'état de problème.

Si en théorie la chose paraît facile, en pratique elle est loin d'être aussi simple.

Les liquides capables de dissoudre les calculs sont, en effet, doués de propriétés caustiques telles que, mis en contact avec les parois de la vessie, ils les désorganiseraient rapidement. De plus, malgré les inventions instrumentales les plus ingénieuses pour arriver à protéger la vessie contre l'action du dissolvant en enfermant le corps étranger dans l'intérieur d'un sac isolateur, on n'est encore arrivé à créer rien de pratique.

Les tentatives faites pour dissoudre les calculs par les courants électriques, en dehors de la vessie, n'ont pas donné de résultats suffisants à un savant tel que M. Dumas pour qu'il ait cru devoir continuer ses recherches.

L'art de dissoudre la pierre dans la vessie est donc encore à l'état d'enfance.

DIURÉTIQUES.

Substances douées de la propriété d'augmenter la secrétion des urines. L'eau est naturellement le premier des diurétiques, et quiconque boit abondamment, urine de même. Toutes les boissons sont donc diurétiques, mais à des degrés divers, selon la nature des corps minéraux, végétaux ou animaux qu'elles tiennent en dissolution. — Le lait, le bouillon, sont d'excellents diurétiques ; tous les **alcalins** sont diurétiques, mais leur efficacité dépend de la quantité plus ou moins grande de liquide qu'on absorbe avec eux.

Toute cause qui tend à supprimer la transpiration augmente la secrétion des urines ; on urine plus en hiver qu'en été : après un bain froid qu'après un bain chaud, etc., le froid est donc diurétique.

Lorsque les voies digestives sont en mauvais état et qu'il est de la plus grande importance d'augmenter la sécrétion des urines, on peut obtenir ce résultat sans rien prendre à l'intérieur, en imbibant une flanelle du mélange suivant, qu'on applique sur la région abdominale, après l'avoir recouvert d'un taffetas ciré.

Teinture éthérée de digitale. ⎫
Teinture de scille . . . . ⎬ de chaque 60 gram.

Eau . . . . 250 gram.

Mêlez.

DIVULSION.

Opération par laquelle on cherche à détruire un **rétrécissement de l'urèthre** (voy. ce mot) en rompant mécaniquement les parois du point rétréci du canal.

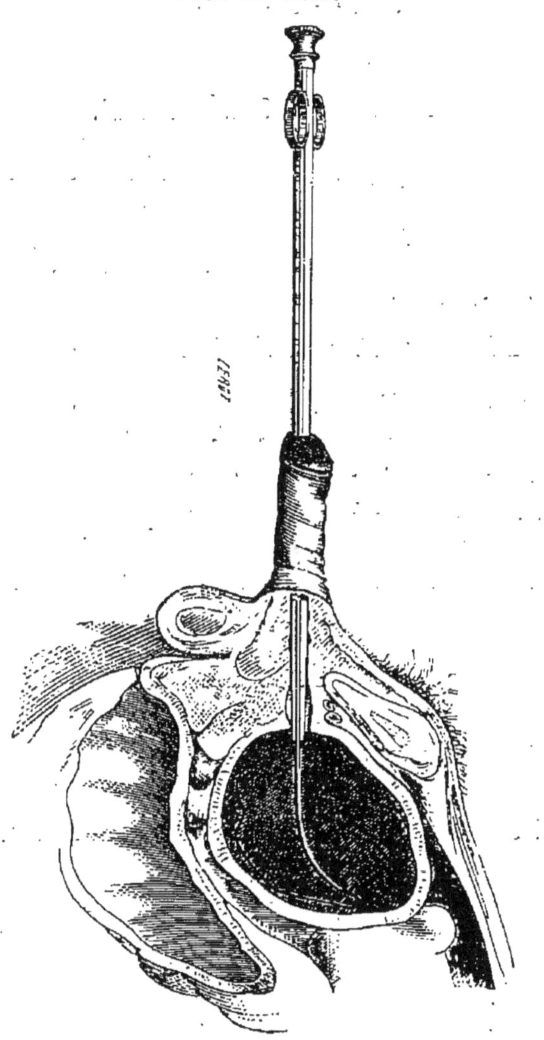

Divulsion d'avant en arrière.
Le mandrin est introduit entre les lames d'acier.

DOUCHES

dans le traitement des maladies des organes génito-urinaires.

(Voy. **Hydrothérapie.**)

DOULEURS OSTÉOCOPES.

Douleurs nocturnes siégeant en général dans les tibias et à l'os frontal, exaspérées par la chaleur du lit et indiquant l'existence d'une maladie des os syphilitique (accidents tertiaires). (Voy. **Syphilis.**)

Pilules contre les douleurs ostéocopes.

Chlorure de mercure et de morphine. 1 gram.
Poudre de réglisse . . . . 2 »
Sirop de gomme . . . . S. Q.

F. s. a. 72 pilules. — On en prendra une le matin et une le soir ; on élèvera progressivement la dose jusqu'à ce que les gencives commencent à devenir douloureuses.

DYSURIE.

Difficulté d'uriner.

(Voy. **Rétention d'urine. Rétrécissements de l'urèthre.**)

EAU.

L'eau est la boisson naturelle de l'homme et il est bien certain que si, au lieu de chercher à lui communiquer des propriétés excitantes et aromatiques en y ajoutant de l'alcool ou en y faisant infuser des plantes douées de qualités stimulantes, on se contentait de la boire pure, on arriverait sain et robuste à une vieillesse avancée sans avoir à compter avec la goutte, la gravelle et autres maladies.

L'eau chimiquement pure, c'est-à-dire l'eau distillée dont les marins sont souvent obligés de faire usage, n'est pourtant pas à beaucoup près la meilleure. Il faut en effet pour qu'une eau soit facilement digérée qu'elle renferme des substances minérales et gazeuses dans une certaine proportion ; trop chargée de principes minéraux, surtout de sels de chaux, elle est dure, crue et indigeste.

On reconnaît qu'une eau est potable à sa limpidité, à sa fraîcheur ; elle doit être exempte de toute odeur et de toute saveur fade ou salée ; elle doit dissoudre le savon sans former de précipité et bien cuire les légumes secs.

On a accusé les eaux de puits très chargées de principes minéraux de produire la pierre chez ceux qui en font un usage journalier ; c'est une erreur. Il est des pays ou l'on ne boit pas d'autre eau et ou la pierre ne s'observe en effet presque jamais.

7.

On a dit, avec raison, que les grands buveurs d'eau n'avaient presque jamais la gravelle, mais on doit ajouter que, si les graveleux ont chance en buvant beaucoup d'entraîner au dehors les graviers déjà formés, il est important pour eux de ne pas trop se gorger de liquide, afin de ne pas troubler les fonctions digestives dont l'exercice régulier a une si grande importance chez eux au point de vue même de la production de cette maladie.

EAU BLANCHE.

(Voy. **Acétate de plomb**.)

EAUX MINÉRALES.

On trouve dans les *Eaux minérales* les ressources les plus nombreuses, les plus variées et les plus efficaces pour traiter les maladies des organes génito-urinaires. Malheureusement les médecins en général ne savent pas assez que chacune d'elles a un mode d'action bien déterminé et. pour ne citer qu'un exemple, envoient indifféremment leurs malades graveleux à Contrexéville ou à Vichy, sans se préoccuper davantage de la nature des graviers ni de leur volume. Contrexéville n'agit pourtant que par la force expultrice considérable qu'il imprime à tout l'appareil urinaire depuis les reins jusqu'à la vessie, et n'a aucune action sur la nature même du gravier. Vichy au contraire, possède une action chimique bien nette, qui est de neutraliser les acides qui existent en excès dans l'économie. On devra donc recommander les eaux faiblement minéralisées, mais franchement diurétiques, comme Contrexéville, Martigny, Propiac etc., aux personnes chez lesquelles on a constaté des graviers d'un certain volume, et n'adresser à Vichy, à Vals et à Pougues, que celles qui n'ont encore rendu que des sables plus ou moins fins.

Le cadre restreint de cet ouvrage ne saurait nous permettre de formuler les indications complètes des eaux minérales si nombreuses qui conviennent dans le traitement de toutes les maladies de l'appareil génito-urinaire ; nous nous sommes donc borné à transcrire les plus communes.

Atonie, Paralysie de la vessie, Stagnation urineuse. — Saint-Amand, Dax, Soultzmatt.

Blennorrhées. — Pougues.

Cachexie mercurielle. — Saint-Alban.

Catarrhe vésical. — Pougues, Royat, Vals, Vichy, La Preste, Capvern.

Contracture du col de la vessie. — Evian.

Cystalgie. — Evian.

Diabète. — Vals, Vichy, Carlsbad.

Diathèse urique. — Vals, Vichy, Pougues.

Gravelles. — Contrexéville, Vittel, Martigny, Vals, Vichy, Pougues, Saint-Alban, Evian, Royat, La Preste, Capvern, Ems, Carlsbad, Wildungen, Kissingen.

Goutte. — Vals, Ems, Contrexéville, Vittel, Martigny, Carlsbad.

Hématuries dépendant d'un fongus de la vessie. — Cransac.

Incontinence d'urine chez l'enfant. — Royat.

Maladies des reins. — Vichy, Pougues.

Névralgies rhumatismales du col de la vessie. — Néris.

Pertes séminales. — Royat, La Preste.

Phosphaturie. — Evian, Luxeuil, La Preste.

Syphilis ancienne. — Aulus.

ÉCOULEMENTS DE L'URÈTHRE.

Les écoulements qui se font par l'orifice externe du canal de l'urèthre peuvent être composés de **mucus**, de **muco-pus**, de **pus**, de **fluide prostatique**, de **sang**, de **sperme**, d'**urine**. Très souvent plusieurs de ces liquides organiques entrent à la fois dans la composition d'un écoulement dans lequel ils peuvent être mélangés en toute proportion.

Comme ils sont toujours l'indice d'une maladie d'un

point quelconque de l'appareil génito-urinaire, depuis les reins jusqu'au méat, il est de la plus haute importance, pour qu'un médecin puisse formuler un traitement efficace, qu'il soit fixé sur la nature précise de l'écoulement. Pour cela il faut souvent recourir au microscope qui seul permet, dans un grand nombre de circonstances, de reconnaître la nature d'un écoulement uréthral.

Un écoulement uréthral peut être le symptôme de maladies bien différentes. (Voy. **Blennorrhagie. Catarrhe vésical. Rétrécissements. Rétention** d'urine. **Cowpérite. Spermatorrhée.**)

ECZÉMA

DES PARTIES GÉNITALES ET DE L'ANUS.

L'eczéma est une affection vésiculeuse de la peau, très commune, et qui présente souvent une certaine difficulté dans son traitement. Il en existe plusieurs formes, qu'on confondait autrefois sous le nom de dartres.

Cette affection est caractérisée par une éruption de vésicules, accompagnée le plus souvent d'un peu de suintement, de légères excoriations, et dans quelques cas rares, de croûtes peu épaisses.

L'eczéma, qui se montre surtout dans l'âge adulte, se développe généralement dans les saisons chaudes de l'année et n'est pas contagieux.

On a divisé cette maladie en eczéma aigu et en eczéma chronique. Ces deux états ont été divisés eux-mêmes en diverses formes, selon le siège, la marche et le développement de l'affection. Nous n'avons ici à nous occuper que de l'eczéma qui a son siège aux parties génitales et à l'anus.

Les personnes atteintes d'hémorrhoïdes sont sujettes à cette affection; les vésicules qui se forment à la marge de l'anus et envahissent les organes génitaux, causent un sentiment de prurit brûlant, un malaise intolérable, qui donnent au malade des idées de tristesse et quelquefois de suicide.

L'eczéma de l'anus, affection sans gravité, s'accompagne de symptômes tellement pénibles, que beaucoup de malades supportent difficilement la démangeaison qu'il occasionne, et sont entraînés irrésistiblement à se gratter, à se déchirer avec les ongles.

Cette éruption, irritée par un frottement incessant, offre, dans beaucoup de cas, un aspect inflammatoire très intense; le prurit s'exaspère après le repas et souvent augmente aussi sous l'influence des plus légères modifications atmosphériques et du moindre écart de régime.

Les parties génitales sont le siège d'une sécrétion sébacée exagérée.

Il survient assez fréquemment aussi des éruptions vésiculeuses qui occupent le pénis, la partie supérieure et interne des cuisses, et qui occasionnent des douleurs excessivement cuisantes.

Il y a des cas où la moindre érection produit des déchirures du derme, et l'inflammation détermine quelquefois des gerçures qui peuvent occasionner des hémorrhagies assez abondantes.

L'eczéma de ces parties peut même, en se prolongeant causer un **priapisme** dangereux.

TRAITEMENT DE L'ECZÉMA.

Le traitement de cette affection, lorsqu'elle est légère, consiste surtout en bains émollients locaux, en laxatifs légers, tels que l'huile de ricin, l'eau de Sedlitz, de Pullna.

Des bains gélatineux, alcalins, des lotions boratées, des cataplasmes de pulpe de guimauve, de fécule, suffisent généralement à atténuer les démangeaisons.

Il est utile, dans quelques cas rares, de recourir à des émissions sanguines locales, à des lotions narcotiques, qu'un médecin seul peut prescrire.

Du reste, on ne peut obtenir de modification avantageuse durable, qu'en tenant compte des états divers de l'enveloppe tégumentaire, et surtout en observant avec soin l'état des organes de la digestion, qui sont liés intimement avec la peau, par des sympathies évidentes.

Lotion contre les démangeaisons de l'eczéma.

Eau distillée...................... 450 gr.
Eau distillée de laurier cerise... 50 »
Borate de soude................. 35 »

M. En lotions sur la région irritée.

ECTOPIE DU TESTICULE.

Les testicules chez le fœtus sont situés dans l'abdomen, ce n'est que vers le neuvième mois de la gestation qu'ils pénètrent dans les bourses, où on les trouve généralement au moment de la naissance. Mais il arrive parfois qu'au lieu de suivre la voie naturelle pour sortir de l'abdomen, le testicule prend une fausse direction et vient se loger au pli de l'aine, au périnée, etc., c'est ce qu'on appelle l'ectopie.

ÉJACULATION.

L'émission du sperme, qui se fait en l'état de santé dans le **coït** ou autrement par saccades et avec une force de projection plus ou moins grande suivant la vigueur des individus, a reçu le nom d'éjaculation. Lorsque le sperme, au lieu d'être dardé hors de l'urèthre, s'écoule en bavant et sans former le jet interrompu dû aux contractions énergiques des fibres musculaires de la région, on peut être certain qu'il existe un état d'atonie de l'appareil génital. (Voy. **Impuissance**.)

ÉJACULATIONS ENSANGLANTÉES.

Il est assez fréquent d'observer des éjaculations ensanglantées; ce fait a une signification bien différente selon les cas.

Ou bien le sperme est intimement mêlé au sang, ce qui indique qu'une petite hémorrhagie s'est produite dans l'intérieur des voies séminales à proprement parler (testicule, vésicules séminales, épididyme, prostate, conduits éjaculateurs, etc.), ou bien le sang colore simplement le produit de l'éjaculation sans avoir pénétré dans sa masse, et il provient alors de l'urèthre ou du col de la vessie.

Une continence prolongée, en favorisant la formation de petites concrétions nommées **sympexions** (voy. **Coliques spermatiques**). détermine fréquemment des petites hémorrhagies dans les vésicules séminales.

Dans quelque circonstance que se produise une éjaculation ensanglantée, elle peut toujours être rapportée à une maladie du testicule et de l'épididyme, des vésicules séminales, de la prostate, de l'urèthre.

La répétition même modérée du coït ou de la masturbation, l'accomplissement de ces actes dans le cours d'une blennorrhagie ou de toute autre maladie de l'appareil génito-urinaire, peut déterminer une éjaculation ensanglantée.

La présence du sang dans le sperme étant le symptôme de plusieurs affections, il est important d'examiner avec soin les organes qui constituent l'appareil génito-urinaire pour arriver à trouver et à guérir celle qui en est la cause. Il est donc urgent de consulter un médecin dès qu'on constate la présence du sang dans le sperme, en quelque quantité qu'il s'y trouve.

ÉLECTRICITÉ (Applications de l').

L'électricité rend les plus grands services dans le traitement des maladies de l'appareil génito-urinaire; aussi y a-t-on fréquemment recours.

Les *courants continus* sont indiqués dans les cas suivants :
Névralgies de l'urèthre. Contractures du col vésical. Atonies et paralysies vésicales. Impuissance. Spermatorrhée. Incontinence d'urine. Orchite. Engorgement. Inflammation. Hypertrophie de la prostate. Hydrocèle.

Les *courants induits* ou *faradiques* sont appliqués dans le catarrhe vésical dépendant d'une atonie ou paralysie vésicale. Impuissance. Incontinence d'urine. Névralgies de l'urèthre et du col de la vessie.

On utilise aussi l'action caustique produite par les courants continus (*galvano-caustie chimique*) pour la destruction des rétrécissements de l'urèthre.

Enfin on se sert du fil de platine rougi par le passage de courants énergiques pour pratiquer la circoncision ou enlever certaines tumeurs. (*Galvano-caustie thermique.*)

ÉLÉPHANTIASIS.

Le scrotum est le siège d'une affection très rarement observée en France, que l'on rencontre surtout au Bengale, au Brésil, en Égypte.

Cette maladie est caractérisée par le développement énorme du scrotum dû à l'hypertrophie des éléments divers qui le composent. Dans certains cas, le prépuce et le pénis prennent part à l'hypertrophie des bourses.

Le testicule le plus souvent est sain, il ne participe que très rarement à cette dégénérescence. L'affection semble avoir pour cause une altération des vaisseaux et des ganglions lymphatiques survenant à la suite d'excoriations mal soignées.

Cette maladie est très grave, car, le plus souvent, la tumeur qui en résulte réclame une opération sérieuse.

Les ulcérations qui, dans beaucoup de cas, se forment à sa surface, ont pour la santé les conséquences les plus fâcheuses.

Le début de cette affection est caractérisé par un état fébrile général, un gonflement douloureux du scrotum.

La tuméfaction qui a commencé soit au prépuce, soit dans un autre point des organes sexuels, fait des progrès rapides et acquiert quelquefois des dimensions considérables. Certaines de ces tumeurs descendent jusqu'au talon et peuvent offrir même le volume d'un tonneau.

On ne connaît pas de médication qui soit réellement efficace contre cette terrible maladie.

Quelquefois on ponctionne la tumeur, afin de diminuer son poids. Larrey a essayé de la pose d'un séton qui lui a réussi dans un cas très grave.

Lorsque cette tumeur a acquis un développement excessif, il n'y a guère que l'extirpation qui puisse en débarrasser le pauvre malade.

EMS. (Duché de Nassau.)

Sources alcalines chaudes nombreuses (de 27° à 46° c.).
Conseillées avec succès dans la gravelle rouge et la goutte. Contrexéville, Vichy et surtout Royat peuvent, en France, remplacer avantageusement cette eau minérale allemande.

ENVIES FRÉQUENTES D'URINER.

En général, l'homme en état de santé ne doit pas uriner plus de 4 à 5 fois depuis son lever jusqu'à son coucher ; et il doit pouvoir rester sans éprouver le besoin de vider sa vessie depuis son coucher jusqu'à son lever (sept à neuf heures de sommeil). Toute miction nocturne doit être considérée comme maladive. La quantité et la qualité des boissons, les dispositions individuelles néanmoins peuvent, en dehors de tout état morbide, rendre les mictions plus fréquentes.

La fréquence des envies d'uriner peut dépendre de maladies et de lésions très diverses.

Si la quantité de liquide émise à chaque **miction** est suffisante pour motiver le besoin naturel de son expulsion, on doit, avant tout, procéder à l'analyse de l'urine pour savoir si elle ne renferme pas de sucre. Dans le cas où le résultat de cette analyse serait négatif, on peut avoir affaire à la **polyurie** ou *diabète insipide*.

Lorsque la fréquence des envies d'uriner n'est pas justifiée par la quantité d'urine émise, il faut toujours, et avant tout, soumettre ce liquide aux moyens d'investigation dont la science dispose. Si elle est, en effet, rendue ou trop acide ou trop alcaline par un excès d'acide urique ou de phosphates alcalins ; si elle renferme du pus, du sang, etc., ces corps lui communiquent des propriétés irritantes ; elle agace la vessie et détermine, par suite, les contractions de ses fibres musculaires. Parfois aussi, le passage réitéré d'urines de cette nature entretient la région profonde du canal de l'urèthre dans un état permanent d'irritation qui, naturellement, est cause d'envies d'uriner trop fréquentes.

Toutes les maladies de l'appareil urinaire peuvent être cause de ces troubles fonctionnels qui, lorsqu'ils se produisent sans qu'on puisse les expliquer par la quantité de boissons ingérées, sont presque toujours l'indice d'une lésion de la prostate.

Il est enfin des cas où l'examen le plus approfondi des organes d'un malade ne permettant de les rattacher à aucune affection des voies urinaires, on ne peut les attribuer qu'à la funeste habitude prise par lui d'uriner à *tout bout de champ*, habitude qui finit par dégénérer en véritable maladie et nécessite un traitement sérieux.

ÉPICES.

Les condiments stimulants, connus sous le nom d'*épices*, tels que le poivre, la moutarde, la muscade, la cannelle, le clou de girofle, le piment, etc., d'une utilité douteuse, à petites doses, pour communiquer aux aliments des facultés digestives, sont nuisibles pour les personnes dont l'estomac ou les organes urinaires sont irrités, lorsqu'on les emploie à dose un peu forte. Les goutteux et les graveleux doivent s'abstenir de faire usage de mets épicés.

ÉPIDIDYME.

Organe situé sur le bord supérieur du **testicule**.

ÉPIDIDYMITE.

Inflammation de l'épididyme.

(Voy. **Orchite.**)

ÉPISPADIAS.

Vice de conformation assez rare dans lequel le canal de l'urèthre s'ouvre sur le dos de la verge.

FIG. XL.

Epispadias balanique (d'après MARCHAL et DOLBEAU).

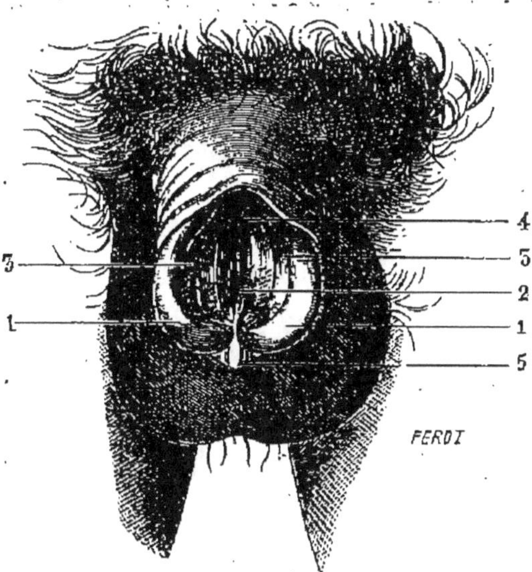

1-1 Gland ouvert sur la face supérieure. 2 Sillon médian de la fosse naviculaire. 3-3 Sillons latéraux. 4 Orifice du canal de l'urèthre. 5 Frein du prépuce.

Fɪɢ. XLI.

Epispadias complet (d'après Dᴏʟʙᴇᴀᴜ).

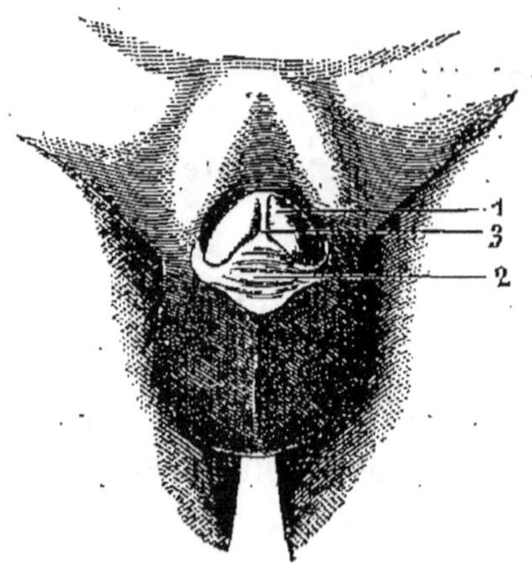

1 Gland. 2 Prépuce. 3 Frein.

Fɪɢ. XLII.

Même sujet que la figure précédente.

Le pénis est tiré en bas et en avant de manière à montrer l'orifice de sortie des urines.

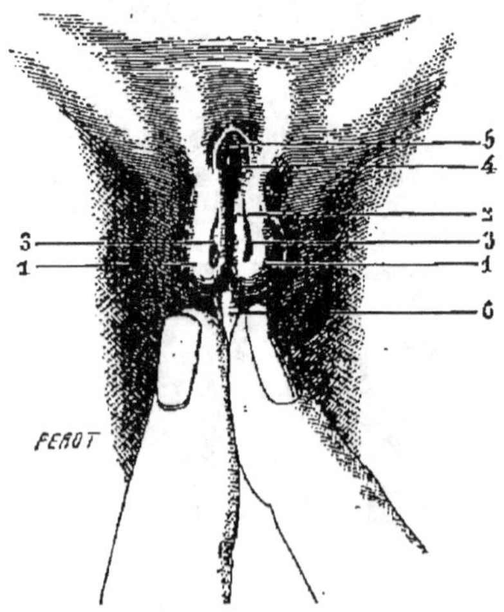

1-1 Gland. 2 Sillon médian de l'urèthre. 3-3 Sillons latéraux. 4 Orifice de sortie des urines. 5 Croissant cutané qui fait la limite supérieure de l'orifice urinaire. 6 Prépuce tiré en bas.

Procédé opératoire de Nélaton pour la guérison de l'épispadias.

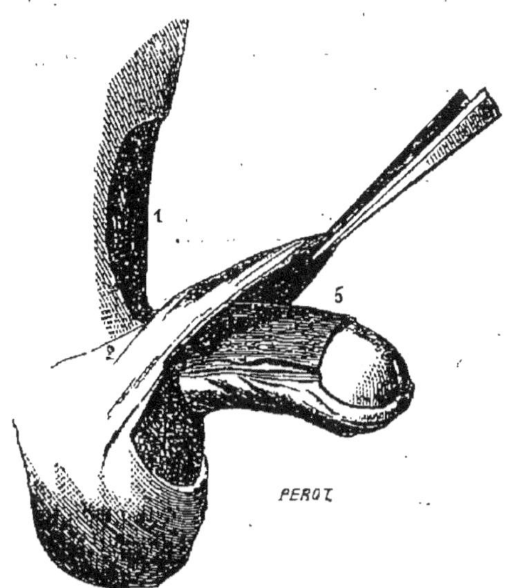

La paroi supérieure de l'urèthre manquant, on taille sur la peau du ventre un lambeau de peau 1, qu'on rabat sur le dos de la verge. Puis on taille sur la peau des bourses un autre lambeau 2, formant anneau, au travers duquel on fait passer la verge et qu'on rabat ensuite sur le lambeau 5.

Résultat de l'opération précédente.

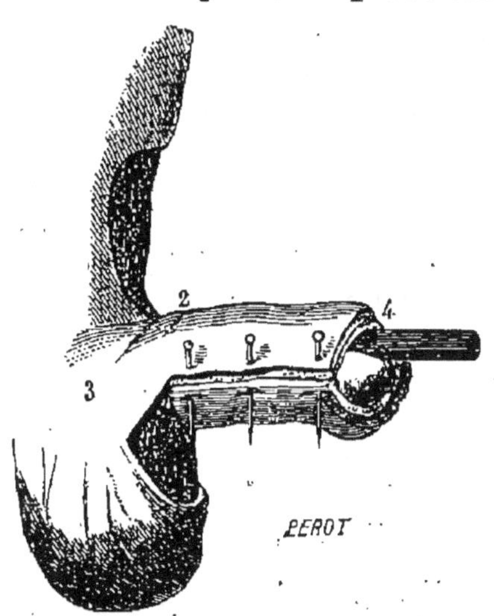

4. Sonde placée à demeure dans l'urèthre. 3. Scrotum. 2. Lambeau scrotal fixé par des épingles sur le lambeau abdominal.

On peut, dans certains cas assez rares, guérir cette infirmité par une opération chirurgicale des plus délicates. (V. fig. XLIII et XLIV.)

ÉRECTION.

L'érection du pénis est le résultat de la distension des aréoles des corps caverneux par le sang qui, au lieu de traverser ce tissu sans le distendre, s'y accumule en assez grande quantité à certains moments pour donner au membre viril la rigidité qui lui est nécessaire pour accomplir les fonctions qui lui sont dévolues dans le rapprochement sexuel.

Sous l'influence de la vue d'un objet propre à éveiller les désirs vénériens, d'un rêve lascif, d'un souvenir voluptueux, d'un contact de même nature, etc., il se produit une paralysie momentanée des fibres musculaires des parois artérielles et des mailles de tissu caverneux et spongieux qui détermine la dilatation de ces cavités. Cè fait est semblable à la rougeur que l'on observe sur les joues, par suite d'une émotion vive (colère, peur, impression morale quelconque).

Le sang versé brusquement dans ces parties y est arrêté par le rétrécissement des veines qui sont chargées dans l'état ordinaire de le reverser dans la circulation générale; ce rétrécissement paraît dû à la compression que les mailles du tissu caverneux situées à la périphérie qui sont gorgées de sang exercent sur les veines qui les traversent.

Ce sont les corps caverneux qui, les premiers, deviennent rigides; le gland est, au contraire, la dernière portion du pénis qui entre en érection. On comprend, dit Bœckel, la raison de cette différence dans le mécanisme de l'érection; car, si la tension était complète et permanente dans le gland dès le début de l'érection, elle ne tarderait pas à provoquer une éjaculation prématurée.

L'érection rend béant le canal de l'urèthre, ce qui a pour

effet de produire un vide qui aspire, en quelque sorte, le sperme lorsqu'il y est déversé, phénomène qui facilite son émission. (Voy. **Coït. Impuissance. Pertes séminales. Priapisme. Satyriasis.**)

L'érection peut être déterminée aussi par d'autres causes, telles que le décubitus dorsal, la réplétion de la vessie par l'urine, la présence d'un calcul dans le réservoir des urines, etc.

Deux états morbides particuliers, le priapisme et le satyriasis, sont caractérisés par l'état d'érection du pénis en dehors des conditions physiologiques; dans le premier cas, il y a absence de tout désir vénérien, et dans le second, au contraire, l'érection est accompagnée d'une sensualité furieuse.

ÉRECTIONS DOULOUREUSES.

(Voy. **Blennorrhagie**.)

Potion à prendre pour faire cesser les érections pénibles pendant le cours d'une blennorrhagie

Potion gommeuse............... 125 grammes.
Acide benzoïque................. 50 centigr.
Teinture de cannabis indica.... 2 grammes.
    Mêlez.

Pilules contre les érections douloureuses nocturnes.

Extrait de chanvre indien........ 10 centigr.
Camphre......................... 3 grammes.
Lupulin......................... 5 —
    F. S. A., 20 pilules.
A prendre 3 à 5 le soir en se couchant.

ERGOT DE SEIGLE.

Matière noirâtre, allongée, qui occupe dans l'épi la place du grain de seigle, et qui est due à une altération du grain par un champignon parasite ; d'un fréquent emploi dans les maladies des organes génito-urinaires. (Voy. **Spermatorrhée. Incontinence d'urine. Paralysie vésicale.**)

ERGOTINE.

Extrait de seigle ergoté obtenu par un procédé particulier, employé sous forme d'injection sous-cutanée dans l'**Hématurie.**

EROTOMANIE.

Folie érotique caractérisée par des discours délirants libidineux, accompagnée de gestes et de provocations de même nature.

EVIAN (Haute-Savoie).

Sources alcalines froides (12°C.), si faiblement minéralisées qu'on ne saurait expliquer par leur composition chimique leur bienfaisance incontestable dans la cure des maladies des voies urinaires.

Ces eaux rendent les plus grands services dans les affections catarrhales des reins et de la vessie, dans la gravelle urique et phosphatique, dans l'atonie vésicale, dans certains états douloureux de l'urèthre, après la lithotritie.

Les eaux d'Evian doivent toujours être préférées à celles de Vichy, Vittel et Contrexéville, lorsqu'il existe de l'irritabilité bien marquée dans l'appareil urinaire.

EXOSTOSES SYPHILITIQUES.

Tumeurs développées à la surface d'un os, déterminées par une production anormale de tissu osseux due à la **syphilis** (accident tertiaire).

Les exostoses siègent sur tous les os; mais on les observe surtout sur les os du crâne et sur les os longs où elles déterminent des douleurs nocturnes. (Voy. **Douleurs ostéocopes.**)

Lorsqu'une exostose se développe à la surface interne des os du crâne, elle détermine des accidents paralytiques très graves contre lesquels on doit employer immédiatement l'**iodure de potassium** à hautes doses.

FIG. XLV.

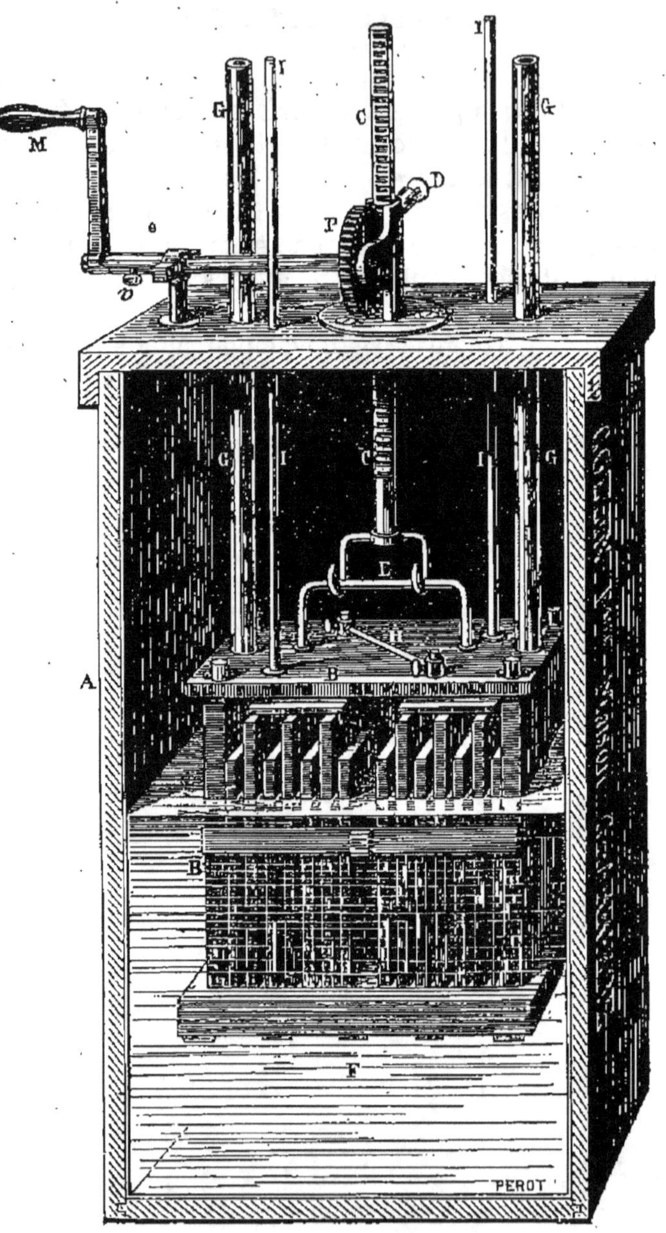

Pile du Dr Moreau-Wolf pour la galvano-caustie thermique.

FAUSSES ROUTES.

Accident fréquent du **cathétérisme**, pratiqué par des mains brutales ou inexpérimentées, dans lequel, l'urèthre ayant été déchiré, l'instrument employé, au lieu de suivre la direction du canal, s'est engagé plus ou moins loin dans l'épaisseur des tissus.

Lorsqu'il existe une fausse route dans l'urèthre, il est souvent très difficile d'éviter que l'instrument ne s'y engage dans de nouvelles tentatives de cathétérisme, qui doivent dans ce cas être pratiquées avec la plus grande prudence et la plus grande douceur, si on ne veut pas aggraver les désordres existant déjà dans une région si délicate.

FARADISATION.

Procédé d'électrisation dans lequel on emploie les courants d'induction. (Voy. **Électricité**.)

FÉCONDATION ARTIFICIELLE (De la).

La fécondation artificielle des végétaux, connue des anciens, a été l'objet d'études intéressantes, et les expériences récentes couronnées de succès semblent ouvrir un nouvel horizon à la solution des questions les plus sérieuses de physiologie et d'économie sociale.

Tout le monde sait que les Babyloniens avaient remarqué que, pour obtenir des fruits des dattiers femelles, il était absolument indispensable de les rapprocher des individus mâles, et, d'après le récit d'Hérodote, ils prenaient le soin de rapprocher les branches mâles des branches femelles de ces arbres pour obtenir une fécondation certaine.

Depuis plus de deux mille ans, cette coutume a été conservée en Orient, et de nos jours les cultivateurs arrivent à multiplier à l'infini les divers moyens qui leur permettent de changer à leur gré la forme et la couleur des fleurs et des fruits. Ces applications multipliées de fécondation des végétaux, devenues une industrie complète, sont une source de richesse véritablement inépuisable.

La première expérience de fécondation artificielle sur les animaux est décrite dans un très curieux travail d'un physiologiste hanovrien, Jacobi, en 1753.

Cet expérimentateur, mettant à profit les résultats obtenus auparavant par le naturaliste Gléditsch, qui avait fait venir du pollen pris sur un palmier mâle à Leipsick et en avait saupoudré un palmier femelle du Jardin des plantes de cette ville, eut l'idée d'appliquer des procédés analogues à la fécondation artificielle des animaux.

Plus récemment, M. Perron a traduit en français un très curieux ouvrage d'hippiatrique arabe, publié vers l'an 700 de l'hégire par Abou-Bekr-ibn-Bedz. Ce très intéressant travail, destiné à la bibliothèque du sultan égyptien El Nacez, contient une relation fort curieuse de fécondation artificielle opérée sur une jument.

Mais c'est surtout à Spallanzani que l'on doit la continuation d'expériences sérieuses sur les animaux, et ce célèbre physiologiste, mettant à profit les expériences de Jacobi, les répéta, en 1779, avec un plein succès sur des femelles de batraciens (grenouilles, crapauds), et arriva, en 1780, à féconder artificiellement la femelle d'un mammifère.

Il réussit à injecter dans la matrice d'une chienne, en état de chaleur, 1 gramme environ de sperme émis par un jeune chien, avec une seringue chauffée à la température de

50° R., et il vit cesser les ardeurs utérines de la chienne; deux mois après cette injection, elle mit bas trois petits ressemblant parfaitement à la mère et au mâle duquel provenait la semence injectée.

Plus tard, deux professeurs à l'Université de Pise, Pierre Rossi et Nicolas Bracchi, obtinrent les mêmes résultats.

En France, les travaux de MM. Prévost et Dumas donnèrent une direction plus méthodique à l'étude des lois mystérieuses de cette partie de la physiologie.

Le savant embryologiste du Collège de France, M. Coste, écrivait en 1847 : « L'expérience de Spallanzani nous paraît devoir réussir également chez l'espèce humaine; si jamais on l'exécute, c'est un ou deux jours avant l'invasion des règles ou au moment de leur cessation qu'il faudra la tenter, parce que la menstruation étant l'analogue du rut, c'est durant cette période que la semence artificiellement injectée aura le plus de chance de rencontrer dans les ovaires des ovules en maturité. »

« Un fait, dont l'exactitude n'est pas complètement démontrée et qui se trouve rapporté dans une observation de Hunter, prouverait que la fécondation artificielle de la femme se serait réalisée bien avant les prévisions de la science. »

Il est facile de comprendre que dans l'étude de questions aussi délicates, les occasions d'expérimenter ne se rencontrent que difficilement, et, bien que nous connaissions deux faits authentiques de fécondation chez la femme, comme il est également facile de comprendre la réserve et la discrétion imposées en pareil cas, nous ne pouvons que relater le fait parfaitement authentique du chirurgien Marion Sims, qui, après avoir injecté pendant plusieurs mois une demi-goutte de sperme dans l'intérieur de l'utérus d'une femme, arriva après la dixième injection à obtenir une conception.

FIÈVRE URÉTHRALE. FIÈVRE URÉTHRO-VÉSICALE.

Il survient assez fréquemment, chez les personnes qui

souffrent d'une affection des voies urinaires, des accès de fièvre à forme pernicieuse.

Toute opération pratiquée sur l'appareil urinaire; la simple introduction d'une bougie dans l'urèthre au début d'un traitement; un excès quelconque rendant la miction plus difficile chez un malade atteint d'un rétrécissement de l'urèthre ou d'une maladie de la prostate; un voyage malencontreux, la fatigue d'une course à pied ou à cheval chez un calculeux, etc..., peuvent être causes d'un accès de fièvre intense, caractérisé par des frissons violents, auquel succède de la chaleur et qui se termine enfin par des sueurs plus ou moins abondantes.

Si ces accès se renouvellent fréquemment, on comprend qu'ils puissent avoir une terminaison fatale; mais en général, heureusement, le médecin est prévenu assez à temps pour empêcher leur récidive.

Quoi qu'il en soit, lorsque, dans le cours d'une maladie quelconque des voies urinaires, un malade est pris d'un frisson plus ou moins accusé, on doit, avant l'arrivée du médecin, lui faire garder le lit, très couvert, où on cherchera à le réchauffer et à provoquer une transpiration abondante, en lui administrant des boissons chaudes et stimulantes (thé au rhum, bourrache, etc...). Dès que le frisson sera passé et que la peau deviendra moite, on lui fera prendre une dose plus ou moins forte de sulfate de quinine (0,50 à 1 gr.).

Il est très rare que nous ayons à observer des accidents de ce genre chez nos malades, grâce à la règle que nous observons de leur administrer le sulfate de quinine avant toute opération un peu sérieuse pratiquée par nous, ou au début de la cure d'un rétrécissement.

FISTULES URINAIRES.

On donne le nom de fistule urinaire à tout conduit anormal occasionné par une inflammation ou une blessure de l'appareil urinaire, par lequel l'urine s'échappe au dehors, au lieu de suivre sa voie naturelle d'excrétion : le canal de l'urèthre.

L'urine peut ainsi sortir par le périnée, le scrotum, le long de la verge, le rectum, les aines, l'hypogastre, en suivant un trajet très irrégulier et souvent très éloigné de l'embouchure de la fistule dans l'urèthre ou la vessie.

Il n'est pas rare d'observer des fistules urinaires ayant un grand nombre d'ouvertures extérieures ; Civiale en a compté 52 chez le même individu.

En même temps que l'urine, il sort le plus souvent de la fistule un liquide muco-purulent plus ou moins abondant. Dans les cas les plus sérieux, et lorsque l'affection date déjà d'un peu loin, les tissus sont altérés, parfois même ulcérés, au niveau des orifices fistuleux extérieurs ; ils forment souvent à ce niveau de véritables tumeurs.

Pour obtenir la guérison d'une fistule urinaire, il faut avant tout connaître le point de la vessie et de l'urèthre où siège la lésion qui l'a produite ; ce n'est qu'à la condition qu'on obtiendra la guérison de la cause qu'on peut espérer obtenir l'oblitération du trajet fistuleux qui en est l'effet.

Le traitement des fistules urinaires, uniquement du ressort de la chirurgie, est des plus délicats et des plus difficiles.

FONGUS DE LA VESSIE.

On donne ce nom à des tumeurs sessiles ou pédiculées qui, dans beaucoup de cas, sont de nature cancéreuse.

Ces tumeurs sont plus fréquentes chez l'homme, et surtout chez le vieillard ; généralement, elles surviennent à la suite d'une inflammation chronique de la vessie, chez des sujets prédisposés.

Dans beaucoup de cas, les symptômes des fongus sont très vagues ; ils apparaissent souvent chez les calculeux et viennent compliquer un diagnostic déjà fort difficile par lui-même ; ils causent parfois de vives douleurs.

Dans cette affection, la vessie sécrète généralement en

grande quantité du muco-pus, et, si une ulcération a lieu sur un des points de la tumeur, les malades rendent une plus ou moins grande quantité de sang; c'est là un des symptômes les plus fréquents.

Si l'on introduit une sonde dans la vessie, l'instrument donne la sensation d'un corps mou, mobile bien souvent, mais que l'on confond aisément avec la sensation que donnerait un polype, un caillot sanguin, un caillot peu dense ou entouré d'une couche épaisse de mucus.

Ces tumeurs gênent l'excrétion de l'urine et peuvent amener des hémorrhagies mortelles; dans tous les cas, elles donnent lieu à des troubles fonctionnels importants.

Le traitement de cette affection peut être palliatif ou curatif; mais, à vrai dire, quelle que soit la méthode que l'on adopte, on obtient bien rarement un véritable succès.

Pourtant, quelques chirurgiens modernes ont réussi à opérer ces fongus par diverses méthodes offrant toutes une grande difficulté d'exécution.

En général, on se contente de remédier aux difficultés d'uriner; on sonde le malade avec les précautions prescrites, si la miction ne s'effectue pas librement, et on fait dans la vessie des injections émollientes, antiseptiques et narcotiques, pour calmer les douleurs et nettoyer ce viscère ou pour arrêter les hémorrhagies.

FOSSE NAVICULAIRE.

Dilatation ovoïde du canal de l'urèthre située immédiatement après le méat urinaire. On observe à la paroi supérieure du canal en ce point un repli valvulaire dans lequel le bec des sondes et des bougies vient souvent s'engager, si on n'a pas le soin en les introduisant de lui faire suivre la paroi inférieure du canal. La sensibilité de la muqueuse qui revêt la fosse naviculaire est très développée; il n'est pas rare de voir survenir des syncopes (sans gravité du reste) lorsque dans le cathétérisme la sonde pénètre dans cette région.

.Fig. XLVI.

Coupe médiane du gland.

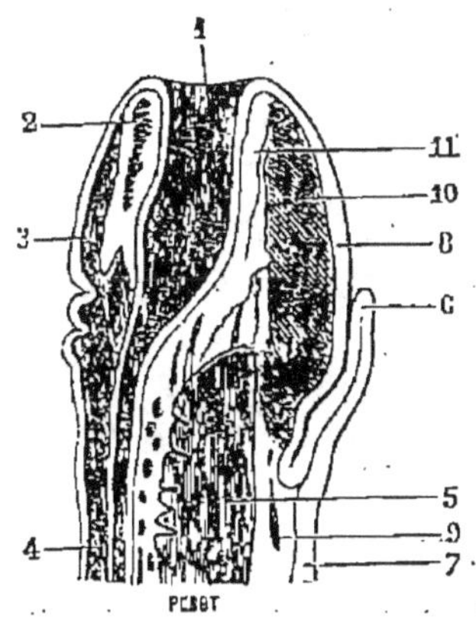

1 Fosse naviculaire. 2 Cloison médiane du corps spongieux. 3 Frein du prépuce. 4 Corps spongieux. 5 Corps caverneux. 6 Prépuce. 7 Peau. 8 Muqueuse du gland. 9 Veines du dos de la verge. 10 Corps spongieux du gland.

FOSSE NAVICULAIRE (Calculs urinaires dans la).

Lorsque le méat est très étroit, il n'est pas rare de voir de petits graviers, provenant des reins ou de la vessie, séjourner dans la fosse naviculaire. Chez les jeunes enfants, ils peuvent, lorsqu'ils n'entravent pas assez la miction pour appeler l'attention sur ce point, former le noyau d'un calcul, s'accroissant de jour en jour par le dépôt successif des sels contenus dans l'urine, jusqu'à ce que par son volume il détermine une trop grande gêne à l'excrétion urinaire.

Le calcul, que nous mettons sous les yeux du lecteur

a été extrait par nous de la fosse naviculaire d'un malade qui se croyait atteint d'un rétrécissement de l'urèthre.

Fig. XLVII.

Calcul de la fosse naviculaire.

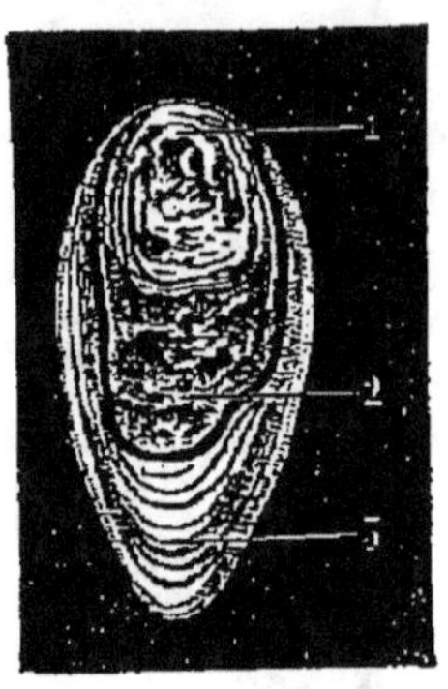

1. Bout antérieur. 2. Noyau primitif formé par les urates. 3. Bout postérieur et couches secondaires de phosphates.

FRAISES.

La fraise est un aliment de facile digestion, si on en mange modérément, surtout sucrée et animée avec un peu de vin vieux.

L'expérience a prouvé qu'on rendait alcaline l'urine d'un individu en lui faisant manger en grande quantité des fraises mûres; c'est ce qui explique leur efficacité réelle dans la goutte et la gravelle. Le célèbre Linné a écrit qu'il éprouvait rarement des retours de la goutte, dont il avait souffert jusque-là cruellement, en mangeant beaucoup de fraises.

La tisane de racines de fraisier facilite la sortie des graviers, grâce à ses qualités diurétiques manifestes; elle réussit même dans certaines rétentions d'urine dues à l'atonie de la vessie. En résumé, les fraises conviennent parfaitement aux goutteux et aux graveleux.

FREIN (Brièveté exagérée, déchirure du)

Lorsque le frein, ce repli membraneux qui retient le prépuce à la verge, est plus large et plus court qu'à l'état normal, il peut survenir, sous l'influence de tiraillements violents, une rupture de cette attache du prépuce, et une hémorrhagie en être la suite, hémorrhagie qui ne présente

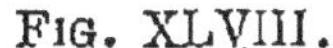

FIG. XLVIII.

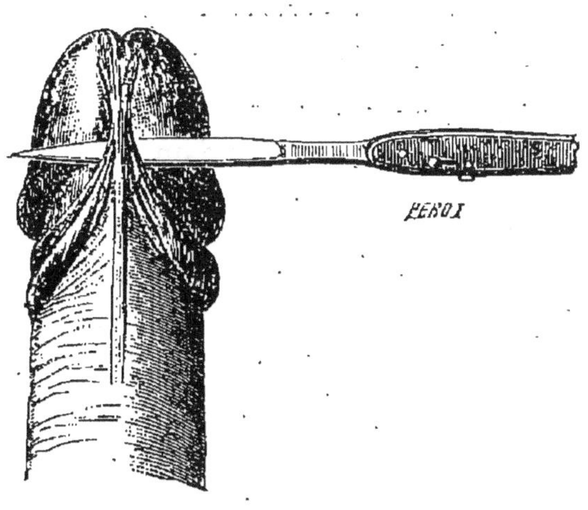

Section du frein de la verge.

généralement aucune gravité. Avons-nous besoin d'ajouter que, pour prévenir des accidents de cette nature, il suffit d'une petite opération qui ne dure qu'une seconde et qui ne présente aucun danger.

Le seul traitement efficace consiste en une abstention absolue de toute copulation, jusqu'à la parfaite cicatrisation de la plaie, cicatrisation qui a lieu très promptement en employant un pansement simple.

FRÊNE.

Les feuilles de frêne sont apéritives, diurétiques et sudorifiques ; elles méritent la faveur dont elles sont l'objet depuis longtemps dans le traitement de la gravelle et de la goutte.

Tisane de feuilles de frêne.

Feuilles de frêne............ 15 grammes.
Eau bouillante .... 1 litre.

F. infuser trois heures en vase clos.

A prendre dans la **goutte aiguë** trois tasses par jour en trois fois. Comme préservatif pendant 8 à 10 jours, tous les mois, une tasse matin et soir.

Dans la **gravelle**, cette tisane sert de véhicule pour administrer les benzoates de chaux, de soude, de lithine, etc...

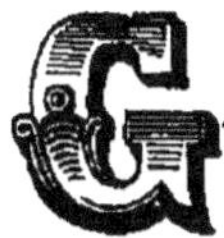

GALVANISATION.

Procédé d'électrisation dans lequel on emploie les courants continus constants. (Voy. **Électricité.**)

GALVANO-CAUSTIE CHIMIQUE.

Cautérisation obtenue par la décomposition des tissus intercalés dans le circuit extérieur d'une pile à tension suffisante. Procédé utilisé pour la destruction des **rétrécissements** de l'urèthre.

GALVANO-CAUSTIE THERMIQUE.

Procédé par lequel on utilise, pour cautériser, l'incandescence d'un fil ou d'une lame mince de platine, produite par le passage d'un courant électrique intense. Dans la chirurgie des organes génito-urinaires, on a recours, souvent avec avantage, à la galvano-caustie thermique pour pratiquer la **circoncision**, opérer des **fistules urinaires**, dans l'opération de la **taille**, la **castration**, et pour enlever des tumeurs du gland.

GENÊT (Genêt à balais).

Les feuilles de cette plante jouissent de propriétés diurétiques prononcées; les fleurs, les graines et l'écorce sont moins actives. Pline dit que cette plante pousse aux urines; Cullen l'administrait comme diurétique (15 grammes de sommités de genêt dans 1 kilogramme d'eau); Rayer a employé avec succès, dans un cas d'hydropisie générale symptomatique d'une **néphrite albumineuse**, l'infusion de sommités fraîches de genêt (15 grammes pour 1/2 litre d'eau). L'infusion des fleurs peut être aussi administrée contre **la goutte** et le rhumatisme. On peut donner la lessive de cendres de genêt par verrées dans la **gravelle** lorsqu'il n'existe pas d'irritation inflammatoire trop accusée des reins, les Anglais en font un grand cas.

Préparations et doses.

Décoction des feuilles et des fleurs, 30 à 60 grammes par litre d'eau. Suc exprimé des feuilles et des sommités fleuries, 15 grammes dans l'eau, le petit lait, ou l'infusion de baies de **genièvre**. Semences pulvérisées : 2 à 4 grammes, infusées dans un verre de vin blanc, comme diurétique.

GENÉVRIER.

Le genévrier est un arbre ou un arbuste, suivant les pays où il croît, de la famille des cupressinées, dont les feuilles restent toujours vertes, et dont le fruit est une *baie*, de la grosseur d'un pois.

Toutes les parties de cette plante jouissent, à des degrés divers, de propriétés stimulantes, diurétiques, toniques et sudorifiques. Les baies ont une saveur douce, aromatique et un peu amère ; de toutes les parties du genévrier, ce sont celles qui contiennent en plus grande quantité les principes gommeux et résineux auxquelles il doit son action salutaire. Le bois et les feuilles ont une activité inférieure aux baies. On retire, par la distillation des baies de genièvre, une huile empyreumatique qui possède une action favorable sur la gravelle, les calculs biliaires et la goutte ; elle forme la base d'un remède célèbre, comme **lithontriptique**, très employé dans les Pays-Bas, l'**huile de Harlem**.

Dans les **coliques néphrétiques**, la tisane suivante est souvent utile, en faisant évacuer les sables et les graviers :

Baies de genièvre écrasées.   30 grammes.
Eau bouillante............   1 litre.

Laissez infuser une heure, passez, et prenez par demi-verre.

Les goutteux se trouvent bien de faire usage de la décoction de baies de genièvre sous forme de bains.

GIROFLÉE JAUNE. (Giroflée des murailles.)

Cette plante qui est aujourd'hui tombée dans un oubli presque complet, était en grande réputation chez les anciens, surtout chez les Grecs. On attribuait à ses fleurs une vertu diurétique et antispasmodique qu'elles possèdent réellement, et dont à l'occasion on peut faire l'essai dans les **rétentions d'urine** dues à des spasmes. Chomel qui vante beaucoup cette plante a vu réussir dans la rétention d'urine l'infusion d'une poignée de feuilles et de fleurs de giroflée jaune dans 500 grammes de vin blanc.

Haller dit que le suc exprimé de cette plante est un bon **aphrodisiaque?**

Doses.

Feuilles et fleurs 8 à 15 grammes en infusion ou en légère décoction pour 500 à 600 grammes d'eau ou de vin blanc.

GIBIER.

Le gibier ne doit jamais faire partie du régime alimentaire des goutteux et des graveleux. Le lièvre, le chevreuil, le sanglier doivent surtout leur être interdits. Il suffit, en effet, à certaines personnes, d'en manger un seul jour pour que, le lendemain, elles soient prises d'une attaque de goutte ou de gravelle.

On doit aussi s'en abstenir dans le cours de toute maladie inflammatoire de l'appareil urinaire (**néphrite**, **cystite**, **prostatite**, **blennorrhagie**).

GLAND (Anatomie du).

On désigne sous le nom de gland le renflement qui forme l'extrémité du membre viril. Il a la forme d'un *cône* coupé très obliquement aux dépens de sa face inférieure ; il est profondément creusé à sa base pour coiffer la pointe des corps caverneux, qui pénètre même dans son intérieur.

FIG. XLIX.

Coupe médiane du gland et de la paroi supérieure du pénis.

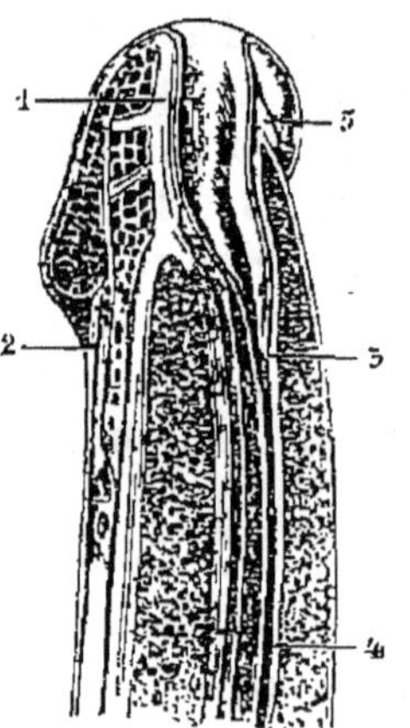

1 Fosse naviculaire. 2 Peau du pénis. 3 Fin de la fosse naviculaire. 4 Urèthre. 5 Ligament du gland.

La surface du gland, plissée légèrement lorsque la verge est flasque, devient lisse et luisante quand elle est en érection. La muqueuse de cet organe est continue avec celle de l'urèthre, et l'épiderme qui la recouvre est plus ou moins épais selon que, soit par la circoncision, soit grâce au peu de longueur du prépuce, la surface du gland est exposée au contact de l'air et aux frottements réitérés des vêtements, ou selon que le gland, habituellement recouvert de son fourreau, est soustrait à l'influence des agents extérieurs. Epais et sec dans le premier cas, il offre moins d'épaisseur et il est aussi plus humide dans le second. Aussi l'aspect du gland est-il bien différent chez les individus circoncis ou chez ceux qui l'ont habituellement recouvert. La sensibilité de cet organe est, on le comprend facilement, plus exquise dans un cas que dans l'autre. L'orifice externe de l'urèthre, ou *méat urinaire*, est situé au sommet du gland, sur un point plus rapproché de la face inférieure que de la face supérieure du pénis. C'est une fente de 5 à 7 millimètres de hauteur, dirigée verticalement, présentant deux lèvres disposées latéralement, habituellement rosées dans l'état de santé, mais dont la rougeur et la tuméfaction indiquent toujours un état inflammatoire d'un point quelconque de l'appareil urinaire. Lorsque cet orifice est situé au niveau du filet et regarde en bas, il constitue une difformité désignée sous le nom d'**hypospadias**. Lorsqu'au contraire, l'urèthre s'ouvre à la partie supérieure de la verge, on a affaire à un vice de conformation appelé **épispadias**. Cette anomalie est de beaucoup plus [rare que la précédente.

GLAND (Inflammation du).

(Voy. **Balano-Posthite.**)

GLAND (Végétations du.)

(Voy. **Végétations.**)

GOMMES SYPHILITIQUES.

Les gommes, accidents tertiaires de la syphilis, sont des

tumeurs plus ou moins volumineuses, pouvant exister à peu près dans tous les tissus du corps, et formées, tantôt par un amas de liquide gluant et gélatineux comme une gelée de fruits, tantôt par une masse jaunâtre plus épaisse, renfermant parfois du pus.

Dans le tissu cellulaire, elles débutent par une nodosité, plus ou moins mobile, qui ne tarde pas à devenir douloureuse à la pression, et qui plus tard se ramollit ; la peau s'ulcère souvent en laissant écouler un liquide filant mêlé de pus, et il s'établit une véritable ulcération.

Dans les muscles, elles forment des tumeurs dures, accompagnées de douleurs, que le temps humide ou la chaleur exaspère.

Le traitement général des gommes syphilitiques est celui de la syphilis tertiaire, c'est-à-dire qu'il est basé sur l'administration de l'**iodure de potassium**. Quant au traitement local, dont l'importance est très grande, il varie suivant les indications, et doit être approprié à la nature des lésions, suivant leur siège. (Voy. **Syphilis.**)

GONORRHÉE.

(Voy. **Blennorrhagie.**)

GOUDRON.

Par un procédé analogue à celui qu'on emploie dans la fabrication du charbon de bois, on fait brûler lentement, dans de grandes fosses, des copeaux de pin et de sapin, et on recueille à leur partie inférieure l'huile empyreumatique mêlée de résine qui en découle, et qu'on désigne sous le nom de goudron végétal, goudron de Norvège.

Le goudron est astringent et balsamique ; c'est un antiputride excellent. On l'administre à l'intérieur sous les formes les plus variées : pilules, capsules, sirop. Dissous dans l'eau, on le boit comme tisane, dans le catarrhe de la vessie et dans la période de déclin des blennorrhagies ; il est très utile lorsqu'on veut diminuer l'abondance des sé-crétions des muqueuses.

On en fait aussi un fréquent usage sous forme d'injections dans l'urèthre et dans la vessie.

Eau de goudron.

Eau distillée ou eau de pluie. 1 litre.
Goudron purifié............ 30 grammes.

F. macérer pendant dix jours, en agitant de temps en temps ; décantez et filtrez.

Pour obtenir en 24 heures de l'eau de goudron suffisamment saturée, il suffit de verser une cuillerée à dessert d'eau-de-vie sur le goudron et ajouter ensuite l'eau.

A boire avec le vin aux repas, ou en dehors des repas, par tasses, soit pure, soit coupée avec du lait et sucrée avec du sirop de Tolu.

Cette eau de goudron peut être employée en injections dans l'urèthre ou dans la vessie.

GOUTTE.

> « La présence de l'acide urique dans le sang
> « est la cause matérielle de la goutte. »
> CRUVEILHIER.

« J'ai la gravelle, et tu as la goutte ; nous avons épousé les deux sœurs », écrivait avec raison, il y a plus de 300 ans, Erasme à un de ses amis.

C'est qu'en effet ces maladies, manifestations toutes deux de la **diathése urique** (v. ce mot), ne diffèrent qu'en ce que la goutte accumule dans les tissus, et surtout dans les articulations, l'acide urique et l'urate de soude, qui existe en excès dans le sang et dans les humeurs du malade, tandis que la gravelle en débarrasse l'organisme en les expulsant avec les urines.

La goutte, qui s'accompagne presque toujours de dyspepsie (mauvaise digestion), est caractérisée par des douleurs parfois atroces dans les orteils et dans les petites jointures qui sont gonflées et plus ou moins déformées, en même temps qu'il se produit à leur surface ou dans leur voisinage des *tophus*, dépôts calcaires d'urate de soude et de chaux. Très souvent héréditaire, comme la gravelle, elle peut aussi comme elle se développer chez les gens qui, tout en mangeant et en buvant copieusement, prennent peu d'exercice, et ne savent pas, en un mot, équilibrer leurs recettes et leurs dépenses.

La goutte chronique finit par déterminer un état d'affaiblissement et d'anémie profonde (cachexie goutteuse), qui peut avoir une issue fatale. C'est dans la goutte chronique que s'observent surtout ces troubles si graves du cerveau, de l'estomac, des poumons et du cœur, qui coïncident avec la disparition des douleurs articulaires et, pouvant déterminer la mort, font dire vulgairement que la goutte est remontée au cerveau, au cœur, etc.

La gravelle urique complique souvent la goutte, et souvent un accès de gravelle succède à une attaque de goutte.

Lorsque la gravelle survient franchement chez un goutteux, elle le débarrasse parfois de la goutte par suite de l'élimination de l'acide urique par les reins : le contraire n'a jamais lieu, comme on doit le comprendre aisément, la goutte n'étant que la preuve de l'insuffisance des reins à expulser l'acide urique et les urates de l'économie.

Le *traitement hygiénique* et *préventif* de la goutte est le même que celui de la gravelle urique, il consiste dans l'observation des règles suivantes :

1º Manger et boire avec sobriété. Peu de viandes noires, pas de gibier ni de mets épicés. Assurer l'accomplissement régulier des fonctions digestives. Entretenir la liberté du ventre. Pas de vin pur, de boissons fermentées, ni de liqueurs.

2º Eviter toute cause de refroidissement. Faire fonctionner la peau par des frictions sèches, le massage. Porter de la flanelle.

3° Favoriser l'écoulement des urates et de l'acide urique qui s'emmagasinent souvent dans les reins, en faisant un usage modéré des eaux alcalines de Vals, Vichy, Contrexéville, etc., mêlées au vin des repas.

4° Faire beaucoup d'exercice à pied ou à cheval, escrime, gymnastique.

5° Se livrer, avec une grande modération, aux plaisirs de l'amour.

TRAITEMENT DE L'ACCÈS DE GOUTTE AIGUE.

Les médicaments à base de *colchique* sont seuls capables d'enrayer et de faire cesser brusquement les attaques de goutte aiguë ; mais leur usage est des plus dangereux, et l'on ne doit jamais y avoir recours si on ne veut pas s'exposer au transport de la goutte sur le cerveau, le cœur, les poumons, etc., accidents de la plus grande gravité, pouvant entraîner la mort.

Mais on peut chercher à calmer les douleurs par des applications extérieures sédatives, calmantes et narcotiques sur les articulations atteintes, en même temps qu'on administre à l'intérieur un médicament, qui, s'il n'a pas le pouvoir de faire cesser instantanément l'attaque de goutte, en abrège du moins la durée et en atténue beaucoup les souffrances.

C'est, dans ce cas, aux pilules Tréhyou au **benzoate de lithine** (v. ce mot) que nous conseillons d'avoir recours. Nous avons l'habitude de faire prendre aux malades, dès le début de la crise, douze pilules Tréhyou par jour en quatre fois, et, lorsque la période aiguë est passée, au bout de quelques heures ou de quelques jours selon la gravité des cas, nous ne leur en faisons plus prendre que huit par jour en deux fois. L'emploi de ce précieux médicament n'offre aucun inconvénient, et, ainsi qu'on peut le voir plus bas dans le traitement de la goutte chronique et de la gravelle, il peut et doit être continué longtemps, si on veut en obtenir des effets persistants et réellement curatifs.

9.

Liniment antigoutteux.

Eau distillée de laurier-cerise. 30 grammes.
Chloroforme .... 4 —
Extrait de jusquiame. .... 2 —
Extrait de belladone. .... 3 —
Laudanum de Rousseau.... 2 —
Hydrochlorate de morphine. 0,25 centigr.

Mêlez.

Dans l'attaque de goutte aiguë, en onctions légères sur la région douloureuse, qu'on recouvre ensuite d'un cataplasme.

TRAITEMENT DE LA GOUTTE CHRONIQUE.

Pour prévenir si l'on peut, éloigner d'abord et faire cesser ensuite complètement les attaques de goutte, diminuer les gonflements des articulations et faire résoudre les concrétions tophacées, voici le traitement que nous conseillons à nos malades :

1º Suivre scrupuleusement les règles du traitement hygiénique.

2º Faire un usage prolongé, et à plus fortes doses, des pilules Tréhyou au **benzoate de lithine** ferrugineux, et pour cela consulter le médecin qui, selon les indications, doit faire interrompre à certains moments le traitement par ces pilules, pour le faire reprendre plus tard.

3º Bains sulfureux de temps en temps, additionnés de 150 grammes de sous-carbonate de soude.

4º Usage aux sources mêmes des eaux de Vichy, de Contrexéville, de Carlsbad, d'Aix en Savoie, de Bagnères-de-Luchon, mais ne jamais suivre un traitement thermal sans avoir pris l'avis d'un médecin compétent ; car, dans certains cas, lorsque l'emploi de ces eaux n'a pas été judicieusement prescrit, elles peuvent être nuisibles.

5º Ne pas oublier que la goutte chronique produit toujours un certain état d'anémie, contre lequel il est bon de lutter par des préparations toniques sagement choisies.

Observation I.

M. D..., négociant à Paris, rue du Quatre-Septembre.

Tempérament lymphatico-nerveux, constitution assez robuste. M. D... était sujet depuis dix ans à des accès de rhumatisme goutteux, caractérisés par des douleurs dans le pied, les tarses, les métatarses, et surtout dans le gros orteil. Tous les traitements prescrits d'habitude pour ce genre d'affection avaient été essayés ; trois saisons aux eaux de Vichy n'avaient produit aucun effet. J'essayai alors les pilules de benzoate de lithine ferrugineux de Tréhyou tant vantées depuis quelques années, et j'eus la satisfaction de voir tous les accidents redoutables que j'avais constatés disparaître peu à peu sous l'influence de ce médicament, pris sans relâche pendant une période de trois ans.

Observation II.

M. D..., exerçant une profession libérale, me fait appeler, en 1855 (il avait alors 46 ans), pour un rhume qui, au bout de quelques jours, fit place à un véritable accès de goutte ; c'était le premier accès. En 1856, il en eut deux, et, depuis, les accès n'ont fait que se multiplier et augmenter, non seulement en intensité, mais encore en durée, si bien que, depuis 1862, ils duraient près de *six mois*. Jusqu'en 1871, j'ai tout essayé, depuis la liqueur Laville, qui a donné quelques lueurs d'espérances, les préparations Socquet et Bonjean, à base de colchique et de benzoate de soude, qui n'ont donné aucun résultat, etc., etc., jusqu'aux pilules du frère Joseph (de Vichy) et à la décoction de café non torréfié, sans compter les exercices musculaires et la vie à la campagne. *La goutte avait, en quelque sorte, pris droit de domicile chez M. D..., un accès suivait l'autre ;* il faut ajouter, toutefois, que M. D..., jusqu'en 1868, n'avait cessé de cultiver la bonne chère à laquelle le délabrement seul de sa santé et de son estomac l'avait condamné à renoncer ; *aussi, disait-il, que la vie était devenue pour lui misérable, — une anémie profonde s'ensuivit.*

En 1871, je le soumis aux pilules de benzoate de lithine ferrugineux de Tréhyou, à la dose de quatre par jour, deux à chaque repas ; grâce à cette dose légère de fer, la réparation des forces commença en même temps que les douleurs diminuèrent insensiblement, et que l'appétit revint avec une certaine dose de gaieté qui ne contribua pas peu au retour des forces générales. Au bout de trois mois la santé était à peu près revenue. Après un an, toujours en continuant les pilules à la même dose, il ne s'était montré aucune apparence d'accès. Le malade se crut guéri ; il revint à ses vieilles et chères habitudes, et, en 1874, il y eut un arrêt dans la santé, mais il fut de courte durée, l'accès fut léger, de peu d'importance, et depuis, M. D..., qui a aujourd'hui 68 ans, et qui continue de temps en temps, plutôt comme moyen préventif que comme moyen curatif, l'usage des pilules, se considère comme tout à fait débarrassé de sa cruelle ennemie.

OBSERVATION III.

M. L. B..., ancien capitaine au long cours, compte plusieurs goutteux dans ses ascendants. Les premiers symptômes de goutte se sont montrés en 1865. M. L. B... avait alors 50 ans. La maladie, qui avait semblé s'arrêter pendant les deux premières années, ne tarda pas à reprendre sa marche envahissante, contre laquelle toutes les médications furent sans succès. Les attaques de goutte devenaient de plus en plus fréquentes et longues, les tophus se montraient dans presque toutes les articulations, de telle sorte que, dans le courant de l'année 1870, le malade était devenu impotent par suite de la déformation complète des doigts et des orteils et des ankyloses des genoux. Les accès aigus étaient fréquents et ne duraient pas moins d'une vingtaine de jours. Les choses en étaient là encore à la fin de 1873, malgré les traitements suivis, lorsque je conseillai à M. L. B... l'usage des pilules de benzoate de lithine ferrugineux. 4 pilules furent régulièrement prises pendant six mois sans que le malade trouvât un changement bien notable ; cependant le plus long des accès n'avait pas duré plus de dix-sept jours et les urines présentaient fréquemment un abondant dépôt de sable rouge. Le médicament, suspendu pendant un mois et demi, fut repris ensuite à la même dose que précédemment et continué régulièrement, avec des intervalles de repos d'un mois pour trois mois d'administration. A la fin de l'année 1876, M. L. B... constata que, bien que la déformation des doigts et l'ankylose du genou fussent toujours au même degré et le rendissent toujours aussi impotent, les accès de goutte s'étaient de beaucoup éloignés (depuis le 1er janvier 1877 il n'y a eu que deux petits accès) et que ces accès, qui ne duraient pas plus de cinq jours, étaient bien moins douloureux. Les urines charrient toujours une forte quantité d'acide urique. Aujourd'hui le malade, ébloui par le récit de certains journaux, a voulu, malgré mes conseils, essayer du médicament tant vanté et prend par jour, depuis un mois, 4 grammes de salicylate de soude. Aucun changement ne s'est produit sous l'influence de cette dernière substance, et je ne doute pas qu'avant peu M. L. B... ne reprenne le benzoate de lithine ferrugineux qui, s'il n'a pas pu combattre les désordres existant déjà dans les articulations, a eu une action si marquée sur le nombre, la durée et l'intensité des accès aigus dans un cas de goutte aussi prononcé.

GOUTTE MILITAIRE.

Ecoulement intermittent de muco-pus jaunâtre, qui ne se montre qu'à certaines heures du jour, le matin au réveil principalement, sous l'apparence d'une simple goutte. Ce symptôme est toujours l'indice d'une inflammation limitée à un ou plusieurs points du canal, de granulations ou même d'une ulcération de la muqueuse uréthrale. (Voy. **Blennorrhée**.)

GRAINES DE LIN.

Les semences du lin sont mucilagineuses, émollientes et adoucissantes; elles doivent ces propriétés à une huile très onctueuse et à un mucilage doux très abondant dont l'eau s'empare par infusion, et même par simple macération à froid.

L'infusion de graines de lin est un excellent remède populaire contre les irritations des organes urinaires, surtout contre la néphrite et la cystite. Tout le monde connaît l'usage qu'on en fait en cataplasmes, mais il est bon de savoir que, si la farine de lin n'est pas récente, son huile rancit et irrite parfois la peau.

L'huile de lin est très relâchante; mêlée avec un sirop et prise à distance, elle est très adoucissante. Ce mode d'administration convient dans les inflammations aiguës des voies urinaires.

L'infusion de graines de lin doit être recommandée aux calculeux; par suite de son usage un peu prolongé il se dépose sur la **pierre** vésicale un enduit visqueux ou une sorte de vernis qui rend son contact moins pénible pour les parois de la vessie.

GRAVELLE.

On désigne sous le nom de *gravelle* de petits corps granuleux, du volume d'une tête d'épingle, parfois beaucoup plus petits, qu'on trouve réunis au fond du vase dans lequel l'urine de certaines personnes a été déposée. Quand les concrétions ont plus de volume, sans cependant excéder les limites du diamètre et de la dilatabilité de l'urèthre, de manière à pouvoir sortir par ce canal, elles prennent le nom de *graviers*. Dans la pratique, on confond ensemble la gravelle et les graviers. Dès que les concrétions urinaires sont trop grosses pour ne plus pouvoir traverser l'urèthre, elles cessent de porter le nom de *gravelle* et prennent celui de *calculs*.

Quoique le nombre des espèces de gravelle s'élève, pour quelques auteurs, à plus de quatorze, on peut considérer seulement quatre types importants qui, au point de vue du traitement, peuvent se réduire à deux :

1° *Gravelle rouge* et *gravelle jaune*, ou *gravelle urique* et *gravelle oxalique*, constituée, la première, par l'*acide urique* et ses dérivés, et la seconde par l'*oxalate de chaux*; elles accompagnent les urines à réaction acide;

2° *Gravelle blanche* et *gravelle grise* ou *gravelles phosphatiques*, formées par du *phosphate de chaux*, et du *phosphate ammoniaco-magnésien*. Beaucoup plus rares que les gravelles urique et oxalique, elles coexistent presque toujours avec des altérations de l'appareil urinaire. Les causes productrices de la gravelle diffèrent avec chaque variété, mais les conditions générales relatives à l'âge, au sexe, à l'hérédité, au climat, au degré de concentration de l'urine, à sa stase, se rencontrent dans toutes.

D'après Civiale, sur 5,376 calculeux, 1,946 avaient de 1 à 10 ans, 943 de 10 à 20 ans, 460 de 20 à 80 ans, 380 de 30 à 40 ans, 391 de 40 à 50 ans, 513 de 50 à 60 ans, 577 de 60 à

70 ans, 199 de 70 à 80 ans, et 17 de 80 à 90 ans. Par conséquent, d'après ces chiffres, l'affection calculeuse paraît être
plus fréquente chez l'enfant et le vieillard, mais la gravelle,
surtout celle qui est caractérisée par des graviers d'un certain volume, est beaucoup plus souvent observée chez les
adultes et chez les vieillards que chez les enfants. Ce qui
tient à ce que les graviers, ayant beaucoup plus de peine
à traverser à cet âge les conduits urinaires, par suite de la
disposition anatomique qu'ils affectent, séjournent soit dans
les reins, soit dans la vessie, où ils ne tardent pas à se
transformer en calculs. Rayer et Virchow ont même trouvé
dans les reins du fœtus de petites concrétions d'acide
urique.

Les femmes sont peu prédisposées à la gravelle, et, du
reste, la brièveté de l'urèthre chez elles la rend moins grave,
par cela seul que son expulsion étant plus facile que chez
l'homme, elle ne tend pas à se transformer en calculs, par
suite de son séjour prolongé dans la vessie.

L'hérédité ne saurait être mise un seul instant en doute.
Quant aux climats, il n'en est pas qui mettent leurs habi-
tants à l'abri de cette maladie; en général, néanmoins, dans
les pays chauds, les affections calculeuses sont presque inconnues; les contrées humides et tempérées semblent avoir
au contraire le privilège de développer ces maladies.
Somme toute, leur plus grande fréquence est en Angleterre,
en France, à Ténériffe, en Islande, en Egypte; elles sont
très rares en Suède, en Norvège et en Syrie. Certains aliments ont été accusés gratuitement de produire la gravelle.
Aussi il n'est pas rare d'entendre dire que le sel marin, les
poissons, les viandes salées, peuvent être la cause de cette
maladie, ce qui est complètement erroné.

Diverses maladies des voies urinaires, telles que les **rétrécissements** de l'urèthre, les maladies de la **prostate** (V. ces
mots), etc., en rendant l'écoulement de l'urine lent et difficile, favorisent le dépôt des concrétions.

GRAVELLE URIQUE.

Causes de la gravelle urique. — Magendie considérait avec raison cette gravelle comme formant la majorité des cas de concrétions des voies urinaires, elle constitue en effet les 4/5 de l'affection calculeuse.

On sait que l'acide **urique** (V. ce mot), qui existe à peine à l'état libre dans l'urine, entre néanmoins dans sa compo-

FIG. L.

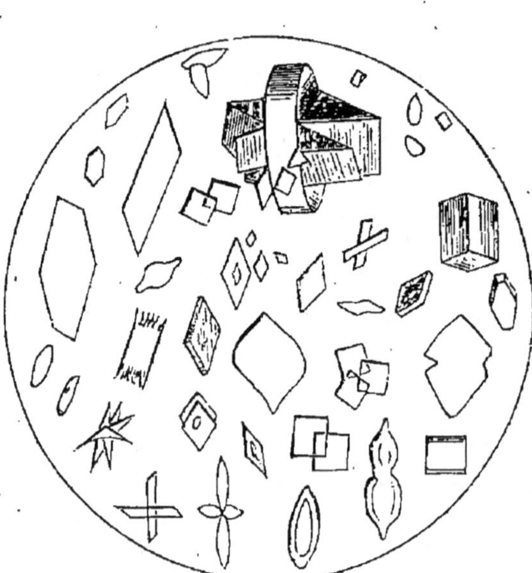

Différentes formes cristallines d'acide urique vues au microscope.

sition en assez grande quantité à l'état d'**urates**. (V. ce mot.) L'urine de l'homme et celle de tous les animaux qui se nourrissent plus particulièrement d'aliments fortement azotés, contient de l'acide urique. Sa proportion varie avec celle des aliments azotés dont ils font usage; s'ils se nourrissent exclusivement de matières animales, leur urine est abondamment chargée d'acide urique; si, au contraire, ils se nourrissent de végétaux, elle ne présente aucune trace d'acide urique. Les expériences de Magendie ont prouvé que, si l'on nourrit pendant un certain temps un animal carnassier avec des aliments ne contenant pas d'azote, son urine est, au bout de trois ou quatre semaines de ce régime, entièrement privée d'acide urique.

Il est important de noter que l'acide urique, dont l'eau, à la température de 15°, ne dissout que 1/1720 de son poids, se dépose évidemment lorsqu'il est en excès dans l'urine par le simple effet du refroidissement de ce liquide, ce qui explique comment il se fait que les urines le laissent déposer dans le vase à la suite de repas copieux fortement animalisés. On voit donc que l'acide urique n'est pas une production accidentelle ou maladive de l'économie animale, mais que cet acide, qui à l'état sain est en dissolution dans l'urine, se dépose, dans certaines conditions, dans les conduits et réservoirs urinaires pour former la *gravelle*. Trois causes peuvent, en diminuant d'une manière absolue ou relative la propriété dissolvante de l'urine par rapport à l'acide urique, favoriser le dépôt de ce corps :

1° Augmentation de la quantité d'acide urique, la quantité d'urine restant la même ;

2° Diminution de la quantité d'urine, la proportion d'acide urique ne variant pas ;

3° Abaissement de la température de l'urine.

Une nourriture succulente, l'abus des substances animales dans l'alimentation, en un mot, le système des riches doit être placé au premier rang des causes qui augmentent la proportion d'acide urique dans l'urine. Si, par un exercice de tous les jours, par une vie active, on lutte contre les fâcheux effets d'une existence de ce genre en équilibrant (pour nous servir d'une expression qui sera comprise de tout le monde) ses recettes et ses dépenses, il est bien évident qu'on peut éviter la maladie qui nous occupe.

Maintenant, on sait que plus on boit et plus on urine abondamment. Cette proposition n'est vraie que pour les boissons qui sont en grande partie composées d'eau, telles que la bière, le cidre, le petit vin ; mais les liquides qui contiennent une grande proportion d'alcool et les boissons chaudes, telles que le thé, le café, le punch, qui ont la propriété d'exciter la transpiration, ne produisent pas le même effet.

De tout ceci, il ressort que si un gros mangeur d'aliments azotés boit beaucoup d'eau, de vin léger, de vin mousseux, etc., la quantité de l'urine qu'il sécrète est plus que suffisante pour dissoudre l'acide urique séparé du sang par les reins, et qu'il est moins exposé à être atteint de la gravelle et de la goutte.

Fɪɢ. LI.

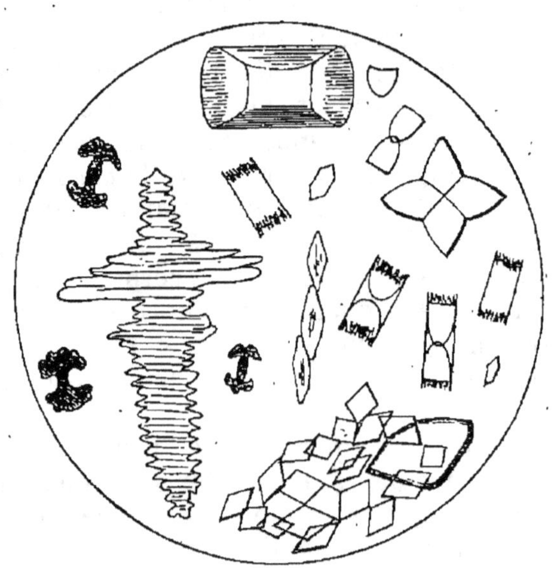

Différentes formes cristallines d'acide urique vues au microscope.

Si, au contraire, il boit peu ou s'il boit beaucoup, mais des liquides alcoolisés, de l'eau-de-vie, des liqueurs, des vins généreux, son urine sera peu abondante et dissoudra par conséquent moins d'acide urique ; ce corps tendra donc d'autant plus à s'en séparer et à former des graviers. Par conséquent, toutes les causes qui diminuent la quantité de l'urine, telles que les transpirations abondantes, les évacuations alvines répétées, seront favorables à la formation de la gravelle. Le séjour prolongé au lit, en excitant la transpiration, est aussi une cause indéniable de cette affection. Notons, en outre, que l'abaissement de la température du corps chez le vieillard, en diminuant les propriétés dissolvantes de l'urine, explique aussi jusqu'à un certain point la fréquence de l'affection calculeuse chez les hommes âgés.

Certaines personnes, quelle que soit la sagesse de leur régime alimentaire et de leur hygiène habituelle, sont exposées à cette maladie; on ne sait pas encore exactement à quelle anomalie de la nutrition, ni à quelle modification de la sensibilité locale sont dus les changements dans les éléments des liquides excrétés par eux.

En nous résumant, nous pouvons indiquer comme causes directes ou indirectes de la gravelle urique :

1º L'âge mur et la vieillesse;

2º Une alimentation trop azotée;

3º Le défaut d'exercice, le travail de cabinet;

4º Les boissons peu abondantes;

5º Les transpirations exagérées, les évacuations séreuses abondantes;

6º L'habitude funeste de garder longtemps l'urine dans la vessie.

GRAVELLE OXALIQUE.

La gravelle oxalique consiste dans la formation dans l'appareil urinaire de sables ou de graviers composés d'**oxalate de chaux**. Il est très rare que par leur volume les concrétions d'oxalate de chaux puissent recevoir le nom de *calculs*. Le plus généralement, en effet, elles ne dépassent pas la grosseur d'un gros grain de chènevis.

On n'observe presque jamais des graviers uniquement composés d'oxalate de chaux. Le plus souvent ils sont alternativement constitués par des couches d'acide urique et d'oxalate de chaux. On trouve parfois des graviers d'acide urique dont le noyau est composé d'oxalate de chaux.

L'urine des malades affectés de ce genre de gravelle est toujours très fortement acide.

D'après Ségalas, et, selon nous, cette opinion ne peut être réfutée, l'usage immodéré de l'oseille, des tomates, de la rhubarbe fraîche, est cause de la production de cette gravelle. En effet, rien n'est facile comme de faire rendre à volonté à un animal des graviers de cette nature; il suffit

Fig. LII.

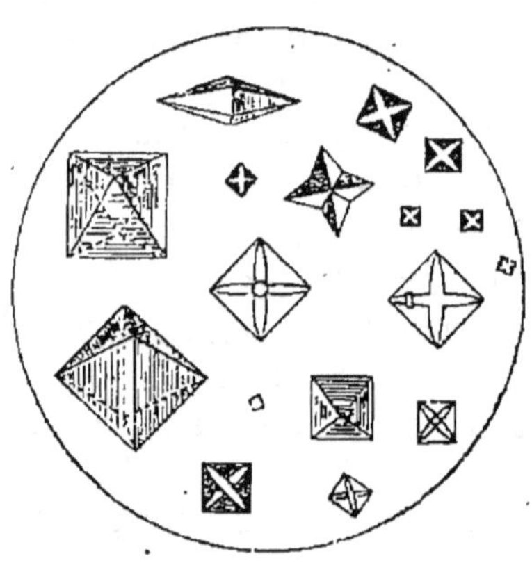

Cristaux d'oxalate de chaux vus au microscope.

pour cela de le soumettre à un usage immodéré de ces végétaux.

Quant à l'opinion de certains auteurs qui n'ont pas craint d'avancer qu'il existait une diathèse oxalique, il s'en faut de beaucoup que la chose soit prouvée d'une façon péremptoire..

On a remarqué que les enfants étaient plus exposés que les adultes à cette maladie. Quoi qu'il en soit, la gravelle oxalique est très rare relativement aux gravelles uriques et phosphatiques.

GRAVELLE PHOSPHATIQUE.

Le phosphate de chaux, base de cette gravelle, existe dans tous nos tissus, dans toutes nos humeurs. Dans l'urine saine il est dissous par l'acide libre de l'urine ; mais aussitôt que ce liquide devient alcalin, il est précipité ; aussi, ne le rencontre-t-on que tout à fait exceptionnellement, pour ainsi dire jamais, dans les urines à réaction acide : « Lorsque la chaux et la magnésie sont sécrétées en plus grande abondance qu'à l'ordinaire, elles forment avec l'acide phosphorique des phosphates insolubles et donnent lieu à une variété de gravelle ou de calculs. » (Rayer.) Cette citation seule suffira à faire comprendre la formation de cette espèce de concrétions urinaires, quoiqu'il soit très rare que cette affection soit constituée par des graviers phosphatiques descendus tout formés des reins. Le plus souvent, en effet, voici de quelle façon les concrétions phosphatiques se forment. Si, par suite d'une inflammation des reins, des uretères ou de la vessie, du pus ou du muco-pus existent dans l'urine, ils décomposent ce liquide, le rendent alcalin, et comme nous avons vu précédemment que la condition *sine qua non* de la dissolution des phosphates est l'état acide de l'urine, on comprend aisément que ces composés se précipitent.

GRAVELLE AMMONIACO-MAGNÉSIENNE.

Tandis que la gravelle précédente se développe aux dépens d'éléments qui entrent dans la composition de l'urine normale, celle-ci est due à un corps qui lui est étranger, *l'ammoniaque.* Elle se forme de la façon suivante. Etant données des urines alcalines stagnantes dans les conduits urinaires, elles subissent, par suite de la décomposition de l'urine en carbonate d'ammoniaque, au contact des matières organiques, une fermentation dont le produit, l'ammoniaque, en se combinant avec les phosphates terreux, forme un phosphate tribasique ammoniaco-magnésien, sel caractéristique de cette espèce de gravelle.

Il est rare, du reste, d'observer des concrétions uniquement composées de phosphate ammoniaco-magnésien; le plus souvent, en effet, ce sel forme des couches à la surface de graviers uriques, oxaliques ou calcaires. En tout cas,

Fig. LIII.

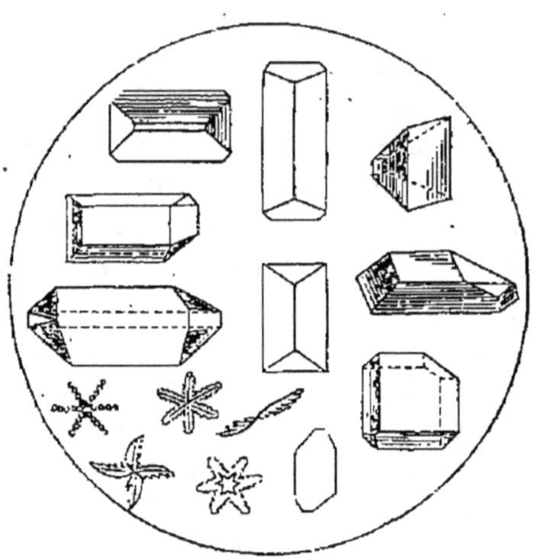

Phosphates ammoniaco-magnésiens vus au microscope. Différentes formes cristallines.

l'urine qui renferme cette espèce de gravelle est non seulement alcaline, mais encore ammoniacale, ce que son odeur seule suffit à révéler à l'observateur le moins exercé, et elle est toujours l'indice d'une affection de la vessie ou des reins.

SYMPTOMES DE LA GRAVELLE.

Quelle que soit la nature des graviers, ils peuvent apparaître tout formés, au moment de l'émission de l'urine, ou ne se former que par suite du refroidissement de ce liquide, en présence de l'air extérieur.

Lorsque les graviers ne se montrent que par le fait de cet abaissement de température, *et en dehors de* l'économie, les malades jouissent d'une bonne santé en général, tandis que, si ces graviers sortent complètement élaborés de l'appareil urinaire, les symptômes peuvent offrir dans beaucoup de cas une certaine gravité.

Quelques malades éprouvent d'abord une gêne, une douleur sourde dans la région rénale, l'urine est foncée en couleur et elle laisse déposer un sédiment rougeâtre plus ou moins foncé en quantité variable.

Les **mictions** sont fréquentes et déterminent de la *chaleur* dans le canal.

D'autres éprouvent dans les reins un fourmillement ou une faiblesse douloureuse, variant d'intensité, et dont l'exacerbation coïncide presque toujours avec l'expulsion d'une certaine quantité de sable, que le malade trouve le lendemain dans l'urine.

Plus tard les mêmes symptômes continuent en s'aggravant : il survient des douleurs plus vives qui se présentent dans quelques cas avec beaucoup de violence et auxquelles on a donné le nom de **coliques néphrétiques**.

Les crises les plus douloureuses sont celles qui sont déterminées par le passage dans l'uretère de graviers *oxaliques*, puis ensuite, en diminuant d'intensité, par la gravelle *urique*, et enfin, en troisième lieu, par les concrétions *phosphatiques*.

Ces crises ont lieu alors que des graviers d'une certaine grosseur, formés dans les reins, veulent traverser l'un des uretères, et que leur diamètre, plus gros que celui de ce conduit, en irrite les parois par leur surface rugueuse ; quelquefois le resserrement spasmodique du conduit rénovésical suffit pour produire cet accident.

Si un gravier, trop gros pour cheminer librement jusqu'à la vessie, s'engage dans la partie supérieure de l'*uretère* et s'y trouve arrêté, il peut donner lieu à plusieurs accès de colique néphrétique, à un pissement de sang (**hématurie**) ;

il peut survenir une inflammation, la distension par l'urine qui s'accumule derrière l'obstacle, etc.

Dans ces cas, l'urine peut contenir du sang, du pus, du mucus, du sable, des graviers, etc., selon l'état d'inflammation de l'appareil sécréteur et excréteur de l'urine.

Ce liquide diminue quelquefois de quantité, quoique le plus souvent le rein sain supplée l'organe malade.

TRAITEMENT DE LA GRAVELLE URIQUE.

Le traitement de la gravelle urique consiste avant tout dans le régime et dans une hygiène sévère de tous les jours. Ce qu'il faut avant tout recommander aux graveleux, c'est l'exercice quotidien, poussé même jusqu'à la fatigue, l'escrime, la gymnastique, les longues courses à pied, etc. Les expériences de Magendie ayant démontré (ainsi que nous l'avons dit plus haut) que l'acide urique existe dans une proportion beaucoup plus forte chez les individus qui se nourrissent presque exclusivement avec des aliments de nature animale, on doit donc ayant tout proscrire de l'alimentation des individus affectés de *gravelle urique* toute substance trop fortement azotée ; les spiritueux sous toutes leurs formes, les vins généreux, le gibier, etc. On recommandera en outre aux malades de boire assez abondamment de l'eau avec leur vin, de manière à remplir une indication importante, qui est d'éviter la concentration de l'urine et par conséquent d'augmenter les chances de dissolution de l'acide urique.

Tout le monde sait que les eaux minérales alcalines de Vichy, Vals, Carlsbad, Ems, Contrexéville, Pougues, Vittel, Capvern, Kissingen, etc., sont d'un usage banal et recommandées par tous les médecins, et qu'elles sont efficaces, dans un grand nombre de cas ; mais malades et médecins savent parfaitement aussi que le traitement par ces eaux minérales aurait bien peu d'efficacité si les règles de la plus sévère hygiène n'étaient pas observées après leur emploi. Combien fréquents sont les cas dans lesquels une ou plusieurs saisons passées à ces stations thermales n'a pas suffi à faire cesser la formation de la gravelle. L'effet bienfaisant des eaux ne dure pas en moyenne plus de deux à trois mois. Au bout de ce temps le malade qui se croyait guéri voit de nouveau apparaître dans ses urines la preuve manifeste que la maladie n'a été qu'enrayée momentanément. S'il lui était alors possible de retourner faire usage des eaux qui l'ont soulagé, il le ferait immédiatement sans nul doute, mais il est réduit à boire chez lui ces mêmes eaux transportées, qui sont bien loin d'avoir la même puissance que lorsqu'elles sont consommées à leur sortie des sources ; leur action n'est plus la même et le malade n'obtient de leur usage que des effets bien incertains.

Tout traitement de la gravelle urique doit avoir pour but : 1º l'expulsion des concrétions (sables, graviers) qui existent dans l'appareil urinaire ; 2º leur dissolution dans le cas où leur volume ou leur situation s'oppose à leur émission. Pour atteindre ce premier but on conseille aux malades l'usage de boissons diurétiques abondantes, qui en exagérant la sécrétion des reins ont chance d'entraîner la concrétion qu'ils renferment (eaux de Contrexéville, Evian, Vals, Pougues, etc., bicarbonate de soude, de potasse, benzoate de soude, etc.). Or, pris de cette façon, il est peu de malades qui résistent à l'action débilitante que l'excès d'alcalins introduits dans l'organisme ne tarde pas à produire : on sait en effet qu'ils détruisent les globules sanguins et ne tardent pas à jeter les malades dans un état d'anémie plus ou moins profond. On est alors obligé de cesser brusquement le traitement par les alcalins et de détruire pour ainsi dire les résultats obtenus grâce à leur usage, en cherchant à remonter l'état général de l'organisme au moyen d'un régime très tonique.

D'un autre côté, en alcalinisant pendant longtemps l'urine d'un graveleux, on court grand risque de déterminer à la surface des graviers existants le dépôt de couches *bi-urate de soude et de potasse* et, par suite, d'augmenter leur volume.

D'après tout ceci on voit que le traitement de la gravelle par les alcalins, quoique son efficacité ne soit pas douteuse, présente de si graves et de si sérieux inconvénients que le médecin prudent doit, en le prescrivant, suivre attentivement l'état du malade qui y est soumis, et savoir à temps l'arrêter, s'il ne veut pas déterminer chez lui des accidents souvent plus sérieux que la gravelle elle-même.

Il existe heureusement un corps, la *lithine*, qui a une très grande affinité pour l'acide urique et qui tend constamment, quand il est en sa présence, à former, en chassant la soude et la potasse de leur combinaison avec cet acide (urates de soude et de potasse), de l'*urate de lithine* qui est le plus soble des urates connus.

De plus son ingestion augmente considérablement la diurèse, alors même qu'elle est prise à petites doses, et par cela même remplit la première indication de traitement, l'expulsion des graviers ; à doses même élevées elle n'a jamais produit le moindre accident.

Un autre composé chimique, l'*acide benzoïque* a été employé avec succès dans le but de diminuer la quantité d'acide urique contenue dans le sang des goutteux et des graveleux. En effet, cet acide, après son ingestion, se transforme dans l'économie en *acide hippurique* aux dépens de la *fibrine* et de l'*albumine*, « sources principales de l'acide urique, dont la présence dans les tissus vivants et l'économie est la cause matérielle de la goutte et de la gravelle. » (Cruveilhier.)

De plus l'acide hippurique forme avec la soude, la potasse et l'ammoniaque, bases ordinaires des fluides organiques, des sels d'une extrême solubilité, tandis que les urates de soude, de potasse et d'ammoniaque sont complètement insolubles dans les liquides de l'économie.

On pouvait donc espérer en combinant l'*acide benzoïque* et la *lithine* obtenir un *benzoate de lithine* qui, participant des qualités de ses éléments constitutifs, l'acide benzoïque et la lithine, serait capable : 1º *d'empêcher une nouvelle production de l'acide urique ; 2º de former des hippurates solubles ; 3º de former avec l'acide urique ou les urates, existant déjà dans l'économie, un urate excessivement soluble.*

Un pharmacien-chimiste très distingué de Paris, M. Tréhyou, a eu le bonheur de résoudre ce problème et de préparer un *benzoate de lithine*, réunissant heureusement toutes les conditions désirables pour un médicament destiné à agir efficacement à la fois comme curatif et comme préservatif de la gravelle et de la goutte, *sa sœur*.

Toutefois, comme le traitement de ces maladies doit être long, et que, d'un autre côté, la lithine, de même que tous les autres alcalins. produit des effets fâcheux, en ce sens qu'elle rend anémiques au bout d'un certain temps les malades qui en font usage et les force à suspendre un traitement si bien indiqué, M. Tréhyou a eu l'excellente idée d'adjoindre le fer au benzoate de lithine (2 0/0).

L'expérience est venue montrer qu'il ne s'était pas trompé, ainsi que le prouvent nos observations et celles de plusieurs célébrités médicales, et notamment celles du Dr Climent, consignées avec talent dans sa thèse inaugurale à la Faculté de Médecine de Paris.

On n'a, du reste, qu'à consulter à ce sujet les ouvrages des praticiens distingués dont les noms suivent :

Climent (de Bukarest), Bouloumié, Michel, Mallez, Jardin, Pisset (de Pascual), Champagnat, Palanchon, Dalkiewiecz, etc., etc., et qu'à jeter les yeux sur les observations que nous relatons plus loin, et que nous avons prises au hasard parmi les nombreux faits du même genre que nous possédons.

TRAITEMENT DE LA GRAVELLE PHOSPHATIQUE.

Les gravelles phosphatiques calcaires et ammoniaco-magnésiennes étant presque toujours tenues uniquement sous la dépendance d'une maladie de l'appareil urinaire (reins, vessie, uretères, urèthre), c'est seulement en s'adressant aux affections qui les déterminent qu'on a la chance de les guérir. Un simple rétrécissement de l'urèthre, une affection organique, une névrose du col vésical, une maladie de la prostate, etc., sont souvent l'unique cause de la gravelle phosphatique, par cela seul que s'opposant à la libre émission de l'urine, ils forcent ce liquide à séjourner plus que de raison dans la vessie, où, en se décomposant, il facilite la précipitation dés sels qui entrent dans la composition des graviers.

Il est donc prudent pour les personnes qui s'aperçoivent de dépôts de ce genre dans leurs urines, de consulter le plus promptement possible un médecin capable de déterminer la nature et la cause productrice de cette espèce de gravelle.

Quant au traitement préventif de cette affection, lorsque (ce qui, nous le répétons, est tout à fait exceptionnel) elle est indépendante d'une lésion organique ou d'une inflammation d'un point de l'appareil urinaire, il consiste uniquement dans l'ingestion des substances azotées, dans la suppression des végétaux, dans un exercice journalier destiné à activer les combustions, et dans l'administration des acides. On cherchera, en un mot, par tous les moyens possibles, à rendre l'urine du malade acide.

Les préparations de benzoate de lithine, de Tréhyou, rendent aussi dans cette espèce de gravelle les plus grands services, voici de quelle façon :

Le benzoate de lithine, ainsi que le prouvent les observations les plus sérieuses, se transforme dans l'économie en hippurates et en benzoates ; mis en présence des phosphates terreux et ammoniaco-magnésiens contenus dans l'urine, il forme :

1° Du *phosphate acide de lithine*, corps excessivement soluble ;

2° Des *hippurates de chaux, de magnésie, de soude*, aussi très solubles ;

3° Du *benzoate de chaux* offrant les mêmes avantages ;

Et 4° enfin de l'*acide benzoïque libre*, dont la présence dans l'urine est des plus favorables à la guérison de la gravelle qui nous occupe, puisqu'il rend acides les urines, et, par cela même, s'oppose à la formation de nouvelles concrétions.

Le résultat le plus frappant, obtenu par l'emploi de ce médicament, c'est la désagrégation de graviers et même des calculs phosphatiques. Il nous est en effet plusieure fois arrivé, après avoir constaté dans la vessie d'un malade la présence de concrétions assez volumineuses, de ne plus rien retrouver après quelques semaines de traitement, et de

voir recueillie par le malade lui-même une quantité énorme
de débris phosphatiques. .

C'est le *benzoate de lithine ferrugineux* qu'on devra toujours administrer dans le cas de gravelle phosphatique, car
la première indication du traitement est de lutter contre
l'anémie.

OBSERVATION I.

Madame G. F..., corsetière, 45 ans, constitution très robuste,
n'a eu qu'un enfant à l'âge de 40 ans. Depuis plusieurs années atteinte de coliques néphrétiques très intenses à crises très rapprochées, cette dame, dont les souffrances étaient continuelles, et qui
ne rendait pour ainsi dire pas de sables uriques après ses crises, ne
parvenait à obtenir un peu de soulagement qu'à la condition d'avoir
constamment autour des reins un cataplasme arrosé largement de
laudanum. Comme on pense, cela l'incommodait beaucoup, obligée
qu'elle était de sortir tous les jours pour les besoins de son commerce. Quant aux divers traitements conseillés jusqu'alors par les
médecins qu'elle avaient consultés (bains, tisanes, eau de Vichy, etc.),
ils avaient été de nul effet. ·

Le 5 janvier 1875, nous procédons à une première analyse de ses
urines, dans lesquelles nous trouvons une proportion de 2 grammes
pour cent d'acide urique. Nous soumettons alors madame G. F...
à un traitement rationnel par les pilules Tréhyou au benzoate de
lithine (sans fer), à la dose de 4 par jour. Dès le début de la médication, la malade constate un soulagement réel, et, au bout de huit
jours, l'amélioration est telle, qu'elle cesse, à sa grande joie, l'usage
des cataplasmes. A partir de ce moment, elle rend journellement,
et sans douleur, des quantités considérables de sables uriques. Une
nouvelle analyse des urines, faite un mois plus tard, nous donne le
chiffre énorme de 5 grammes d'acide urique par litre, la malade en
était pour ainsi dire effrayée, car c'était une véritable *débâcle*, une
sorte de *saignée urique*. Lui ayant alors recommandé de nous
apporter tous les jours le dépôt de ses urines avec l'indication de la
quantité de liquide qu'elle émettait chaque fois, ce qui, grâce à un
verre gradué, est chose des plus faciles, nous avons pu constater
qu'en quarante jours elle avait rendu 135 *grammes* d'acide urique.
A partir de cette époque, la quantité d'acide urique expulsée chaque
jour pendant trois mois tombe à 1 gramme, et enfin, après six
mois de traitement, l'urine n'en contient plus qu'une proportion
normale. Aujourd'hui, madame G. F... ne souffre nullement, sa
gaieté est revenue, son caractère, qui était devenu irascible et

maussade sous l'influence de ses douleurs, est enjoué et égal, sa santé est parfaite, et elle ne voit plus de sables dans ses urines.

OBSERVATION II.

Madame R..., 40 ans, commerçante, mariée, n'a eu qu'un enfant, constitution forte sans être robuste. A travaillé beaucoup dès sa plus tendre enfance. — Ses grands parents ont été goutteux ou graveleux, sa mère rhumatisante.

Il y a environ une dizaine d'années que cette dame a remarqué pour la première fois un dépôt de sable rouge au fond et sur les parois de son vase, qui devenait beaucoup plus abondant après de violentes douleurs rénales (coliques néphrétiques), mais sans trop fortes crises et sans expulsion de gros graviers. Les douleurs rénales étant devenues plus vives et plus rapprochées, les urines plus chargées, le dépôt rougeâtre plus abondant, la malade prit plusieurs espèces de tisanes, d'eaux minérales et de médicaments, sans obtenir d'amélioration.

En 1871, après la guerre, les coliques néphrétiques deviennent plus violentes, presque continues : ces crises sont accompagnées de pertes utérines et d'accès d'hystérie.

Deux ans après, souffrant davantage, elle se décide à se soigner sérieusement. Une analyse d'urine faite attentivement nous donne 1 gramme 60 centigrammes d'acide urique par litre. La malade prend alors des pilules de Tréhyou au benzoate de lithine ferrugineux, à la dose de 5 par jour, dans une tasse de tisane de feuilles de frêne. La constipation étant généralement opiniâtre chez cette dame, nous lui prescrivons tous les deux jours, le matin à jeun, 6 grammes de sel de seignette. Elle a pris en tout 10 flacons de pilules de Tréhyou ; dès les premiers elle a éprouvé un mieux sensible. Les analyses faites successivement pendant le traitement ont révélé ceci de particulier, c'est que le sable rouge a diminué considérablement dès les premiers jours du traitement, pour augmenter ensuite dans des proportions étonnantes, 3 à 4 grammes par 1,000 grammes d'urine pendant trois mois. Au bout de ce laps de temps, les sables ont diminué progressivement pour arriver à la normale. Les coliques ont disparu, la constipation est pour ainsi dire nulle. Les forces et l'embonpoint sont revenus avec l'appétit.

OBSERVATION III.

M. B..., employé à la compagnie d'assurances *la France*, 42 ans.

Gravelle phosphatique. Œdème des membres inférieurs. Rétraction des doigts du pied. Coliques néphrétiques fréquentes depuis quatre ans ; le malade rend à leur suite pas ou peu de graviers. Envies fréquentes d'uriner, parfois avec de très grandes difficultés. Violentes douleurs de reins. Lithotritié en février 1875, il a rendu quelques graviers exclusivement formés de phosphates, chaque gravier pesant 0,25 à 0,50 centigrammes. Hémorrhagies et douleurs très vives au moment de l'émission de l'urine, 5 ou 6 mois après la lithotritie, nouvelles coliques néphrétiques, nouvelle opération de broiement. Graviers abondants très durs. Urine boueuse, violacée. Trois mois après, nouvelles douleurs. On lui conseille alors les pilules au benzoate de lithine ferrugineux ; sous leur influence, les douleurs cessent complètement, et les urines deviennent claires et limpides le lendemain même du début du traitement. Plus de dépôts. Le malade continue les pilules trois mois, et, se considérant comme guéri, cesse le traitement de son propre chef. Deux mois après, il est repris de violentes crises néphrétiques ; il revient alors aux pilules comme la première fois ; les douleurs cessent presque immédiatement. Il rend quelques jours après, et sans douleurs, des calculs de phosphate volumineux, qui tombent en poussière à la moindre pression. Pendant environ trois mois, M. B... ne rend plus de calculs, mais une quantité prodigieuse de poudre phosphatique. Le malade continue encore les pilules environ deux mois, et revient nous voir complètement guéri, nous affirmant qu'il ne souffre plus, et n'a plus rendu de sable ni de gravier.

OBSERVATION IV.

F..., 58 ans, entrepreneur de peinture, très robuste, bon appétit, embonpoint modéré, visage coloré,

Ce malade se plaint depuis quelques années de violentes douleurs rénales qui ont même, à plusieurs reprises, dégénéré en coliques néphrétiques. Il observe presque toujours un dépôt rougeâtre dans son urine. Il a pris diverses tisanes, a fait une saison à Vichy, et continué le traitement par les alcalins de retour à Paris.

Il y a environ trois ans, l'examen de son urine a révélé dans ce liquide une grande quantité d'acide urique. Soumis à l'usage des pilules Tréhyou, au benzoate de lithine sans fer, tous les accidents se sont bientôt amendés.

Le malade en a pris environ 8 flacons. Depuis deux ans il n'a jamais eu de crises néphrétiques, et il ne suit plus aucun traitement. Urine normale.

OBSERVATION V.

M. C..., 49 ans, tailleur, est venu consulter pour des douleurs rénales suivies d'élimination d'une urine chargée, déposant une grande quantité d'acide urique. Grandes difficultés pour uriner. L'analyse, faite par M. Tréhyou, accuse 1 gramme 50 cent. d'acide urique par 1,000 grammes d'urine. Nous le soumettons à l'usage du benzoate de lithine ferrugineux : 5 pilules par jour, prises aux repas; après deux mois de traitement, on constate la disparition du dépôt rouge et des douleurs rénales qui étaient très intenses. Deux nouveaux mois de traitement suffisent à le guérir complètement. Nous l'avons revu six mois plus tard, et il nous a affirmé qu'il ne ressentait plus de douleurs et qu'il n'apercevait plus de dépôt dans ses urines. Il ne prend plus de pilules que tous les trois mois pendant un mois, à raison de 2 par jour.

OBSERVATION VI.

Madame T..., 40 et quelques années, constitution robuste, a remarqué pour la première fois, dans ses urines, du sable rouge (acide urique) dans les derniers mois de l'année 1871. La quantité de sable rouge, minime à cette époque, ne tarda pas à augmenter, lorsque, dans le courant de 1874, l'expulsion de quelques graviers eut lieu après avoir déterminé quelques légères coliques néphrétiques. Une douleur presque permanente existait à la région rénale. A la fin de 1874 et au commencement de 1875, des graviers plus volumineux furent expulsés à plusieurs reprises, accompagnés de violentes coliques et de l'apparition d'un peu de sang dans les urines. En même temps, de l'infiltration du tissu cellulaire sous-cutané se montrait, principalement à la face et aux membres inférieurs. L'examen des urines n'y décela pas la présence de l'albumine. Le *benzoate de lithine* fut ordonné à la dose de 4 pilules par jour avec un litre de tisane de feuilles de frêne. Une diurèse abondante s'établit, et le sixième jour après la première administration du benzoate apparut une violente attaque de colique néphrétique qui ne dura pas moins de sept heures, et à la suite de laquelle eut lieu une expulsion de neuf graviers du volume d'un petit haricot et d'une forte quantité de sable rouge. La malade, effrayée des douleurs qu'elle venait de supporter, refusa énergiquement de reprendre du *benzoate*, qu'elle refusait comme cause unique de ses souffrances. Pendant trois mois et demi, Madame T... se félicita de la détermination qu'elle avait prise au sujet du benzoate, et ne fit usage que d'un peu de bicarbonate de soude pris au moment des repas.

Les douleurs rénales avaient presque disparu et ce n'était plus qu'une très minime quantité de sable rouge que l'on trouvait au fond du vase de temps en temps, lorsque bientôt de nouvelles coliques néphrétiques légères apparurent de nouveau. Sur les nouvelles instances qui lui furent faites, la malade consentit à reprendre du benzoate de lithine ferrugineux. Ce médicament ne tarda pas à provoquer la sortie de quelques graviers et d'une assez grande quantité de sable rouge, cette fois sans donner lieu à une violente attaque de colique néphrétique.

L'administration du benzoate de lithine fut continuée à la dose de 3 pilules par jour pendant six mois, déterminant de temps en temps l'expulsion de quelques petits graviers et de sable rouge. Les douleurs rénales avaient disparu ainsi que l'œdème, et la malade fut soumise à l'usage de l'eau de Contréxeville aux repas, ainsi qu'à un exercice régulier tous les matins.

Le benzoate de lithine fut pris et continué à petite dose (2 pil. par jour) pendant deux mois consécutifs, suivis d'un mois de suspension de traitement, pendant un an environ.

Aujourd'hui Madame T..., dont la santé avait été fortement ébranlée a recouvré la santé et ne voit plus de sable rouge dans ses urines.

Coliques néphrétiques.

OBSERVATION XII.

M. C..., âgé de 41 ans, obligé, par ses occupations, à faire un travail de nuit, se nourrissant bien et buvant bien, était atteint depuis plusieurs années de coliques néphrétiques pour lesquelles, sauf une saison à Contrexéville, que ses moyens de fortune ne lui permettaient pas de se procurer, il avait tout usé. Ces coliques revenaient plus longues et commençaient à altérer sa santé d'une façon assez profonde. *Je l'ai soumis pendant deux ans à l'usage des pilules de benzoate de lithine*, à la dose de quatre, puis de deux par jour, et, dans cette même année, il *n'a eu qu'un accès, alors qu'à l'époque où il m'a consulté pour la première fois, il y a de cela cinq ans, ses coliques se reproduisaient tous les mois.*

Pour se préserver, il continue de temps en temps de faire usage des pilules quant il ressent ses malaises, ses douleurs de reins, qui étaient les signes précurseurs de son attaque de colique.

Lumbago, Gravelle.

OBSERVATION XIII.

M. C..., âgé de 55 ans, était sujet depuis plusieurs années à des attaques de lumbago qui le retenaient au lit avec des souffrances excessivement pénibles pendant cinq ou six jours au moins. Ces attaques revenaient surtout au printemps et à l'automne, et il recourait pourtant, sans grand succès, aux bains de vapeur.

Appelé à l'une de ces attaques, j'eus l'idée d'examiner les urines et le malade, qui fut frappé de cette attention, me rappela alors que très souvent il y avait du sable qui se déposait dans ses urines, surtout avant et après les attaques.

Je crus devoir rattacher ces douleurs lombaires à la présence du sable urique dans les reins, et je soumis le malade à l'usage des pilules de lithine, *et, depuis quatre ans qu'il en fait usage, ses attaques de lumbago ont complètement disparu.*

Plusieurs faits du même genre que j'ai observés depuis me donnent à penser que bien des douleurs de rein ne tiennent qu'à un commencement de gravelle. — Communiquées par M. le Dr A. MICHEL.

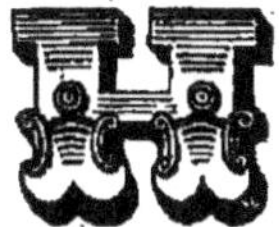

HARICOTS VERTS.

Les personnes affectées de la **Gravelle**, doivent ne faire usage de ce légume que de temps en temps, et modérément, car l'*acide oxalique* à l'état de quadroxalate de potasse y existe en grande proportion comme dans l'**oseille**.

Il suffit à certaines personnes de prendre un jour en abondance des haricots verts pour qu'on constate le lendemain au microscope dans leurs urines de nombreux cristaux d'**oxalate de chaux**, mêlés à du sable urique.

HÉMATOCÈLE.

On désigne sous ce nom toute tumeur des **bourses** qui renferme du sang.

La tumeur peut siéger soit dans la cavité de la tunique vaginale, alors elle s'appellera hématocèle vaginale, ou bien le sang peut s'être infiltré entre les tuniques des bourses, et on l'appelle dans ce cas hématocèle par épanchement ou par infiltration.

L'hématocèle vaginale se divise elle-même, selon la cause qui l'a produite, en hématocèle traumatique et en hématocèle spontanée.

Il existe aussi une hématocèle du cordon spermatique, à laquelle on a donné le nom d'hématocèle funiculaire.

L'épanchement sanguin peut se faire dans la substance du testicule, et la tumeur prendra alors le nom d'hématocèle testiculaire.

L'hématocèle, qu'elle siège soit dans l'une ou l'autre partie des enveloppes du testicule, soit dans le tissu de la glande elle-même, est le plus souvent causée par une violence extérieure ; dans des cas plus rares, elle se développe spontanément.

Plusieurs observations prouvent que cette affection peut survenir aussi quelquefois après des efforts violents pour soulever un fardeau ; l'hématocèle du cordon spermatique a souvent cette cause.

L'hématocèle ne peut guère être confondue avec une autre affection du testicule, lorsqu'elle a été causée par un traumatisme récent.

Lorsqu'il y a peu de sang épanché, le repos au lit et des applications résolutives suffisent le plus souvent pour déterminer la résorption du sang.

Lorsque la quantité de sang épanché est considérable et l'inflammation aiguë, que la tumeur tend à s'accroître, on doit sans plus tarder pratiquer une incision.

HÉMATURIE (pissement de sang).

On dit qu'il y a hématurie, lorsque l'**urine** renferme du sang. Par suite de la présence de ce liquide, l'urine offre des nuances très différentes, depuis le rose jusqu'au noir, ce qui tient à la proportion plus ou moins grande de sang qu'elle contient, à son séjour plus ou moins prolongé dans la **vessie** et même à la présence du pus, des différents sels, du carbonate d'ammoniaque, etc.

Il est très important de savoir qu'on peut confondre la coloration de l'urine qui contient peu de sang avec celle qui est produite par une grande proportion d'acide urique ou de certaines substances introduites par l'estomac (bitter, curaçao). Pour faire cesser toute confusion il suffit de la soumettre à l'examen microscopique.

Le sang que renferme l'urine peut provenir des reins, des uretères, de la vessie, de l'urèthre. Naturellement, il est absolument nécessaire pour traiter une hématurie de savoir d'une façon précise quelle est la portion de l'appareil urinaire qui en est la cause ; cette recherche est sou-

FIG. LIV.

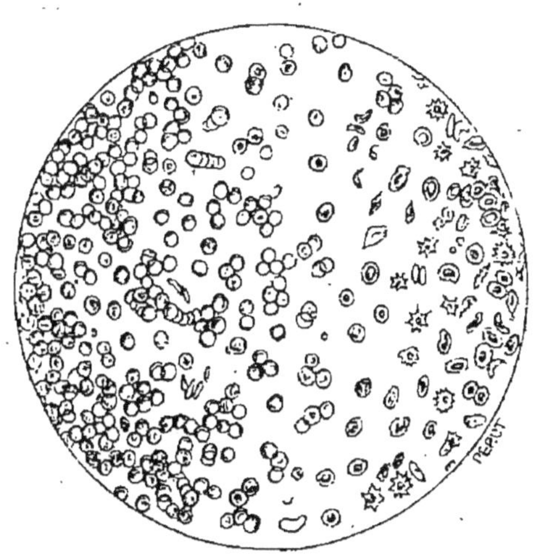

Globules sanguins et quelques cristaux d'acide urique, vus au microscope à un fort grossissement.

vent très difficile et nécessite du médecin une connaissance approfondie des maladies des voies urinaires.

L'hématurie est toujours un accident sérieux, aussi ne faut-il pas tarder à consulter le médecin, car il est nécessaire d'agir dès le début.

En attendant l'arrivée de l'homme de l'art, le malade doit garder le repos étendu, et cesser toute introduction de sonde ou de bougies, s'il est au cours de traitement, aussi bien que de toute injection dans l'urèthre ou dans la vessie.

Les maladies qui occasionnent le plus souvent des hématuries sont les **cystites**, les **néphrites**, les **calculs rénaux**, les **coliques néphrétiques**, le **cancer** de la **vessie** et du **rein**, et surtout l'existence d'une **pierre** dans la vessie.

Tisane à prendre en cas d'hématurie en attendant le médecin.

Racines de fraisier..   25 grammes.
Eau bouillante.....   1 litre.

F. infuser trois heures, passez, ajoutez :

Sirop de ratanhia...   100 grammes.

A boire *froide*, par tasses à thé, de demi-heure en demi-heure.

HERPÈS DU PRÉPUCE.

On donne le nom d'herpès à une éruption de vésicules qui se montrent assez fréquemment chez les individus adultes, blonds, à peau fine et blanche, à tempérament nerveux. Cette affection se présente avec des caractères bien tranchés selon qu'elle est à l'état aigu ou à l'état chronique.

État aigu. — Le plus ordinairement l'éruption se manifeste par la présence de taches rouges, dont la largeur dépasse rarement deux centimètres. Bientôt ces taches se recouvrent de petites vésicules de forme arrondie, transparentes.

L'éruption a lieu soit à la face externe du prépuce, soit à sa face interne.

Dans le premier cas, l'inflammation est peu considérable, la sérosité est promptement résorbée, et après une légère desquamation et dans quelques cas la formation de petites croûtes brunes peu persistantes, la maladie se termine sous l'influence d'un léger traitement, au bout de sept à huit jours environ.

Mais lorsque l'éruption occupe la face interne du prépuce, l'inflammation est plus forte.

Les plaques vésiculeuses se déchirent quelquefois, et il en résulte une cuisson, des démangeaisons, qui disparaissent généralement après quelques jours d'un traitement local convenable.

État chronique. — Cet état de la maladie est caractérisé par une suite d'éruptions successives, qui se manifestent à des intervalles divers.

Le prépuce se fronce, s'épaissit et, dans quelques cas, son ouverture est transformée en un anneau, qui se rétrécit peu à peu, et finit par permettre difficilement le passage de l'urine.

L'orifice de cet anneau épaissi, ne correspondant plus à l'ouverture du méat urinaire, l'urine n'est pas chassée complètement, et son émission occasionne des démangeaisons insupportables, de la cuisson et, parfois, d'assez vives douleurs.

Il peut même survenir un **paraphimosis** grave, par les efforts exagérés que l'on fait pour découvrir le gland, efforts qui occasionnent souvent des déchirures très douloureuses.

L'herpès du prépuce a de la tendance à durer excessivement longtemps. En raison du siège qu'il occupe, on l'a pris souvent pour une manifestation de nature syphilitique, ce qui conduisait naturellement, dans le but de prévenir les accidents secondaires, à traiter cette éruption par des cautérisations au moins inutiles, si ce n'est dangereuses.

A l'état aigu, l'herpès préputial est combattu avec succès par des lotions d'eau, additionnée de quelques gouttes d'acétate de plomb liquide, des injections d'eau de guimauve, des bains tièdes, etc.

A l'état chronique, on emploie avec succès les lotions alcalines, les bains sulfureux. Quelquefois, il est nécessaire de faire des onctions avec des pommades résolutives.

L'emploi d'une pommade à l'oxyde de zinc, au précipité blanc, est utile dans quelques cas. Les applications de collodion nous ont donné un grand nombre de guérisons.

Vin aromatique......... 500 grammes.
Acide phénique cristallisé. 1 —
Mêlez.

Trois ou quatre fois par jour plonger le gland, en tirant le prépuce en arrière dans un verre rempli de ce liquide, laisser sécher à l'air et saupoudrer ensuite avec la poudre suivante :

Fleur d'amidon .... 20 grammes.
Précipité blanc.......... 1 —

Mêlez.

HUILE DE HARLEM.

Ce remède secret qui a joui d'une grande réputation au xviii° siècle en Hollande, comme **lithontriptique** et contre la **goutte**, est une huile noirâtre, à odeur forte, qu'on retire des baies et du bois de **genévrier**. C'est un médicament très actif, mais fort dangereux et dont l'emploi ne doit pas être fait à la légère.

HUITRES.

Excellent aliment, facile à digérer, mais dont on ne doit pas faire usage, lorsque les voies urinaires sont le siège d'une irritation quelconque, qu'elles risquent d'aggraver. On doit donc s'en abstenir dans le cours d'une blennor-rhagie.

HYDROCÈLE.

On a donné le nom d'hydrocèle à une tumeur formée par un amas de sérosité dans les **bourses**. Selon que le liquide de l'infiltration est épanché entre les tuniques qui enveloppent les testicules, ou bien qu'il est situé dans la tunique vaginale, l'affection prend le nom d'hydrocèle par infiltration dans le premier cas, et d'hydrocèle de la tunique vaginale dans le second.

HYDROCÈLE PAR INFILTRATION.

Cette forme de l'hydrocèle coïncide souvent avec l'infiltration des extrémités, qui se développe dans les affections viscérales. La sérosité s'infiltre dans ce cas entre les tuniques qui constituent le scrotum. Rarement cette affection existe sans cause générale.

On observe surtout cette maladie chez les personnes âgées, chez les individus affaiblis, chez ceux dont les bourses sont pendantes. Les enfants nouveau-nés en sont souvent atteints.

On peut également l'observer consécutivement à une hydrocèle de la tunique vaginale, lorsque la quantité de liquide épanché étant devenue trop considérable, il y a rupture de cette tunique et diffusion de la sérosité dans les enveloppes des testicules.

Symptômes de l'hydrocèle par infiltration. Lorsque la sérosité existe en petite quantité, elle se porte à la partie inférieure et ne produit que très peu de gêne.

Dans d'autres cas, le liquide envahit tout le scrotum, qui se présente alors sous la forme d'une tumeur molle, pâteuse. Les rides qui existent à sa surface à l'état normal disparaissent ; la peau est tendue, luisante ; la pression du doigt laisse une empreinte lente à s'effacer. Si la sérosité est par trop considérable, les bourses deviennent très dures, et l'œdème peut envahir la verge et le prépuce.

Traitement de l'hydrocèle par infiltration. — Cette maladie, lorsqu'elle existe par elle-même en dehors d'une autre affection, se guérit simplement par le repos au lit et un régime doux.

Il n'y a que dans les cas assez rares, où la peau menacerait de se rompre par la tension exagérée que l'épanchement provoquerait, que le médecin devra recourir à des ponctions très légères, avec un trocart capillaire.

HYDROCÈLE DE LA TUNIQUE VAGINALE.

Cette affection a été divisée en hydrocèle simple ou double, selon qu'une seule, ou les deux tuniques vaginales, sont le siège de l'épanchement.

Elle peut être compliquée: 1° d'une hématocèle; 2° d'une hydrocèle enkystée du cordon; 3° d'une hydrocèle enkystée du testicule.

L'hydrocèle peut exister au moment de la naissance, par suite d'une communication persistante du péritoine avec la tunique vaginale, dans le cas de descente tardive du testicule. On la désigne alors sous le nom d'hydrocèle congénitale.

Presque toujours le liquide épanché est renfermé dans une seule poche, il existe aussi des hydrocèles multiloculaires, c'est-à-dire dont la cavité est divisée par des cloisons formées de fausses membranes.

Symptômes de l'hydrocèle. — Cette affection se présente sous la forme d'une tumeur généralement ovoïde, bien circonscrite, élastique, transparente, sans altération dans la couleur de la peau.

La pression ne cause aucune douleur et ne change pas le volume de la tumeur, qui varie de la grosseur d'un œuf à celle de la tête d'un petit enfant; rarement cette dimension est dépassée. Il existe pourtant plusieurs observations de cette maladie, où l'accumulation du liquide était beaucoup plus considérable. Mursinna, chirurgien allemand, a fait connaître un cas dans lequel cette accumulation avait produit une tumeur qui mesurait 64 centimètres de long sur 40 de large.

Cette tumeur s'accroît de bas en haut, et elle atteint son développement complet dans l'espace de six, huit, à douze mois, rarement plus, quelquefois moins.

Nous avons observé un cas dans lequel il avait fallu moins de trois semaines pour son entière formation.

Cette affection n'offre pas de gravité par elle-même; mais le volume et le poids de la tumeur, qui cause une grande gêne dans beaucoup de cas, la prédisposition aux hernies, l'atrophie des testicules, qui peuvent arriver à ne plus sécréter le sperme, l'impossibilité d'accomplir l'acte sexuel, lorsque la saillie de la tumeur a envahi la peau de la verge et a fait, pour ainsi dire, disparaître cet organe, sont des inconvénients très sérieux, qui font de cette maladie une véritable infirmité.

Nous devons ajouter aussi que l'urine, ne pouvant sortir librement si la tumeur lui fait obstacle, en se répandant sur la peau du **scrotum**, finit par causer une vive irritation et des excoriations douloureuses.

Traitement de l'hydrocèle. — Rarement on obtient la guérison de cette affection par l'emploi des moyens médicaux, et après avoir essayé, pendant quelque temps, les topiques émollients, les emplâtres résolutifs, quelquefois les vésicatoires, sans résultat, on doit recourir à la ponction de la tumeur, suivie d'une injection de teinture d'iode étendue, dans sa cavité.

Nous possédons aussi plusieurs observations d'hydrocèle guérie radicalement par la simple cautérisation avec le crayon d'azotate d'argent.

On peut dans certains cas employer un traitement palliatif, qui consiste à pratiquer une ponction légère avec un trocart très fin ; le liquide s'échappe, et en faisant immédiatement porter un **suspensoir** au malade, il peut se faire que ce liquide ne se reproduise pas ; mais le cas contraire est beaucoup plus fréquent.

HYDROTHÉRAPIE (de l')
dans les maladies des organes génito-urinaires.

« On entend par hydrothérapie la médication par l'eau employée sous toutes les formes et à des températures variables. L'eau froide est certainement l'agent fondamental de cette méthode thérapeutique. » (Beni-Barde.)

Il n'est pour ainsi dire pas une maladie de l'appareil génito-urinaire qui ne soit justiciable d'un traitement hydrothérapique : ainsi on a recours à cette méthode de traitenient dans l'**albuminurie**, l'**anesthésie** de la vessie et des organes génitaux, l'**atonie** de la vessie, la **goutte**, la **blennorrhée**, le **catarrhe de la vessie**, la **névralgie** et la **contracture du col vésical**, le **diabète**, l'engorgement de la **prostate**, les **gommes**, la **gravelle**, l'**hématurie**, l'**impuissance**, l'**incontinence d'urine**, l'**intoxication mercurielle**, la **néphrite** chronique, la **paralysie de la vessie**, le **phimosis**, la **spermatorrhée**, la **polyurie**, les congestions des **reins**, la **rétention d'urine**, la **syphilis**, etc., etc...

Il est juste de dire qu'on se laisse aller à concevoir trop d'espérances en instituant un traitement hydrothérapique dans un grand nombre de ces maladies, et que bien souvent son efficacité, qui est nulle, ou à peu près, est parfois périlleuse dans la goutte, la gravelle, l'albuminurie chronique, les maladies des reins, la syphilis, la rétention d'urine, l'engorgement de la prostate, les cystites, la paralysie de la vessie, etc.., en tout cas ce ne peut être qu'au titre d'adjuvant du traitement que nous la conseillerons quelquefois dans ces cas.

Dans l'impuissance, au contraire, l'incontinence d'urine chez les enfants, la spermatorrhée, la blennorrhée, le diabète, à condition d'un emploi méthodique et sous la surveillance d'un médecin expert en la matière, on a toutes chances d'en retirer de salutaires effets.

Le contact brusque de l'eau froide avec la peau détermine, par suite de la contraction des vaisseaux capillaires, le refoulement du sang vers l'intérieur du corps ; un frisson plus ou moins intense, le phénomène connu sous le nom de chair de poule et la pâleur des tissus correspondant à cette première impression : une réaction plus ou moins franche ne tarde pas à lui succéder. Cet état est caractérisé par le retour du sang à la périphérie dû à la dilatation des capillaires, la rougeur de la peau qui en est l'indice, l'élévation du pouls, l'augmentation de la température du corps ; enfin un sentiment de bien-être, d'énergie, de souplesse, succède à l'impression désagréable du premier moment.

Suivant son mode d'application, l'eau froide produit sur l'organisme une action sédative ou une action excitante.

Lorsqu'elle est projetée sur le corps avec une certaine force sous la forme de douche générale ou localisée, elle produit une action excitante en rapport avec la sensibilité des sujets.

Simplement mise en contact avec la peau par immersion ou au moyen de lotions, l'eau froide possède, au contraire, une action tonique et sédative se manifestant lentement. Quant aux bains partiels, ce sont des excitants locaux, agissant sur la partie immergée et parfois plus rarement par suite de sympathies nerveuses sur la partie correspondante du corps qui est en dehors de l'eau.

Quoi qu'il en soit, jamais un malade ne doit suivre un traitement hydrothérapique, sous quelque forme que ce soit, sans avoir pris l'avis du médecin ; car, nous le répétons, cette méthode de traitement est une arme à deux tranchants avec laquelle il ne faut pas jouer, de crainte de se faire des blessures graves et souvent inguérissables. Il ne faut pas oublier non plus que le mode d'application de l'eau froide à la cure des maladies varie à l'infini, et qu'employée d'une façon banale, ainsi que malheureusement on a trop de tendances à le faire aujourd'hui, en s'adressant au premier garçon de bains venu, on risque fort d'aggraver sa situation et pour le moins de n'obtenir aucun effet salutaire.

HYPOSPADIAS.

On donne le nom d'hypospadias à un vice de conformation dans lequel l'orifice de l'urèthre, au lieu de s'ouvrir au sommet du gland, s'ouvre à la partie inférieure de la verge. Cette difformité est assez rare.

Le siège le plus commun de l'hypospadias est sous le gland, au niveau de la fosse naviculaire, puis par ordre de fréquence à l'angle formé par le pénis et le scrotum, et enfin au périnée ; dans ce dernier cas, le scrotum est fendu d'avant en arrière à la manière d'une vulve. Cette disposition constitue un *hermaphrodisme* apparent, d'autant plus apparent si les testicules sont retenus dans le ventre et si le pénis est très peu développé. Cette infirmité, si elle n'est pas une cause absolue d'*impuissance*, comme nous le verrons plus loin à l'article **Impuissance et stérilité** (voy. page 196), entraîne presque toujours l'*infécondité* du sujet.

J.-P. Frank, Sédillot, Petit-Radel, Ricord, Morgagni citent des exemples du même genre. Il est plus que probable que dans ces cas, c'est grâce à l'adaptation de la paroi du vagin, qui, en s'appliquant contre le pénis, supplée à la paroi inférieure de l'urèthre, qui manque, que le sperme peut cheminer jusqu'au col de la matrice. Morgagni cite à l'appui de cette manière de voir le pénis des tortues et des vipères, qui manque de plancher inférieur.

On peut dans certains cas, très rares à la vérité, tenter par une opération des plus délicates de réparer en partie cette malformation.

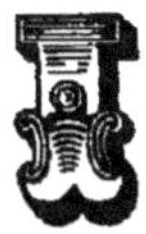

IMPUISSANCE ET STÉRILITÉ.

On désigne sous le nom d'impuissance ou d'anaphrodisie l'impossibilité dans laquelle se trouve l'homme d'accomplir le coït.

Pour que cet acte physiologique soit complet, il faut qu'il y ait introduction du membre viril, préalablement érigé, dans les organes génitaux de la femme, et éjaculation accompagnée d'un sentiment spécial de jouissance. Tout homme qui, par conséquent, ne pourra entrer en érection devra être considéré comme *impuissant;* de même, si, par suite de la direction vicieuse du pénis lorsqu'il est en cet état, cet organe ne peut être introduit dans le vagin, si sa longueur n'est pas suffisante pour le lui permettre, ou si ses dimensions exagérées, au contraire, s'opposent à son intromission, et enfin, alors même que les deux premières conditions seraient remplies, si elles n'étaient pas suivies d'éjaculation, il y aurait encore impuissance.

Quant à la question de savoir si le liquide éjaculé possède des propriétés fécondantes ou non, on n'a pas à s'en préoccuper si l'on se place au simple point de vue de l'impossibilité à exercer le coït, c'est-à-dire l'impuissance.

La stérilité, c'est l'incapacité de l'homme à procréer son semblable.

On voit donc qu'un individu stérile peut parfaitement jouir de toute sa puissance copulatrice, et par cela même accomplir normalement le coït, si la stérilité n'est déterminée chez lui que par l'absence de zoospermes dans la liqueur éjaculée dans le rapprochement sexuel. Du moment où il peut introduire dans le vagin un pénis rigide et que les frottements du membre viril contre les parois des organes de la femme déterminent chez lui l'émission voluptueuse d'un liquide, on ne saurait le taxer d'impuissance, puisque l'acte sexuel a parfaitement rempli les trois conditons physiques indispensables à son existence.

D'un autre côté, l'homme impuissant peut parfaitement ne pas être stérile. Si l'on tient compte, en effet, des faits bien certains dans lesquels on a vu des femmes concevoir à la suite de rapprochements incomplets où, l'intromission du pénis n'ayant pas eu lieu, le sperme avait été répandu à l'entrée du vagin, on peut donc, à la rigueur, admettre ce fait, bizarre en apparence, d'un homme incapable d'exercer le coït et pouvant néanmoins se reproduire dans certaines circonstances ; car l'érection du pénis n'étant pas absolument nécessaire pour qu'il y ait *émission* du sperme (nous ne disons pas *éjaculation*), il en résulte qu'il peut suffire qu'un homme réellement *impuissant*, c'est-à-dire privé d'érections, dépose à l'orifice de la vulve un liquide renfermant des animalcules spermatiques pour que la conception ait lieu.

Donc, pour nous résumer : tout individu qui, pour une raison ou pour une autre, ne peut pratiquer un coït *complet* (érection, intromission, éjaculation), est *impuissant*. Tout homme qui, malgré la facilité avec laquelle il exerce le coït, ne répand dans les organes génitaux de la femme qu'un liquide dépourvu de vertu prolifique, est *stérile*. Qui dit impuissance ne dit pas forcément stérilité, et réciproquement.

CAUSES DE L'IMPUISSANCE ET DE LA STÉRILITÉ.

L'impuisance et la stérilité chez l'homme peuvent être dues à un nombre pour ainsi dire incalculable de causes.

Il suffira au lecteur de parcourir l'énumération bien longue et pourtant incomplète de celles qu'on observe le plus souvent pour se rendre compte que le traitement de l'impuissance et de la stérilité est, selon les cas, du ressort de la chirurgie et de la médecine, et que parfois même il faut avoir recours simultanément à ces deux branches de l'art de guérir.

VICES DE CONFORMATION DE L'APPAREIL DE L'ÉRECTION.

Absence de la verge; — arrêt de développement de la verge; — direction vicieuse du pénis lors de l'érection; — grosseur ou longueur exagérée du membre viril; — épispadias et hypospadias; — exstrophie de la vessie (bifurcation de la verge); — causes qui contrarient le coït plutôt qu'elles ne l'interdisent (phimosis congénital, brièveté du frein, adhérences du prépuce et du gland).

VICES DE CONFORMATION DE L'APPAREIL SÉCRÉTEUR DU SPERME.

Absence des testicules; — cryptorchidie; — atrophie congénitale des testicules.

LÉSIONS OU MALADIES DE L'APPAREIL DE L'ÉRECTION.

Direction vicieuse du pénis due à des cicatrices ou au phagédénisme; — dilatation anévrysmatique des corps caverneux; — tumeurs de cause traumatique; — cancer du pénis; — ossification du pénis; — éléphantiasis du prépuce; — rétrécissements de l'urèthre; — tumeurs développées dans le voisinage de l'appareil génital et s'opposant au développement du pénis.

LÉSIONS DU SYSTÈME NERVEUX CENTRAL.

Lésions des nerfs qui se distribuent aux organes génitaux et aux muscles annexes; — lésions de l'appareil sécréteur du sperme (syphilis, tuberculose, cancer, anémie, inflammation).

TROUBLES DU SYSTÈME NERVEUX SANS LÉSION.

Névroses; — spermatorrhée; — aspermatisme.

PERVERSIONS DE L'IMAGINATION.

Caprice; — timidité; — amour-propre, etc.

ALTÉRATIONS DU SANG.

Diphthérie; — troubles digestifs; — anémie; — cachexies; — diabète sucré; — goutte.

INTOXICATIONS.

Plomb; — vapeurs de charbon; — sulfure de carbone; — alcool; — tabac.

INGESTION DE SUBSTANCES ANAPHRODISIAQUES.

DES DIFFÉRENTES CAUSES D'IMPUISSANCE ET DE STÉRILITÉ.

Impuissance produite par un vice de conformation de l'appareil de l'érection.

ABSENCE DE LA VERGE.

Il existe dans la science plusieurs exemples de ce vice de conformation.

Il est évident que, si un tel vice de conformation rend l'homme absolument incapable de se livrer au coït, il ne lui interdit pas d'une manière absolue de se reproduire, puisque rien ne s'oppose à ce qu'il émette un sperme doué de propriétés fécondantes, et qu'il le dépose à l'entrée des organes génitaux de la femme.

L'impuissance résultant de cette anomalie est donc incurable, mais il n'est pas impossible à l'art de secourir la nature dans ce cas pour favoriser l'introduction du sperme dans les organes féminins.

ARRÊT DE DÉVELOPPEMENT DU PÉNIS.

Chez certains sujets, les organes génitaux ne participent pas au développement régulier et progresssif de tout l'organisme. Sous l'influence de causes mal définies et peu connues encore, parmi lesquelles il faut néanmoins citer en première ligne la privation de toute jouissance vénérienne et de tout exercice sexuel jusqu'à un âge relativement avancé, il n'est pas aussi rare qu'on pourrait le croire au premier abord de voir des hommes être porteurs d'organes véritablement lilliputiens.

Le plus souvent, l'arrêt de développement porte également sur les testicules et le pénis, mais parfois aussi l'organe copulateur seul est de dimensions infimes, tandis que les testicules offrent un volume normal; plus rarement, le contraire a lieu.

On comprend donc que, si le pénis n'est pas plus développé que celui du jeune homme cité par Roubaud, qui, à l'âge de 19 ans, « avait une verge qui, lorsqu'elle était en érection, avait à peu près la grosseur d'un piquant ordinaire de porc-épic et était longue de 2 pouces. les testicules atteignaient à peine le volume d'une aveline, et étaient difficiles à trouver lorsque le scrotum, en se ratatinant, les refoulait en haut », le coït est presque impossible, et que l'homme qui offre un semblable vice de conformation peut être, à peu de chose près, qualifié d'impuissant.

DIRECTION VICIEUSE CONGÉNITALE DU PÉNIS LORS DE L'ÉRECTION.

On a pu observer, quoique bien rarement, des cas où la verge, lorsqu'elle est en érection, affecte une direction telle, soit qu'elle se recourbe en haut ou en bas, soit sur les côtés, que le coït est impossible.

L'impuissance déterminée par cette anomalie, qui du reste est fort rare, est incurable

GROSSEUR OU LONGUEUR EXAGÉRÉE DU MEMBRE VIRIL.

L'impuissance qui résulte des proportions excessives de l'organe de copulation n'est que relative, puisqu'il suffit à l'homme qui possède un organe aussi monstrueux de trouver un vagin capable de le recevoir pour lui permettre d'exercer le coït.

Quant à la stérilité qui quelquefois, en effet, tient à la longueur exagérée du membre viril, soit parce que, dans l'acte sexuel, les heurts de cet organe contre le col de l'utérus, en déterminant de vives douleurs à la femme, nuisent à la fécondation, soit parce que le sperme, au lieu d'être lancé contre l'orifice de la matrice, dépasse le but en se répandant dans les culs-de-sac du vagin, il est facile d'y remédier en recommandant l'usage d'un anneau plus ou moins volumineux selon les cas, qui, placé à la racine de la verge, obviera à cet inconvénient en diminuant naturellement de toute son épaisseur la longueur du pénis.

HYPOSPADIAS ET ÉPISPADIAS.

On donne le nom d'*hypospadias* à un vice de conformation dans lequel l'orifice de l'urèthre, au lieu de s'ouvrir au sommet du gland, s'ouvre à la partie inférieure de la verge.

Cette anomalie n'entraîne pas forcément l'*impuissance*, mais la direction du méat s'oppose à la *fécondité* du sujet porteur de cette infirmité, le sperme n'étant pas dirigé, lors de l'éjaculation, vers le col de l'utérus. Ce serait néanmoins à tort que l'on s'imaginerait que tout hypospade est forcément infécond.

On lit en effet, dans le Bulletin de la Faculté de médecine (1810), la description d'un jeune homme chez lequel l'orifice de l'urèthre s'ouvrait à trois centimètres du pénis. Lorsque le sujet renversait le gland sur le dos de la verge, il pouvait lancer ses urines à distance : il se maria et eut cinq enfants !

De beaucoup plus rare que l'hypospadias l'*épispadias* est un vice de conformation constitué par l'ouverture anormale de l'urèthre à la face dorsale de la verge.

L'épispadias n'est pas une cause fatale d'impuissance, mais la *stérilité* en est presque forcément le résultat, si par des moyens appropriés on ne parvient pas à diriger le sperme dans les organes de la femme.

Quant à la guérison radicale de ces deux vices de conformation, il faut dire que, si les progrès de la chirurgie permettent parfois aujourd'hui de remédier à ces tristes infirmités au prix d'opérations des plus délicates, leur succès est trop loin d'être assez certain pour qu'on doive y recourir à la légère.

EXSTROPHIE DE LA VESSIE. BIFURCATION DE LA VERGE.

L'*exstrophie de la vessie*, ou hernie de la vessie, est un vice de conformation constitué par l'absence de la paroi antérieure du réservoir des urines et par l'issue au travers des fibres écartées de la paroi abdominale, de sa paroi postérieure, qui forme alors une tumeur rouge, humide, fongueuse et facilement irritable. La bifurcation de la verge est une anomalie qui accompagne souvent cette triste difformité. On comprend que l'*impuissance* et la *stérilité* doivent être le résultat inévitable de semblables affections et sont presque toujours au-dessus des ressources de l'art.

CAUSES QUI CONTRARIENT PLUTÔT LE COÏT QU'ELLES NE L'INTERDISENT D'UNE FAÇON ABSOLUE.

PHIMOSIS.

On dit qu'il y a *phimosis* lorsque le prépuce est naturellement trop étroit pour que le gland puisse être découvert dans le coït; il cause alors un obstacle à l'exercice régulier de cet acte.

Le plus généralement le prépuce est non seulement trop étroit, mais il est encore allongé outre mesure, ce qui fait qu'en même temps que l'érection est rendue douloureuse par suite de l'emprisonnement du gland dans cette membrane, l'éjaculation est entravée.

Lorsque le *frein* est très court lors de l'érection, il tire en bas le méat urinaire plus ou moins fortement selon sa brièveté, et constitue ainsi une gêne considérable à l'érection, au coït et à l'éjaculation. Ici encore, au prix d'une légère opération qui consiste en un débridement obtenu par un simple coup de bistouri ou de ciseaux, on fait disparaître à tout jamais cette légère difformité.

Impuissance produite par une lésion ou une maladie de l'appareil de l'érection.

DIRECTION VICIEUSE DU PÉNIS DUE A DES CICATRICES OU AU PHAGÉDÉNISME.

Si, à la suite de blessures graves de la verge ou de pertes de substances déterminées par des ulcérations de nature syphilitique ou autre, la cicatrisation ne s'est pas faite régulièrement, il peut arriver que l'érection soit entravée, et que le tissu cicatriciel formant de véritables cordes inextensibles, la direction du membre viril soit changée lors de l'érection, de telle manière que la copulation ne puisse avoir lieu.

L'impuissance qui résulte de lésions de cette nature est incurable presque toujours.

DILATATION ANÉVRYSMATIQUE DES CORPS CAVERNEUX.

Soit congénitalement, soit par suite de violences exercées sur le membre viril, ou de rupture du tissu fibreux aréolaire survenue dans des efforts exagérés de coït, il peut arriver que une ou plusieurs cellules du tissu érectile se laissant distendre outre mesure par l'afflux sanguin lors de l'érection, il se forme une tumeur sanguine plus ou moins volumineuse qui apporte une gêne plus ou moins considérable au coït et parfois interdit complètement l'exercice de la fonction copulatrice.

On peut remédier assez aisément à l'impuissance qui résulte d'une telle lésion, par l'application d'appareils spéciaux qui, tout en permettant l'introduction du membre viril dans les organes de la femme, compriment suffisamment la tumeur anévrysmale.

MALADIES DU PÉNIS.

Le *cancer* peut être observé dans tous les tissus qui constituent le membre viril (peau, prépuce, gland, corps caverneux). L'impuissance relative qui en résulte est subordonnée évidemment à l'extension du mal et à la région qu'il occupe.

ÉLÉPHANTIASIS DU PRÉPUCE ET DE LA VERGE.

L'éléphantiasis du prépuce est une lésion de la peau avec hypertrophie du derme.

Sous l'influence de cette maladie cutanée, le prépuce prend parfois des proportions si considérables que le poids de la tumeur qu'il forme est une cause de gêne et d'embarras pour l'infortuné malade.

Dans les pays chauds l'éléphantiasis du prépuce s'accroît incessamment, tandis que dans les régions tempérées, il reste stationnaire et n'atteint jamais les proportions extrêmes. Cette horrible affection qui s'étend souvent au scrotum et plus rarement aux corps caverneux, survient quelquefois à la suite d'excoriations mal soignées.

L'impuissance est la conséquence de l'éléphantiasis de la verge et du prépuce : elle est incurable.

L'*ossification du pénis* porte spécialement sur la cloison des corps caverneux, qu'elle transforme en un corps rigide et inextensible qui, ne pouvant suivre le développement du tissu érectile, s'oppose à l'érection.

L'impuissance qui résulte de cette lésion est incurable.

MALADIES DU CANAL EXCRÉTEUR DE L'URINE ET DU SPERME.

Rétrécissements de l'urèthre. — La *stérilité* est souvent le résultat des rétrécissements de l'urèthre qui, en obstruant plus ou moins ce canal, s'opposent à la libre émission du sperme.

Quant à l'*impuissance,* il est reconnu aujourd'hui que les rétrécissements uréthraux peuvent la déterminer, soit en altérant les conditions anatomiques de la verge, soit en nuisant au développement physiologique du membre viril lors de l'érection.

Mais ici le remède est vite trouvé, car il suffit de rendre aux urines leur cours normal en détruisant la barrière uréthrale par une opération convenable pour restituer au malade toutes ses facultés viriles et prolifiques.

Impuissance produite par un vice de conformation de l'appareil sécréteur du sperme.

L'absence réelle des deux testicules, qu'elle soit le résultat d'un vice de conformation congénital ou de la castration, entraîne forcément *la stérilité*.

Mais il n'est pas impossible à un homme ainsi mutilé, quoique le fait soit bien rare, non seulement d'éprouver des désirs vénériens, mais encore de pratiquer un coït, normal en apparence, puisqu'il peut y avoir érection, intromission et émission avec sensation voluptueuse du liquide sécrété par la prostate et les autres glandes annexées à l'urèthre.

De ceci il ressort que la perte des deux testicules, qui fatalement condamne à la stérilité, n'interdit pas radicalement à tous l'exercice d'un coït auquel il ne manque, pour être complet, que la possibilité d'être fécond.

Cryptorchidie. — Il arrive souvent qu'un des deux testicules ne descend pas dans les bourses et reste, par conséquent, dans l'abdomen ou dans le canal inguinal; cette anomalie constitue la *monorchidie*. Si les deux organes n'accomplissent pas leur descente, cette disposition a reçu le nom de *cryptorchidie*.

Des observations indiscutables permettent de conclure : 1º que les *monorchides* sont aptes à la fécondation, mais qu'ils ne doivent cette faculté qu'à celui de leurs testicules qui a accompli sa migration complète ; 2º que les *cryptorchides* sont stériles, mais non pas impuissants. Il n'existe évidemment aucun remède à la stérilité qui résulte de ces vices de conformation.

L'atrophie congénitale ou accidentelle des deux testicules qui, parfois, est si prononcée, que ces organes n'offrent que le volume d'un haricot et même moins encore, entraîne une impuissance et une stérilité relatives qui ne sont pas incurables, car sous l'influence d'un traitement basé sur l'application de l'électricité (courants continus) nous sommes arrivé parfois à obtenir le développement de ces glandes.

Impuissance produite par une maladie ou une lésion de l'appareil sécréteur du sperme.

Les maladies, qui, telles que la *syphilis*, la *tuberculose*, le *cancer*, détruisent le tissu propre du testicule, déterminent l'impuissance et la stérilité lorsqu'elles intéressent à la fois les deux glandes.

Les *inflammations* aiguës de l'épididyme ou des testicules (*orchite*, *épididymite*) sont momentanément des causes d'impuissance et de stérilité, mais le plus souvent lorsque l'inflammation n'a pas été très intense, la résolution se fait si promptement et si complètement qu'elles ne laissent après elles aucun retentissement fâcheux sur l'exercice des fonctions viriles. Mais parfois le processus inflammatoire s'est fait à la fois avec une telle intensité et une telle rapidité que l'oblitération permanente des conduits excréteurs du testicule en est la conséquence. Dans ce cas, l'homme qui a été affecté d'une *double épididymite* est forcément condamné à la stérilité.

Impuissance produite par une lésion du système nerveux central.

L'érection est, comme nous l'avons dit plus haut, tenue entièrement sous la dépendance du cerveau et de la moelle épinière, puisqu'il suffit du simple souvenir d'ébats amoureux ou d'une idée lubrique quelconque pour déterminer la rigidité du membre viril. Par conséquent il est facile de comprendre que toute maladie des centres nerveux, lorsqu'elle affecte la partie du cerveau ou de la moelle qui correspond aux organes génitaux, peut empêcher l'érection et, par suite, produire l'impuissance.

Le traitement de l'impuissance, dépendant d'une affection des centres nerveux, ne saurait être indiqué ici avec quelque précision, car, ce ne doit être que lorsque l'anaphrodisie persiste après que la maladie du cerveau ou de la moelle a disparu, qu'on institue un traitement spécial, destiné à rendre au malade le libre exercice de sa virilité.

Impuissance produite par une lésion des nerfs qui se distribuent aux organes génitaux et aux muscles annexes.

Nous avons vu que plusieurs ordres de causes concouraient à produire la rigidité du membre viril; il est donc bien aisé de comprendre, alors même que l'intégrité du cerveau et de la moelle épinière est complète, que toute affection d'un ou de plusieurs des nombreux filets nerveux qui animent les diverses parties constituantes de l'appareil de l'érection, peut être une cause d'impuissance, soit en privant l'organe copulateur de sa sensibilité, soit en interrompant sa communication avec le cerveau.

L'anaphrodisie qui résulte de ces affections est plus ou moins prononcée, suivant que le nerf atteint anime une portion de l'appareil de l'érection jouant un rôle plus ou moins important dans ce phénomène physiologique.

Le traitement est dans ce cas des plus délicats, et ce ne sera qu'après des tâtonnements bien longs et par une étude minutieuse du malade, que le médecin parviendra à triompher du mal.

Impuissance produite par un trouble du système nerveux sans lésion.

NÉVROSES.

Il arrive parfois qu'il est impossible au médecin de constater l'existence d'une lésion du système nerveux capable d'expliquer un cas d'impuissance.

Les autopsies même ne révèlent, dans certaines circonstances, rien sur la nature de la cause productrice de l'anaphrodisie ; cela veut-il dire que la perte des fonctions viriles puisse survenir sans qu'il existe dans l'organisme une altération quelconque à laquelle on puisse la rattacher ? Oui, sans aucun doute !

Il arrive aussi qu'on peut rattacher parfois la perte de l'énergie virile à des névroses d'autres appareils que celui de la génération. L'estomac est, après le cerveau, de tous les organes, celui dont les troubles fonctionnels ont le plus d'influence sur l'exercice du coït.

Il suffit parfois de s'attaquer à l'affection stomacale et de la guérir pour redonner à un malade toute son énergie virile.

Il est une affection qui détermine maintes fois l'impuissance, c'est la **spermatorrhée.** Or cette maladie, qui peut dépendre de lésions de différente nature, est fréquemment aussi due à des troubles du système nerveux sans altération organique d'aucune sorte. Il existe, en effet, une véritable névrose de l'appareil excréteur du sperme dont l'effet immédiat est l'émission involontaire de ce liquide soit le jour, soit la nuit, le malade en ayant le plus souvent conscience, mais parfois aussi la pollution se produisant à son insu. On comprend que des pertes trop répétées de fluide séminal ont pour effet immédiat l'affaiblissement général de l'individu, puis ensuite la diminution, et enfin la perte totale de sa puissance virile, et cela plus ou moins rapidement et proportionnellement à la fréquence et à l'abondance des émissions de semence.

Il faut donc que le médecin intervienne énergiquement et sur l'heure, dès qu'une maladie de ce genre est constatée, car il est bon d'être prévenu que plus la spermatorrhée est ancienne, et plus difficile en est le traitement et la guérison.

Certains individus, quelle que soit la vigueur et la durée de leurs érections, ne peuvent, lors du coït, obtenir la moindre émission de sperme. Cet état singulier, qui a reçu le nom d'*aspermatisme*, est évidemment dû à un spasme des canaux éjaculateurs, phénomène d'autant plus prononcé que l'érection est plus vigoureuse et qu'il se produit chez un sujet plus nerveux. Et chose bizarre, chez les hommes atteints de cette infirmité, des pollutions abondantes ont parfois lieu pendant le sommeil.

On ne doit donc voir, dans cette singulière affection, qu'une cause de stérilité et non d'impuissance, puisque ceux qui en sont atteints peuvent se livrer au coït. Il peut, en outre, parfaitement se faire que la guérison soit obtenue subitement, grâce à une perturbation morale vive ou à une maladie intercurrente.

Impuissance produite par une perversion de l'imagination.

CAPRICE, AMOUR-PROPRE, TIMIDITÉ, etc.

Il n'est personne qui ne sache quelle est l'influence considérable qu'exerce l'imagination sur les organes génitaux. La seule idée de la possession de l'objet aimé suffit pour enflammer les sens bien longtemps avant que le moment tant désiré arrive.

Il est aisé de comprendre que, puisque la pensée seule d'un rapprochement sexuel, avant même que la moindre privauté ait eu lieu, suffit pour produire un tel ébranlement nerveux, dans certaines circonstances le contraire peut avoir lieu. Il est assez fréquent, lorsqu'on s'occupe spécialement des affections des organes génitaux, de recevoir les confidences de nouveaux mariés fort épris de leur femme, qui, à leur grand désespoir, voient la nuit de leurs noces : «*ce qui donne la vie au monde, rester mort et froid en eux.*» Quels que soient leurs désirs, eux qui la veille encore donnaient la preuve de la plus mâle vigueur par des érections persistantes déterminées par le seul espoir du bienheureux moment, se trouvent réduits à l'impuissance la plus complète lorsqu'ils se trouvent à même de satisfaire leur passion.

Si nous voulions énumérer simplement tous les faits bizarres d'anaphrodisie déterminés uniquement par une perversion de l'imagination, observés par nous ou relatés par les auteurs qui se sont occupés de la question, nous n'aurions certes pas de trop d'un gros volume pour les y renfermer.

Certaines maladies ont le triste privilège de jeter une perturbation profonde dans l'exercice des fonctions génitales par suite des idées mélancoliques qu'elles engendrent. En première ligne, il faut citer les affections vénériennes, alors surtout que, avant les traitements suivis, elles laissent à leur suite persister soit un écoulement (**blennorrhée**), soit des traces presque effacées d'éruptions syphilitiques.

Les excès de travail intellectuel sont aussi assez souvent la source d'un affaiblissement ou d'une perte même du sens génésique; néanmoins, ce serait une erreur de croire que les hommes de cabinet et de science sont en général peu portés vers les plaisirs vénériens; le contraire, en effet, a souvent lieu.

Le traitement de l'anaphrodisie par perversion de l'imagination est essentiellement du ressort de la médecine morale, c'est-à-dire que ce n'est qu'en s'adressant à l'imagination du malade qu'on peut espérer obtenir un heureux résultat.

Impuissance produite par une altération du sang.

ANÉMIE, CACHEXIES, DIABÈTE SUCRÉ, GOUTTE, INTOXICATIONS.

Nous croyons inutile de nous appesantir sur l'anaphrodisie symptomatique d'une *anémie* profonde; la débilité générale de l'organisme que détermine cette maladie est trop connue pour que nous insistions davantage. Quant au traitement à opposer à l'impuissance qui en est le résultat, il ne peut être autre que celui de l'anémie en général qui, basé sur les toniques et les reconstituants, est, par conséquent, des plus complexes.

Les *cachexies cancéreuses, syphilitiques, tuberculeuses* sont aussi, comme on le comprend facilement, des causes d'impuissance d'autant plus incurables que la maladie offre une forme plus grave et affecte plus profondément et depuis plus longtemps l'organisme.

Le *diabète sucré* ne tarde pas à produire d'abord une diminution progressive des désirs vénériens, puis une frigidité presque complète chez certains sujets, et qui n'est pas, ainsi qu'on pourrait le supposer, en rapport avec la quantité de sucre que renferment les urines. Quoi qu'il en soit, il est toujours sage d'analyser, au point de vue du sucre, les urines de tout homme qui, jeune encore, se plaint d'un affaiblissement notable de son énergie virile.

Sous l'influence de l'intoxication du sang, produite par l'introduction dans l'économie du principe morbide *diphthéritique*, il n'est pas rare d'observer de l'anaphrodisie. Ce phénomène est souvent le premier à indiquer au médecin soigneux le début de paralysies très graves qui, lorsqu'elles ne sont pas prises à temps et jugulées dès leur apparition, sont longues et difficiles à guérir. Il suffit quelquefois d'une simple *angine couenneuse* survenue chez un homme jeune et plein de vigueur, et alors que tout semble être terminé du côté de la gorge, pour déterminer une perte momentanée de la virilité.

La *goutte*, quoique bien plus rarement et cela seulement à la longue, peut déterminer l'anaphrodisie.

On a noté aussi fréquemment chez les malheureux ouvriers qui travaillent à la fabrication de la céruse (*carbonate de plomb*) une anaphrodisie parfois complète, tenue évidemment sous la dépendance de l'intoxication plombique.

L'intoxication par les *vapeurs du charbon*, alors que les sujets qui ont été asphyxiés momentanément sont revenus à la vie, laisse souvent à sa suite les organes génitaux dans un état de torpeur très prononcée, qui peut persister pendant un temps assez long.

D'après le Dr Delpech, les ouvriers occupés à la *fabrication du caoutchouc*, et par cela même forcés de manier du *sulfure de carbone*, sont très souvent réduits à l'impuissance la plus absolue.

Enfin, le poison le plus répandu dans toutes les classes de la société, l'*alcool*, puisqu'il faut l'appeler par son nom, est une des causes les plus fréquentes d'anaphrodisie. Pris à doses très modérées et de temps à autre seulement, il agit, au contraire, d'une façon favorable sur les organes génitaux et favorise l'érection en les stimulant doucement. Pris journellement et à doses croissantes, il finit, au contraire, par éteindre l'énergie virile et par faire disparaître tout désir sexuel. L'alcoolique s'émascule peu à peu lui-même, s'il nous est permis de nous servir de cette expression, et son abjecte passion ne tarde pas à détruire chez lui toute virilité, aussi bien morale que physique.

L'*abus du tabac* sous toutes ses formes de consommation, qu'il soit prisé, fumé ou chiqué, produit aussi chez certains sujets, quoique l'on ait soutenu le contraire, une impuissance plus ou moins prononcée. Nous avons fréquemment constaté qu'il était responsable de tout le mal dans des cas où il n'était pas possible d'attribuer à une autre cause l'anaphrodisie dont se plaignaient les malades. Du reste, plusieurs fois il nous a suffi de conseiller de cesser son usage pour voir, au bout de peu de temps, l'énergie virile reparaître, alors même que tout le traitement prescrit par nous avait consisté dans cette unique recommandation.

Impuissance produite par une maladie des organes voisins de l'appareil génital.

TUMEURS DÉVELOPPÉES DANS LE VOISINAGE ET S'OPPOSANT AU DÉVELOPPEMENT DU PÉNIS.

De même qu'un embonpoint exagéré (*obésité*) est quelquefois une cause relative d'impuissance, par suite de la gêne qu'apporte au rapprochement sexuel l'existence de la véritable tumeur formée par l'abdomen, de même une tumeur volumineuse, développée dans les régions qui environnent les parties sexuelles, interdit souvent le coït à celui qui la porte, alors même que les organes génitaux ont conservé leur intégrité absolue.

Il va sans dire que l'unique moyen de remédier à ce genre d'impuissance, c'est, dans le premier cas, un traitement efficace amenant une diminution notable du volume de l'abdomen et, dans le second, l'ablation de la tumeur, s'il n'existe pas de contre-indication à l'opération, ou sa disparition par l'usage de moyens médicaux, si la chose est possible.

Impuissance produite par l'ingestion de substances anaphrodisiaques.

Existe-t-il des substances douées de propriétés réellement anaphrodisiaques? Oui certainement ; mais ce qu'il faut ajouter, c'est que ce n'est que par suite d'un usage plus ou moins prolongé de ces agents que l'impuissance arrive.

Le *café*, dont certaines personnes font une si grande consommation, possède certainement une funeste influence sur les fonctions génitales.

Linné appelait le café la *liqueur des chapons*.

Notre observation personnelle nous a confirmé la vérité de ces assertions et nous a permis de constater, à plusieurs reprises, chez des hommes de cabinet, magistrats, littérateurs ou autres, forcés, pour lutter contre leur sommeil dans leurs veillées laborieuses, de faire un usage immodéré de café, l'influence nettement anaphrodisiaque de ce liquide pris à hautes doses. Pour résumer la question, disons que bien évidemment ce ne sera pas à la dose quotidienne d'une ou deux tasses que le café fera sentir au buveur sa triste influence, mais que si, par besoin ou par goût, on en fait abus, comme certaines personnes qui ne craignent pas d'en absorber plusieurs litres par jour, on ne tardera pas à voir ses forces viriles décliner rapidement.

De la médication aphrodisiaque en général.

Médicaments aphrodisiaques.

On vient de voir que chaque cas d'impuissance demande pour ainsi dire un traitement différent ; on peut aisément se rendre compte de l'impossibilité où se trouverait le médecin s'il voulait prescrire un médicament doué de propriétés stimulantes spéciales sur l'appareil de l'érection, applicable à tous les cas.

Trois corps ont une action aphrodisiaque incontestable : ce sont la **cantharide**, le **phosphore** et la **strychnine**. Malheureusement, ces substances sont en même temps douées de propriétés vénéneuses des plus énergiques ; aussi demandent-elles à être maniées avec la plus extrême prudence, si l'on ne veut pas s'exposer à produire les accidents les plus graves.

La cantharide ne détermine l'érection du membre viril que par suite de l'irritation qu'amène son passage dans les voies urinaires ; c'est particulièrement en exerçant sur le col de la vessie une action irritante et congestive que les préparations cantharidiennes produisent la rigidité du pénis. Ce n'est donc qu'en provoquant dans l'appareil urinaire un phénomène morbide plus ou moins accusé qu'on peut obtenir, par l'administration de ce médicament, l'effet désiré.

Absorbée en quantité trop considérable, la cantharide détermine la dilatation de la pupille, des vomissements, de la dyspnée et des inflammations graves des voies digestives ; son action nocive sur l'appareil urinaire se traduit par des néphrites et des cystites, dont l'issue est souvent funeste.

Enfin, les accidents les plus communs et les moins graves dus à son usage, même réservé, peuvent être des hématuries, de la dysurie très douloureuse et de la cystite du col. On voit donc avec quelle circonspection il faut recourir à ce dangereux médicament, lorsqu'il existe déjà le moindre phénomène en un point quelconque de l'appareil urinaire.

Tandis que l'afflux du sang dans la verge et par suite son érection ne sont déterminés par l'absorption de la cantharide qu'au prix d'une irritation plus ou moins accusée de l'urèthre et de la vessie, le phosphore, au contraire, ne produit ce résultat que parce qu'il possède les propriétés reconstituantes et stimulantes les plus énergiques.

Malheureusement, ce corps est un poison redoutable qui peut donner la mort à la dose de *quelques centigrammes*, et dont les effets s'accumulant rendent son administration très délicate. On l'a vu, en effet, à doses relativement très faibles, troubler profondément la santé générale et produire des accidents graves. Aussi n'est-ce qu'à bon escient, et après avoir tâté la sensibilité individuelle du malade à ce médicament pour proportionner les doses qu'on lui administre, et en en surveillant avec soin les effets, qu'on doit y recourir.

La strychnine, principe actif de la noix vomique et de la fève de Saint-Ignace, possède des propriétés qui en font un des plus précieux médicaments que la science possède.

En excitant les contractions des muscles des organes de la génération, elle facilite la rétention du sang dans les corps caverneux; et, par son action stimulante sur la moelle, elle favorise et régularise à la fois l'afflux nerveux nécessaire à la production de l'érection.

Quoique la strychnine soit, comme la cantharide et le phosphore un poison très énergique, son emploi offre moins de dangers, car on peut avec bien plus de certitude en mesurer les doses d'après les effets qu'elles produisent. Des phénomènes physiologiques, toujours les mêmes, indiquent au médecin, dès leur apparition, qu'il ne doit pas dépasser la dose, et qu'au contraire même il doit la diminuer.

Non seulement on administre à l'intérieur les trois substances dont nous venons de parler, mais encore on les fait entrer dans la composition des pommades, liniments, onguents, etc., dont les applications se font suivant les indications sur le périnée, la racine de la verge, la colonne vertébrale, etc. Quoiqu'il soit important d'agir toujours avec prudence lorsqu'on manie des agents médicamenteux doués de propriétés aussi toxiques, quelle que soit la forme sous laquelle ils sont employés, on comprend que leur usage est alors entouré de moins de périls.

Pris en petites quantités, car à fortes doses il possède une action stupéfiante des plus marquées sur tous nos organes, l'opium favorise l'afflux du sang dans la verge.

Un fait d'observation clinique corrobore cette assertion : dans la blennorrhagie, loin de calmer les érections, il ne fait au contraire que les augmenter. On peut donc, dans le traitement de l'impuissance, mais dans des circonstances bien rares, retirer quelque bénéfice de son usage.

En général tous les corps qui possèdent la propriété d'augmenter l'activité circulatoire peuvent trouver leur application dans la cure de l'impuissance.

On ne doit donc pas être surpris de voir indiquées, par la plupart des auteurs qui ont traité la question, comme capables de stimuler les fonctions viriles, des plantes aromatiques, telles que le gingembre, la cannelle, la menthe, la vanille, le roseau aromatique, le ginseng, l'absinthe, etc... Il est bien évident que ce ne sera qu'à titre d'adjuvants, et sans leur attribuer la même efficacité qu'aux médicaments dont nous venons de parler, qu'on les conseillera dans le cas qui nous occupe ; mais ce serait une erreur de nier leurs vertus et de négliger de les employer dans le traitement de l'impuissance.

Il existe donc deux classes de médicaments auxquels on doit avoir recours dans le traitement de l'impuissance :

1° Ceux qui ont une action aphrodisiaque directe et très énergique sur les organes de la génération : ce sont la cantharide et la strychnine ;

2° Ceux qui, en activant la circulation générale et en augmentant par conséquent l'énergie des fonctions vitales, agissent indirectement sur l'érection : ce sont, à des degrés divers, tous les *stimulants* en général, le phosphore en tête, et, en particulier, certaines plantes aromatiques.

DE L'HYDROTHÉRAPIE.

Nous sortirions du cadre forcément restreint que nous nous sommes tracé, si nous voulions exposer ici tous les cas d'anaphrodisie auxquels cette médication peut convenir; mais ce que nous venons de voir de son mode d'action peut permettre d'affirmer qu'on n'aura qu'à se féliciter de son emploi dans le traitement de l'affection qui fait le sujet de cet article.

DE L'ÉLECTRICITÉ.

Les indications de la médication électrique sont des plus formelles dans un grand nombre de cas d'impuissance. Il nous suffira d'énumérer simplement les affections, causes immédiates ou éloignées d'anaphrodisie, dans lesquelles nous y avons eu recours avec succès, pour qu'on puisse apprécier à sa juste valeur cette méthode de traitement.

Anémie générale et locale. — Engorgements ganglionnaires. — Etat congestif du cerveau. — Congestions en général. — Constipation opiniâtre. — Contractures du col de la vessie. — Inflammation, engorgements et hypertrophie de la prostate. — Rétrécissements de l'urèthre. — Circoncision. — Hémorrhoïdes. — Hydrocèle. — Varicocèle. — Spermatorrhée. — Maladies de la moelle épinière. — Orchite. — Végétations. — Tumeurs. — Obésité. — Névralgies de l'urèthre et de la vessie. — Priapisme. — Paralysie de la sensibilité et du mouvement.

C'est aux *bains électriques* généraux et locaux que nous devons les succès les plus éclatants de la cure de l'impuissance.

DU MASSAGE.

Le massage de tout le corps ou du périnée seulement, suivant les indications, rend, soit seul, soit combiné avec l'hydrothérapie et l'électricité, les plus grands services dans le traitement de l'impuissance, à la condition d'être pratiqué par des mains habiles.

DES MOYENS ARTIFICIELS EMPLOYÉS POUR ATTIRER LE SANG DANS LES CORPS CAVERNEUX.

Ventouses. — Sinapismes.

Un médecin de la première partie du siècle, le Dr Mondat, a eu l'idée de chercher, par l'application de ventouses sur le membre viril, à appeler le sang dans les corps caverneux. La ventouse particulière et appropriée à la forme du pénis dont il se servait dans ce but a été décrite par lui sous le nom de *congesteur*.

Le congesteur peut rendre les plus grands services dans les cas où l'érection, sans faire absolument défaut, est incomplète, ce qui tient le plus souvent, indépendamment de toute autre cause, au peu de perméabilité des cellules caverneuses et spongieuses, et ensuite au défaut d'extensibilité de leurs parois ; il suffit parfois alors de quelques applications du congesteur pour parfaire l'érection et pour vaincre la résistance à la dilatation offerte jusque-là par les mailles du tissu érectile.

L'emploi du congesteur est de plus nettement indiqué lorsque le défaut d'érection est tenu sous la dépendance d'un état inflammatoire ancien, qui a déterminé une altération plus ou moins profonde des conditions anatomiques des parties constituantes de la verge.

Mais pour tirer de son emploi toutes les ressources qu'on est en droit d'en attendre, et pour ne pas déterminer des accidents par des manœuvres mal comprises, il est important de savoir qu'il faut se servir de cet excellent procédé avec circonspection.

On a conseillé dans le même but d'entourer la verge de *sinapismes*. C'est un piètre moyen, d'une efficacité fort douteuse et en tout cas très pénible à endurer.

DE LA FLAGELLATION.

La flagellation, employée comme moyen d'éveiller le sens vénérien, nous a été transmise par les anciens.

L'efficacité d'un semblable moyen n'est plus à discuter, mais ses effets sont essentiellement fugaces, et la luxure en tire les profits immondes que l'on peut supposer. Malgré l'immoralité apparente qui s'attache à l'usage d'un semblable moyen, et partant de ce principe qu'il n'est pas permis au médecin, dans le traitement d'une maladie telle que l'impuissance, de dédaigner une ressource de cette valeur, nous avons pensé à utiliser ce procédé et à en régulariser l'emploi.

Ne pouvant ni ne voulant, comme bien on pense, appliquer la flagellation avec les procédés brutaux mis en usage dans un simple but de libertinage, nous nous servons à cet effet d'un balai métallique qu'on peut à volonté mettre en communication avec un appareil électrique.

Les moyens thérapeutiques dont on dispose pour le traitement tant médical que chirurgical de l'impuissance sont en résumé des plus complexes et des plus variés. Il est donc absolument nécessaire que le praticien, qui est appelé à traiter ce genre d'affections, soit à la fois médecin et chirurgien, car ce ne sera le plus souvent qu'en utilisant concurremment les ressources qu'offrent les deux branches de l'art de guérir, qu'il obtiendra un résultat favorable.

PRÉPARATIONS CONTRE L'IMPUISSANCE.

Vin aphrodisiaque. (Dr MOREAU-WOLF.)

Gousses de vanille....	
Cannelle..	de chaque 25 gr.
Ginseng.............	
Rhubarbe...........	
Musc....................	5 centigr.

Macis	10 grammes.
Gingembre.	20 —
Safran	5 —
Girofle	10 —
Vin de malaga	1 litre.

F. macérer pendant quinze jours en agitant soir et matin, filtrez et ajoutez :

| Teinture d'ambre | 15 gouttes. |

Deux petits verres à vin de liqueur par jour.

Tablettes de Ginseng.

Sucre en poudre	100 grammes.
Vanille en poudre	25 —
Ginseng en poudre	4 —
Musc	5 centigr.
Muscade	10 grammes.
Macis	5 —

Mêlez et ajoutez :

| Huile essentielle de cannelle. | V gouttes. |
| Teinture d'ambre concentrée. | II — |

M. avec S. Q. de mucilage de gomme adragante. F. des tablettes de 1 gr.; à prendre cinq à six par jour.

Liniment stimulant.

Esprit de genièvre	}	
Alcoolat de serpolet	} de chaque 80 gr.	
Alcoolat vulnéraire	}	
Essence de térébenthine	15 grammes.
Pétrole	25 —
Ammoniaque liquide	1 —

M. S. A.

On frictionne légèrement deux fois par jour le périnée, la partie inférieure des reins et la base de la verge.

Poudre stimulante.

Sucre vanillé..................... 50 grammes.
Cannelle pulvérisée........ ⎫
Muscade pulvérisée........ ⎬ de chaque 10 gr.
Ambre gris pulvérisé.......... 2 grammes.

Mêlez et divisez en vingt paquets.

A prendre quatre par jour dans un peu d'eau.

OBSERVATION 1.

Trente-deux ans. — Excès de jeunesse. — Impuissance presque complète.
Guérison en deux mois et demi.

M. S..., âgé de 32 ans, vient nous consulter pour une impuissance complète.

D'une constitution robuste, d'un tempérament vigoureux, M. S... a abusé de bonne heure des plaisirs vénériens. Depuis environ six ans il constate un affaiblissement graduel de ses facultés viriles. Les érections sont incomplètes, l'éjaculation a lieu au contact le plus léger, et la copulation est pour ainsi dire impossible.

M. S..., sur le point de contracter un mariage, a déjà consulté, il y a quelques mois, un de nos grands chirurgiens, qui lui prescrivit un traitement reconstituant qui réussit à redonner pendant quelques jours un peu de force et une excitation factice à l'appareil génital. Cette amélioration ne se soutenant pas, un des amis de M. S..., lui ayant parlé de notre méthode et du succès que nous avions obtenu chez lui, il se décida à venir nous consulter.

Après l'avoir questionné et avoir reconnu que la cause de l'impuissance était toute locale, nous prescrivîmes des lotions froides sur la région sacrée et le périnée, des lavements froids, plus tard des douches sulfureuses; nous cautérisâmes très légèrement l'orifice des canaux éjaculateurs, et, après six semaines de ce traitement très simple, l'état génital de M. S..., était déjà complètement transformé, les érections étaient revenues assez énergiques; nous fîmes persister le malade encore tout un mois dans son traitement, et, après ce nouveau laps de temps, il nous déclara être satisfait de l'essai qu'il fit de ses forces viriles. Nous lui conseillâmes à ce sujet une grande réserve et la continuation des douches sulfureuses, au moins pendant deux mois, une fois par semaine.

M. S... s'est marié, depuis trois ans il n'a pas éprouvé de rechute, il est père de deux enfants, et tout fait présager que la guérison est définitive.

OBSERVATION II.

Vingt-huit ans. — Ancienne syphilis constitutionnelle. — Impuissance résultant d'une altération du sang et d'une orchite chronique. — Guérison en trois mois.

M. F..., négociant, vint, il y a trois ans, nous demander nos conseils pour une impuissance presque complète. Il nous raconte avoir été affecté, il y a cinq ans, d'ulcérations à la couronne du gland; plus tard, il a eu des maux de gorge, son médecin lui prescrivit un sirop dépuratif et des pilules dont il fit usage pendant un mois; ensuite il cessa tout traitement, ne souffrant plus et se croyant complètement guéri.

M. F... est marié depuis quatre ans, et malgré son extrême désir d'avoir des enfants son union est restée stérile.

Le malade urine largement, donc le canal est libre; la santé générale est assez bonne, sauf quelques petites douleurs siégeant dans le testicule gauche, qui est très volumineux, et dont la surface bosselée affecte la dureté qui caractérise le testicule dit syphilitique. Le testicule droit a été deux fois le siège d'inflammations à la suite d'uréthrite aiguë. Nous analysons l'urine, elle ne contient ni sucre, ni albumine, ni spermatozoïdes. Nous examinons également la liqueur séminale, et nous n'y découvrons pas un seul spermatozoïde.

Cette dernière circonstance nous fait présumer que M. F... est certainement atteint de syphilis constitutionnelle, que le traitement anti-syphilitique ayant été suffisamment prolongé, il existe chez lui une altération du sang qui empêche le sang d'être élaboré de qnalité suffisante pour l'accomplissement de la fécondation.

Nous soumettons M. F... à un traitement spécifique; nous prescrivons de plus des préparations martiales, une hygiène approprié et une continence absolue. Après trois mois de soins (soins qui n'ont pas empêché le malade de vaquer à ses occupations un seul instant), le testicule engorgé était redevenu complètement normal, les douleurs n'existaient plus. Un nouvel examen de la liqueur séminale nous fait découvrir des animalcules en grande quantité, et, nous pouvons déclarer à M. F... que nous le considérons comme radicalement guéri.

Nous le revoyons quelquefois et nous avons appris avec satisfaction l'heureux accouchement de Mme F....

OBSERVATION III.

Trente-six ans. — Impuissance nerveuse. — Suite d'excès de jeunesse. — Marié depuis quatre ans. — Difficulté pour accomplir l'acte sexuel. — Guérison en deux ans.

M. B..., négociant, âgé de 36 ans, vient nous consulter pour une impuissance dont il a ressenti les premiers symptômes il y a environ cinq ans. M. B... s'est livré à la masturbation de 16 à 25 ans, et, à cette époque, il a éprouvé des accidents nerveux de diverses sortes. Il nous raconte que depuis son mariage, il a toujours éprouvé une grande difficulté pour accomplir le coït. Les érections sont incomplètes, l'éjaculation est immédiate, et la semence, au lieu d'être projetée, s'écoule en bavant; les désirs vénériens sont presque nuls, les fonctions digestives s'exécutent mal, il existe une prostration générale, plutôt morale que physique, car le malade, quoique ne souffrant pas, s'affecte beaucoup de sa situation.

L'examen des organes génitaux ne nous fait pas reconnaître de mauvaise conformation, seulement les testicules sont mous, le scrotum très flasque, le méat urinaire très rouge et boursouflé. L'examen microscopique des urines nous fait reconnaître un certain nombre d'animalcules spermatiques; nous en concluons qu'il existe un écoulement insensible de sperme, et que l'impuissance dont M. B... est atteint a pour cause unique un affaiblissement local de l'appareil génital, lequel affaiblissement résulte évidemment de l'habitude funeste contractée et continuée sans doute longtemps dans l'âge adulte.

Nous prescrivons immédiatement une médication corroborante,

des préparations martiales, des applications toniques locales, et, sans avoir recours à des moyens excitants, toujours dangereux en pareil cas, nous obtenons une guérison complète après soixante-dix-sept jours d'un traitement très facile à exécuter, mais qui réclame persévérance.

OBSERVATION IV.

Trente-deux ans. — Incontinence d'urine avec douleurs et impuissance. — Suite d'excès de jeunesse. — Traitement et guérison en vingt-six jours.

M. L..., employé de commerce, nous consulte et nous dit uriner jour et nuit quinze ou dix-huit fois; il n'a plus d'appétit, il maigrit considérablement; les fonctions génitales n'existent plus, et cette situation va en s'aggravant depuis dix-huit mois. Le malade n'a jamais eu d'affection des organes génitaux; mais, depuis l'âge de 16 ans, il a beaucoup abusé de la masturbation.

M. L... a suivi sans succès deux traitements médicaux; l'exploration de l'urèthre nous fait constater un peu d'épaississement de la partie profonde du canal et surtout une très vive sensibilité de la région prostatique. Nous diagnostiquons une inflammation chronique de cette portion profonde du canal produisant un léger rétrécissement. Les urines sont normales. Nous prescrivons immédiatement un régime et une hygiène sévère, des bains prolongés, des opiacés, et après avoir obtenu par ces moyens un amendement notable, nous décidons le malade à se laisser faire une légère cautérisation du col vésical, afin d'obtenir, par substitution, un changement dans la forme de l'inflammation. En effet, après deux cautérisations, faites à quinze jours de distance, les envies d'uriner ont complètement cessé, il n'existe plus de douleurs dans la partie profonde du canal ni au méat urinaire, et après vingt-six jours de traitement, la guérison paraît complète; le malade, qui habite la province, nous avait promis de nous tenir au courant et de nous prévenir s'il éprouvait de nouveaux symptômes; depuis deux années, n'ayant pas eu de ses nouvelles, nous devons supposer qu'il est resté dans le même état satisfaisant, s'il a pu abandonner ses funestes habitudes d'onanisme, causes de sa maladie.

OBSERVATION V.

Impuissance datant de quatre années. — Plusieurs traitements infructueux.
— Examen de l'urine au microscope. — Cautérisations superficielles.
— Guérison complète en un mois et demi.

M. A. S..., âgé de 43 ans, vient nous consulter pour une impuissance complète datant de quatre années environ. M. S... est très vigoureusement constitué, il ne souffre pas, et toutes les autres fonctions s'accomplissent convenablement.

M. S... nous dit ne pouvoir effectuer le rapprochement sexuel, parce que l'idée seul de ce rapprochement provoque une érection incomplète et détermine l'écoulement immédiat du liquide spermatique.

M. S... a abusé de la masturbation de 14 à 25 ans, et il nous avoue également avoir fait plus tard des excès de diverses sortes.

Plusieurs traitements ont été essayés sans avoir produit de résultats appréciables ; l'un d'eux a seulement surexcité l'appareil génital pendant quelques jours, mais ce léger changement n'a eu aucune suite. Nous examinons le malade et nous constatons que les parties sexuelles sont bien conformées, mais qu'il y existe un état de relâchement considérable : les testicules, leurs enveloppes et la verge sont mous, flasques et décolorés ; le méat urinaire est assez rouge, ses bords, légèrement tuméfiés, laissent suinter aussitôt qu'on le presse un liquide filant, blanchâtre, ayant les apparences du sperme.

M. S... nous dit avoir remarqué dans ces derniers temps que son urine est, surtout le matin, comme mélangée à une petite quantité de filaments blanchâtres, et que ce léger nuage tombe peu à peu au fond du vase. Nous examinons l'urine au microscope, et nous constatons que ce liquide renferme un certain nombre de spermatozoïdes.

Le malade était donc atteint de pertes insensibles, et malgré l'absence de symptômes généraux, nous supposons que le manque de tonicité des canaux éjaculateurs est l'unique cause de cette déperdition du sperme, et consécutivement de l'impuissance habituelle.

Après avoir prescrit un traitement local très tonique, des préparations martiales, nous fîmes une première cautérisation supefircielle de l'orifice des conduits éjaculateurs. Au bout de vingt-trois jours de traitement, les érections étaient déjà plus persistantes, et elles n'étaient pas accompagnées de pertes aussi immédiates; nous fîmes continuer le même traitement, nous refîmes une nouvelle cautérisatiou, et bientôt nous eûmes l'extrême plaisir d'obtenir un résultat complet. Le traitement avait duré quarante-six jours seulement, et le malade n'eut pas à s'aliter un seul instant. Il continua de vaquer à ses occupations et ressentit à peine pendant quelques heures une légère cuisson.

M. S... suivit notre conseil et s'abstint d'abord de rapports sexuels trop fréquents ; il continua le régime prescrit jusqu'à son mariage, qui eut lieu quinze mois après la cessation de nos soins.

M. S... a continué d'être dans un état de virilité très satisfaisant, et nous remercie quelquefois d'avoir pu lui rendre une vigueur qu'il croyait à jamais perdue.

Cette observation est une nouvelle preuve de ce que nous ne saurions trop répéter, que, même chez certains individus très vigoureux, les excès précoces peuvent causer des lésions purement locales; qu'en prescrivant seulement des traitements généraux (traitements indispensables dans d'autres cas), on n'arrive pas toujours à la guérison, qu'il faut de toute nécessité agir sur cette cause locale et restituer par les moyens que donne une longue expérience de ces cas spéciaux la virilité amoindrie ou abolie.

INCONTINENCE D'URINE.

Maladie caractérisée par l'écoulement involontaire des urines.

DE L'INCONTINENCE NOCTURNE CHEZ LES ENFANTS.

Les causes de cette infirmité qu'on observe si fréquemment chez les enfants sont encore peu connues : le plus souvent elles résident uniquement dans une névrose. En général cette affection ne persiste pas dans l'âge adulte, surtout chez les jeunes gens, car il n'est pas très rare de trouver des jeunes filles de 18 à 20 ans qui urinent encore involontairement la nuit.

La longueur du prépuce en est souvent cause chez les petits garçons : nous avons du reste constaté que l'incontinence nocturne était très rare chez les enfants israélites.

Le traitement de cette maladie est des plus complexes et varie suivant la nature de la cause à laquelle on pense devoir l'attribuer. Il est plein d'incertitudes et généralement impuissant dans la grande majorité des cas. L'incontinence nocturne des enfants dure plus ou moins longtemps, avec des intermittences pendant lesquelles le malade semble guéri, jusqu'au jour où, après des mois ou des années, brusquement, sans raison apparente, cette infirmité disparaît. Quelque rare que paraisse être l'efficacité des diverses médications, on aurait tort de ne pas faire suivre un traitement à l'enfant, car, somme toute, on réussit quelquefois.

Lorsque la maladie n'est qu'une affaire d'habitude et de paresse, les moyens moraux, tels que la frayeur, les punitions, l'intimidation, suffisent souvent pour guérir les petits malades.

Lorsqu'on attribue l'incontinence à une faiblesse générale on prescrit les toniques, les bains froids, l'hydrothérapie ; contre l'élément spasmodique on conseille la belladone, le bromure de potassium, la strychnine, la noix vomique, l'électrisation, etc.

Quant aux procédés chirurgicaux, tels que la cautérisation du col de la vessie, les cathétérismes répétées, etc., nous n'y avons plus jamais recours, ne les ayant jamais vu réussir, et en ayant souvent constaté, au contraire, les mauvais résultats.

En résumé, l'incontinence nocturne des urines chez les enfants est une affection de nature nerveuse dont le traitement, très délicat, est d'une efficacité douteuse, et qui en général disparaît d'elle-même à l'approche de la puberté et parfois même bien avant, après n'avoir duré que quelques mois.

DE L'INCONTINENCE DES URINES SYMPTOMATIQUES.

L'écoulement involontaire des urines, ayant lieu le jour aussi bien que la nuit d'une façon continue ou intermittente, peut dépendre de différentes maladies. C'est à tort qu'autrefois on expliquait cette infirmité en l'attribuant à la miction par regorgement (V. **Rétention d'urine**) et à la paralysie des fibres musculaires du col de la vessie. Bien d'autres causes, en effet, sont capables de la produire et entre autres : un calcul ou un fragment de calcul engagé dans le col de la vessie, une cystite très intense, une hypertrophie du lobe moyen de la prostate, qui, lorsqu'elle est considérable, s'interpose entre les bords latéraux du col de la vessie, une contracture spasmodique des parois de la vessie qui chasse l'urine au fur et à mesure de son arrivée dans sa cavité, etc.

On observe aussi une incontinence d'urine dite par regorgement; la vessie se trouvant distendue outre mesure, l'urine s'échappe goutte à goutte; cette variété de la maladie s'observe surtout chez les vieillards.

Le traitement de l'incontinence des urines est donc dans ce cas celui même de la cause qui la détermine.

Traitement palliatif. — Pour diminuer les fâcheuses conséquences de l'écoulement involontaire des urines, on fait usage d'appareils destinés à recueillir le liquide à mesure qu'il s'écoule et auxquels on donne le nom d'urinaux. Ce sont des sacs en caoutchouc dans lesquels on emprisonne la verge et qui se terminent à leur partie inférieure par un tube à robinet qu'on ouvre pour faire écouler le liquide lorsque le réservoir est rempli.

On emploie aussi des appareils compresseurs formés de deux plaques métalliques recouvertes de peau, entre lesquelles on place le membre viril, et qu'on rapproche au moyen d'une vis, de façon à comprimer le canal de l'urèthre et à empêcher la sortie de l'urine. On comprend que ce ne sont là que des moyens palliatifs et d'une assez pénible application.

TRAITEMENT DE L'INCONTINENCE D'URINE.

Le traitement de cette affection diffère selon que l'incontinence est continue ou intermittente. Lorsque l'écoulement est continu, la maladie peut être due à un relâchement, une atonie du côl de la vessie; alors nous faisons faire, avec succès, des applications aromatiques sur le périnée; on administre en même temps les toniques, le quinquina.

Nous prescrivons avec un succès constant notre saccharolé martial à base de gentiane et de fer.

Il est quelquefois nécessaire d'employer l'électricité.

Si l'on soupçonnait l'existence d'un calcul, après une exploration attentive révélant sa présence, le seul moyen de guérison serait l'extraction du corps étranger.

Lorsque l'incontinence est le résultat d'une sensibilité nerveuse exagérée, on fait généralement cesser cet état d'irritabilité par des bains tièdes prolongés, des lavements antispasmodiques, le diascordium à la dose de 1 à 4 gr., les injections vésicales froides, avec une sonde à double courant, moyens qui sont parfois héroïques.

Les préparations de noix vomique rendent de grands services dans cette affection, surtout dans sa forme intermittente.

La belladone, la résine de mastic donnent aussi d'excellents résultats, mais ces dernières préparations demandent la plus grande prudence dans leur administration.

L'application réitérée de ventouses sèches au périnée, ainsi que l'électrisation localisée, nous ont réussi dans un grand nombre de cas.

Pilules contre l'incontinence d'urine.

Extrait de seigle ergoté..... 5 grammes.
Racine de réglisse pulv..... S. Q.

F. 25 pilules, six à huit par jour.

INCRUSTATIONS CALCAIRES DES PAROIS DE LA VESSIE

Par suite de l'inflammation de la membrane muqueuse de la vessie il se forme du pus, et à mesure que l'urine descend du rein elle se décompose en présence de ce liquide et laisse alors déposer des *phosphates* qui, s'ils ne sont pas éliminés avec les urines, peuvent s'agglomérer et former des calculs.

Mais il est assez fréquent d'observer de véritables incrustations des parois de la vessie constituées par le dépôt de ces sels, qui, n'ayant pas trouvé dans la vessie de corps étrangers, tels que : caillots sanguins, corps étrangers, graviers d'acide urique ou d'urates, conglomérats muco-purulents à la surface desquels ils puissent se déposer, ont adhéré aux parois du réservoir urinaire.

Ces plaques calcaires ont généralement peu d'épaisseur et se détachent, soit d'elles-mêmes, sous l'influence des contractions de la vessie, soit lorsqu'une sonde ou une bougie vient à les heurter. Lorsque leur présence est constatée il faut se hâter de pratiquer des irrigations dans la vessie pour les détacher et faciliter leur sortie.

Le liquide auquel nous donnons la préférence pour cela est une solution au 1000° d'acide phénique dans l'eau ordinaire.

INFIBULATION.

Opération pratiquée autrefois pour empêcher un homme d'avoir des rapports sexuels ou de se livrer à la masturbation.

Elle consiste, après avoir ramené le prépuce sur le gland, à passer un anneau métallique à travers cette membrane, et soit à en souder les deux extrémités, soit à y adapter un petit cadenas.

INFILTRATION URINEUSE.

« L'urine, disait Velpeau, est un des liquides les plus dangereux de l'économie, et qui produit les ravages les plus affreux quand il est sorti de ses canaux naturels et qu'il s'est infiltré dans le tissu cellulaire. »

En effet, lorsque par suite d'une plaie du rein, des uretères, de la vessie ou de l'urèthre, l'urine vient à s'infiltrer dans les tissus, elle produit un phlegmon diffus qui gagné de proche en proche avec une rapidité souvent foudroyante, frappant de gangrène la région intéressée, en même temps que le malade, qui exhale une odeur urineuse caractéristique, présente les signes d'un véritable empoisonnement, connu sous le nom d'infection urineuse, et caractérisé par des frissons intenses, l'accélération et la petitesse du pouls, un abattement extrême, des hoquets et des vomissements. La mort survient souvent dans le coma.

L'urine s'infiltre dans les tissus avec une rapidité extrême, et il n'est pas rare de constater sa présence en des points très éloignés de la solution de continuité, qui lui a permis de sortir de ses voies naturelles; ainsi on a vu l'infiltration urineuse, partie de la verge, parvenir jusqu'au cou des malades.

Le traitement de ce terrible accident se résume en ces deux indications : 1° donner au plus tôt, par de larges incisions, issue à l'urine infiltrée; 2° s'opposer à ce qu'elle continue à s'infiltrer dans les tissus par la solution de continuité qui lui a donné passage.

En même temps qu'on luttera contre la faiblesse du malade par des toniques, on cherchera à enlever à l'urine ses qualités malfaisantes par des tisanes appropriées.

Il est bon de savoir aussi qu'il n'est pas nécessaire qu'il existe une très grande plaie pour que l'infiltration urineuse se produise, une simple éraillure suffit dans certains cas.

INJECTIONS.

Injections intra-uréthrales. — Les injections pratiquées dans l'urèthre en vue de tarir l'écoulement, résultant d'une uréthrite simple ou d'une blennorrhagie, ne réussissent souvent pas à obtenir le résultat désiré pour plusieurs raisons : 1° parce qu'en général les malades les pratiquent maladroitement, avec un instrument défectueux ; 2° parce qu'on y a recours à un moment inopportun de la maladie ; 3° parce qu'enfin leur composition ne correspond pas à l'état du canal, qu'elles sont, en un mot, trop ou pas assez actives.

L'instrument auquel nous donnons la préférence pour les injections uréthrales est une petite poire en caoutchouc d'une capacité de 12 grammes environ, munie d'un petit embout ou canule en os ou en ivoire, légèrement renflé à 0ᵐ,02 de son extrémité. En pressant sur la poire on chasse l'air qu'elle renferme et on n'a plus, après avoir plongé la canule dans le liquide de l'injection, qu'à cesser toute pression pour que le liquide remplisse le petit réservoir. Le malade s'asseoit alors sur le bord d'un siège à dossier, les jambes étendues et écartées et les reins bien appuyés. Prenant alors de la main droite la poire à injection, et tenant le gland légèrement de la main gauche, il introduit la canule, en ayant soin de diriger son extrémité un peu en bas vers la paroi inférieure du canal jusqu'à ce qu'elle ait pénétrée de 0ᵐ,02 environ. Il serre alors suffisamment le gland pour bien appliquer les parois de l'urèthre contre la canule, et pressant sur la poire d'une façon continue, il fait pénétrer l'injection dans le canal ; lorsqu'il sent que celui-ci est rempli, il retire brusquement l'instrument en même temps qu'il exerce avec les doigts de la main gauche une pression suffisante au niveau du méat urinaire pour empêcher la sortie du liquide.

Après être resté immobile dans cette position pendant deux ou trois minutes, il ouvre les doigts et laisse le liquide injecté sortir.

Les injections sont : *Caustiques ;* telles sont celles au nitrate d'argent, au sublimé, à la teinture d'iode.

Astringentes ; à l'acétate de plomb, sultate de zinc, de cuivre, de fer, à l'alun, au tannin, au cachou, etc.

Isolantes ; au nitrate de bismuth, à l'amidon, à la craie préparée, etc.

Antiseptiques ; à l'acide phénique, au permanganate de potasse, au borax, etc.

Nous proscrivons absolument les injections caustiques

dans la blennorrhagie; elles exposent les malades en cas d'insuccès (ce qui est fréquent) à une aggravation de leur état et sont certainement une des causes les plus indiscutables des rétrécissements de l'urèthre. Quant aux injections antiseptiques, elles ne trouvent que très rarement leur application ; c'est donc uniquement aux injections astringentes et isolantes qu'on doit recourir dans le traitement de la blennorrhagie et de l'uréthrite.

Règle générale, toute injection qui détermine de très vives douleurs ne convient pas et risque fort d'augmenter et d'éterniser l'écoulement contre lequel on en fait usage.

Injections intra-vésicales. — « Si rien n'est plus commun, dit avec raison M. Mallez, que d'entendre conseiller les injections vésicales, rien au contraire n'est plus rare que de voir indiquer exactement la température et la quantité de liquide de l'injection ». C'est pour avoir oublié ces conditions que l'on échoue si fréquemment en employant ces moyens thérapeutiques.

De ceci, il ressort que jamais un malade ne doit, sans avoir au préalable consulté un médecin compétent, pratiquer une injection dans la vessie, fût-ce même avec de l'eau claire. Agir autrement, c'est s'exposer à des accidents très graves, et pour le moins à aggraver sa situation.

On pratique des injections intra-vésicales dans plusieurs buts :

1° Pour laver le réservoir des urines et entraîner au dehors le pus et les ferments qui peuvent y exister, les graviers et les sables qui, en y séjournant, pourraient former le noyau d'un calcul ;

2° Pour modifier l'état de la muqueuse dans le catarrhe de la vessie en cautérisant légèrement sa surface ;

3° Pour désinfecter les urines qui y stagnent et qui ont subi la décomposition ammoniacale ;

4° Pour calmer les douleurs de la cystite et du cancer ;

5° Pour réveiller la contractilité de la vessie ;

6° Pour arrêter une hémorrhagie (hématurie).

Nous le répétons, c'est le chirurgien qui doit les pratiquer ; lui seul peut apprécier les conditions de température et de quantité du liquide à injecter, en même temps que l'instrument qu'on doit employer, la force avec laquelle l'injection doit être poussée dans la vessie, la durée du temps pendant lequel on doit la laisser séjourner, etc...

C'est en général au moyen d'une sonde molle qu'on fait pénétrer dans la vessie le liquide de l'injection; lorsqu'on veut faire passer dans le réservoir des urines une quantité considérable de liquide, on fait usage de la *sonde à double courant*.

On peut dans certains cas, où il y a intérêt à ce que le col de la vessie ne subisse pas le contact d'un instrument par suite de l'état d'irritation douloureuse ou d'inflammation ou se trouve cette région, faire pénétrer aisément une injection dans la vessie sans le secours de la sonde. Il suffit pour cela d'introduire dans l'urèthre à $0^m,05$ de profondeur seulement une canule en gomme ou en matière rigide, à renflement postérieur, à laquelle est fixé un tube de caoutchouc d'un mètre environ de longueur, muni à son extrémité d'un petit entonnoir.

Le tube ayant été au préalable rempli du liquide qu'on veut injecter et les doigts de la main gauche appliquant, comme on le fait pour les injections uréthrales, le gland contre la canule, il suffit d'élever la colonne liquide qu'il constitue de 0,70 à 1 mètre pour que l'injection pénètre dans la vessie.

INTERRUPTION BRUSQUE DU JET DE L'URINE.

« Le premier signe indicatif de la présence d'une pierre dans la vessie est l'interruption alternative, plus ou moins complète, du jet de l'urine pendant l'expulsion de ce liquide. Cette interruption est due à la présence alternative du gravier, qui venant s'asseoir sur le col de la vessie sans s'y introduire, bouche plus ou moins complètement cette ouverture, suivant qu'il se place plus ou moins convenablement pour produire cet effet. Ce signe peut ne pas se montrer ou se trouve vicié, lorsque par suite d'un rétrécissement le jet de l'urine n'est pas franc, lorsque le col de la vessie est déformé par une tumeur, ou dans le cas d'une paralysie de la vessie. » (*Heurteloup.*)

IODE.

Corps simple métalloïde qui se trouve en quantité considérable dans l'eau de la mer et dans les plantes marines, ainsi que dans beaucoup d'eaux minérales naturelles. Mis en contact avec l'amidon, il le colore en bleu plus ou moins foncé.

L'iode est irritant et caustique; on en fait usage en médecine contre la scrofule et la syphilis. Sous forme de teinture on l'applique en badigeonnage sur la peau pour produire une irritation plus ou moins prolongée. Dans l'**hydrocèle** (V. ce mot), après avoir par la ponction de la tumeur évacué le liquide qu'elle renfermait, on injecte de la teinture d'iode étendue d'eau pour déterminer l'inflammation qui est nécessaire à la guérison radicale de cette maladie. On l'emploie de la même façon pour oblitérer les trajets fistuleux et obtenir l'oblitération de leurs parois par suite de l'inflammation qu'elle y produit.

A l'intérieur, dans la syphilis, c'est l'**iodure de potassium** qu'on administre de préférence à l'iode en nature, qui produit rapidement des phénomènes d'iodisme, c'est-à-dire du coryza, de la conjonctivite, des roséoles, des étourdissements, de la fièvre.

IODOFORME.

Composé d'iode, d'une odeur spéciale persistante et désagréable, qu'on fait entrer dans la composition de **suppositoires** destinés à calmer les douleurs dans le cancer de la vessie.

On en fait aussi usage sous forme de pommade pour cicatriser les ulcérations syphilitiques et les chancres; il est préférable d'en saupoudrer les plaies

IODURE DE POTASSIUM.

Sel blanc soluble, composé d'iode et de potassium. Employé très fréquemment à l'intérieur dans les accidents secondaires et surtout tertiaires de la **syphilis** (V. ce mot), dont il est le véritable spécifique. A l'extérieur sous forme de pommade on l'emploie comme résolutif des engorgements glandulaires. C'est bien à tort qu'on a accusé l'iodure de potassium d'atrophier les glandes et notamment les testicules; il n'en est absolument rien.

IRIS FÉTIDE (petit glaïeul sauvage).

Toutes les parties de cette plante répandent une odeur particulière, analogue à celle du gigot de mouton rôti où l'on a mis une gousse d'ail. Ses semences et ses racines sont très âcres et renferment une huile volatile à laquelle doivent être attribuées leurs propriétés diurétiques, narcotiques et antispasmodiques.

Dioscoride dit que : « la racine du glaïeul puant écrasé dans du vin cuit et prise à l'intérieur est bonne dans la difficulté d'uriner »; il ajoute que : « la racine du glaïeul puant provoque *puissamment* l'urine. »

On peut donc, dans certains cas de **dysurie** spasmodique, prescrire le suc de cette plante, à la dose de 30 grammes dans de l'eau miellée dans les vingt-quatre heures.

IRITIS SYPHILITIQUE.

L'inflammation de l'iris (membrane pupillaire de l'œil) survenant sous l'influence de la syphilis est un accident secondaire qui se produit rarement avant le quatrième ou après le douzième mois de l'infection. Caractérisé par la déformation de la pupille, par un changement de coloration de l'iris qui devient jaune si l'œil est noir et vert si l'œil est bleu, cette grave affection de l'œil s'accompagne de douleurs de l'orbite très vives avec exacerbation le soir. La vue est troublée, l'œil est douloureux à la pression; il y a souvent de la fièvre et des vomissements. Il est de la plus haute importance de suivre un traitement énergique local, en même temps qu'on prendra à l'intérieur de l'iodure de potassium, car, mal traitée, l'iritis syphilitique peut entraîner la perte de la vue.

Au début de la maladie et en attendant le médecin, la première chose à faire c'est de soustraire l'œil à l'action de la lumière, de garder le repos à la chambre et d'instiller, matin et soir, entre les paupières quelques gouttes du collyre suivant :

> Eau distillée.............. 10 grammes.
> Sulfate neutre d'atropine.. 10 centigr.
> Mêlez.

ISCHURIE.

Impossibilité absolue d'uriner.

(Voy. **Rétention d'urine.**)

KYSTES SÉBACÉS DU PÉNIS.

Il se développe assez souvent sur la verge et surtout sur le prépuce des petites tumeurs sans aucune espèce de gravité, constituées par un follicule sébacé hypertrophié, de même nature que les *tannes* qu'on observe si fréquemment sur les ailes du nez. Il suffit d'inciser légèrement l'orifice du follicule et de le presser ensuite pour faire sortir la matière contenue dans le kyste; c'est une substance blanche et grasse, dont l'odeur est la même que celle de la matière sébacée qui s'accumule souvent dans la rainure du gland chez les personnes qui ne font pas des ablutions journalières. On en a trouvé de la forme et du volume d'un œuf de poule.

KISSINGEN (Bavière).

Sources salines chlorurées froides (10 à 11° c.).

Ces eaux sont laxatives et rendent de véritables services dans la goutte, lorsque cette maladie a abandonné les articulations pour se porter sur les viscères abdominaux.

En France, les eaux de Châtel-Guyon (Puy-de-Dôme) peuvent remplacer Kissingen.

KREUSNACH (Prusse rhénane).

Sources salines froides (9° c.), eaux mères. Le traitement par ces eaux, dont on est obligé d'élever la température artificiellement, consiste surtout en bains ; on les prend aussi en boissons pour utiliser leur action fondante et résolutive. Elles sont souvent d'un grand secours dans la cure des **syphilides** cutanées et de la **cachexie syphilitique**.

En France, les eaux de Salies de Béarn (Basses-Pyrénées) peuvent parfaitement les remplacer.

LA CAILLE (Haute-Savoie).

Sources sulfureuses tièdes (30° c.), modifiant heureusement les affections des muqueuses urinaires lorsqu'elles sont liées au principe herpétique.

LAIT.

Le lait pur et de bonne qualité est un boisson et un aliment sain, réparateur et de facile digestion. Il est néanmoins certaines personnes qui ne peuvent le supporter et chez lesquelles il produit des troubles des fonctions digestives, notamment de la diarrhée, qui les forcent à renoncer à son usage.

Lorsque le lait est bien digéré, au lieu de produire de la diarrhée il détermine de la constipation. Il jouit de propriétés diurétiques incontestables et très développées. Il est toujours préférable de faire usage du lait le plus fraîchement trait possible; malheureusement, la fermentation lactique s'y développant promptement, on est obligé pour la retarder de le soumettre à l'ébullition, ce qui lui fait perdre un certain nombre de ses propriétés et le rend moins digestible et surtout moins diurétique.

Le lait, soit pur, soit coupé avec diverses infusions et décoctions, ou additionné d'eau minérale alcaline, est la meilleure des tisanes dans toutes les maladies des voies urinaires. Dans les **néphrites** aiguës et chroniques, il rend les plus signalés services, car, tout en exerçant une action diurétique énergique, il ne fatigue ni n'excite la glande rénale.

LA PRESTE (Pyrénées-Orientales).

Sources sulfurées iodiques chaudes (37 à 44° c.).

Ces eaux, très diurétiques, sont très efficaces dans la cure des affections des voies urinaires et tout particulièrement dans le catarrhe vésical et les dépôts phosphatiques.

Leur action sur la gravelle urique et sur la goutte est bien moins marquée.

LARYNGITE SYPHILITIQUE.

Inflammation du larynx tenue sous la dépendance de la syphilis secondaire ou tertiaire et, comme la laryngite simple, caractérisée par des érosions superficielles de la muqueuse, des ulcérations, des végétations et plus souvent des condylomes et des gommes.

Les symptômes de la laryngite syphilitique sont les mêmes au début que ceux de la laryngite simple (raucité de la voix, toux sèche, fréquente, revenant par quintes, expectoration visqueuse au début, muco-purulente plus tard, oppression, quelquefois même perte absolue de la voix), et l'examen au laryngoscope même ne permet pas de dire si l'on a affaire à une ulcération syphilitique ou de toute autre nature. Il est nécessaire pour compléter le diagnostic de se rapporter aux antécédents et aux autres lésions, dues sans conteste à la syphilis, qui peuvent exister sur d'autres régions du corps.

Le traitement de la laryngite syphilitique doit être avant tout celui de la syphilis secondaire et tertiaire en général, car on doit s'efforcer par une indication énergique d'empêcher l'accroissement des tumeurs et des végétations qui sont des menaces perpétuelles d'asphyxie ; le traitement local, qu'il ne faut pas négliger, ne vient qu'en seconde ligne.

LAVEMENTS.

On n'a, pour se rendre compte des services que peuvent rendre les lavements dans le traitement des maladies des voies génito-urinaires, qu'à refléchir à la situation qu'occupe le rectum par rapport au col et au corps de la vessie, à la prostate, à l'urèthre et aux vésicules séminales. D'un autre côté, la partie inférieure du gros intestin offre une voie d'absorption très précieuse aux médicaments, lorsqu'on a intérêt à agir vite ou que l'état des premières voies digestives s'oppose à l'administration de préparations capables de les irriter avant d'avoir pu produire une action favorable sur l'appareil génital et urinaire.

Nous n'insisterons pas ici sur la composition des lavements administrés pour produire un effet purgatif ou laxatif ; ils sont dans ce cas du ressort de la médecine générale et d'un si vulgaire emploi qu'il est bien peu de personnes qui ne sachent les préparer. Mais on ignore plus communément la composition de ceux qui peuvent calmer les douleurs, faire cesser les spasmes, prévenir ou faire tomber la fièvre. Nous en donnerons donc la composition.

Lavement laudanisé.

Décoction de racine de guimauve
   ou de graine de lin........... 100 grammes.
Laudanum de Sydenham........ de VIII à XX gouttes.

   Mêlez.

Douleurs vésicales. — Pierre dans la vessie. — Prostatite. Cystites du col.

Lavement à l'iodure d'éthyle.

Huile d'amandes douces..........   4 grammes.
Iodure d'éthyle   5   —
    Mêlez.

A administrer avec une petite seringue à injection munie d'une canule en gomme.
Prostatites. — Hypertrophie de la prostate.

Lavement antispasmodique.

Racine de valériane ....   12 grammes.
Eau bouillante   200   —
Extrait de belladone.............   0,02 centigr.
    Mêlez.

Névralgies vésicales. — Contracture du col.

Lavement contre les érections douloureuses.

Camphre.........................   3 grammes.
Jaune d'œuf.....................   N° 1.
Décoction de guimauve...........   300 grammes.
    Mêlez.

Lavement au cubèbe contre les envies fréquentes d'uriner et les cystites aiguës.

Décoction de guimauve...........   200 grammes.
Poudre de cubèbe................   20   —
    Mêlez.

Lavement de quinine.

Eau   150   —
Sulfate de quinine..............   0,50 à 1 gr.
Acide sulfurique alcoolisé........   Quelq. gouttes.
    Mêlez.

A administrer, lorsque le sulfate de quinine n'est pas toléré par l'estomac, contre la fièvre. On doit conserver ce lavement le plus longtemps possible.

Les lavements froids sont indiqués dans les prostatites
chroniques, les hypertrophies de la prostate, la spermatorrhée. Ils sont très bien tolérés et n'occasionnent pas de coliques, à la condition de ne pas être trop abondants. Un
demi-verre ou un verre d'eau fraîche suffisent parfaitement à
diminuer momentanément l'afflux du sang dans les organes
voisins du rectum. Ils possèdent en outre une action que
personne jusqu'ici n'a signalée, croyons-nous, celle de porter au sommeil les vieillards qui en font usage le soir avant
de se mettre au lit.

LIQUEUR DE VAN SWIETEN.

Solution de bichlorure de mercure (sublimé corrosif) dans
l'eau distillée. Excellente préparation pour administrer le
mercure dans la **syphilis.** On doit la prescrire à la dose de
1 à 2 cuillerées à café dans une tasse de lait sucré, avec lequel le bichlorure fome une combinaison qui n'irrite pas
l'estomac.

LITHINE (Sels de)

Les sels de lithine sont d'un usage répandu dans le traitement de la goutte et de la gravelle sur lesquelles ils possèdent une salutaire influence.

On prescrit les borates, carbonates, citrates, salicylates
et benzoates de lithine un peu à la légère en général, sans
se préoccuper de la valeur relative de ces différents sels qui
sont loin de posséder tous la même efficacité.

Le plus employé de tous, le *carbonate de lithine*, n'étant
pas soluble dans l'eau, a besoin, pour être assimilé, du
concours des acides du suc gastrique. Or, les goutteux et

les graveleux, étant presque tous dyspeptiques, ont le plus grand besoin, pour digérer leurs aliments, que l'intégrité du suc gastrique soit conservée ; on doit donc rejeter ce sel.

Le *citrate de lithine* possède les mêmes inconvénients ; quant au *bromure de lithine*, son action éliminatrice est nulle, puisqu'on le retrouve totalement dans l'urine quelques heures après son ingestion.

Le *salicylate de lithine* ne donne aucun résultat sérieux dans le traitement de la goutte et de la gravelle et il doit être délaissé, car à la longue, comme tous les salicylates, il peut déterminer des accidents viscéraux (surdité, troubles de la vue, congestions cérébrales, cardiaques et pulmonaires).

C'est le **benzoate de lithine**, introduit dans la thérapeutique en 1870 par M. Tréhyou, que nous conseillons d'employer. Ce sel joint les propriétés thérapeutiques de l'acide benzoïque à celles de la lithine.. Les résultats obtenus depuis cette époque avec ce nouveau produit sont attestés par la plupart des médecins spécialistes et par les nombreux goutteux et graveleux qui y ont eu recours.

Son usage même prolongé n'offre aucun inconvénient.

LUPULIN.

En effeuillant et en agitant sur un tamis très fin les cônes du houblon récoltés depuis un an, on en sépare une poussière jaune, résineuse, à laquelle on a donné le nom de lupulin ou lupuline. C'est un anaphrodisiaque très prononcé qui peut être administré dans la **blennorrhagie** dite cordée, pour prévenir les érections douloureuses, à la dose de 50 centigrammes à 1 gramme et plus (2, 3, 4, 5 grammes sans inconvénient) en poudre, en pilules ou en teinture, le soir avant de se coucher.

On l'administre aussi pour combattre la **spermatorrhée**, aux mêmes doses et de la même façon ; chez les enfants adonnés à l'onanisme, on peut, en éteignant momentanément chez eux le sens génital, grâce à son usage, leur en faire perdre l'habitude.

LITHONTRIPTIQUES.

(Voy. **Dissolvants de la Gravelle et de la Pierre.**)

LITHOTRITIE.

L'art de broyer la pierre dans la vessie fut appliqué pour la première fois le 13 janvier 1824, en présence d'une commission de l'Académie des sciences, par notre illustre maître Civiale, et le 22 mars suivant, sur un rapport de Percy et Chaussier, l'Institut de France déclarait cette découverte « glorieuse pour la chirurgie Française et consolante pour l'humanité ».

En 1829, l'administration de l'Assistance publique, désireuse de faire participer la classe indigente aux bienfaits de cette merveilleuse méthode, décida la création d'un service de 12 lits.

L'immense amélioration que cette découverte apportait au traitement des pauvres malades calculeux avait été rêvée anciennement par Ammon d'Alexandrie, puis par Celse, et plus tard, vers le xiie siècle de l'ère chrétienne, essayée très imparfaitement par Albucasis, puis en 1580 par Sanctorius.

En 1812, Fournier essayait aussi de réaliser cette idée, et en 1813, Gruithuisen, médecin bavarois, publiait la description d'un instrument assez ingénieux, mais dont l'application pratique, d'ailleurs non essayée par son auteur, paraissait pleine de difficultés et de dangers.

Grâce aux travaux d'Amussat, de Leroy d'Étiolles, d'Heurteloup, de Jacobson, cette partie de la chirurgie spéciale fit d'immenses progrès.

Diverses méthodes furent proposées par ces ingénieux praticiens, et les procédés nombreux essayés et plus ou moins abandonnés de nos jours, montrent combien une question aussi capitale devait amener de tâtonnements et

FIG. LV.

Différentes formes de becs de brise-pierre.

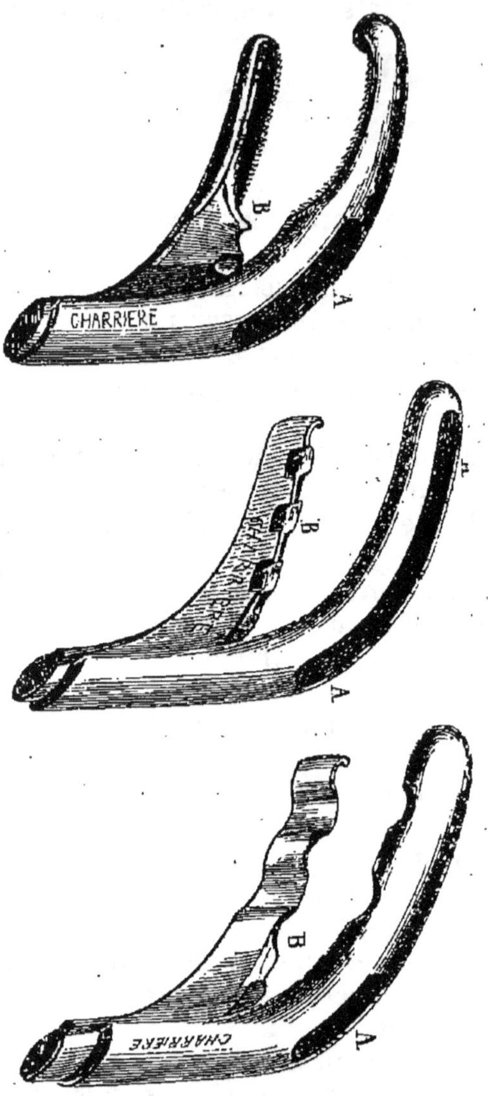

A A A. *Branches femelles.*
B B B. *Branches mâles.*

d'essais répétés pour arriver au point de perfectionnement où elle est aujourd'hui.

INDICATIONS DE LA LITHOTRITIE.

La lithotritie, pour être appliquée avec les chances de succès désirables dans toute opération, doit être exécutée dans les conditions suivantes, en ayant égard aux diverses situations dans lesquelles se trouvent les malades, relativement à la durée et à la gravité de leur affection.

FIG. LVI.

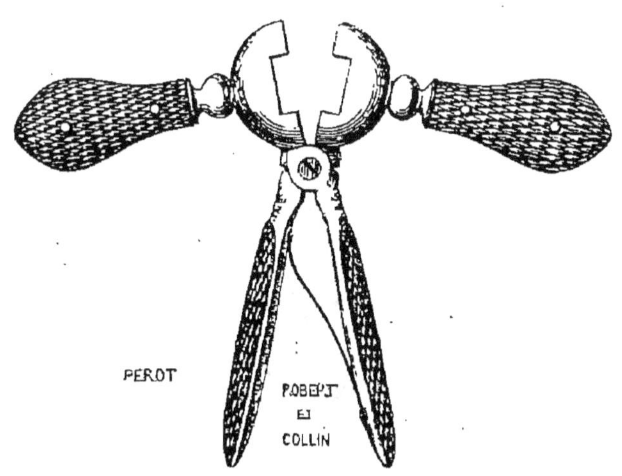

Etau à main avec lequel on saisit la poignée du brise-pierre pour pratiquer le broiement de la pierre par percussion.

Le chirurgien qui ne serait pas bien pénétré des difficultés qu'il peut rencontrer, s'il ne procède pas avec la plus grande circonspection, trouvera dans les préceptes suivants, tracés par Civiale, la confirmation des règles de conduite prudente, toujours suivie et recommandée par noüs, et sanctionnée par soixante années d'expérimentation.

« Relativement au volume, au nombre, à la dureté des

FIG. LVII.

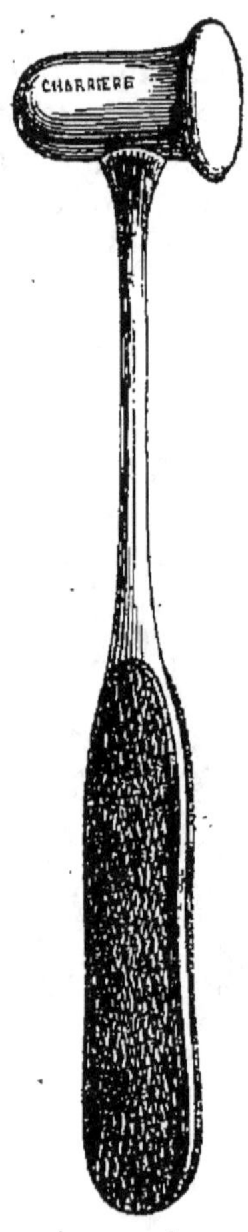

Marteau pour la lithotritie par percussion.

pierres, aux dispositions de la vessie et de ses annexes, à
la manière dont elle supportera le contact des instruments,
et à l'état général du malade on arrive, par des observa-

Fig. LVIII.

Brise-pierre à écrou brisé.

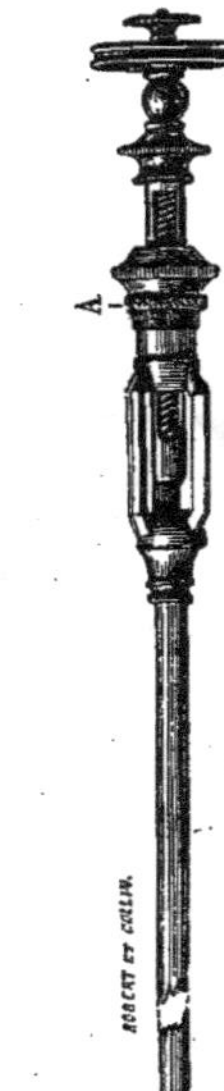

Modèle Robert et Coll

tions, des exercices préliminaires, à apprendre tout ce qu'il faut savoir pour se préserver d'accidents qui sont inévitables lorsque le chirurgien fait l'opération sans s'y être préparé.

Fig. LIX.

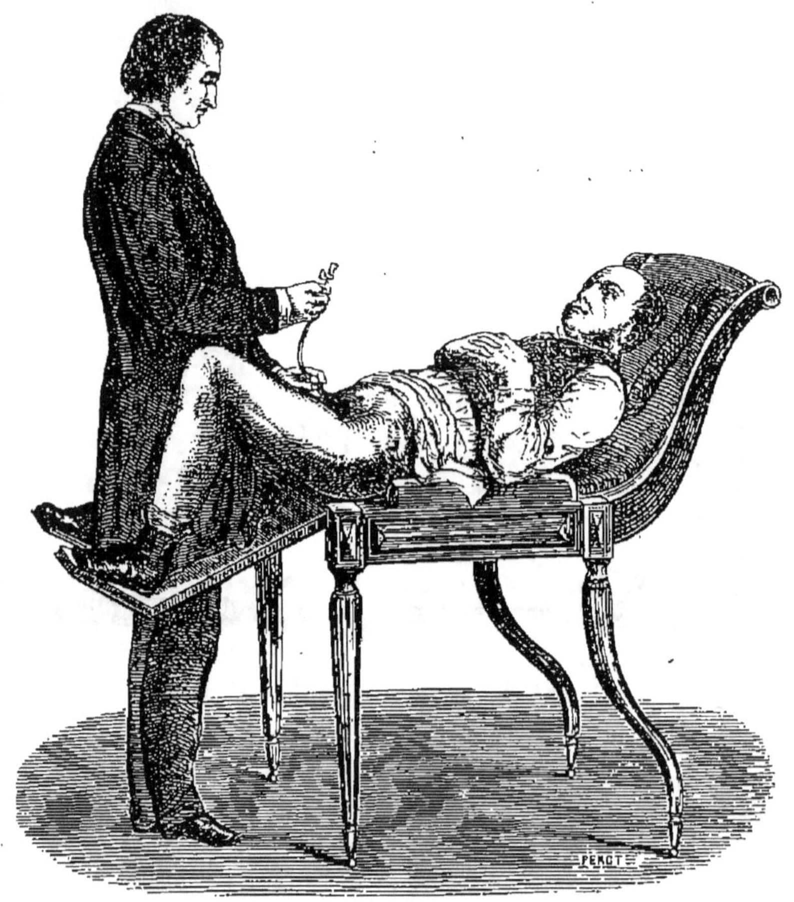

Position du chirurgien et du malade dans le cathétérisme
explorateur.

« D'autre part, je ne saurais aller trop loin en disant que,
grâce au traitement préparatoire qui est institué et qui rend
la manœuvre très supportable, grâce aux explorations
préalables qui assurent le diagnostic, et à la distinction des

cas, le chirurgien procède avec aisance et sûreté, et conformément aux exigences de la pratique, à l'introduction des instruments, à la préhension et au morcellement de la pierre, à l'extraction de ses débris.

FIG. LX.

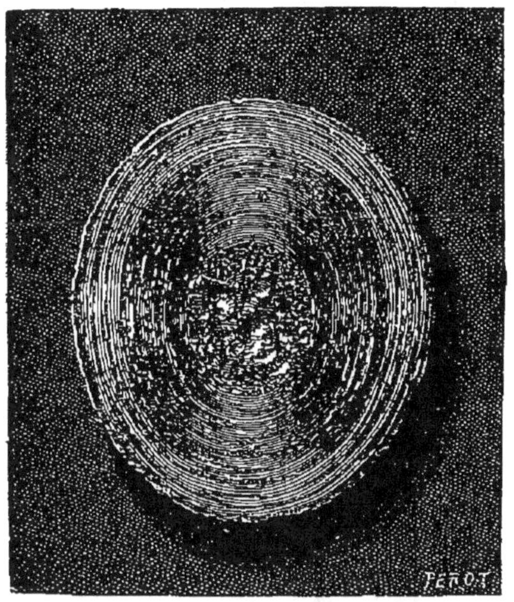

Coupe d'un calcul pesant 18 grammes. Urates de chaux et d'ammoniaque. Le noyau est composé d'acide urique.

Faut-il répéter que sur tous ces points, l'art est en possession de moyens éprouvés et de règles nettement tracées? Il suffit d'opérer avec lenteur et ménagement, d'éloigner et d'abréger les séances, et de bannir de l'opération tout mouvement empreint de violence, pour écarter les accidents et assurer le succès définitif de la guérison. Ce sont là des faits acquis.

Par ce qui précède, il est donc difficile d'apprécier les im-

FIG. LXI.

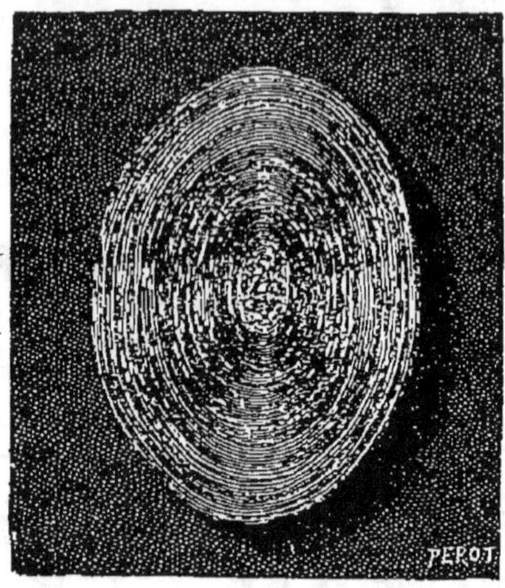

Coupe d'un calcul pesant 11 grammes. Même composition, provenant du même malade que celui de la figure précédente.

FIG. LXII.

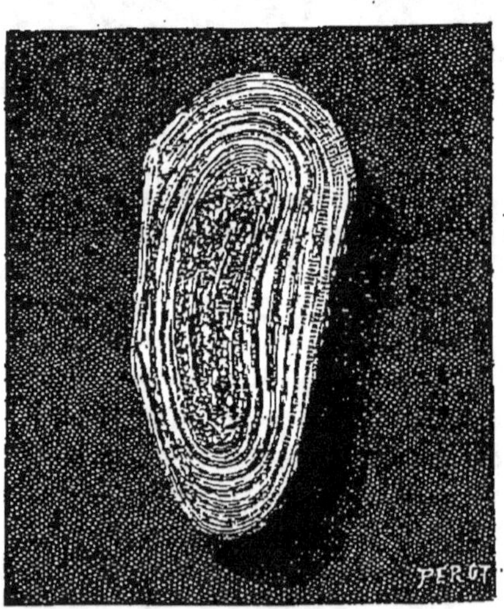

Coupe d'un calcul pesant 8 gr. Phosphates.

Fig. LXIII.

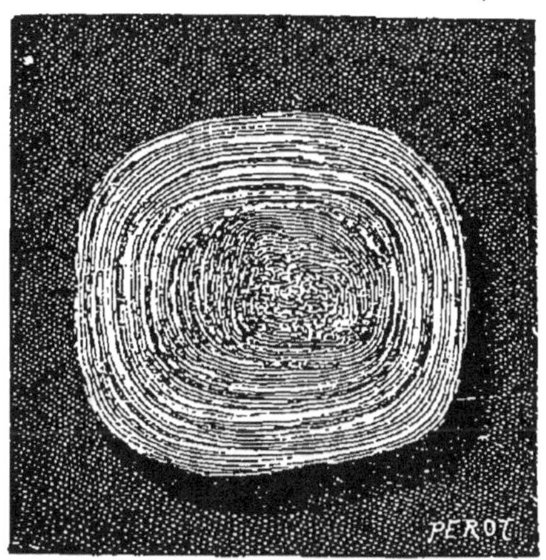

Coupe d'un calcul pesant 21 gr. formé de couches alternatives
de phosphates et d'urates.

Fig. LXIV.

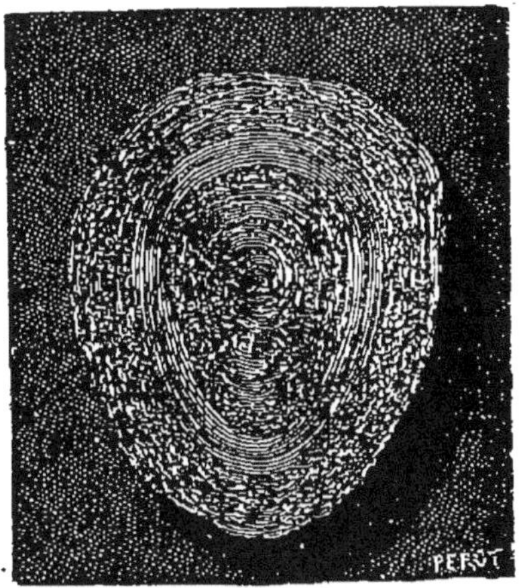

Coupe d'un calcul pesant 10 grammes. (Grandeur naturelle.)
Acide urique et phosphates terreux.

menses avantages que la lithotritie apporte au traitement
de l'affection calculeuse, lorsque cette opération est judicieusement appliquée selon la saine méthode.

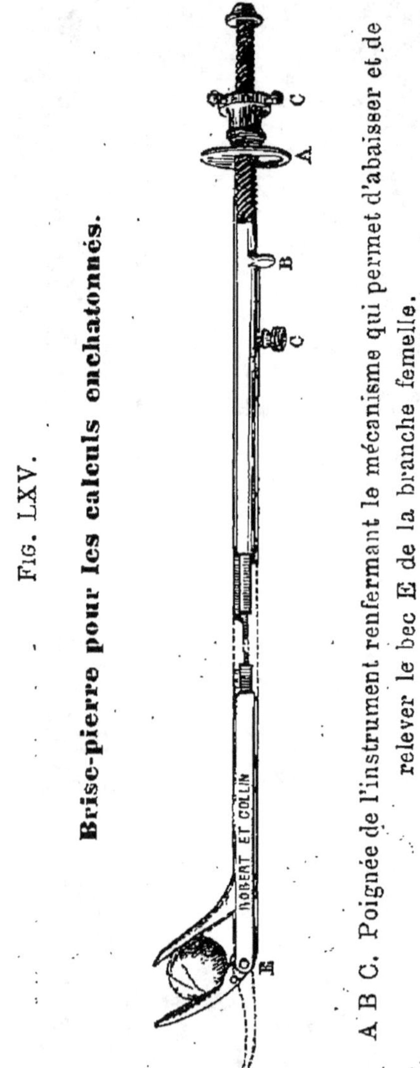

Fig. LXV.

Brise-pierre pour les calculs enchatonnés.

A B C. Poignée de l'instrument renfermant le mécanisme qui permet d'abaisser et de
relever le bec E de la branche femelle.

Ainsi, un malade offre tous les symptômes de la pierre :
urines fréquentes, rendues avec sensation de douleur, de
brûlure, interruption brusque du jet, l'exercice, la marche

à pied ou en voiture est plus ou moins accompagnée de pesanteurs, cuissons, etc.; parfois l'urine est teintée de sang, elle est toujours plus ou moins trouble et laisse déposer des mucosités, des sédiments, son odeur devient fétide.

Dans cette situation, si l'affection vésicale n'a pas produit des altérations profondes de la santé générale et des troubles graves dans l'organisme, une ou deux séances de lithotritie suffisent pour broyer la pierre, expulser les débris et faire cesser les souffrances, la santé se rétablit et le malade jouit d'une nouvelle existence.

Beaucoup de malades, tourmentés par des symptômes plus ou moins accentués de l'affection calculeuse, consultent des médecins non spécialistes qui, n'ayant pas l'habitude des explorations vésicales, négligent les recherches nécessaires pour établir le diagnostic et prescrivent pendant de longues années (nous en connaissons de nombreux exemples) des traitements palliatifs, dont l'effet le plus réel est de laisser accroître le volume des pierres ou d'en augmenter le nombre.

Les observations que nous publions plus loin, recueillies dans notre pratique particulière et dans celle du D' Rochon, peuvent faire apprécier les inconvénients, et nous pouvons dire le danger auquel sont exposés les malades soumis pendant longtemps à des traitements institués uniquement contre certains catarrhes de vessie, rétentions d'urine, incontinence, etc., affections dont une exploration des organes (exploration toujours possible), peu ou pas douloureuse, aurait révélé aisément la véritable cause : la pierre ou un rétrécissement.

Déjà, en 1827, à l'Académie de médecine, Ségalas s'élevait en ces termes contre l'abstention des régles qui prescrivent, dans ce cas, l'exploration attentive de la vessie : « Ce fait, rapproché du précédent et de mille autres consignés dans la science, montre combien il est important de ne pas attendre pour procéder à l'examen de la vessie, quand il existe quelque indice de pierre. Explorer au plus tôt est un devoir dont les chirurgiens s'acquittent avec un zèle louable, mais dont quelques médecins, de grand mérite d'ailleurs, ne me semblent pas toujours avoir le sentiment. »

FIG. LXVI.

Evacuateur-aspirateur muni d'un corps de pompe.

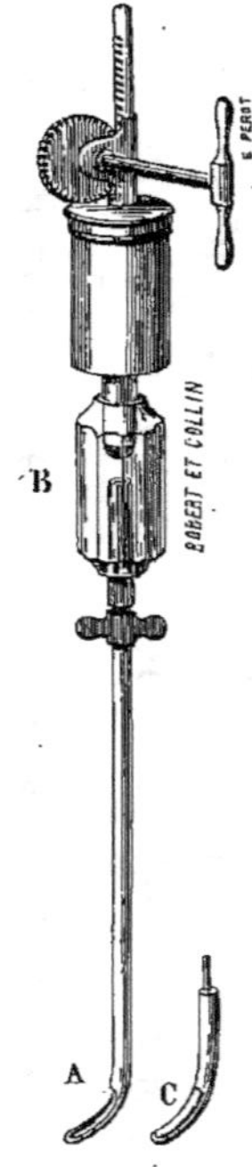

En tournant la manivelle, on aspire par la sonde A les débris de la pierre dans le réservoir B. (Le bec de la sonde est creusé en cuiller.) — C Bec de la sonde évacuatrice dans l'intérieur de laquelle on voit un mandrin de baleine destiné à chasser les graviers avant de la retirer pour éviter qu'ils ne déchirent l'urèthre.

Il est utile de savoir que ces explorations qui effraient tant les malades et parfois les médecins eux-mêmes peu-

vent presque toujours être faites très facilement et sans aggraver la maladie, à condition, toutefois, d'être pratiquées
avec les précautions et les soins prescrits.

DESCRIPTION SOMMAIRE DU PROCÉDÉ OPÉRATOIRE DE LA LITHOTRITIE.

L'instrument dont on se sert pour saisir la pierre dans la
vessie et la broyer est connu sous le nom de brise-pierre ou
lithotriteur. Il affecte la forme générale du podomètre,
instrument avec lequel les cordonniers prennent mesure du
pied et qui, évidemment, a donné l'idée au baron Heurteloup de faire construire l'admirable instrument grâce auquel la lithotritie est devenue une opération pratique.

Une fois introduit dans la vessie dans laquelle on a, au
préalable, injecté une certaine quantité d'eau, on écarte les
deux branches et, par des manœuvres appropriées, on cherche
à placer entre elles le corps étranger ; on n'a plus ensuite
qu'à les rapprocher pour saisir le calcul. Alors, en manœuvrant un système mécanique renfermé dans la poignée et
qui varie selon les modèles du brise-pierre et suivant les
indications fournies par la nature de la piérre, on l'écrase
complètement en une seule fois ou on la fait éclater en plusieurs morceaux qu'on saisit ensuite séparément pour les
pulvériser. Lorsque la pierre est très dure, on est parfois
obligé de recourir à la percussion, c'est-à-dire qu'après
avoir immobilisé autant que possible le lithotriteur soit en
le faisant tenir fixe à la main par des aides, soit en le pla-
çant entre les mors d'un étau spécial, on frappe avec un petit marteau des coups secs et répétés sur la tête de la branche mâle.

Une fois le calcul pulvérisé ou réduit en fragments aussi
petits que possible, on pratique dans la vessie, au moyen
d'une pompe aspirante et foulante des injections et des as-
pirations destinées à les entraîner au dehors.

Selon les cas, suivant le volume de la pierre et sa dureté,
on est forcé de faire un nombre plus ou moins grand de
séances de broiement ; mais aujourd'hui on peut dire que,
grâce au chloroforme et aux perfectionnements modernes

de l'appareil instrumental de la lithotritie, **cette** opération
suffit presque toujours en une seule séance à détruire et à
extraire des calculs même très volumineux.

Pierres dures ou volumineuses (nouveau brise-pierre perforateur du Dr Moreau-Wolf).

On sait que le *volume* considérable des calculs vésicaux
et leur *dureté* constituent deux des plus formelles contre-
indications de la lithotritie.

Quand un calcul est très volumineux, alors même que
les corps qui entrent dans sa composition sont peu durs en
eux-mêmes, il offre néanmoins une très grande résistance
à l'action du brise-pierre.

Cette résistance ne dépend pas uniquement de la dureté
des éléments qui entrent dans la composition du corps
étranger, mais bien surtout de l'écartement considérable
qu'il faut donner aux mors du lithotriteur pour leur permettre d'embrasser étroitement et efficacement le calcul.

Cet éloignement entre les deux extrémités de l'instrument nécessiterait souvent, pour vaincre la résistance de
la masse interposée entre elles (résistance d'autant plus
grande, comme on pense, que la pierre est plus volumineuse), un tel déploiement de force, que l'opérateur prudent se garde bien d'insister, de peur de voir le brise-
pierre *brisé*, ou ce qui serait plus grave encore, *faussé*.

Dans le premier cas, en effet, on a la ressource de tailler le patient et de retirer de sa vessie le calcul en même
temps que le bout de l'instrument; dans le second cas, ce
n'est que grâce à une opération des plus graves, et à l'intervention d'un mécanicien et de ses outils, qu'on arrive à
sectionner l'instrument et à l'extraire ensuite, partie par les
voies naturelles, partie par la plaie.

Mais, en admettant même qu'on puisse espérer arriver à
un résultat favorable en employant un instrument puissant,
le volume qu'on est obligé de lui donner pour augmenter
sa puissance, la longueur exagérée mais nécessaire des
becs, qui, manœuvrant dans une vessie déjà malade, ne

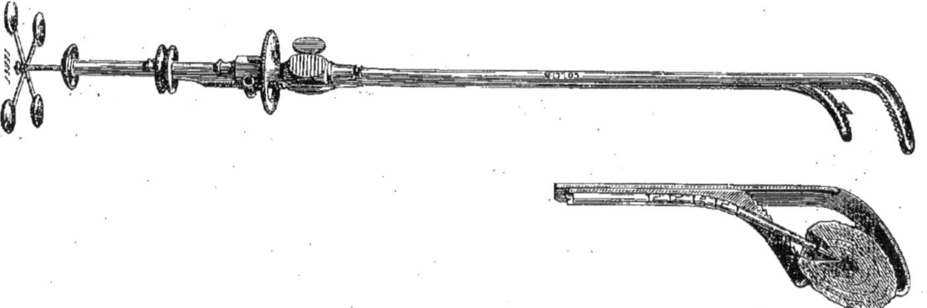

Brise-pierre perforateur du Dr Moreau-Wolf.

peuvent manquer de la froisser et de l'enflammer davantage, le grand nombre de fragments produits par la désagrégation de la pierre et nécessitant de longues et laborieuses séances de détail, toutes ces considérations, disons-
nous, font qu'on hésite beaucoup, dans le cas de calculs
volumineux, avant d'avoir recours à la lithotritie, et que le
plus souvent on se décide à tailler les malades.

La dureté de certains calculs vésicaux est telle qu'on
pourrait littéralement en tirer des étincelles, comme s'ils
étaient de véritables silex ; mais ceux-là sont bien rares et
d'une observation exceptionnelle. La taille est évidemment,
une fois la résistance qu'ils présentent au lithotriteur ap-
préciée par une exploration attentive, l'opération qui leur
convient.

Il en est d'autres qui, sans offrir une aussi grande dureté,
sont néanmoins assez résistants pour faire renoncer au
broiement, alors même que leur volume est peu considérable. Leur résistance à l'action des instruments destinés à les broyer tient surtout à la cohésion parfaite des
molécules pierreuses, fait bien connu de tous les chirurgiens qui font une étude spéciale de la lithotritie.

Il suffit, en effet, de répéter en *dehors* de la vessie une
expérience que, pour notre part, nous avons faite maintes
fois, pour se convaincre de la vérité de ce que nous avan-
çons.

Étant donné un calcul vésical ou une pierre calcaire quelconque résistant sans éclater à l'action d'un instrument déployant une force calculée (*percussion, pression*), si l'on
vient à l'entamer, c'est-à-dire à détruire en 1, 2, 3 ou
4 points, la cohésion des couches qui le forment, on est
parfois très surpris de voir la facilité relative avec laquelle
on parvient alors à le fragmenter en le soumettant à une
force bien moindre.

L'expérience peut être pratiquée de différentes manières ;
la plus simple et la plus probante est la suivante :

Un calcul est placé sur une face résistante (enclume,
dalle, pavé, etc.). On laisse tomber sur lui, d'une hauteur
donnée, un poids de x grammes ; il résiste. On recommence, en augmentant à la fois et la hauteur d'où tombe

Brise-pierre de Vinci (de Catane).

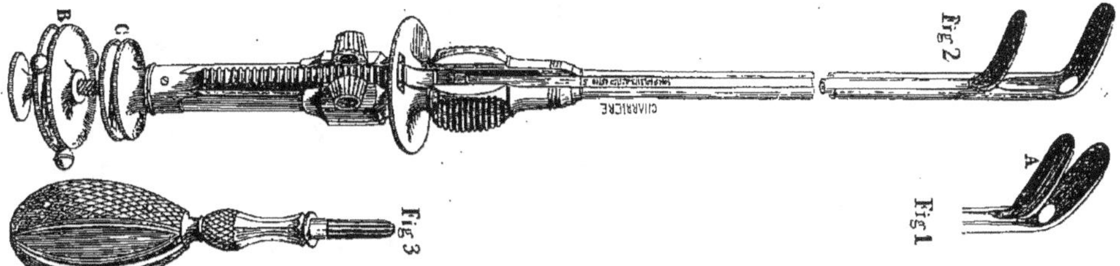

Fig. 2. Cet instrument pulvérise les fragments de la pierre par suite des mouvements de latéralité qu'on imprime au bec A (fig. 1) en tournant le volant B. — L'écrasement préalable du calcul est obtenu au moyen du pignon (fig. 3) qui s'engrène avec la crémaillère de la branche mâle C,

le corps destiné à broyer le calcul et son poids lui-même;
puis, en supposant que le corps étranger résiste encore, on
le perfore en plusieurs points avec un instrument *ad hoc*,
et l'on recommence l'expérience. Presque toujours on le
voit se briser sous le choc du premier poids, qui, lorsqu'il
était intact, n'avait pu l'ébranler suffisamment pour détruire
la cohésion des particules pierreuses dont il est formé.

Frappé de ces faits, nous avons imaginé notre brise-
pierre perforateur.

Cet instrument offre la même forme et les mêmes dimensions que les lithotriteurs ordinaires, c'est-à-dire qu'il réunit les conditions les plus favorables à la préhension des
calculs vésicaux; dans la branche mâle se trouve renfer-
mée une chaîne de Vaucanson terminée à l'extrémité vésicale par une fraise d'acier trempé affectant la forme dite
langue de carpe, et, à l'extrémité manuelle, par un pas de
vis correspondant à un petit volant qui permet de lui imprimer un mouvement de rotation et de propulsion en
avant, puis en arrière lorsqu'elle est parvenue au terme de
sa course. L'instrument est, du reste, assez simple pour
que la vue seule de la figure ci-contre permette aisément
d'en saisir le mécanisme.

La manœuvre de ce lithotriteur est des plus faciles. Une
fois introduit, on va à la recherche du calcul, et on le saisit de la même manière qu'avec les instruments ordinaires.
Le corps étranger étant saisi entre les mors de l'instrument, on s'efforce de le charger à fond, c'est-à-dire de le
placer bien en équilibre et aussi bas que possible entre les
becs; on le fixe solidement dans cette position, puis, avec
une vis de pression, on empêche la branche mâle de glis-
ser; on fait alors agir le volant, et par conséquent la fraise
perforatrice.

Quand la fraise est parvenue au bout de sa course, on la
fait rentrer dans l'épaisseur de la branche mâle, en impri-
mant au volant, et par suite à la vis qu'il surmonte, un
mouvement de rotation en sens inverse. On dégage alors
la pierre, qu'on laisse retomber doucement dans le bas-fond
de la vessie, ou on va la chercher de nouveau, pour recommencer la manœuvre deux, trois, quatre, cinq ou six

fois, si on le juge nécessaire, ce qu'il est aisé d'exécuter promptement et sans souffrance pour le patient, pour peu qu'on ait l'habitude de pratiquer la lithotritie. On retire alors le perforateur, et, si le malade est bien disposé, on lui substitue, dans la même séance, sinon deux ou trois jours après, un brise-pierre porte-à-faux, avec l'aide duquel on parvient généralement alors, soit par la percussion, soit par la pression, à briser le calcul.

En admettant même que les premières perforations pratiquées avec notre instrument ne soient pas suffisantes pour permettre au porte-à-faux de briser le calcul, on n'en aura pas moins, au prix d'une séance ordinaire de lithotritie, diminué le corps du poids étranger de 0 gr. 80, 1 gr. 20, 1 gr. 60, 2 grammes, selon que l'on aura perforé deux, trois, quatre ou cinq fois ; chaque opération de ce genre (ainsi que nous l'avons constaté sur plusieurs calculs urinaires de différentes natures) produisant en moyenne de 0 gr. 35 à 0 gr. 50 de poudre impalpable. Il est donc bien évident que, si la dureté de la pierre permet de l'attaquer par le moyen de notre instrument, en pratiquant un certain nombre de perforations, on finira par y creuser de tels puits qu'il arrivera un moment où, considérablement amoindrie, elle cédera à l'instrument classique et où ses débris seront promptement détaillés et expulsés. Nous le répétons, ce résultat sera obtenu par l'introduction et la manœuvre d'un instrument aussi facile à introduire et à manier que ceux qu'on emploie journellement.

Il nous a été déjà permis, en nous servant de notre perforateur, de mener à bien le broiement de calculs vésicaux, sinon très volumineux, puisque l'un que portait M. G..., ancien maire de Clamecy, malade que nous avait adressé notre très distingué confrère, le Dr Maringe, de cette ville, ne mesurait que 0 m. 03 sur 0 m. 045, et l'autre 0 m. 05 sur 0 m. 035, mais assez durs pour nous faire renoncer à toute nouvelle tentative de broiement, si nous n'avions pas eu à notre disposition l'instrument en question.

Ni la percussion ni la pression n'avaient pu venir à bout, en effet, de la dureté de ces corps étrangers, qui étaient composés l'un d'acide urique, et l'autre de couches alternatives d'urate d'ammoniaque, de phosphate et d'oxalate de chaux.

Il est bien entendu que nous ne prétendons pas que cet instrument est capable d'attaquer heureusement toutes les pierres vésicales, mais nous croyons que neuf fois sur dix, dans le cas de pierres dures ou volumineuses, il permettra d'opérer par la lithotritie des malades dont la taille, sans lui, aurait été la seule ressource.

Observations de pierres vésicales traitées par nos procédés spéciaux de lithotritie.

OBSERVATION I.

Cinquante-cinq ans. — Troubles vésicaux pendant quatorze ans. — Divers traitements palliatifs n'ayant donné aucun résultat. — Troubles et symptômes graves récents. — Urines sanguinolentes. — Besoin d'uriner trente et quarante fois dans les vingt-quatre heures. — Douleurs intolérables. — Exploration le 9 août 1876. — Plusieurs pierres sont saisies et broyées en cinq séances. — Guérison.

M. H... vient nous consulter le 7 août 1876 ; il nous raconte que, depuis environ quinze ans, les fonctions de l'appareil urinaire sont troublées et que ces désordres ont augmenté constamment malgré un grand nombre de traitements; les souffrances sont devenues plus vives depuis cinq à six mois, malgré les tisanes et les médications conseillées. La situation de M. F... est devenue intolérable. M. F... urine trente et quarante fois par vingt-quatre heures; les douleurs sont très vives, l'urine, teintée de sang, laisse déposer une grande quantité de mucosités et de matière purulente, la moindre fatigue augmente les souffrances, le malade est affaibli et la santé générale est complètement altérée. Jamais aucun médecin n'a proposé d'explorer l'urèthre et la vessie. Le malade a été traité constamment comme atteint d'une inflammation, d'un catarrhe de vessie.

A la vue de symptômes aussi sérieux, nous dîmes aussitôt à M. F... : « Vous avez la pierre depuis quinze ans!... je crois en être certain. Il faut que je vous examine. »

Dès la première exploration, nous n'eûmes pas de peine à constater l'existence de plusieurs calculs.

Nous instituâmes aussitôt le traitement préparatoire, et en cinq séances, parfaitement bien supportées, nous pûmes débarrasser complètement la vessie de cinq pierres assez dures et d'une dimension moyenne de 3 centimètres et demi chacune.

M. F... est revenu complètement à la santé.

Nous pouvons donc dire que, dans ce cas, au moins treize années de souffrances eussent été évitées si le malade avait été soumis, dès le début des premiers symptômes, à une exploration attentive et méthodique de la vessie.

OBSERVATION II.

Soixante-douze ans. — Troubles vésicaux depuis environ douze années. — Plusieurs traitements suivis sans succès. — Jamais d'examens directs. — Exploration faite par nous. — La vessie contient trois calculs durs du volume d'un très petit œuf de pigeon. — Broiement et guérison en six séances.

M. le commandant G.... vient nous consulter et nous raconte que, depuis environ douze à treize ans, il est affecté de troubles divers de l'appareil urinaire. A plusieurs reprises, M. V... a consulté et a suivi différents traitements sans obtenir aucun soulagement ; les médecins consultés ont tous conseillé les prescriptions palliatives habituelles et l'interminable série de médications rafraîchissantes, adoucissantes, calmantes, balsamiques, etc., etc., a été épuisée sans résultat et pendant douze années, sans que l'exploration vésicale ait été proposée !... Pourtant les symptômes les plus évidents de l'affection calculeuse étant offerts à l'observation des praticiens consultés, et les douleurs en urinant, les envies de plus en plus fréquentes, les dépôts de glaires et muco-pus dans les urines, les douleurs éprouvées à la moindre fatigue, etc., etc., tous ces signes indiquent l'impérieuse nécessité d'explorer l'organe malade.

En 1878, M. V... vient reclamer nos conseils. Sa position est devenue intolérable ; il urine vingt-cinq à trente fois par jour ; aucun repos n'est possible, il est obligé de fuir toute relation. Nous lui disons aussitôt : « Vous avez la pierre depuis douze ans !... » Il ne voulut le croire que lorsqu'après une préparation convenable et une exploration parfaitement supportée, nous pûmes lui rapporter un des fragments de la première pierre saisie.

Enfin, après six séances de broiement à peine douloureuses, les fonctions urinaires se sont complètement rétablies ; la santé, l'appétit, la force sont revenus, et à 72 ans, M. V... a heureusement repris sa vigueur d'autrefois.

Que de souffrances, que de tortures évitées, si M. V... avait été examiné par un spécialiste, dès le début de sa maladie!...

OBSERVATION III.

Soixante-trois ans. — Troubles vésicaux depuis environ quatorze ans. — Traitement palliatif suivi sans résultat définitif. — Vessie à colonnes très petites. — Quantité considérable de pierres plus ou moins enchâtonnées. — Broiement trop tardif. — Exploration. — Succès temporaire. — Insuccès définitif.

Le fait suivant est un exemple bien frappant des effets funestes que peut produire l'insouciance ou l'ignorance de certains praticiens peu au courant des symptômes réels de l'affection calculeuse.

M. G... vient nous consulter; il est affecté depuis de longues années de divers troubles de l'appareil urinaire : son médecin habituel, décédé depuis quelque temps, lui a constamment fait prendre des bains et des tisanes rafraîchissantes, jamais on n'a eu la pensée d'examiner la vessie, ou de la faire explorer par un spécialiste.

Nous dîmes à M. G... que nous avions la presque certitude qu'une ou plusieurs pierres étaient la seule cause de ses longues incommodités, incommodités devenues des souffrances réelles dans les derniers temps.

Nous le soumîmes au traitement préparatoire habituel, et après quelques jours, M. G... nous dit être tellement soulagé qu'il ne crut pas devoir se soumettre à une exploration définitive de la vessie, exploration dont son médecin ne lui avait jamais fait entrevoir la nécessité, et qu'il jugeait inutile.

Cet état, presque satisfaisant, dura environ une année, après laquelle les symptômes reparurent avec une certaine violence. M. G... revint réclamer nos soins. Nous recommençâmes le traitement préparatoire, et enfin, l'exploration de l'organe nous fit bientôt connaître que la vessie de M. G..., très excitable, très raccornie, et ne pouvant garder qu'un petit verre d'eau ou de liquide urinaire, contenait plusieurs pierres logées dans les anfractuosités, dans les replis de l'organe.

La situation était grave; nous crûmes devoir décliner la responsabilité d'une opération qui offrait des difficultés extrêmes, et notre cher et regretté maître Civiale fut mandé.

Il parvint à saisir et à broyer trois calculs; le malade se remit assez bien pour pouvoir se promener pendant un mois environ.

Bientôt les mêmes symptômes reparurent; de nouvelles pierres furent broyées, et le calme sembla renaître encore; mais pour la troisième fois, les souffrances reparurent; d'autres pierres réclamèrent un grand nombre de séances.

La santé générale s'altéra peu à peu, et malgré les soins de M. Civiale, les nôtres et ceux de deux autres médecins, dont l'un, spécialiste éminent, tenta de débarrasser la vessie, broya une pierre volumineuse, le pauvre malade ne put supporter plus longtemps les opérations nécessitées par cette quantité considérable de pierres qui semblaient renaître constamment, cachées qu'elles étaient dans les loges formées par les parois de l'organe hypertrophié; nous eûmes la douleur de voir tant d'efforts inutiles, et malgré nos soins dévoués, l'art fut vaincu : le malade ne put être sauvé.

Cette observation nous a offert une fois de plus la preuve douloureuse des conséquences fatales auxquelles peut entraîner la négligence ou l'ignorance de certains praticiens peu familiarisés avec les maladies de l'appareil génito-urinaire.

Pendant douze ans, M. G... a souffert; il a présenté les symptômes de l'affection calculeuse; les pierres ont augmenté en nombre; elles se sont incrustées dans les parois de l'organe, et on s'est contenté de prescrire des bains et des tisanes, sans songer un seul instant à examiner l'organe malade.

Et de pareils faits peuvent se produire à Paris!...

OBSERVATION IV.

Soixante-cinq ans. — Un rétrécissement de l'urèthre opéré il y a douze ans. — Depuis l'opération, envies fréquentes d'uriner. — Dysurie plus ou moins prononcée. — Catarrhe vésical. — Hypertrophie prostatique. — Divulsion rétrograde du rétrécissement. — Guérison. — Exploration de la vessie. — Calcul volumineux broyé en deux séances. — Guérison.

M. D..., propriétaire, habitant la campagne, a eu deux blennorrhagies qu'il a mal soignées, il y a trente ans, et qui ont laissé après elles un léger suintement uréthral. Il y a une douzaine d'années,

M. D... s'étant aperçu d'une diminution notable dans le calibre du jet de ses urines, alla consulter le Dr Phillips, qui constata l'existence d'un rétrécissement de l'urèthre assez étroit, et l'opéra par l'uréthrotomie.

Le résultat de l'opération fut excellent, et le malade urina librement et sans douleurs pendant près de trois ans.

En 1868, M. D... constata de nouveaux troubles dans l'excrétion de ses urines (envies fréquentes d'uriner, diminution progressive, quoique très lente, de la grosseur du jet, urines troubles et odorantes). Après avoir fait plusieurs saisons à Contrexéville et à Vichy sans succès, M. D... se décida à venir nous consulter le 28 octobre 1877. La difficulté à uriner est actuellement très accusée, le malade urine dix à douze fois par jour et cinq à six fois la nuit par un jet très fin, et parfois même goutte à goutte. Les urines sont chargées de pus et exhalent une odeur ammoniacale très prononcée ; elles renferment souvent des stries sanguinolentes. Lorsque M. D... va en voiture, il éprouve des élancements douloureux à l'extrémité de la verge, et quand il a fini d'uriner, une cuisson assez vive au col de la vessie.

Notre diagnostic, à l'énoncé de ces symptômes, fut : rétrécissement de l'urèthre et calcul vésical. L'exploration attentive des organes le confirma, en même temps qu'il nous révéla l'existence d'une hypertrophie assez prononcée du lobe moyen de la prostate. Le 2 novembre, nous opérons le rétrécissement par la divulsion rétrograde ; le résultat fut tel que, cinq jours après, nous pouvions introduire facilement un brise-pierre explorateur dans la vessie et y constater la présence d'un calcul de 0,5 centimètres sur 0,4.

Le 6 novembre, première séance de lithotritie ; le 9, deuxième séance, et le 12, dernière séance, nulle au point de vue du broiement, car l'introduction du prise-pierre ne nous servit qu'à constater l'absence totale de tout fragment de calcul dans le réservoir des urines. Nous soumîmes ensuite le malade pendant trois mois au traitement du catarrhe vésical par les irrigations intra-vésicales prolongées, en même temps que nous électrisions la prostate au moyen de courants continus. Le 15 janvier 1878, M. D... nous quitte dans l'état le plus satisfaisant : il urine librement, sans douleur, et ses urines sont redevenues claires et limpides.

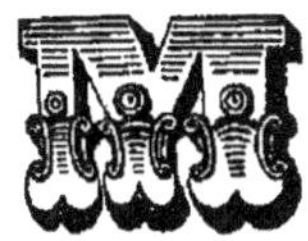

MAÏS (Blé de Turquie).

La tisane préparée avec la barbe (stigmates) de cette plante et même la bouillie qu'on fait avec la farine de maïs, sont prescrites avec beaucoup d'avantages aux personnes atteintes de gravelle ou d'irritation des voies urinaires. C'est un bien vieux remède, qu'on a remis à la mode en ces derniers temps.

Tisane de maïs.

Stigmates de mais................ 25 grammes.
Eau bouillante .... 1 litre.

Laissez infuser une heure et passez; à boire dans la journée.

Catarrhe vésical. — Dysurie.

MALADIE DE BRIGHT.

(Voy. Albuminurie).

MARCOLS (Ardèche).

Sources ferrugineuses froides. Ces eaux saturées de gaz acide carbonique s'emploient en boisson soit aux repas avec le vin, soit entre les repas associées avec un sirop.

Elles peuvent rendre des services dans le traitement des écoulements uréthraux chroniques (blennorrhée, goutte militaire) et dans la gravelle urique ou phosphatique liée à un état d'anémie ou tenue sous la dépendance de certaines dyspepsies.

MARTIGNY (Vosges).

Sources alcalines sulfatées, calciques froides.

Les principes minéralisateurs de ces eaux étant les mêmes que ceux de Contrexéville et de Vittel, elles conviennent aux mêmes cas et s'emploient aux mêmes doses. (Gravelles, goutte, affections de la muqueuse urinaire, catarrhe de vessie, etc.)

MASSAGE.

« On donne le nom de *massage* à des pressions ou plutôt à un véritable pétrissage du corps tout entier, ou d'une de ses régions, pratiqués avec les mains dans le but de réduire le volume de la partie massée, de dissiper certains engorgements, de rétablir le mouvement dans les articulations et de leur rendre la souplesse, d'exciter la vitalité de la peau et de revivifier le système musculaire. » (Dict. de méd. et de chirurgie, Du Mesnil.)

Les manœuvres nécessitées par ce mode de traitement sont varriées à l'infini : elles consistent en *frictions, malaxations, foulage, percussions, froissements, pincements*. Pour faciliter le glissement des mains on a l'habitude de les graisser avec des pommades ou des liniments composés avec des substances douées de propriétés appropriées. En général on pratique le massage après avoir administré aux patients des bains simples ou composés, russes, turcs, etc. Les effets immédiats du massage sont avant tout de débarrasser la peau de l'enduit plus ou moins épais formé à sa surface par les matières grasses, produits naturels de la sécrétion de ses glandes qui, combinés avec les cellules de l'épiderme et les poussièrent, l'encrassent de manière à nuire à ses fonctions.

Sous l'influence des manœuvres du massage, la tonicité et la contractilité des fibres musculaires se réveillent; une plus grande activité est imprimée à la circulation des vaisseaux capillaires et aux veines superficielles, une coloration plus vive des téguments en est le résultat naturel. Enfin une violente stimulation est exercée par les frictions sur les extrémités nerveuses des régions soumises au massage : cette stimulation se communique à la moelle épinière qui réagit à son tour sur les parties auxquelles elle distribue la sensibilité et le mouvement. (Trousseau et Pidoux, Traité de thérapeutique.)

D'après ce qui précède on voit qu'on peut utiliser le massage comme l'hydrothérapie de deux manières différentes.

Si ce sont des effets de stimulation générale qu'on désire obtenir, on exerce les différentes manœuvres qui composent cette méthode thérapeutique sur toutes les parties du corps les unes après les autres; si on ne cherche au contraire qu'à exciter et à modifier la vitalité d'un organe ou d'un appareil organique, on ne masse que la région du corps qu'ils occupent.

Le massage de tout le corps ou du périnée seulement, suivant les indications, rend, soit seul, soit combiné avec l'hydrothérapie et l'électricité, les plus grands services dans le traitement de diverses affections des voies urinaires et des organes génitaux (**impuissance, spermatorrhée, gravelle, goutte,** etc.), à la condition d'être pratiqué par des mains habiles. Il ne faut pas croire que pour cela le premier garçon de bains venu suffit et possède les qualités requises : les bons masseurs sont très rares.

MATIÈRE SÉBACÉE (Accumulation entre le prépuce et le gland de la).

La surface muqueuse du prépuce et du gland renferme des petites glandes qui, comme celles de la peau (glandes sébacées), sécrètent une matière huileuse blanchâtre ou jaunâtre. Chez les hommes peu soigneux et qui ne font pas des ablutions fréquentes, cette matière s'amasse dans la rainure qui sépare le gland du prépuce, et mélangée aux débris de l'épiderme forme une sorte de pâte plus ou moins consistante, d'une odeur très forte. Il nous est arrivé plusieurs fois, en pratiquant la circoncision chez des hommes qui n'avaient jamais pu *décalotter*, de retirer de véritables anneaux offrant presque la consistance des calculs phosphatiques, et qu'on ne pouvait rompre qu'en exerçant un certain effort. (Voy. **Kystes sébacés du pénis.**)

La présence prolongée d'un amas de matière sébacée entre le prépuce et le gland peut donner lieu à une inflammation plus ou moins aiguë de la région. (Voy. **Balanoposthite.**)

MÉAT URINAIRE (Anatomie du).

L'orifice externe de l'urèthre ou *méat urinaire* est situé au sommet du gland, sur un point plus rapproché de la face inférieure que de la face supérieure du pénis. C'est une fente dirigée verticalement, de 5 à 7 millimètres de hauteur, présentant deux lèvres disposées latéralement, habituellement rosées dans l'état de santé, mais dont la rougeur et la tuméfaction indiquent toujours un état inflammatoire d'un point quelconque de l'appareil urinaire.

MÉAT URINAIRE (Étroitesse du).

L'orifice externe du canal de l'urèthre (méat urinaire) est quelquefois assez étroit pour ne laisser passer qu'une aiguille à tricoter. Ce rétrécissement peut être dû à un vice de conformation congénital, comme aussi il peut être le résultat d'un travail inflammatoire survenu par suite d'un chancre ou d'une uréthrite intense.

Fig. LXIX.

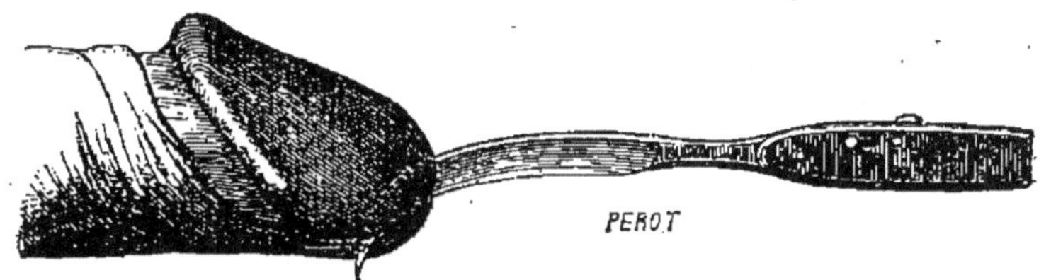

Débridement du méat avec le bistouri.

Une semblable difformité peut occasionner des accidents de diverses natures. Lorsque l'urine est boueuse, chargée de muco-pus, qu'elle charrie des sables ou des graviers, l'étroitesse du méat formant obstacle à l'expulsion de ces corps étrangers, ils s'accumulent dans la *fosse naviculaire*, où ils peuvent former des calculs.

D'un autre côté, la lenteur avec laquelle s'opère la miction, et les efforts faits par les fibres musculaires de la vessie et de l'urèthre pour lutter contre le rétrécissement déterminent à la longue des excitations locales qui provoquent des spasmes du col de la vessie. De plus, si un homme porteur d'un semblable vice de conformation vient à contracter une blennorrhagie, le pus, ne pouvant sortir facilement, s'accumule et séjourne derrière le méat. Il en résulte un état d'irritation permanent de la muqueuse de l'urèthre

en ce point, et par suite une prolongation indéfinie de l'é-
coulement qui n'a aucune tendance à se tarir.

Par une petite opération des plus simples et des moins
douloureuses on remédie à tous ces accidents en rendant
au méat ses dimensions normales.

FIG. LXX.

Débridement du méat avec l'uréthrotome de Civiale.

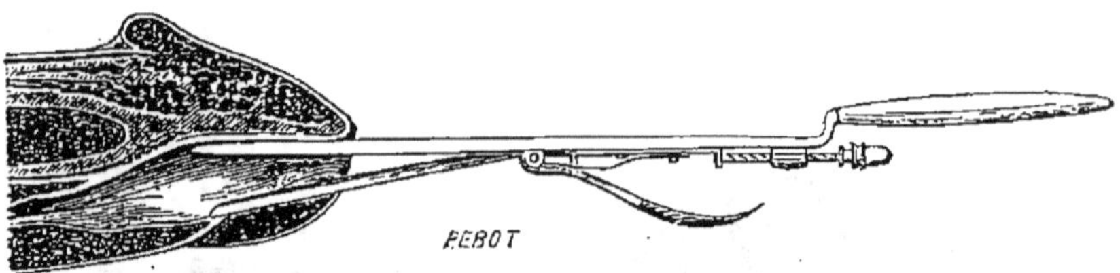

La figure représente le temps de l'opération où, la lame étant déga-
gée de sa gaine dans la fosse naviculaire, le chirurgien sectionne
le rétrécissement du méat en tirant l'instrument à lui.

DÉBRIDEMENT DU MÉAT URINAIRE.

La dilatation est impuissante à élargir le rétrécissement
du méat, qu'il soit congénital ou acquis; il en est de même
de la cautérisation; c'est donc à l'incision qu'il faut recourir.

L'incision qui doit être faite sur la paroi inférieure s'exécute de différentes manières; la plus simple est celle qui est
représentée dans la figure LXIX. On peut aussi se servir du
petit instrument de Civiale (figure LXX).

La petite plaie a une telle tendance à la cicatrisation,
que 24 heures après l'opération les lèvres en seraient soudées et que le résultat serait nul si on n'avait pas le soin
de placer entre elles une petite mèche de charpie enduite
de cérat saturné ou de baume du Commandeur.

MERCURE (dans la syphilis).

Le mercure est le médicament spécifique des accidents secondaires de la syphilis, et, quoi qu'on ait pu dire, est indispensable au traitement de cette maladie. On a proposé différentes substances pour le remplacer, tels sont les chlorures d'or, d'argent, de platine, le bichromate de potasse, l'arsenic, etc..., mais aucune d'elles n'a produit des résultats assez efficaces pour le remplacer. Le mercure n'a pas le pouvoir d'empêcher l'évolution normale de la syphilis, il ne fait qu'atténuer la gravité de ses accidents en même temps qu'il en abrège la durée. On ne saurait avoir non plus, en le prescrivant, la prétention de prévenir les accidents secondaires. Quoi qu'il en soit et malgré la connaissance de cas très rares de syphilis guérissant spontanément, on serait coupable de ne pas y recourir.

Quant aux accidents qui peuvent résulter de son usage et qui naturellement sont semblables à ceux qu'on observe chez les ouvriers exposés par la fabrication à laquelle ils sont employés, à ses émanations (voy. **Intoxication mercurielle**), ils ne se produisent jamais lorsque ce précieux médicament est administré avec prudence et à la dose quotidienne que l'expérience a montré être nécessaire pour agir efficacement.

On a aussi accusé le mercure, même administré selon les règles, de tuer les spermatozoïdes et par conséquent de rendre stériles les hommes soumis à son action; le fait est absolument faux, ainsi que le démontre l'examen microscopique du sperme des malades traités par les préparations mercurielles. (Voy. **Syphilis.**)

MICTION.

Terme de médecine par lequel on désigne l'acte normal de l'éjection de l'urine hors de la vessie.

DU MÉCANISME DE LA MICTION.

L'urine sécrétée par le rein s'écoule peu à peu dans le bassinet, puis pénètre dans l'uretère, dont les contractions la font cheminer jusque dans la vessie où elle suinte goutte à goutte qui se succèdent avec plus ou moins de rapidité suivant le degré d'activité de la secrétion rénale. Elle s'accumule ainsi dans son réservoir naturel, jusqu'à ce que par sa *quantité* ou par sa *qualité* elle provoque le besoin d'uriner.

Sous l'influence des boissons, de certains aliments, des médicaments, d'une maladie (goutte, gravelle, cystite, catarrhe vésical, diabète sucré) qui communique aux urines des qualités plus ou moins irritantes, le besoin naturel de leur expulsion se produit à des intervalles bien plus rapprochés que lorsque leur composition est normale, la fréquence des envies d'uriner n'étant dans ce cas nullement en rapport avec la *quantité*, mais seulement avec la *qualité* du liquide renfermé dans la vessie.

La rétention normale de l'urine dans la vessie ne peut évidemment avoir lieu que si les orifices des uretères et de l'urèthre sont fermés. Voici de quelle façon cette occlusion a lieu. La disposition particulière de l'embouchure des uretères dans la vessie se faisant obliquement et en soulevant la membrane muqueuse, celle-ci forme à ce niveau un repli qui joue le rôle d'une véritable soupape; le reflux de l'urine par les uretères ne peut donc avoir lieu lors des contractions de la vessie et des muscles qui l'entourent. Quant à l'orifice vésical de l'urèthre, en dehors des mictions, les fibres musculaires de la région étant contractées appliquent la lèvre postérieure du col de la vessie sur la lèvre antérieure de cet orifice qu'elles obstruent ainsi par un mécanisme de soupape, en même temps qu'en rapprochant l'un de l'autre les lobes latéraux de la prostate elles tendent à effacer le canal de l'urèthre en cette région; elles sont encore aidées dans ce rôle par les fibres musculaires annulaires du canal et par le muscle releveur de l'anus.

La vessie se laisse peu à peu distendre par l'urine qui arrive incessamment dans sa cavité, jusqu'à ce que, suivant la nature de ce liquide et selon la sensibilité et la tolérance spéciale de chacun, la distension de ses parois produise le besoin d'uriner.

Il s'établit alors une lutte entre l'appareil musculaire qui ferme le col de la vessie et celui qui a pour mission de l'ouvrir ; les fibres musculaires puissantes des parois du réservoir urinaire, en cherchant par leurs contractions à chasser l'urine, finiraient par vaincre la résistance qui leur est opposée par le col de la vessie, si les muscles du périnée ne venaient à son aide. Si on ne cède pas à la première manifestation de l'envie d'uriner, elle cesse momentanément ; mais, la cause qui l'a produite continuant à agir, elle ne tarde pas à se faire sentir de nouveau jusqu'à ce que, devenant par trop impérieuse, on soit forcé de la satisfaire.

Voyons maintenant comment s'explique l'acte de la miction en elle-même. Lorsqu'on *veut* uriner, en même temps que se produisent, sans qu'on en ait conscience, les contractions des parois vésicales, on fait contracter volontairement les muscles de l'abdomen, qui, en pressant les intestins dans le cul-de-sac qui sépare le rectum de la vessie, viennent en aide aux fibres musculaires qui ont pour effet, en écartant les lobes latéraux de la prostate, d'ouvrir le canal. L'urine s'engage alors dans l'urèthre et, agissant à la façon d'un coin, le maintient béant ; les muscles de l'abdomen cessent alors de se contracter, ceux de la vessie suffisant à la besogne, jusqu'à ce que celle-ci ne renfermant plus que quelques gouttes de liquide, ils viennent par leurs contractions ultimes achever de la vider.

Enfin, le muscle qui embrasse le canal de l'urèthre au niveau du bulbe, en quelques contractions répétées, connues sous le nom de *coup-de-piston*, chasse les dernières gouttes d'urine restées dans le canal de l'urèthre.

Comment on doit uriner pour bien uriner.

La quantité d'urine émise dans les vingt-quatre heures étant supposée normale (1,200 gr.), c'est-à-dire en dehors de toute maladie dont l'effet est d'en exagérer la quantité (diabète, polyurie).

L'homme en parfait état de santé ne doit pas uriner plus de 4 à 5 fois depuis son lever jusqu'à son coucher, c'est-à-dire pendant seize heures environ ; et plus d'une fois depuis son coucher jusqu'à son lever (huit heures de sommeil en moyenne).

La température extérieure, la quantité et la nature des boissons et de certains aliments, l'exercice plus ou moins violent auquel on se livre, la marche, la station assise prolongée, le séjour au lit, etc., sont autant de conditions capables de faire varier sensiblement la fréquence des mictions. Somme toute, si l'on jouit de l'intégrité absolue de la fonction urinaire, on doit pouvoir retenir sans peine ses urines pendant quatre heures.

La vessie doit pouvoir renfermer 250 grammes environ d'urine normale sans que le besoin de l'expulser se fasse sentir : alors même qu'elle en renferme 3 à 400 grammes on doit pouvoir, sans trop d'efforts, retarder la miction de quelques instants. On dit souvent en parlant d'un acte quelconque exécuté brusquement par un individu : « cela lui a pris comme une envie de pisser », expression vulgaire, mais d'une grande justesse. Le besoin d'uriner, en effet, se manifeste le plus souvent, subitement, alors que quelques instants auparavant on n'éprouvait aucune sensation qui pût révéler la plénitude de la vessie. Cela tient à ce que le réservoir urinaire se laisse distendre par l'urine insensiblement et goutte à goutte, jusqu'à ce qu'il en renferme une certaine quantité, qui, variable selon les individus, mais presque toujours la même pour chacun, détermine le besoin d'uriner et, pour peu qu'elle soit dépassée, tend (c'est le cas de le dire) à faire déborder le vase, en sollicitant les contractions de ses parois.

Lorsque l'envie d'uriner se manifeste, elle ne doit jamais être assez impérieuse pour qu'il soit nécessaire de la satisfaire *instantanément*; il faut, en un mot, qu'elle vous donne le temps de trouver un endroit propice, sans que le petit retard apporté à la miction soit une cause de gêne réelle ou de douleur. De plus, si d'un côté, dès qu'on est en situation d'uriner, il ne faut pas que l'urine tarde assez à pénétrer dans le canal, pour qu'on soit forcé d'attendre plus de trois à quatre secondes sa sortie, d'un autre côté il ne faut pas non plus que l'émission s'en fasse avec une telle promptitude qu'on n'ait pour ainsi dire que le temps de se déboutonner. Non seulement la miction ne doit jamais être douloureuse, mais encore ne doit-elle jamais exagérer la sensibilité naturelle de l'urèthre et de la vessie.

Le jet de l'urine doit prendre immédiatement sa forme cylindrique normale et la conserver jusqu'à la fin de la miction; lorsqu'au contraire il commence par sortir tortillé, ou en éclaboussant, il est l'indice d'un obstacle quelconque à la miction existant en un point du canal de l'urèthre, depuis le col de la vessie jusqu'au méat urinaire.

L'émission de l'urine doit se faire d'une manière continue avec une force d'impulsion telle que le jet aille tomber à peu près à un mètre de distance, en formant une *parabole* (courbe semblable à celle que décrivent dans l'atmosphère les projectiles). On doit observer à mesure que la vessie se vide, un ralentissement progressif de la vitesse du jet, en même temps qu'une diminution proportionnée de sa force de projection. Vers la fin de la miction, lorsqu'il ne reste plus dans la vessie et dans l'urèthre que quelques gouttes de liquide, il s'interrompt pour reprendre ensuite par saccades à trois ou quatre reprises, en donnant issue chaque fois à une quantité d'urine de moins en moins considérable: c'est ce phénomène qu'on désigne sous le nom de *coup de piston.*

Plus on est jeune et vigoureux et plus la force de projection du jet est considérable; les vieillards pissent moins raide que les jeunes gens et, comme on dit vulgairement, au début de la vieillesse, on commence par pisser sur la pointe de ses souliers pour finir lorsqu'on est parvenu à un âge très avancé par pisser sur ses talons.

Enfin la dernière contraction du coup de piston ayant eu lieu, et quand on a eu le soin de secouer la verge pour détacher les dernières gouttes de liquide qui peuvent adhérer encore au méat ou au prépuce, il ne doit plus rien sortir de l'urèthre.

Telles sont les conditions normales de l'expulsion physiologique de l'urine: du moment où elles ne sont pas toutes remplies, on peut être certain qu'un point quelconque de l'appareil urinaire est le siège d'une affection plus ou moins sérieuse.

SIGNES DIAGNOSTIQUES QUE PEUVENT FOURNIR LES ALTÉRATIONS DE FORME DU JET DE L'URINE.

Le jet de l'urine perd dans certains cas sa forme cylindrique normale; il peut être plus ou moins aplati, contourné sur lui-même, fourchu, sortir en tire-bouchons, en éclaboussant, etc... Toutes ces déformations indiquent qu'un obstacle au libre cours de l'urine existe en un point quelconque du canal de l'urèthre, depuis le col de la vessie jusqu'au méat.

Le plus souvent c'est à un rétrécissement qu'on doit les attribuer; la présence dans la vessie ou dans l'urèthre d'un calcul ou de tout autre corps étranger (caillots sanguins, conglomérat purulent), venant momentanément en obturer la lumière, peut être aussi cause de ces phénomènes. Les tuméfactions de la prostate, au contraire, permettent en général au jet de l'urine de conserver sa forme.

Il est en outre bon d'être prévenu que chez certains individus, en dehors de tout état morbide, le jet est déformé congénitalement par suite d'une disposition anatomique anormale du canal excréteur de l'urine. Il nous a été en effet permis d'observer plusieurs fois que la division du jet en deux branches, immédiatement à sa sortie du canal, tenait uniquement au boursouflement naturel des lèvres du méat. De même dans un cas où il était complètement aplati de telle manière que l'émission de l'urine, quoique se faisant facilement et en abondance, formait éventail, nous ne pûmes trouver l'explication de cette anomalie, que le malade nous dit d'avoir toujours connue telle, qu'en constatant la présence dans l'urèthre de replis valvulaires de la muqueuse, qui évidemment avaient toujours existé chez lui. (Voy. **Interruption brusque du jet de l'urine.**)

TABLEAU-QUESTIONNAIRE

PERMETTANT AUX MALADES DE TROUVER AISÉMENT LA SIGNIFICATION DES DIVERS TROUBLES DE LA MICTION.

QUESTION posée au malade.	Sa réponse.	MALADIES qui peuvent-correspondre à ces symptômes.
Avez-vous des envies fréquentes d'uriner ?	Oui.	Diabète sucré. Polyurie. Inflammation à des degrés divers de l'urèthre, de la vessie ou de la prostate. Calculs vésicaux. Urines très acides des goutteux et des graveleux, ou rendues ammoniacales par la présence du carbonate d'ammoniaque.
	Non.	État normal.
La quantité d'urine rendue à chaque miction est-elle assez abondante pour justifier le besoin naturel d'expulsion ?	Oui.	Diabète sucré. Polyurie.
	Non.	Uréthrites simples. Blennorrhagies. Cystites. Rétrécissements de l'urèthre. Prostatites. Calculs dans la vessie. Sychnurie. Urines très acides des goutteux et des graveleux. Urines ammoniacales.
Les envies d'uriner ont-elles lieu le jour aussi bien que la nuit ?	Oui.	Uréthrites. Blennorrhagie. Cystites. Rétrécissements de l'urèthre. Sychnurie.
Les envies d'uriner ont-elles lieu le jour seulement ?	Oui.	Calcul vésical.
Les envies d'uriner ont-elles lieu la nuit seulement ?	Oui.	Hypertrophie de la prostate.

16

QUESTION posée au malade.	Sa réponse.	MALADIES qui peuvent correspondre à ces symptômes.
Le jet de l'urine a-t-il conservé son volume normal ?	Oui.	Cystites. Malad. de la prostate.
	Non.	Rétrécissements de l'urèthre.
Le jet de l'urine a-t-il conservé sa force de projection, en un mot urinez-vous loin ?	Oui.	Rétrécissements de l'urèthre.
	Non.	Atonie. Parésie vésicale. Stagnation de l'urine. Hypertrophie de la prostate.
Attendez-vous plus de trois à quatre secondes la sortie de l'urine, c'est-à-dire mettez-vous long-temps avant de commencer à uriner ?	Oui.	Atonie vésicale. Rétrécissement de l'urèthre. Mal. de la prostate.
	Non.	Etat normal.
Mettez-vous long-temps à uriner ?	Oui.	Si le jet est diminué de grosseur. Rétrécissement de l'urèthre. Atrésie du méat urinaire. Si le volume du jet est normal. Atonie. Parésie vésicale. Hypertrophie de la prostate.
	Non.	Etat normal.
Souffrez-vous en urinant ?	Oui.	Inflammation de l'urèthre (blennorrhagie), de la vessie, de la prostate. Calculs de la vessie ou de l'urèthre. Polypes de l'urèthre. Chancre du méat ou de la fosse naviculaire. Rétrécissements (rarement).
	Non.	Etat normal.
Souffrez-vous seulement en commençant à uriner ?	Oui.	Si la douleur cesse immédiatement après la miction : hypertrophie de la prostate.
Souffrez-vous seulement en finissant d'uriner ?	Oui.	Catarrhe vésical. Cystites. Inflammation du col de la vessie. Prostatites. Calculs de la vessie.
Souffrez-vous pendant tout le temps que l'urine met à traverser le canal ?	Oui.	Uréthrites. Blennorrhagie.

QUESTION posée au malade.	Sa réponse.	MALADIES qui peuvent correspondre à ces symptômes.
Souffrez-vous un certain temps après avoir uriné ?	Oui.	Calcul dans la vessie.
Perdez-vous quelques gouttes d'urine quand vous avez fini d'uriner ?	Oui.	Rétrécissement.
Perdez-vous quelques gouttes d'urine involontairement par suite d'efforts ; en toussant ; en dormant ?	Oui.	Hypertrophie considérable de la prostate. Rétention d'urine absolue (miction par regorgement).
Le jet de l'urine s'interrompt-il parfois brusquement au milieu de la miction ?	Oui.	Corps étrangers. Calculs de la vessie.
Les besoins d'uriner sont-ils impérieux ? Exigent-ils une satisfaction immédiate?	Oui.	Irritation ou inflammation anciennes de la région profonde de l'urèthre et du col de la vessie, de causes multiples. Névralgies. Contracture du col et de la région profonde de l'urèthre. Calculs vésicaux.

MOLITG (Pyrénées-Orientales).

Sources sulfureuses chaudes (21 à 35° C.). Les eaux sont surtout employées sous forme de bains et de douches dans le traitement des maladies de la peau ; elles possèdent une salutaire influence sur le catarrhe vésical.

MOUTON (Viande de).

La viande de mouton grillée ou rôtie est d'une facile digestion ; elle doit être préférée à la viande de bœuf dans le régime alimentaire des goutteux et des graveleux.

MORPIONS.

(Voy. **Poux du pubis.**)

MUCUS.

Le mucus, produit de la sécrétion de toutes les membranes muqueuses, est un liquide visqueux ou filant comme du blanc d'œuf, incolore ou légèrement jaunâtre et ordinairement alcalin.

Tous les canaux excréteurs de l'urine depuis les calices du rein jusqu'au méat urinaire étant revêtus d'une membrane muqueuse, il s'ensuit que ce liquide renferme normalement toujours une certaine quantité de mucus.

En dehors de tout état morbide de l'appareil urinaire, l'urine ne renferme qu'une faible proportion de mucus qui, flottant en partie sous la forme d'un léger nuage ou de petits filaments presque imperceptibles, ne doit former tout à fait à la partie inférieur du vase qui la renferme qu'un très léger dépôt floconneux.

Lorsque la vessie ou les reins sont le siège d'une irritation ou d'une inflammation légère, la quantité de mucus sécrétée étant plus considérable, ce petit dépôt augmente dans des proportions variables ; c'est ce qui constitue le catarrhe muqueux, premier degré de la cystite. On constate aussi dans l'urine la présence d'un excès de mucus dans toutes les maladies qui forcent ce liquide à séjourner longtemps dans son réservoir (rétrécissements, hypertrophie de la prostate, atonie et paralysie vésicales, etc.).

Il n'est pas toujours facile de distinguer le mucus à son seul aspect ; le microscope seul peut lever le doute qu'on a conçu et permettre de différencier ce liquide du **pus**, du fluide prostatique et quelquefois même du sperme. On voit d'après cela l'importance qu'il peut y avoir dans certains cas de procéder à cet examen.

MUCO-PUS.

Mélange de mucus et de **pus**. L'examen à l'œil nu ne permet pas de décider si le liquide excrété renferme du pus; car, dans certains cas, du mucus mélangé à un grand nombre de débris épithéliaux provenant des muqueuses urinaires peut avoir l'aspect du muco-pus. Ici encore il faut de toute nécessité recourir au microscope.

La présence du muco-pus dans l'urine ou dans le produit de tout écoulement se faisant par l'urèthre est l'indice d'un état inflammatoire d'un point quelconque de l'appareil urinaire.

FIG. LXXI.

Coupe du rein et de la capsule surrénale.

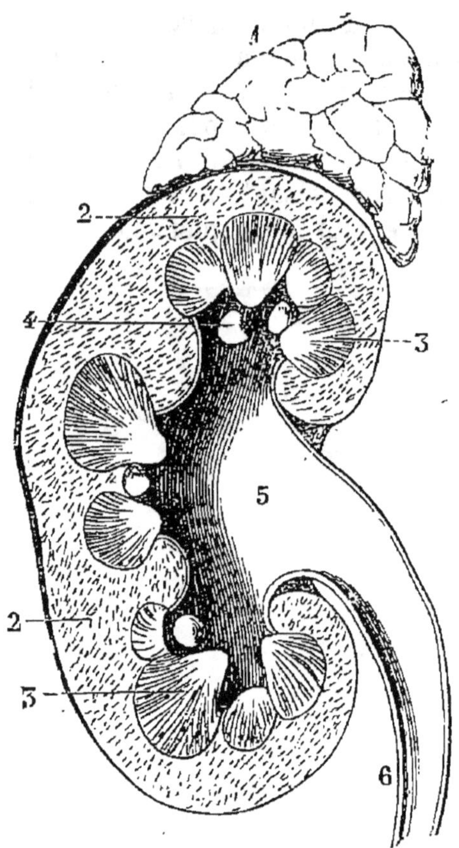

1 Capsule surrénale ; 2-2 Substance corticale ; 3-3 Substance mé-
dullaire et pyramides de Malpighi ; 4 Un calice ; 5 Bassinet ;
6 Embouchure de l'uretère.

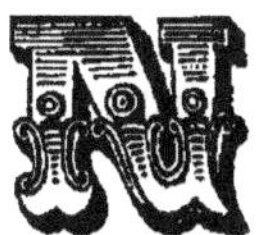

NÉPHRITE.

L'inflammation des reins ou néphrite se présente sous deux formes : la néphrite aiguë et la néphrite chronique.

La néphrite aiguë peut résulter de causes nombreuses et variées.

Les plaies, les contusions un peu fortes de la région lombaire peuvent la provoquer; alors elle prend le nom de néphrite traumatique.

Les causes les plus fréquentes sont la rétention d'urine et la présence de calculs dans les calices et le bassinet.

Lorsque l'urine ne peut s'écouler dans son réservoir ordinaire, il survient dans le rein une distension plus ou moins considérable qui amène cette inflammation. Il existe alors en même temps que la néphrite un véritable empoisonnement dû à la rétention dans le sang de l'**urée** (voy. **Urémie**) et de quelques-uns de ses autres principes.

Les calculs urinaires la produisent aussi par l'irritation que leur surface rugueuse cause aux parois avec lesquelles ils sont en contact. Il n'est pas rare de voir l'inflammation d'une des parties de l'appareil génito-urinaire s'étendre jusqu'au rein et causer une néphrite par extension. Ainsi, parfois la blennorrhagie et la cystite en sont le point de départ.

Cette affection peut se développer par l'impression du

froid subit, un écart de régime; l'usage des préparations cantharidées peut aussi la produire.

Dans quelques cas très rares, la maladie a paru avoir pour cause la présence dans le rein de certains animaux parasites, comme le strongle géant, les hydatides.

La néphrite se montre souvent chez les goutteux.

Elle est plus fréquente chez les vieillards que chez les adultes, chez les hommes que chez les femmes; l'hérédité paraît favoriser la production de cette maladie.

Les opérations chirurgicales pratiquées sur l'urèthre et la vessie peuvent déterminer aussi l'inflammation du rein; mais, dans ce cas, il existait déjà un état inflammatoire latent plus ou moins prononcé du rein.

La néphrite aiguë débute par un frisson plus ou moins intense, suivi de chaleur, de sueur, d'agitation; une douleur quelquefois très vive, ou bien sourde, profonde, que la moindre pression exaspère, se fait sentir dans la région lombaire en irradiant fréquemment du côté de la vessie, à l'aine et jusqu'aux testicules.

L'urine est rendue goutte à goutte, et elle cause à son passage une vive douleur; elle est beaucoup plus foncée qu'à l'état normal, parfois elle est mêlée de sang.

Quelquefois il se joint à ces premiers symptômes des vomissements, des renvois, un mal de tête très intense, et la fièvre, beaucoup plus forte, prend le caractère pernicieux.

Si un traitement énergique est employé dès le début, la maladie peut ne durer que six à huit jours; alors la transpiration et l'urine devenant peu à peu plus abondantes, la fièvre et la douleur disparaissent.

Dans certains cas cette affection prend un caractère plus aigu, les symptômes augmentent d'intensité, la douleur devient gravative, l'urine se trouble de plus en plus, et on ne tarde pas à y constater la présence du pus; la suppuration s'est établie dans l'organe enflammé.

Quelquefois cette suppuration passe à l'état chronique et se prolonge d'une manière indéfinie; ou bien, il survient des accidents graves avec complication du côté du cerveau, de la stupeur, des crampes d'estomac, des mouvements convulsifs, qui laissent peu d'espoir de guérison.

L'inflammation aiguë du rein est d'un traitement assez difficile au début : le repos le plus absolu, la saignée plus ou moins copieuse, selon l'âge et la force du malade, les sangsues aux lombes ou à l'anus, des bains tièdes prolongés, des lavements émollients, les boissons mucilagineuses, l'eau de gomme, d'orge, de racine de guimauve, la diète, constituent le traitement qui réussit le mieux ; lorsque la maladie a une tendance à passer à l'état chronique, on donne au malade une alimentation très légère, l'eau de Spa ; on entretient et on excite les fonctions de la peau par des frictions avec de la flanelle chaude, etc.

Si la néphrite est occasionnée par un rétrécissement du canal de l'urèthre, un gonflement de la glande prostate ou une affection quelconque de l'appareil génito-urinaire, il est indispensable d'instituer le traitement spécial de ces affections, afin de supprimer la cause première de l'inflammation du rein.

Dans certains cas, nous prescrivons avec succès des pilules de térébenthine cuite, la tisane de pareira-brava, d'uva-ursi, le petit-lait, l'eau de Vichy coupée avec du lait, le régime lacté ; nous conseillons notre *saccharolé diurétique* (V. page 31), qui donne des résultats excellents en prévenant les récidives.

NÉPHRITE CHRONIQUE.

Comme nous venons de le voir, la néphrite chronique peut succéder à la néphrite aiguë ; mais, le plus souvent, elle se montre d'emblée avec les caractères qui lui sont propres, et dans ce cas elle dépend d'une maladie plus ou moins ancienne de la vessie ou de l'urèthre.

Au début de cette affection, les symptômes généraux et locaux sont presque nuls ; les douleurs dans la région des reins, qui existent à peine, peuvent néanmoins devenir plus vives par suite de la fatigue ou d'un excès quelconque.

L'urine perd son acidité, contient souvent un peu d'albumine, devient alcaline et dépose une assez grande quantité de *phosphates de chaux* et *ammoniaco-magnésien*.

La maladie peut rester ainsi stationnaire pendant assez longtemps, et la guérison avoir lieu sous l'influence d'un traitement rationnel.

Mais si l'inflammation du rein persiste, quoique le malade n'ait pas de fièvre, il s'affaiblit de jour en jour, tombe dans le marasme et finit par succomber.

Il est de la plus haute importance de savoir que la néphrite chronique peut passer inaperçue, justement à cause de la bénignité apparente de ses symptômes. Il s'ensuit que chaque fois que dans le cours d'une maladie de l'appareil urinaire, fût-ce même la moins sérieuse, une blennorrhagie, par exemple, un malade se plaint d'éprouver de la douleur dans la région du rein, le médecin devra s'assurer de l'état des reins avant de prescrire un traitement. Il s'exposerait en agissant autrement de voir des complications terribles survenir de ce côté, par suite de l'emploi de tel ou tel médicament ou procédé thérapeutique que contre-indiquait formellement la néphrite.

Le traitement de la néphrite chronique consiste en applications de ventouses sèches, de sinapismes, de pointes de feu sur la région lombaire. La térébenthine, le goudron, le lait, les eaux alcalines fortes et faibles (Vichy, Vals, Pougues, Contrexéville, etc.) sont indiquées. On doit proscrire les émissions sanguines et les diurétiques énergiques, qui n'agissent qu'en congestionnant les reins. Lorsque le malade est affaibli, on cherchera à relever ses forces par un régime alimentaire réparateur sans excitants et par les préparations ferrugineuses et le quinquina.

NÉPHRITE ALBUMINEUSE.

(Voy. Albuminurie.)

NÉPHRITE CALCULEUSE.

Lorsque les graviers formés dans les reins y séjournent

pendant un temps trop long, ils augmentent de volume par suite du dépôt de nouvelles couches calcaires à leur surface et finissent par devenir des **calculs** rénaux, lorsque leurs dimensions s'opposent à ce qu'ils sortent du bassinet.

Par suite d'un effort, d'une fatigue exagérée, des secousses de voiture, d'un refroidissement, d'excès de table, etc., le rein, qui est souvent pour ainsi dire farci de ces graviers et de ces calculs, s'enflamme plus ou moins gravement. C'est cette affection qu'on désigne sous le nom de néphrite calculeuse; ses symptômes sont les mêmes que ceux des néphrites simples.

Quant au traitement, il se résume en ceci : immobiliser autant que possible le malade pour éviter les froissements du tissu rénal par les aspérités des calculs; s'opposer à ce que l'inflammation devienne plus intense, et s'efforcer d'agir sur la substance même des corps étrangers pour les désagréger et leur permettre de descendre dans la vessie. (Voy. **Gravelle, Coliques néphrétiques.**)

La néphrite calculeuse est très fréquente, et elle existe assez souvent dans les deux reins à la fois; cette affection est presque toujours précédée et accompagnée de l'expulsion de sables ou de graviers, mais elle débute d'emblée dans beaucoup de cas, surtout si un calcul, immobile dans le rein jusqu'à un certain moment, vient à changer de place; il provoque alors immédiatement tous les symptômes de la néphrite aiguë.

Les attaques sont souvent très vives, très douloureuses, avec des rémissions et des exacerbations successives.

TRAITEMENT DE LA NÉPHRITE CALCULEUSE.

On pose des sangsues ou des ventouses scarifiées; on couvre le côté atteint de cataplasmes; on tient le malade dans un bain, si cela est possible; on administre plusieurs lavements laudanisés; et, si les symptômes augmentent d'intensité, on donnera quelques cuillerées de sirop d'éther et l'opium à hautes doses; on fera des frictions sur le côté avec du chloroforme.

Si les douleurs diminuent, le malade devra se tenir immobile, afin d'éviter à nouveau de déplacer le calcul, et bientôt on pourra lui faire prendre l'eau de Balaruc, de Contrexéville, de Vichy; on donnera le bicarbonate de soude, la magnésie, à l'intérieur; les tisanes usitées sont : le chiendent avec addition d'acétate de potasse, l'infusion de racine de fraisier.

Notre *saccharolé diurétique* (V. page 31) est prescrit dans ce cas, avec un succès presque constant. Son action dissolvante débarrasse le rein des éléments nuisibles, qui l'empêchent de fonctionner physiologiquement, et, en continuant l'emploi aux doses indiquées, le pauvre malade voit disparaître les souffrances incessantes et les incommodités inhérentes à ce genre d'affection.

Un exercice modéré, un régime sévère, avoir le soin d'éviter le froid, telle est l'hygiène qui convient pour éviter les récidives.

NÉVRALGIES DE LA VESSIE.

Toutes les affections douloureuses de la vessie pourraient être considérées comme des névralgies; mais on a divisé avec raison ces douleurs en idiopathiques, ou survenant sans lésion organique appréciable, et en symptomatiques, ou survenant pendant le cours d'une maladie de la vessie ou des appareils qui l'avoisinent.

Comme nous décrivons ces douleurs symptomatiques dans les divers articles qui traitent de ces maladies, nous ne nous occuperons ici que des douleurs idiopathiques.

Les névralgies idiopathiques de la vessie ont les mêmes causes que les douleurs purement nerveuses, qui surviennent sur d'autres points de l'économie sous l'impression d'un courant d'air froid, de l'humidité et dépendant du refroidissement subit, local ou général, qui en est la suite dans beaucoup de cas. Beaucoup d'auteurs les attribuent à la cessation trop brusque d'un écoulement sanguin (hémorrhoïdes, menstrues), ainsi qu'à la répercussion des diverses maladies de la peau.

Les émotions vives, les affections morales tristes y prédisposent; de même les excès dans l'alimentation, les boissons alcooliques, etc.; aussi, souvent, avons-nous fait cesser des névralgies en prescrivant aux malades un régime alimentaire tout différent de celui qu'ils suivaient d'habitude. Il est d'observation que les névralgies se rencontrent surtout chez les individus où il existe une prédominance du système nerveux sur les autres systèmes; les personnes affectées de la goutte, de douleurs rhumatismales sont souvent aussi atteintes de névralgies pouvant occuper toutes les parties du corps, et notamment de névralgies de la vessie.

Les symptômes des douleurs névralgiques de la vessie ressemblent en grande partie à ceux qui existent dans les autres affections de cet organe, ainsi que nous l'avons dit en commençant; mais il existe quelques signes qui permettent de distinguer cette affection d'une manière à peu près certaine; d'abord, l'urine rendue par les malades ne change pas de couleur, et sa transparence est normale, ainsi : pas de dépôts, de mucosités plus ou moins purulentes, de graviers, de sables, etc. Enfin, l'emploi de la sonde, quoique provoquant de vives douleurs au moment de son introduction, les fait en général cesser aussitôt que l'instrument a franchi le col vésical.

TRAITEMENT DE LA NÉVRALGIE DE LA VESSIE.

Ainsi que nous venons de le dire, l'introduction d'une sonde dans le col vésical faisant très souvent cesser la douleur instantanément, on peut recourir à des cathétérismes fréquents avec quelques chances de guérir les malades qu'on soumet à ce mode de traitement.

On peut aussi employer les antispasmodiques, les opiacés, les bains généraux, l'hydrothérapie, l'électricité, etc.

Mais cette maladie est très opiniâtre dans beaucoup de cas, et le praticien le plus expérimenté n'est jamais complètement certain d'obtenir une prompte guérison.

Un traitement thermal aux eaux de Vichy, Contrexéville, Pougues, Luchon, La Preste, Balaruc, etc., réussit assez souvent lorsque les autres moyens ont échoué.

NÉVRALGIES DE L'URÈTHRE.

On observe parfois après une blennorrhagie très aiguë, en général lorsque cette maladie a duré longtemps chez un homme sujet au rhumatisme et à la goutte, des douleurs plus ou moins vives, caractérisées par des élancements ou un sentiment de brûlure, se produisant en dehors des mictions et siégeant de préférence au méat urinaire et dans la région profonde du canal.

Ce qui permet de distinguer ces douleurs névralgiques de celles qui sont déterminées par l'inflammation d'un point quelconque de l'urèthre, par un polype, un calcul, un rétrécissement, etc., c'est que le passage d'un explorateur à boule dans l'urèthre, loin d'être douloureux, produit au contraire un certain soulagement. Les névralgies de l'urèthre déterminent quelquefois des spasmes et des contractures capables de produire des rétentions d'urine.

Le traitement de cette affection est à peu de choses près celui des névralgies de la vessie : cathétérismes fréquents, opiacés, bains, hydrothérapie, etc.

On peut aussi faire usage de petits vésicatoires au périnée, pansés à la morphine, ou bien tout simplement pratiquer des frictions avec une pommade calmante, tout le long de l'urèthre. Enfin, un procédé qui nous réussit souvent, c'est la cautérisation légère du point douloureux de l'urèthre au moyen des instillations de quelques gouttes d'une solution de nitrate d'argent (1 gr. pour 50 gr.).

Pommade antinévralgique.

(Névralgies de l'urèthre.)

Axonge......................	30 grammes.
Extrait de belladone........	4 —
— de jusquiame.......	2 —
Hydrochlorate de morphine.	0,25 centigr.
Mêlez.	

Gros comme un pois en frictions et onctions le long du canal de l'urèthre, depuis le périnée jusqu'au méat. Recouvrir ensuite la verge d'une légère couche d'ouate qu'on fixera avec une petite bande de toile large d'un centimètre, un peu serrée.

NITRATE D'ARGENT.

Sel produit de la combinaison de l'acide nitrique avec l'argent. On utilise journellement en médecine et en chirurgie ses propriétés caustiques et modificatrices dans une foule de maladies. Fondu et coulé dans des moules pour former une sorte de crayon, on le désigne sous le nom de pierre infernale.

Les cautérisations faites au moyen du nitrate d'argent sont assez douloureuses sur le moment, mais la douleur ne persiste pas longtemps. Sa grande solubilité dans l'eau permet d'en faire usage sous forme d'injections, en renfermant des proportions variables, dans la blennorrhagie, les cystites; il faut avoir soin de faire usage d'eau distillée, il se forme autrement, avec les sels que contient l'eau ordinaire, des chlorures qui n'ont aucune action caustique.

Les injections de nitrate d'argent, conseillées pour faire avorter les blennorrhagies, sont d'une efficacité douteuse, et sont très souvent, pour ne pas dire toujours, causes d'un rétrécissement de l'urèthre. (Voy. **Cautérisations. Injections. Blennorrhagies.**)

NITRATE DE POTASSE.

Sel produit de la combinaison de l'acide nitrique avec la potasse. Le nitrate de potasse ou azotate de potasse, ou sel de nitre, jouit de propriétés diurétiques incontestables, même à faibles doses chez certains sujets.

On le prescrit à la dose de 0,06 centigr. à 5 gr. dans un

litre de tisane ou d'eau simple, à prendre dans les vingt-quatre heures. Il ne faut pas en augmenter la proportion sans l'avis du médecin. Plusieurs plantes, la **pariétaire** entre autres, ne doivent leurs qualités diurétiques qu'au sel de nitre qu'elles contiennent.

NOIX VOMIQUE.

Fruit du *Strychnos nux vomica* dont on retire la *strychnine*, d'un usage fréquent dans le traitement des maladies des voies génito-urinaires. (Voy. **Strychnine**.)

OIGNON.

L'oignon, qu'on cultive dans toutes les parties du monde et dont on fait une si grande consommation comme aliment, est un médicament trop peu employé, précisément parce qu'il abonde trop, c'est un diminutif de l'ail (voir ce mot), souvent préférable à ce dernier.

L'oignon est surtout diurétique et convient à ce titre dans les cas qui réclament ce genre de médication. A la dose quotidienne de 30 à 60 grammes chez les enfants et de 125 à 250 grammes chez l'adulte, le suc d'oignon avec du lait ou avec une infusion de thé vert ou de vin blanc sucré, est un diurétique parfait. L'usage externe de l'oignon cru peut s'associer avec l'usage interne ou s'y substituer s'il y a contre-indication. Pilé et appliqué sur l'hypogastre, il excite la secrétion urinaire et peut se prescrire sous cette forme dans les rétentions d'urine par atonie.

En cataplasmes, mêlé à des figues, bouillies ou fraîches, écrasées, il calme les douleurs et l'inflammation des **bubons** (voir ce mot). La rétention d'urine, chez les nouveau-nés, cède fréquemment à des frictions sur le bas-ventre avec un oignon. (Bernstein, 1820.)

Quant à l'action de l'oignon dans la pierre et la gravelle, si d'un côté Percy dit dans son rapport sur la lithotritie : « Le jus d'oignon fut pendant quelque temps en vogue pour dissoudre la pierre, mais n'inspira qu'une fausse sécurité, quoiqu'on lui eût vu dissoudre, à la longue, quelques calculs *hors de la vessie;* » d'un autre côté, Lecat raconte qu'un de ses amis, conseiller au Parlement de Rouen, fut à l'âge de 16 ans à Paris, pour se faire opérer par Colot, qui le sonda et lui trouva une pierre des plus évidentes. Ce conseiller, sur les instances d'un parent, prit de la graine d'oignon blanc infusé en grande quantité dans le vin blanc et mangea dans sa soupe et dans ses aliments de cet oignon en abondance. Son urine devint extrêmement trouble et chargée de graviers, ses douleurs diminuèrent bientôt et disparurent, et un mois après Colot, ne trouvait plus de pierre. Ce conseiller communiqua ce remède à plusieurs personnes de Rouen, qui furent guéries comme lui.

Ce qui prouve que, *même dans la vessie,* l'oignon possède une certaine efficacité pour désagréger et expulser les calculs.

ONYXIS SYPHILITIQUE ou ONGLADE.

On donne ce nom à un accident secondaire de la syphilis, dans lequel la matrice et les tissus avoisinants d'un ou de plusieurs ongles du pied ou de la main, sont le siège d'une inflammation chronique, avec suppuration, ulcérations et fongosités.

Lorsque la maladie n'est pas dès le début traitée vigoureusement, l'ongle plus ou moins ébranlé finit par tomber, le mal gagne en profondeur et attaque le périoste et même l'os de la phalangette.

L'onyxis syphilitique siège beaucoup plus souvent au pied qu'à la main. Cet accident est le plus souvent l'indice d'une syphilis de forme grave; aussi est-il de la plus haute importance, lorsque, dans le cours de cette maladie, on s'aperçoit que la région péri-unguéale est le siège de la moindre irritation, de consulter immédiatement son médecin.

Le traitement local de cette affection consiste dans les émollients, les pansements avec l'onguent mercuriel, une solution de nitrate d'argent; parfois on est obligé d'arracher l'ongle. Le traitement général est celui de la **Syphilis** (v. ce mot); il doit être suivi parallèlement avec le traitement local.

OPHTHALMIE BLENNORRHAGIQUE.

« L'ophthalmie blennorrhagique est la plus redoutable de toutes les maladies vénériennes, sans en excepter la syphilis elle même, » dit avec raison M. Langlebert.

Il suffit qu'une goutte de pus blennorrhagique soit mise en contact avec la surface de l'œil, pour que la membrane qui la recouvre (*conjonctive*) s'enflamme avec intensité et sécrète du pus, capable à son tour de déterminer, s'il est transporté sur l'œil sain, une inflammation de même nature ou une blennorrhagie, si on le dépose sur la muqueuse uréthrale.

Si la conjonctivite blennorrhagique n'est pas arrêtée dans sa marche rapide par un traitement énergique, approprié, elle gagne les autres membranes de l'œil et finit par produire la perte de la vue en enflammant la cornée qui se ramollit, se perfore et donne lieu à une hernie de l'iris. L'œil tout entier peut même suppurer et se vider.

La gravité de la conjonctivite blennorrhagique est telle, comme on le voit, qu'on ne saurait assez recommander aux malades affectés d'une blennorrhagie de prendre les précautions les plus minutieuses pour éviter que le moindre atome de pus provenant de l'urèthre soit mis en contact avec les yeux. Se laver les mains chaque fois qu'on a été obligé de toucher la verge ou les linges qui ont pu être souillés par la matière de l'écoulement; la nuit envelopper les organes génitaux de telle façon qu'on ne puisse y porter la main en dormant, surveiller avec soin tous les objets de toilette, serviettes, éponges, verres, etc.... Telles sont les règles sévères qu'on doit observer pour éviter cette terrible complication.

Quant au traitement, il ne saurait être trop énergique dès le début : aussi dès qu'un malade vient à constater dans le cours d'une blennorrhagie la moindre rougeur, ou le moindre signe d'inflammation oculaire, doit-il immédiatement signaler le fait à son médecin. La seule mesure qu'il lui soit permis de prendre de sa propre autorité avant sa visite, c'est de laver l'œil avec de l'eau tiède en s'efforçant de la faire tomber sur le globe de l'œil en tenant les paupières écartées, et en prenant toutes les mesures possibles pour éviter la coutagion de l'œil sain, que pour plus de sécurité on tiendra fermé. La base du traitement repose ensuite sur les cautérisations avec le nitrate d'argent fréquemment renouvelées.

OPIATS.

On donne ce nom à un mélange de divers médicaments formant une pâte plus ou moins molle et dont la base est presque toujours le **cubèbe** et le **copahu** (v. ces mots).

OPIUM.

Employé sous forme de laudanum de Sydenham, 6 à 12 gouttes dans 1/4 de lavement, l'opium est un excellent calmant des douleurs déterminées par les inflammations de la vessie, de la prostate, de l'urèthre.

Administré à l'intérieur sous forme de morphine, on peut en faire usage avec quelques chances de succès dans les rétentions d'urine survenues subitement.

Dans la blennorrhagie, loin de calmer les érections, il ne fait, au contraire, que les augmenter ; c'est donc bien à tort que certains medecins en conseillent l'usage dans cette affection,

En application externe, sous forme de liniment ou de pommade, il peut être utilisé pour calmer les douleurs de la **colique néphrétique** et diminuer le **ténesme vésical.**

ORANGE.

L'orange est un fruit rafraîchissant qu'on peut, sans inconvénient, permettre aux malades dans le cours de toute affection des voies urinaires, à la condition qu'il soit mûr et, par conséquent, peu acide. On prépare, avec le suc de l'orange, l'orangeade, boisson analogue à la limonade, mais d'une acidité moins prononcée. Le sirop d'écorce d'oranges amères est d'un fréquent usage pour masquer le goût désagréable de l'iodure et des bromures de potassium et de sodium ; c'est, en outre, un stomachique tonique, qui neutralise l'action irritante locale de ces médicaments sur la muqueuse de l'estomac.

ORCHITE.

On donne le nom d'orchite à l'inflammation du testicule. L'épididyme est la partie de cette glande qui, le plus souvent, est affectée ; on dit alors qu'il y a *épididymite*.

L'inflammation du testicule, de l'épididyme et de la tunique vaginale peuvent avoir lieu simultaném ent, ou se succéder. Les causes les plus ordinaires de ces maladies, sont surtout la blennorrhagie, la fatigue, des coups, des injections irritantes dans l'urèthre, les excès de coït ou de masturbation, le séjour dans l'urèthre ou le passage seul de sondes ou de bougies, les manœuvres de la lithotritie, l'équitation, etc...

L'orchite et l'epididymite sont caractérisées par le gonflement très douloureux du testicule ou de l'épididyme, ou de ces deux organes à la fois ; le scrotum est rouge, luisant et chaud ; il y a souvent de la fièvre.

Le traitement de l'orchite aiguë consiste, au début, dans l'usage de bains tièdes, les applications de sangsues sur le trajet du cordon, le repos étendu, si on le peut, en ayant soin de tenir les bourses relevées par une plaque de carton ou une serviette disposée pour cela sur les cuisses, les cataplasmes arrosés d'eau blanche et de l'audanum. Si le malade ne peut garder le lit, il doit porter un suspensoir. Dans le cas où le scrotum est très tendu on peut, avec une lancette, pratiquer des petites mouchetures. Enfin, lorsque l'état aigu est à peu près passé, on fait des frictions avec l'onguent mercuriel belladoné. Le malade, jusqu'à complète guérison, doit s'abstenir de coït et de toute excitation sexuelle. A ce propos disons que, très souvent, l'orchite survient alors même qu'on ne peut invoquer d'autres causes, par suite d'érections persistantes sans conclusions naturelles, telles qu'on les ressent près d'une femme qu'on ne peut posséder, après un contact prolongé et des excitations de toute nature.

L'orchite aiguë peu passer à l'état chronique et, dans ce cas, donner lieu quelquefois à des abcès du testicule et la tumeur peut même s'ulcérer, ce qui détermine souvent la perte totale de l'organe.

L'orchite chronique est comme l'orchite aiguë, caractérisée par une tumeur en général peu ou pas douloureuse, s'étant développée rapidement chez certains malades, et lentement chez d'autres.

Le traitement de l'orchite chronique est basé sur l'emploi des pommades résolutives et l'iodure de potassium à l'intérieur.

Emplâtre résolutif contre les engorgements inflammatoires
chroniques du testicule (RICORD).

Emplâtre de Vigo C. M.
Extrait de ciguë . . . . } parties égales.
Extrait d'opium. . . . . 1 gramme.

Mélangez et étendez sur un morceau de peau.

Sirop ioduré (RICORD).

Sirop d'écorces d'oranges amères. . . . 300 gr.
Iodure de potassium. . . . . 15 gr.

Mélangez.

Une cuillerée à entremets, matin et soir, dans une tasse d'infusion de saponaire.

Traitement de l'orchite par les courants électriques continus, par la méthode du Dr Moreau-Wolf.

De ce qui précède, il est facile de voir que la condition presque exclusivement nécessaire à la guérison d'une or-chite est *le repos*, puisque l'emploi des différents moyens indiqués implique forcément l'inaction la plus complète, du moins à la période inflammatoire du début. Quant aux ré-cidives, tout le monde sait combien elles sont fréquentes lorsque les malades, lassés de leur séjour à la chambre et au lit, usent, sinon abusent, un peu trop tôt de la permission de marcher donnée par le médecin.

En résumé, et en attribuant à l'orchite un minimum d'un mois pour la durée moyenne du traitement jusqu'au moment où le malade peut reprendre, sans danger de récidive le cours de ses travaux, nous croyons être au-dessous de la vérité. Eh bien, non seulement l'emploi de l'électricité (courants continus), suivant la méthode dont nous sommes l'auteur et dont l'efficacité est aujourd'hui universellement reconnue, jugule la maladie bien plus promptement que tous les procédés indiqués, mais encore son application n'interdit pas au malade le cours de sa vie habituelle; c'est ce que la lecture des observations que nous mettons sous les yeux du lecteur pourra lui prouver.

OBSERVATION I.

Le 10 janvier 1869, le sieur B. L..., porteur de pain, 25 ans, se présente à la consultation de notre dispensaire avec une blennorrhagie aiguë de moyenne intensité. Traitée par l'opiat au copahu et au cubèbe et par des injections astringentes, cette affection cède promptement, lorsque, malgré la précaution qu'on lui avait fait prendre de porter un suspensoir, le malade se présente de nouveau à la consultation, le 18 janvier, pour une orchite aiguë franchement inflammatoire avec vaginalite, accompagnée d'un abondant épanchement. La tumeur testiculaire est grosse comme le poing, dure, luisante et rouge ; excessivement douloureuse au toucher le plus délicat, indépendamment des douleurs spontanées que le malade y ressent. Le cordon participe à cette inflammation dans la même mesure, l'écoulement uréthral a disparu totalement. La marche est presque impossible par les douleurs très vives qu'elle détermine.

Première séance d'électrisation le même jour.

Au bout d'une application de dix minutes, la douleur a presque complètement disparu, la tumeur est moins dure, presque sensible au toucher et à une légère pression ; le cordon a subi la même amélioration ; on peut les presser sans que le malade accuse de douleur; il est aussi moins dur. Bref, au bout de dix minutes, les caractères de l'orchite ont changé : on dirait avoir affaire à la même affection après une application de sangsues, de cataplasmes et un repos de trois ou quatre jours. Le malade revient le lendemain sur notre invitation et subit le même traitement.

Le malade éprouve à cette deuxième séance une diminution encore plus notable des phénomènes inflammatoires et douloureux. Le testicule et le cordon, qui, au début de la séance, étaient encore un peu sensibles, ne le sont, pour ainsi dire, plus à la fin ; l'épanchement vaginal se résorbe, ou sent plus facilement l'épididyme et le testicule, diminution d'un tiers du volume de la tumeur. L... a pu continuer ses occupations et son dur métier de porteur de pain qui l'oblige à monter de nombreux étages et à traîner des fardeaux. Les 20, 21, 22, 23, 25 du même mois, L... revient subir les mêmes applications ; aussi, le 25, après la dernière séance, le testicule étant revenu à son état normal, nous l'invitâmes à ne plus se déranger de ses travaux. Depuis cette époque, nous ne l'avons plus revu.

Observation II.

Le 28 mars 1877, D..., 25 ans, maçon, vient à la consultation de notre dispensaire pour une blennorrhagie à laquelle succède une épididymite aiguë très intense. La douleur est très vive, et par la pression, et spontanément même, nous constatons un épanchement vaginal abondant et une tuméfaction considérable du cordon. Une première application suffit pour amener une diminution notable de la douleur et de la tuméfaction du testicule, de l'épididyme et du cordon. Le lendemain 29, une seconde séance fait diminuer l'épanchement vaginal ainsi que tous les autres phénomènes.

Le malade revient le 30, 31, 1er avril, 2, 3; le 4 la tuméfaction est presque entièrement réduite, la douleur et l'épanchement n'existent presque plus; le 8 avril, guérison complète.

Observation III.

M. le Dr Burke, chef de clinique de M. le Dr de Wecker, nous amène, le 18 janvier 1869, un de ses clients, qui, à la suite d'une blennorrhagie, a été atteint une première fois, il y 15 mois, d'une orchite et d'une névralgie sciatique, accidents qui ont cédé au bout de trois semaines à un traitement rationnel. L'écoulement uréthral a disparu; mais il y a 24 heures, sans motif appréciable, apparition d'une nouvelle inflammation des testicules et de l'épididyme, accompagnée comme la première fois d'une névralgie sciatique. La douleur est très vive dans le testicule, l'epididyme et le cordon, sans épanchement notable dans la tunique vaginale. La marche est rendue forcément impossible par les douleurs qu'elle détermine, douleurs tenues sous la dépendance de l'inflammation du testicule et sous celle de la névralgie sciatique.

Nous faisons immédiatement une double application des courants continus: 1° sur le testicule; 2° sur la région sciatique, et nous sommes heureux de constater la diminution presque instantanée, sinon la cessation absolue, des douleurs testiculaires, aussi bien que de celles de la névralgie sciatique:

Le malade revient le 21 janvier; amélioration progressive et amendement évident des phènomènes inflammatoires et névralgiques. Il a suffi d'une seule application pour amener une telle amélioration que le malade s'est cru guéri et a pu rester trois jours sans revenir nous voir. Cinq séances ont amené dans ce cas la guérison la plus complète.

OBSERVATION IV.

G..., 28 ans, employé de commerce, vient nous consulter le 8 février 1878. Il y a 7 jours, à la campagne, en sautant une barrière, il ressentit une douleur vive dans le testicule droit; le soir même, cet organe était un peu tuméfié, douloureux à la moindre pression. Le lendemain et les jours suivants, la douleur ne fit que s'accroître, ainsi que tous les autres phénomènes inflammatoires. Les douleurs deviennent intolérables, et, comme le malade n'emploie pour tout traitement que des applications de cataplasmes, la marche étant presque devenue impossible, il se décide à venir nous voir.

Le testicule est dur, très douloureux, augmenté de volume; l'épididyme est tuméfié, mais il faut presser assez fortement sur la tumeur pour le sentir, car il existe un abondant épanchement dans la tunique vaginale. Le cordon est induré, très tuméfié; la douleur remonte le long de son trajet jusqu'en haut de l'aine.

Nous faisons immédiatement usage du courant continu.

Après une application de dix à douze minutes, la tumeur a diminué, est devenue plus molle, plus facilement dépressible; l'épanchement est nécessairement moins abondant. Le malade nous dit que la douleur n'existe presque plus; aussi revient-il avec empressement le lendemain 9 février.

Comme hier, amélioration presque immédiate des phénomènes constatés au début de la séance. Diminution de l'épanchement vaginal; quant à la douleur, elle n'existe plus. Le malade revient tous les jours du 10 au 24 du même mois; chaque jour, après l'application des courants, le patient ressent une amélioration évidente que nous constatons du reste, et enfin, le 25 nous lui annonçons que sa guérison est complète. En effet, la résolution de l'épanchement de la tunique vaginale et de l'inflammation du testicule et de l'épididyme est obtenue, par conséquent, par 16 applications.

OSEILLE.

Magendie a vu la **gravelle oxalique** survenir chez un homme qui, « pour se rafraîchir » mangeait chaque jour un grand plat d'oseille... Leroy d'Etiolles a observé, de son côté, que la digestion de quelques cuillerées d'oseille suffit pour faire apparaître dans l'urine, peu d'heures après, des cristaux d'oxalate de chaux ; nos observations particulières nous ont confirmé maintes fois l'exactitude de ce fait. En conséquences, les personnes affectées de la **gravelle** ou disposées à cette maladie, devront éviter de faire un usage fréquent de ce végétal et n'en prendre que modérément lorsqu'il leur arrivera d'en manger.

OXALATE DE CHAUX.

Ce sel, produit de la combinaison de l'acide oxalique avec la chaux, existe en grande proportion dans un grand nombre de végétaux : dans les groseilles rouges, l'oseille, la tomate, les haricots verts, la rhubarbe, les vrilles de vigne, le cresson d'eau, etc.

L'organisme rend l'oxalate de chaux par les urines, a l'état d'oxalate de chaux, sans que ce sel subisse aucune transformation dans son passage à travers nos tissus.

Lorsque sa destruction dans l'économie n'est plus favorisée par des conditions de bonne santé et d'exercices musculaires, quand les forces diminuent chez un homme, il n'est plus détruit et forme d'abord des sédiments et des sables dans l'urine, puis plus tard des graviers et des calculs mixtes avec l'acide urique, les urates et l'ammoniaque. La gravelle oxalique, les calculs et les graviers d'oxalate de chaux sont rares; sur 252 échantillons de calculs, Leroy d'Etiolles n'a trouvé que 33 concrétions d'oxalate de chaux, soit 1/8.

La gravelle oxalique a des causes assez obscures ; on peut pourtant dire qu'elle est, comme la gravelle urique, l'expression d'une même diathèse : la diathèse urique, modifiée par certaines conditions de vie malheureuses, et de régime trop végétal.

FIG. LXXII.

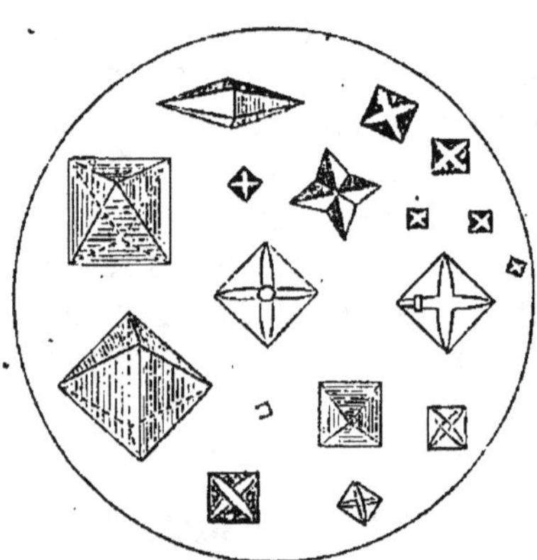

Cristaux d'oxalate de chaux vus au microscope.

Les calculs d'oxalate de chaux sont connus sous le nom de *calculs muraux ;* ce nom vient de la ressemblance avec les fruits du mûrier et de la ronce que leur donne leur surface inégale et mamelonnée. Ils sont d'une très grande dureté et offrent une très grande résistance à l'action du brise-pierre.

PARALYSIE DE LA VESSIE.

La paralysie de la vessie est une affection caractérisée par la *suppression absolue* des contractions des fibres musculaires des parois de cet organe. La paralysie complète de la vessie s'observe très rarement; le plus souvent, on donne à tort ce nom à l'**atonie vésicale** (voy. ce mot), maladie dans laquelle il y a seulement *diminution* de la contractilité des parois du réservoir des urines. La paralysie complète de la vessie est, en général, déterminée par une lésion des centres nerveux; les maladies de la moelle épinière en sont plus souvent causes que les maladies du cerveau. Dans certains cas, la paralysie est le résultat immédiat d'un accident, qui a occasionné une commotion, une contusion ou une plaie du système nerveux central; elle survient aussi parfois brusquement après une attaque d'apoplexie. Mais, le plus ordinairement, la paralysie vésicale se développe lentement et les malades qui n'éprouvent aucune douleur ni aucune gêne, n'en sont avertis que parce qu'ils *urinent par regorgement,* c'est-à-dire quand le contenu de la vessie déborde.

Cette maladie est un symptôme des plus graves et naturellement sa guérison dépend de celle de l'affection du système nerveux qui la produit. Le traitement de la paralysie complète de la vessie consiste dans des cathétérismes fréquents pour évacuer l'urine, en même temps qu'on pratique des injections pour l'empêcher de fermenter et par suite d'irriter et d'enflammer la muqueuse vésicale. On doit chercher aussi à réveiller la contractilité des fibres musculaires en administrant à l'intérieur de la strychnine, du seigle ergoté, des toniques amers, etc. : on emploie aussi, dans ce but, l'électricité, l'hydrothérapie (bains de siège, douches, injections froides dans l'intérieur de l'organe paralysé). La paralysie du gros intestin accompagnant presque toujours celle de la vessie, on évacue les matières fécales au moyen de grands lavements, en même temps qu'on cherche à ranimer son pouvoir contractile. Naturellement ces traitements doivent marcher de pair avec celui de la lésion nerveuse.

PARAPHIMOSIS.

Certains hommes ont le prépuce long et très étroit ; il résulte de cette difformité que, lorsqu'ils sont en érection, ils n'arrivent à découvrir le gland qu'au prix de tiraillements douloureux et d'un effort plus ou moins grand ; tant que l'érection persiste, ils ne peuvent ramener le prépuce en avant à sa place naturelle. et ce n'est que lorsqu'elle est tout à fait tombée qu'ils réussissent à *recalotter*.

Le rebord saillant que forme la couronne du gland constitue l'obstacle le plus sérieux à ce que le prépuce reprenne sa place ; or, si l'érection persiste un certain temps, l'étranglement exercé par l'anneau du prépuce ne fait qu'augmenter à la fois le volume du gland et la saillie de sa couronne.

On doit donc, dès qu'on constate l'impossibilité où on est de recalotter, s'adresser au médecin, car plus on tardera et plus la réduction du prépuce sera rendue difficile, d'abord par la tuméfaction du gland, puis plus tard par son inflammation et les douleurs qu'elle déterminera. Il n'est pas rare d'observer des ulcérations, des plaques gangreneuses et des adhérences entre les replis du prépuce et la surface du gland, et le paraphimosis est parfois cause de rétentions d'urine chez des hommes qui ont trop tardé à se soumettre aux manœuvres chirurgicales nécessitées par cet accident.

Ces manœuvres sont, du reste, en général, des plus simples et d'autant moins douloureuses qu'elles sont faites à une époque plus rapprochée de la production du paraphimosis. Après avoir largement graissé avec un corps gras le gland et le prépuce, le chirurgien, embrassant la verge de la main gauche derrière le bourrelet formé par le prépuce, applique la pulpe des doigts de la main droite sur le gland qu'il pétrit doucement, en même temps qu'il tend à le repousser sous le bourrelet du prépuce que la main gauche, au contraire, cherche à faire revenir sur le gland.

Une fois la réduction obtenue, ce qui n'a lieu souvent qu'au bout de plusieurs minutes, le malade est immédiatement soulagé. Un grand bain, des bains locaux émollients suffisent à faire disparaître promptement toute trace d'irritation et de douleur.

Dans les cas bien plus rares, lorsqu'il est impossible de réussir par ce procédé, on est obligé par de petites incisions de débrider l'anneau du prépuce qui étrangle la base du gland.

PARIÉTAIRE.

L'emploi de la pariétaire en médecine remonte aux temps les plus reculés. Dioscoride l'appliquait comme astringente et résolutive sur les articulations tuméfiées par la goutte. Aujourd'hui, on n'en fait plus guère usage que comme diurétique. On attribuait autrefois à cette plante la propriété de chasser les sables et les petites pierres des reins et des urétères, mais ce n'est probablement qu'en considération de ce qu'elle croît au milieu des pierres, qu'elle semble percer et briser.

La pariétaire doit sa saveur salée et ses propriétés diurétiques à la quantité notable de **nitrate de potasse** (voy. ce mot) qu'elle renferme. C'est, somme toute, une excellente tisane à employer dans les maladies des voies urinaires; elle se prépare en infusion ou décoction à la dose de 15 à 30 gr. par litre d'eau.

Potion contre la colique néphrétique (Chomel).

Eau distillée de pariétaire,
—   lis........ } de chaque 60 gr.
Huile d'amandes douces .. 30 grammes.
Sirop de limons...... .... 30 —

Mêlez.

A prendre par cuillerées.

PÊCHER.

Les divers produits du pêcher ont été particulièrement recommandés dans les affections des voies urinaires. L'infusion et la décoction des feuilles ont été conseillées dans la néphrite et l'hématurie. Dower la regardait comme un spécifique dans les calculs et vante l'infusion des feuilles de pêcher comme procurant un grand soulagement aux goutteux.

Ettmuller préconisait aussi, dans les mêmes cas, l'infusion des amandes contuses. Les Anglais additionnent l'infusion des feuilles de pêcher, d'eau distillée des amandes du pêcher, pour faciliter la sécrétion et l'excrétion des urines, ainsi que pour apaiser les douleurs néphrétiques et vésicales. M. Cazin dit s'être très bien trouvé de ce moyen : il calme promptement les souffrances des malades atteints de spasme ou d'irritation de la vessie, favorise l'émission des urines, dans le catarrhe chronique de la vessie, et soulage les calculeux.

Mode d'emploi. — Feuilles : 15 à 45 gr. en infusion dans

500 gr. d'eau ou de lait. Fleurs : 15 à 30 gr. de jeunes pousses et bourgeons ; même dose que les fleurs. Poudre de fleurs : 2 à 4 gr. par jour.

PÉNIS.

Le *pénis* ou *verge* organe de la copulation chez l'homme est destiné à porter le sperme dans les organes génitaux de la femme. Cet organe, sous le rapport de la consistance, de la forme et de la direction, présente deux façons d'être.

Le pénis est mou, flasque et pendant le long des bourses lors de l'absence de toute excitation sexuelle ; dans cet état sa forme est celle d'un *cylindre* un peu aplati.

Dans l'érection au. contraire, le pénis se relève du côté de l'abdomen, devient dur, plus volumineux ; sa forme

FIG. LXXIII.

Coupe médiane du gland et de la paroi supérieure du pénis.

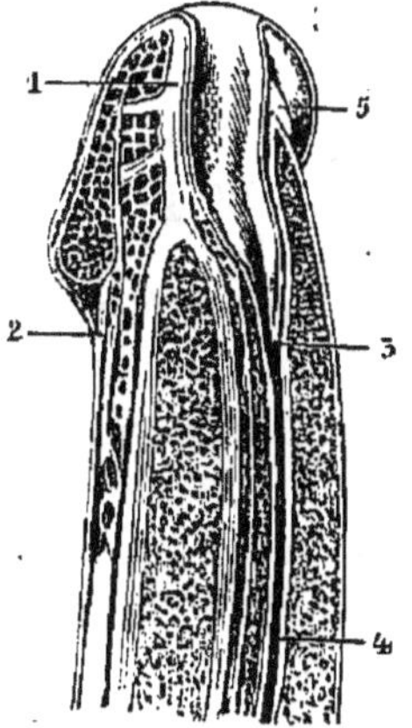

1 Fosse naviculaire. 2 Peau du pénis. 3 Fin de la fosse naviculaire. 4 Urèthre. 5 Ligament du gland.

change aussi et représente alors un *prisme triangulaire* à bords mousses.

Les rapports de volume qui existent entre l'organe copulateur à l'état de repos ou en érection ne dépendent nullement du volume de la verge lors de l'absence de toute excitation sexuelle. Tel pénis en effet, de très petites dimensions lorsqu'il est pendant, peut acquérir lors de l'érection des dimensions énormes. Il n'est pas raré au contraire, de voir un membre viril très·volumineux ne prendre par l'érection qu'un volume de très peu supérieur à celui qu'il possède à l'état normal.

Il est difficile d'attribuer au pénis une longueur moyenne à cause des différences individuelles considérables; néanmoins, on peut fixer un terme moyen de longueur de $0^m,10$ à l'état de repos et de $0^m,16$ lorsqu'il est en érection.

On doit distinguer deux parties différentes au pénis; une partie antérieure libre, verticale constituant la verge proprement dite et une partie profonde, située dans l'épaisseur du périnée et se continuant avec la vessie.

La partie libre est terminée par un renflement appelé *gland*, percé à son sommet d'une fente verticale ou *méat urinaire*.

La base du gland renflée pour former la *couronne* est étranglée circulairement: c'est dans cette gouttière que vient s'attacher le repli cutané appelé *prépuce*. La face supérieure ou *dos* de la verge est sillonnée par des veines; la face inférieure est remarquable par la saillie qu'y forme le canal de l'urèthre.

L'extrémité postérieure ou *racine* de la verge pénètre dans l'épaisseur du périnée où elle se divise en trois branches, deux supérieures et latérales qui se fixent aux os du bassin (ischions et pubis), et une médiane et inférieure renfermant l'urèthre et se rendant à la vessie et aux conduits éjaculateurs.

Structure du pénis. — L'organe copulateur est constitué par : 1° le canal de l'urèthre ; 2° les corps caverneux qui, lorsqu'ils sont gonflés de sang, lui donnent la rigidité nécessaire à ses fonctions: 3° par des muscles, des artères, des veines et des nerfs; tous ces éléments sont revêtus de quatre enveloppes.

PÉNITIS (Inflammation du pénis).

On donne le nom de *pénitis* à l'inflammation simultanée de toutes les parties qui constituent le pénis.

Cette affection, qu'on observe très rarement, peut être occasionnée par une contusion, une plaie de la verge, un corps étranger introduit dans l'urèthre ou étranglant extérieurement la verge (anneau métallique), l'abus de la masturbation ou du coït, ou enfin par la propagation d'une inflammation d'une des parties du pénis (**balano-posthite, uréthrite, cowpérite,** etc.) à l'ensemble des tissus qui le constituent.

Le pénitis est caractérisé par la tuméfaction, la douleur, la chaleur, la rougeur et la tension du membre viril tout entier ; cette inflammation se termine ordinairement par résolution ; on a vu quelquefois néanmoins se former de petits abcès ; en général, la guérison est obtenue au moyen de cataplasmes, bains locaux émollients, boissons rafraîchissantes.

PÉRINÉE.

On donne le nom de *périnée* au plancher du bassin, ou pour mieux dire, à l'ensemble des parties molles qui ferment par en bas la cavité formée par les os iliaques et le sacrum. Il est traversé dans les deux sexes par le canal de l'urèthre et par la terminaison de l'intestin, et de plus chez la femme par la matrice et le vagin.

Nous n'avons à nous occuper ici que de sa surface extérieure. Quand les cuisses sont rapprochées, il a la forme d'une gouttière ; quand elles sont écartées et les bourses relevées, il a la forme d'un losange. En arrière se trouve l'anus, et en avant la saillie que fait le bulbe de l'urèthre : sur la ligne médiane existe un raphé plus ou moins prononcé qui se continue avec le scrotum.

La peau qui recouvre le périnée est couverte de poils ; elle est épaisse en arrière, beaucoup plus mince en avant, où elle se continue avec celle des bourses, et elle est extrêmement mince au pourtour de l'anus.

La proximité de l'urèthre, de la prostate et du col de la vessie fait que le périnée est la partie du corps sur laquelle, dans les affections de ces organes, on applique le plus souvent les agents thérapeutiques destinés à leur traitement. (Cataplasmes, sangsues, pommades, électricité, douches, etc.).

Le périnée est une des voies par laquelle dans l'opération de la **taille** (voy. ce mot) on va à la recherche des calculs de la vessie.

On comprend aussi que les chutes sur cette région, les coups, les blessures qui peuvent l'intéresser, sont des causes fréquentes d'affections de l'urèthre, de la prostate, de la vessie, etc.

PERTES SÉMINALES.

C'est Lallemand, le premier en France, qui attira l'attention des médecins sur ce point important de la médecine, et, quoiqu'il ait mis une grande exagération dans la description de cette affection, on peut dire que c'est seulement depuis les travaux de cet auteur que l'on a étudié sérieusement ses divers symptômes et les moyens les plus efficaces pour arriver à sa guérison

Avant lui, on avait décrit les pollutions diurnes involontaires, mais sans en indiquer la fréquence, les causes, les conséquences possibles, et sans instituer un traitement rationnel.

On donne le nom de spermatorrhée ou pertes séminales involontaires, à des évacuations de fluide séminal avec ou sans érection, se produisant en dehors du coït et de la masturbation, que ces pertes s'accompagnent ou non de sensation voluptueuse.

On donne encore ce nom aux pertes de fluide séminal qui

s'opèrent dans le jour, quelquefois à la moindre érection, même incomplète, et quelquefois pendant l'acte de la défécation ou de la miction (spermatorrhée proprement dite).

Ces pertes ont reçu les noms, selon le moment où elles se produisent, de pollutions nocturnes ou de pollutions diurnes.

Les premières ont lieu très souvent avec érection et sensation de plaisir, et peuvent, dans quelques cas, être compatibles avec une bonne santé.

Aussi, lorsqu'elles surviennent peu fréquemment, et que le sujet est très continent, n'ont-elles rien d'alarmant pour la santé générale.

Le nom de spermatorrhée ne convient donc réellement qu'à des pertes s'effectuant la nuit ou le jour, sans érection et sans aucune sensation de plaisir. Ce sont celles-là surtout qui réclament un traitement sérieux.

Cette maladie est fréquente. Du temps d'Hippocrate, on la désignait sous le nom de consomption dorsale, et divers auteurs avant Lallemand la confondaient avec l'impuissance simple. On la confondait aussi avec l'inflammation chronique de l'urèthre.

Cette erreur de diagnostic n'est plus possible avec les moyens que le microscope et la chimie organique moderne nous fournissent pour l'examen des divers liquides excrétés par l'urèthre.

DES DIVERSES CAUSES DES PERTES SÉMINALES.

Age. — Philipps a constaté que sur 620, sujets dont il lui a été possible d'avoir l'histoire exacte, 581 avaient moins de vingt-cinq ans.

Dispositions anormales. — On doit tout d'abord signaler la longueur extrême du prépuce et l'étroitesse de son ouverture. Voici dans ce cas comment les accidents peuvent se produire :

La longueur extrême du prépuce et l'étroitesse de son ouverture favorisent le dépôt entre cette membrane et le gland d'une certaine quantité de matière sébacée qui, en produisant un peu d'irritation de la région, provoque à la masturbation, une des causes les plus fréquentes de la spermatorrhée.

Ainsi que nous l'avons déjà dit, une affection dartreuse de ces parties ou de l'anus peut amener les mêmes résultats.

Généralement, les sujets dont l'ensemble des parties génitales offre un certain relâchement des tissus, sont le plus fréquemment atteints de cette affection.

On a signalé la constitution nerveuse comme cause des pertes séminales ; mais on peut dire au contraire, d'une manière générale, que certains sujets, qui sont doués d'une susceptibilité nerveuse très marquée, puisent cette susceptibilité dans des pertes séminales involontaires. Plus tard survient l'hypochondrie, dont nous parlerons plus loin.

Quelques faits rares observés sembleraient faire croire que l'hérédité est pour quelque chose dans le développement de cette affection ; mais ils sont trop peu nombreux pour que l'on y attache une importance réelle.

Causes occasionnelles. — La cause occasionnelle la plus ordinaire est dans les excès sexuels, et surtout dans la pratique honteuse de l'onanisme, dont elle est une des suites fréquentes.

Nous avons déjà dit que, par opposition, une continence trop prolongée pouvait, en certains cas, y donner lieu.

Une cause également fréquente, et que nous observons chaque jour, existe dans les écoulements blennorrhagiques. Ces écoulements, lorsqu'ils se sont répétés ou prolongés, ou qu'ils ont été mal guéris, peuvent amener l'inflammation de la prostate, des canaux éjaculateurs en même temps que celle du col de la vessie, cette inflammation sollicitant incessamment l'évacuation du sperme.

La constipation, cause fréquente d'hémorrhoïdes, y prédispose. On comprend très bien que les efforts réitérés qui ont lieu pendant la défécation, pour l'expulsion des matières, puissent, en exerçant une pression considérable sur la prostate et les vésicules séminales, déterminer l'émission du sperme ou du liquide prostatique.

Les vers intestinaux, dans quelques cas rares, causent des pertes involontaires ; les entozoaires qui y donnent lieu sont les ascarides lombricoïdes, et surtout les oxyures vermiculaires, qui habitent surtout la partie inférieure de l'intestin, et sont fréquemment aussi une des causes de l'onanisme chez beaucoup d'enfants.

L'habitude de coucher sur le dos, la station assise trop prolongée, l'équitation peuvent également, dans quelques cas, être des causes de pertes involontaires.

L'abus des purgatifs drastiques, et de certaines substances, telles que le camphre, le nitrate de potasse, peuvent aussi avoir une influence fâcheuse.

Nous avons eu deux exemples récents des effets fâcheux que peut produire l'abus des purgatifs drastiques, surtout de l'aloès, qui forme la base de beaucoup de pilules purgatives. Cette substance agit énergiquement sur les veines de la partie inférieure du rectum, et son emploi inconsidéré avait occasionné, dans les deux cas dont il est ici question, des hémorrhoïdes très volumineuses et, consécutivement, une spermatorrhée, qui a promptement cédé au traitement que nous lui opposions.

SYMPTOMES LOCAUX.

Ainsi que nous l'avons dit, lorsque des pollutions nocturnes ont lieu chez un jeune homme continent, et si ces pertes, résultat de rêves voluptueux, ne se répètent qu'à de longs intervalles, on ne doit y voir qu'un signe de santé et de puissance génitale parfaitement physiologique.

Mais si, au contraire, ces pertes de semence occasionnent une grande faiblesse; si elles se succèdent à des époques rapprochées; s'il se joint à ces accidents une faiblesse générale, une certaine langueur, une aptitude moins grande à tout travail, alors on doit s'occuper immédiatement de rechercher les causes qui les occasionnent et appliquer le traitement hygiénique et médical qui convient, car la maladie commence et ne peut que s'aggraver.

Dans les premiers temps de cette affection, les pollutions nocturnes ayant lieu sous l'influence de rêves lascifs, l'éjaculation a lieu pendant l'érection, et le malade est réveillé immédiatement, et trouve sur le linge qui l'environne le sperme liquide, avec tous ses caractères.

Ce liquide, examiné au microscope, renferme un grand nombre de spermatozoïdes très vivaces, et conformés d'une manière physiologique. Plus tard, lorsque cette éjaculation peut encore avoir lieu, les malades ne sont pas réveillés, il n'existe plus d'érection ni d'orgasme au moment de l'évacuation spermatique, et les traces qui subsistent au réveil, sur le linge, la racine de la verge, etc., ressemblent, selon l'expression de Lallemand, à celles que laisse le colimaçon. Si l'on délaye la matière de ces taches dans une petite quantité d'eau et qu'on l'examine au microscope, on y voit se mouvoir quelques rares spermatozoïdes doués d'une très faible vitalité: leur forme n'est plus la même, et le liquide dans lequel ils se meuvent est plus ou moins dense selon le degré de la maladie.

POLLUTIONS DIURNES.

Lorsque les pollutions nocturnes durent depuis un temps plus ou moins long selon la constitution propre de l'individu, les pollutions diurnes commencent généralement à apparaître.

En premier lieu, il existe encore des érections plus ou moins complètes, se manifestant sous l'influence de la plus légère excitation, du moindre frottement; si la maladie se prolonge, les érections deviennent de moins en moins vigoureuses, et les pollutions surviennent aussitôt que la plus légère idée voluptueuse se présente à l'imagination.

Dans ces cas, le sperme s'écoule en bavant et sans que son émission produise aucune sensation; il est également plus aqueux, son élaboration n'étant plus complète, et les animalcules qu'il renferme sont incomplètement formés et en très petit nombre.

De la spermatorrhée.

La véritable spermatorrhée consiste dans un écoulement de fluide séminal pendant les actes de la défécation et de la miction.

Généralement, après un temps plus ou moins long, les pollutions diurnes ou nocturnes, dont nous venons de décrire les symptômes, et qu'un traitement convenable n'a point fait disparaître, se transforment en un écoulement de semence, sans érection et sans aucune sensation de plaisir.

Cet écoulement a lieu principalement en allant à la selle ou en urinant. La quantité de matière rendue est variable, selon les individus et le degré de la maladie; sa densité, sa couleur, son odeur le sont aussi.

Mais voici d'une manière générale ce que l'observation permet de constater.

Si les émissions sont fréquentes, la quantité de matière rendue diminue peu à peu. Chez certains malades, le liquide expulsé a l'apparence de flocons grumeleux ou glaireux plus ou moins transparents; l'odeur varie également, selon le degré de la maladie, depuis l'odeur franchement spermatique, *sui generis*, ce qui est l'exception, jusqu'à une odeur fétide de chair pourrie.

C'est surtout après les dernières gouttes d'urine que le sperme est rendu, quoique plusieurs observations montrent qu'il s'en échappe quelquefois avec les premières.

Cette émission de semence n'a pas constamment lieu à chaque garde-robe ou à chaque miction; il y a, selon la gravité des cas, des intervalles plus ou moins longs entre les pertes.

Plusieurs caractères peuvent démontrer que la matière excrétée est bien du sperme.

1° Généralement il en est rendu environ la quantité d'une petite cuillerée à café; l'émission se fait d'une manière brusque.

2° Lorsqu'on la frotte entre les doigts, elle mousse comme le savon, en développant l'odeur spermatique.

3° L'examen microscopique vient enfin lever tous les doutes en permettant de constater les véritables caractères du liquide excrété.

Nous verrons plus loin que l'examen de l'urine peut également démontrer de quelle nature de perte il s'agit.

Dans beaucoup de cas, les malades éprouvent, lors du passage du sperme, un frôlement tout particulier. Lallemand dit avec raison que certains malades sentent très bien la contraction des vésicules séminales qui expulsent le liquide spermatique. Si la maladie dure depuis longtemps, le malade n'éprouve plus la sensation décrite précédemment; les urines ont également un caractère différent que nous ferons connaître.

Il est des malades qui éprouvent des sensations toutes différentes : c'est tantôt une douleur plus ou moins vive qui semble avoir son point de départ au col de la vessie et qui retentit jusqu'au gland: la verge se retire au moment du passage de l'urine sur le point irrité de l'urèthre, et l'irradiation de cette douleur ne tarde pas à faire contracter les vésicules séminales et à provoquer une pollution.

Quelquefois il existe un malaise général, des douleurs au pourtour de l'anus, des élancements dans les mamelons, quelquefois une sensation de battements au périnée, des frissons, etc.

Généralement les malades reconnaissent à la sensation qu'ils ont l'habitude d'éprouver, qu'ils vont avoir une pollution, et chez quelques personnes cette pensée produit une espèce de terreur qui va jusqu'à la défaillance. Ces accidents, qui peuvent exister ensemble ou isolément, donnent lieu à diverses complications. Ainsi la spermatorrhée est fréquemment compliquée de cystite aiguë ou chronique, d'inflammation, d'engorgement de la prostate ou des canaux éjaculateurs, etc., dont les symptômes multiples offrent une certaine difficulté de diagnostic.

Aussi, comme nous le verrons lorsque nous parlerons de l'aspect des urines des malades atteints de pertes séminales, faut-il examiner avec soin les éléments divers qui peuvent troubler la limpidité de ce liquide, éléments qui peuvent provenir des humeurs sécrétées par les diverses parties enflammées dont nous parlons plus haut.

Ces lésions organiques ont pour résultat de faire éprouver une certaine gêne au malade, de la pesanteur, quelquefois une douleur sourde, obtuse, dans la région hypogastrique ou périnéale, surtout après une fatigue.

Quelques malades éprouvent ce symptôme s'ils vont à cheval; d'autres ne peuvent supporter la voiture, ou rester assis un certain temps sans que ces divers symptômes apparaissent aussitôt.

SYMPTOMES GÉNÉRAUX.

Le symptôme général qui frappe le plus le malade affecté de spermatorrhée, c'est l'impuissance qui en est la conséquence immédiate.

En effet, les organes génitaux, tombant dans un état de mollesse, de flaccidité d'autant plus grande que la maladie est plus avancée, il en résulte des érections insuffisantes, des éjaculations incomplètes, trop faciles ou trop prématurées.

Mais, l'infécondité existe surtout lorsque la liqueur prolifique a subi une altération dans son élément principal, c'est-à-dire alors que les animalcules spermatiques ont cessé d'être conformés d'une manière normale et ne se présentent plus que sous la forme de granules séminaux.

Au reste, l'impuissance n'est pas toujours un symptôme primitif, et beaucoup de malades ne s'inquiètent réellement de leur état que lorsque plusieurs tentatives infructueuses de coït ont pu les convaincre de l'impuissance dont ils sont atteints.

L'appareil digestif subit aussi quelquefois, dans une large mesure, certains troubles que nous allons énumérer.

Ainsi les malades éprouvent une sensation de chaleur à l'épigastre, de l'angoisse, une faim plus ou moins vive, que la plus petite quantité d'aliments apaise. Dans quelques cas, il existe un certain dégoût, et le malade arrive à ne manger que des aliments fortement épicés, et de haut goût, etc., dont l'abus a bientôt pour résultat de provoquer des troubles digestifs d'une certaine gravité.

Il existe presque toujours, en même temps que les troubles digestifs, une altération plus ou moins grande dans la régularité de la circulation. Quelques malades ressentent de l'inquiétude; la fréquence du pouls est augmentée, la face se colore, il survient des symptômes de congestion, tels que vertiges, éblouissements, tintements d'oreilles, dont l'intensité est assez grande, dans certains cas, pour faire craindre des accidents sérieux du côté du cerveau.

Nous noterons aussi qu'il existe chez certains sujets des palpitations survenant à la moindre émotion.

La mauvaise chimification des aliments devient en quelques sorte permanente, et les malades ont fréquemment des renvois acides et brûlants, une chaleur âcre à l'épigastre, et, plus tard, chaque digestion s'accompagne d'une espèce de torpeur qui contraste avec l'excitation qui existait pendant la première période de la maladie.

Du côté de l'intestin on observe presque toujours les troubles suivants : d'abord une constipation très opiniâtre, avec des intermittences de diarrhée, aussitôt que survient le moindre écart de régime. Les matières rendues ont fréquemment une fétidité extrême. Il y a le plus souvent, dans l'intestin, une accumulation de gaz très incommodes pour le malade, et qui provoquent quelquefois de véritables crises douloureuses, sa distension étant quelquefois extrême.

L'appareil respiratoire, lui-même, offre aussi quelques phénomènes intéressants à constater : ainsi, il existe souvent un sentiment d'opression, de l'essoufflement, la respiration s'accomplit avec effort, elle est accompagnée de douleurs dans certaines parties du thorax. La voix est sourde, altérée dans quelques cas.

Nous allons maintenant décrire les symptômes que présente le système nerveux, car il s'y produit un grand nombre de phénomènes des plus intéressants.

Les troubles du système nerveux existent toujours à un degré plus ou moins avancé, selon la gravité de la maladie. En effet, chaque perte étant presque toujours accompagnée d'un sentiment de faiblesse générale, les forces musculaires sont presque anéanties dans beaucoup de cas.

Les phénomènes nerveux varient d'intensité selon la constitution particulière des malades. Ainsi, tandis que chez certains malades il existe des sensations de compression, de torpeur, des fourmillements aux lombes, vers le dos, etc., d'autres éprouvent une impression de chaleur ou de froid.

Dans certains cas, ces manifestations ont une telle intensité, qu'il faut une certaine habileté pratique pour ne pas les confondre avec les symptômes presque identiques d'une affection aiguë ou chronique de la moelle épinière.

Après ces troubles de la motilité et de la sensibilité générale, on doit noter les symptômes suivants, qui peuvent exister dans les organes de la sensibilité spéciale.

Il existe quelquefois de la dépravation dans le goût : la bouche est amère, l'odorat est diminué, aboli ; quelquefois l'ouïe, la vision participent forcément à cet état de débilité générale, et, parmi les phénomènes que l'on observe, on doit noter des bourdonnements et des tintements d'oreilles, etc., qui existent presque toujours avec de la céphalalgie ; la vue est troublée, il survient des éblouissements, des clignottements involontaires, et, dans des cas rares, il est vrai, on a pu observer la paralysie du nerf optique et une amaurose complète.

Le sentiment de pensateur, de compression, que quelques malades éprouvent vers le cerveau, les empêche de se livrer avec fruit et avec suite à un travail d'application soutenue ; chez d'autres malades, ces symptômes peuvent s'accompagner de la perte partielle de la mémoire, d'un certain degré d'affaiblissement intellectuel ; la langue s'embarrasse.

Beaucoup de malades, arrivés à cette période de l'affection, ont des insomnies fréquentes, le sommeil ne répare pas leurs forces, ils ont des rêves effrayants, des cauchemars ; il existe, dans quelques cas, une agitation qui empêche tout sommeil. Lallemand décrit ainsi le triste état dans lequel se trouvent les malades :

« Alors ces malheureux passent très souvent toute la nuit à s'agiter sans pouvoir trouver une position passable, à se découvrir et à se recouvrir, à se lever et à se recoucher : tantôt ils se promènent avec agitation, ou ils retombent sur leur lit comme des furieux, comme des aliénés ; tantôt ils tombent dans le morne affaissement de désespoir ; ils ont par instant tout le corps brûlant et la tête en feu ; ils sentent leurs artères battre sur leurs oreillers, puis ils se trouvent glacés et couverts d'une sueur froide.

« Pendant l'obscurité de ces longues nuits sans repos, leur imagination se nourrit de souvenirs les plus tristes, les plus humiliants ; leur pensée revient sans cesse aux projets les plus sombres, les plus extravagants. C'est alors surtout qu'ils sont poursuivis par les plus violentes tentations de suicide. »

Cette agitation fait place chez quelques malades à un sommeil lourd, peu réparateur, et la journée se passe souvent ensuite dans un état de torpeur qui cause une grande fatigue. Nous devons noter aussi que le caractère s'altère dans la plupart des cas; ainsi les malades deviennent tristes, irascibles, ils n'ont pas de volonté, ils sont pusillanimes; d'autres deviennent égoïstes, ne s'occupent que de leur état; ils sont surtout très découragés et finissent par devenir complètement hypochondriaques.

Pourtant quelques malades éprouvent une certaine intermittence dans ces phénomènes, et il n'est pas rare de les voir revenir pendant un certain temps à un état complètement opposé, être gais, contents, confiants, expansifs; mais ces brusques changements existent plutôt dans les commencements de la maladie.

En même temps que les divers symptômes que nous venons d'énumérer s'observent, la nutrition ne s'opère que d'une manière incomplète ; le corps maigrit peu à peu, les yeux se cavent, les cheveux tombent, et, au bout d'un temps plus ou moins long, les malades sont dans un véritable marasme.

Nous devons répéter, en terminant, que ces symptômes multiples n'existent presque jamais simultanément chez le même malade, et qu'il faudrait une description bien plus longue que ne le comporte le cadre de notre ouvrage pour décrire les types variés de chaque manifestation individuelle.

DURÉE DE LA MALADIE.

La maladie n'a pas non plus, on doit le comprendre, une durée fixe; elle varie également selon la cause réelle, selon l'individu, selon, surtout, la plus ou moins grande fréquence des pertes; mais on peut dire d'une manière générale qu'elle dure un certain nombre d'années, et qu'elle ne guérit jamais d'une manière spontanée.

Ce que l'on peut dire aussi, c'est que l'état d'affaiblissement dans lequel se trouve l'organisme prédispose singulièrement à toutes les maladies, et que, par suite, la plus légère indisposition, qui n'aurait qu'un faible retentissement sur un tempérament vigoureux, peut dégénérer en maladie grave chez l'homme affecté de pertes séminales, alors que ces pertes ont amené un dépérissement qui a été nommé à juste titre l'état de misère physiologique.

DIAGNOSTIC.

Alors que la science ne possédait pas les divers et puissants moyens que la microscopie et la chimie organique lui ont fournis, on a pu confondre avec les pertes séminales des maladies qui ont avec elle certains points de ressemblance, telles que le diabète sucré, le catarrhe vésical, certaines inflammations chroniques de l'urèthre, etc.

FIG. LXXIV.

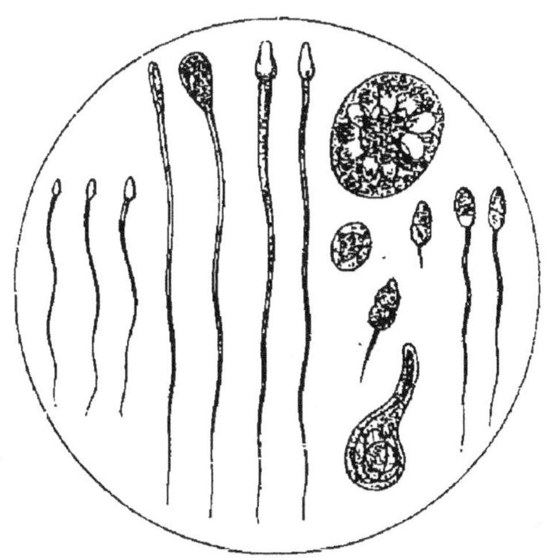

Spermatozoïdes de l'homme et du taureau observés au microscope avec un très fort grossissement, et à différents degrés de développement.

La longueur moyenne des plus petits, qui sont ceux de l'homme, est de 5 centièmes de millimètre.

Mais par un examen physique et microscopique minutieux du liquide excrété, ainsi que de l'urine, on arrive tou-

jours à établir un diagnostic assez précis pour pouvoir instituer un traitement efficace.

TRAITEMENT DE LA SPERMATORRHÉE.

La première indication étant de faire cesser l'éréthisme
génital qui existe presque toujours dans la spermatorrhée,
le choix judicieux des moyens les plus prompts et les plus
efficaces qui puissent donner ce résultat, doit être la pre-

Fig. LXXV.

Cautérisation de la prostate.

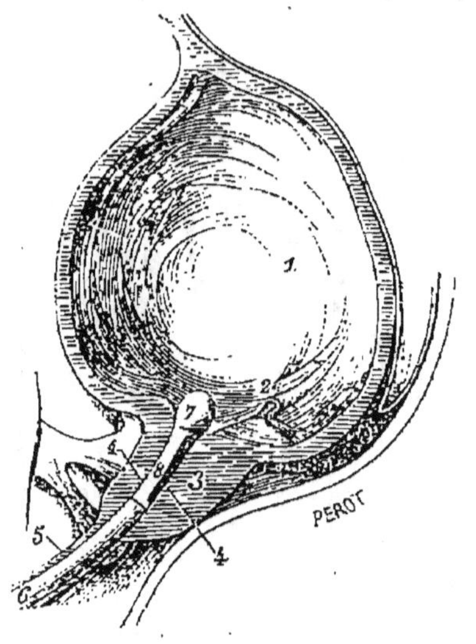

1 Vessie. 2 Orifice de l'uretère, 3 Coupe de la prostate. 4-4
Portion prostatique de l'urèthre. 5 Portion membraneuse de
l'urèthre. 6 Porte-caustique. 7 Olive du porte-caustique. 8
Gouttière de l'instrument.

mière préoccupation du médecin ; aussi allons-nous passer
en revue les diverses médications dont l'action répond le
mieux aux cas multiples qui s'observent le plus fréquemment.

La cautérisation de la région prostatique de l'urèthre, qui a une action véritablement héroïque dans quelques cas qui résisteront à tous les autres moyens, n'est pourtant pas toujours applicable ; il ne faut employer cette méthode que pour des cas spéciaux parfaitement définis.

Le traitement de cette affection doit être institué d'après des vues beaucoup plus élevées et doit varier, on le comprendra, selon sa cause connue ou soupçonnée, et selon le diagnostic qu'il sera possible d'établir.

En définitive, la thérapeutique de cette affection a fait de grands progrès, et il nous a été souvent possible de rendre complètement à la santé, à la tranquilité d'esprit des malades incapables de toute occupation, et présentant même des symptômes évidents de troubles cérébraux.

TRAITEMENT DE LA SPERMATORRHÉE CAUSÉE PAR LA PRÉSENCE D'OXYURES VERMICULAIRES DANS LE RECTUM.

L'oxyure vermiculaire est un ver intestinal long de 5 à 8 millimètres, qui habite la portion inférieure du gros intestin.

Lorsque les malades éprouvent de vives démangeaisons au pourtour de l'anus, que l'on y aperçoit une certaine rougeur, ou que l'on a remarqué dans les selles de petits vers blancs, longs de quelques millimètres, on doit employer d'abord des lavements d'eau froide pure, ou préparés avec une décoction d'armoise, ou bien encore avec la solution suivante :

Chlorure de sodium de ... 1 à 2 cuillerées à soupe.
Eau .... 1 litre.

    Mêlez.

On prend de cette solution la quantité nécessaire pour un grand lavement, que l'on garde un quart d'heure environ.

Dans quelques cas, ces moyens ne suffisent pas, et il est nécessaire de formuler d'autres lavements composés selon les indications.

Nous avons réussi un grand nombre de fois, en faisant

prendre au malade des lavements huileux cinq ou six heures après le dernier repas, les oxyures vermiculaires descendant à ce moment avec les matières excrémentitielles, dans la portion inférieure du gros intestin.

TRAITEMENT DE LA SPERMATORRHÉE AYANT POUR CAUSE L'ECZÉMA.

L'irritation causée par cette affection dartreuse peut avoir pour siège le prépuce, l'anus, le périnée, etc. On doit alors y faire des lotions avec les eaux sulfureuses tièdes, et employer les moyens divers conseillés dans le traitement de cette maladie. (Voy. **Eczéma.**)

Lorsqu'il existe une certaine quantité de matière sébacée entre le gland et le prépuce, cette accumulation devient une cause d'éréthisme de tout l'appareil, par suite de l'irritation qu'elle détermine en ce point. (Voy. **Matière Sébacée.**)

Quelques lotions, des injections simples faites entre le prépuce et le gland, suffisent le plus souvent pour calmer cette irritation.

Mais il nous arrive quelquefois de rencontrer des malades chez lesquels il existe une longueur excessive de prépuce, en même temps que son ouverture est d'une étroitesse extrême ; dans ce cas, l'opération du **phimosis** ou **circoncision** (voy. ces mots) suffit pour faire cesser complètement les phénomènes inflammatoires qui, en retentissant sur l'appareil génital, sont causes de la spermatorrhée.

Lorsqu'on soupçonne que les pertes séminales sont tenues sous la dépendance de la syphilis, il est nécessaire de prescrire un traitement général pour combattre cette maladie.

Si la maladie était déterminée par un rétrécissement du canal de l'urèthre, il faudrait obtenir la cessation de cet état anormal du canal par les moyens habituellement en usage.

TRAITEMENT DE LA SPERMATORRHÉE RÉSULTANT D'UN ÉTAT DE DÉBILITÉ GÉNÉRALE.

On emploie dans ces cas tous les moyens propres à relever les forces, les toniques, les ferrugineux, une alimentation succulente, variée, des vins très généreux, la vanille, etc.

Lorsque l'atonie est circonscrite aux parties génitales, nous employons avec beaucoup de succès l'électrisation localisée et, en quelques séances, il nous arrive souvent de redonner une énergie nouvelle à des malades qui, depuis longtemps déjà étaient soumis aux traitements les plus divers sans aucun succès. Dans certains cas, nous prescrivons des lotions froides acidulées ; quelquefois en même temps nous faisons prendre des quarts de lavement froid ; ou, selon d'autres indications, nous prescrivons la noix vomique, l'ergot de seigle, le bromure de potassium, la lupuline, toutes préparations, ayant leur valeur, mais qui réclament, dans leur administration, la connaissance exacte des causes réelles de la maladie.

COMPLICATIONS DE LA SPERMATORRHÉE.

Rarement les pertes séminales existent sans complication, car le plus souvent elles sont liées à des affections de la vessie, de la prostate, de l'urèthre ou du rectum, et dans beaucoup de cas, elles compliquent, elles aussi, ces maladies, et peuvent être ainsi cause et effet.

Les malades affectés de pertes séminales sont prédisposés aux tumeurs blanches, aux déviations de la colonne vertébrale, et surtout aux affections des voies respiratoires.

Quelques maladies de la peau peuvent aussi coïncider avec certaines spermatorrhées, et dans ce cas il faut diriger le traitement contre l'affection cutanée.

Lorsque le malade est sujet à une constipation opiniâtre, il est absolument nécessaire de faire cesser cet état anormal du tube intestinal.

Les hémorrhoïdes, ainsi que la fissure à l'anus, amènent fréquemment à leur suite des pertes séminales.

Nous avons déjà dit que l'équitation agit également dans le même sens, soit en constipant, soit en irritant l'extrémité inférieure du gros intestin.

Un fait digne de remarque, c'est que beaucoup de malades, affectés de pertes séminales, éprouvent un éloignement assez prononcé pour les femmes.

En terminant et pour nous résumer, nous devons dire, encore une fois, que les pollutions nocturnes qui surviennent à l'époque de la puberté ou à l'âge viril, si elles ont peu de fréquence, ne peuvent être considérées que comme un symptôme physiologique dont il n'y a pas à s'inquiéter, surtout si elles se produisent par suite d'une continence prolongée.

Dans quelques cas, ces évacuations peuvent même être salutaires, en entretenant dans l'économie un équilibre nécessaire.

Préparations contre la spermatorrhée.

Pilules.

Extrait aqueux d'**ergot de seigle**..	10 centigr.
Extrait de racines d'aconit........	5 milligr.
Tannin	15 centigr.

F. 10 pilules.

Une toutes les deux heures (dans les cas graves).

Poudre.

Lupulin......................	10 grammes.
Sucre...........................	20 —

Triturez avec soin et divisez en 20 prises (1 à 4 par jour).

Teinture.

Lupulin.......................	10 grammes.
Alcool à 36°...................	40 —

F. macérer cinq jours, filtrez. (20 à 60 gouttes dans un verre d'eau ou dans une tasse de tisane de tilleul.)

PHAGÉDÉNISME (Chancres, Bubons phagédéniques).

Tendance particulière comportant un caractère évident de *malignité* qu'offrent certaines plaies, les chancres entre autres, à dépasser leurs limites habituelles, en rongean les parties voisines, et qui, rebelles aux divers agents thérapeutiques, n'ont aucune tendance à la cicatrisation.

On ne doit pas hésiter à cautériser les *chancres* et les *bubons phagédéniques* avec le nitrate acide de mercure, la teinture d'iode, etc., et même à faire usage du fer rouge.

PHIMOSIS.

Le phimosis est caractérisé par une étroitesse telle de l'ouverture du prépuce que le gland ne peut être découvert.

Le phimosis peut tenir à un vice de conformation naturel ou être accidentel.

Il est parfois si prononcé dans le premier cas, qu'on l'a vu être cause de phénomènes de **dysurie** (v. ce mot) chez les enfants. Du reste, lorsqu'on constate chez un petit garçon l'existence d'un phimosis prononcé, il y a tout avantage à pratiquer la circoncision, la longueur et l'étroitesse exagérée du prépuce déterminant souvent dès le jeune âge le goût de l'onanisme.

Quant au phimosis accidentel, il peut être occasionné par un **chancre** du prépuce, une **balano-posthite** intense, des éruptions fréquentes d'**herpès préputial** (v. ces mots) et, en général, par toutes les affections inflammatoires de la région. Le passage fréquent de l'urine diabétique amène souvent aussi l'irritation du prépuce qui, perdant de jour en jour sa souplesse, finit par se rétrécir et par ne plus pouvoir être ramené en arrière de la couronne du gland.

Sans être une affection grave par lui-même, le phimosis peut néanmoins être cause d'accidents très sérieux.

En général, d'abord, il rend les rapports sexuels plus ou moins douloureux et expose les hommes qui en sont affectés à contracter plus aisément la syphilis que ceux qui ont le gland découvert, pour deux raisons : la première, c'est que, par suite de son étroitesse, le prépuce est souvent écorché, éraillé dans les rapports sexuels, ce qui, par conséquent, rend l'inoculation plus facile ; la seconde, c'est que les matières virulentes séjournent entre le prépuce et le gland, si on n'a pas le soin d'y pratiquer des injections au moyen de la seringue (ce qu'on ne fait jamais).

Le gland, toujours couvert et baigné par l'urine et les produits de sécrétion des glandes sébacées, devient irritable et engendre parfois la spermatorrhée, des uréthrites et même des cystites ; il s'enflamme facilement par suite de la difficulté des lavages, et si, par malheur, un chancre phagédénique (v. **Phagédénisme**) vient à se développer sous le prépuce, l'impossibilité où on est d'appliquer de bonne heure les médicaments nécessaires lui permet d'exercer des ravages souvent irréparables.

En résumé, comme le disait spirituellement notre illustre maître Ricord, « le prépuce étant la seule chose inutile de la machine humaine », on ne doit pas hésiter à le retrancher, lorsque, par sa longueur et son étroitesse, il est une cause de gêne, de douleur ou de n'importe quel accident, fût-ce même le plus minime (v. **Circoncision**'. Cette opération ne doit, du reste, jamais être pratiquée avant que, par des émollients ou d'autres agents médicamenteux, on ait guéri les inflammations ou les ulcérations dont le prépuce est le siège.

PHOSPHATES.

Sels résultant de la combinaison de l'acide phosphorique avec la chaux, la soude, l'ammoniaque et la magnésie, et qui existent normalement dans l'urine. On les rencontre aussi dans le sang, le sperme, les nerfs, le cerveau, etc.

PHOSPHATURIE (Diabète phosphatique).

Sous l'influence de diverses causes, les phosphates contenus dans l'urine peuvent y former des dépôts, ou la proportion qu'en renferme ce liquide augmenter d'une façon considérable.

Ces causes sont de deux ordres : ou bien elles sont tenues sous la dépendance d'opérations chirurgicales laborieuses pratiquées sur la vessie (**Lithotritie**), d'une affection de l'appareil urinaire qui, en déterminant un séjour trop prolongé de l'urine dans la vessie, favorise la formation des dépôts de ces sels (v. **Gravelle phosphatique**), ou bien, indépendamment de tout état morbide de la vessie, des reins ou de l'urèthre, par suite du trouble du système nerveux. Dans le premier cas, la précipitation des phosphates n'indique pas forcément que ces sels existent en excès dans l'urine, mais seulement que l'urine, étant devenue alcaline, a perdu le pouvoir de les dissoudre ; dans le second cas, au contraire, il y a, sans qu'on puisse en trouver l'explication dans aucune lésion des organes, élimination des phosphates de l'organisme, c'est-à-dire soustraction d'un des principes constitutifs les plus importants de nos tissus. Les travaux du Dr Byasson ont démontré que quand un homme se livrait à un travail cérébral excessif, la proportion des phosphates contenus dans son urine s'élevait notablement.

Il en est de même dans certaines maladies du cerveau et de la moelle épinière. La fatigue résultant d'un travail physique exagéré, le chagrin, les maladies mentales telles que la manie aiguë, déterminent aussi l'élimination des phosphates en proportion exagérée.

On comprend que si la quantité de phosphore ainsi soustraite à l'organisme est considérable, et si la maladie se prolonge, il en résulte un affaiblissement marqué, une perte de forces considérable, de l'amaigrissement, une diminution notable de l'énergie virile qui peut même aller jusqu'à l'impuissance, et des troubles du système nerveux affectant la vue, la mémoire, etc., en même temps que par suite du mauvais état général de la santé les malades sont prédisposés à la phtisie pulmonaire, aux diverses affections de l'estomac et du tube digestif, etc.

C'est cette affection qu'on désigne sous le nom de Phosphaturie ou de Diabète phosphatique, par analogie avec le **Diabète sucré**. les phosphates remplaçant, dans ce cas, le

sucre, car ces deux affections, lorsqu'elles ne sont pas traitées énergiquement, mènent également à la consomption
et à la mort.

CARACTÈRES DES URINES CONTENANT UN EXCÈS DE PHOSPHATES.

Elles sont peu denses, d'une couleur presque normale ou
pâles. Elles se troublent par la chaleur et reprennent leur
transparence en se refroidissant. Les dépôts de phosphates
sont blancs, insolubles par la chaleur, mais solubles dans
l'acide acétique. Ils se présentent parfois dans l'urine sous
forme de nuages ressemblant à du mucus et, lorsqu'ils sont
considérables, ressemblent à du pus. Il s'ensuit qu'il est
impossible, à première vue, de distinguer les dépôts de
phosphates et qu'il est absolument nécessaire, pour les reconnaître d'une façon certaine, de recourir à l'analyse chimique et microscopique.

Le traitement de la phosphaturie est des plus délicats et
des plus complexes. On doit, avant tout, conseiller au malade un régime hygiénique, tonique et reconstituant, le séjour à la campagne, l'exercice au grand air, les bains froids,
les bains de mer, une nourriture substantielle, les préparations ferrugineuses, le quinquina, les cures de raisin, de
petit lait, les amers, la strychnine surtout, certaines eaux
ferrugineuses et alcalines, l'hydrothérapie, etc., etc.

D'après cette énumération, on voit que, si le médecin
n'est pas désarmé devant cette affection, il n'a néanmoins
pas trop de la plupart des ressources de la thérapeutique
moderne pour en arrêter la marche.

PIERRE DANS LA VESSIE (Signes de la).

Les signes par lesquels une pierre vésicale révèle sa présence varient beaucoup et sont en rapport avec le volume,
la forme et la nature du corps étranger. Nous ne saurions
mieux faire que d'emprunter à un chirurgien spécialiste

célèbre, le baron Heurteloup, auquel on doit (v. **Lithotritie**) l'invention du brise-pierre, instrument qui a rendu pratique le broiement de la pierre dans la vessie, les divers axiomes qui suivent :

L'homme malade de la pierre doit profiter de cette formule banale, mais consacrée par l'expérience, qu'un mal qui commence est plus facile à guérir que celui qui a parcouru quelques-unes de ses périodes.

FIG. LXXVI.

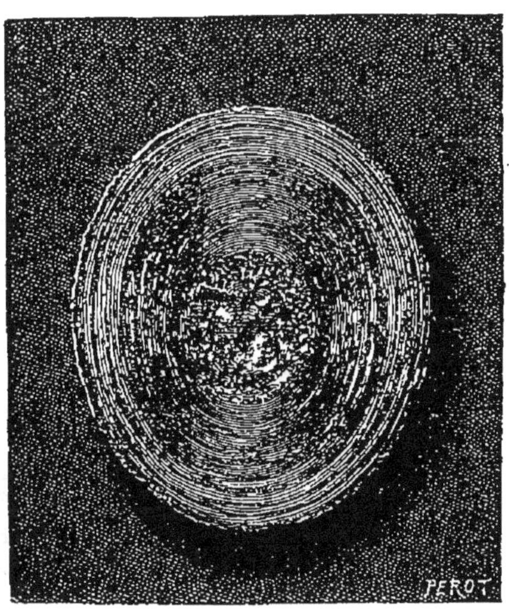

Coupe d'un calcul pesant 18 grammes. Urates de chaux et d'ammoniaque. Le noyau est composé d'acide urique.

Lorsqu'un gravier descendu du rein arrive dans la vessie, le moment où il débouche est quelquefois accompagné de sentiments obscurs de déchirement ou de celui d'un corps qui tombe dans l'organe.

Si le gravier est assez petit pour franchir l'urèthre, il est entraîné par l'urine et le malade n'éprouve plus de sensations pénibles; mais si le gravier est volumineux ou si, quoique petit, le col de la vessie se révolte à son approche et empêche, en se contractant, que ce corps ne puisse le franchir, le malade, de graveleux, devient calculeux.

Le premier signe indicatif de la présence d'une pierre dans la vessie est l'interruption alternative plus ou moins complète du jet de l'urine pendant l'expulsion de ce liquide.

Le second signe indicatif consiste dans un sentiment de chatouillement ou de pincement à l'extrémité de la verge,

FIG. LXXVII.

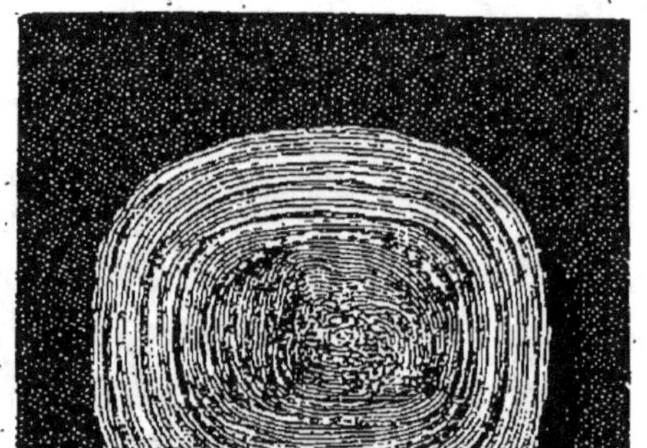

Coupe d'un calcul pesant 21 gr. formé de couches alternatives
de phosphates et d'urates.

qui est ou non permanent, et qui se fait sentir pendant les moments et entre les moments de l'expulsion des urines.

Les signes que donnent les graviers présentent des différences à noter, selon qu'ils sont composés d'acide urique ou de phosphates.

Le gravier d'**acide urique**, dur et lisse, bondit avec facilité dans la vessie, vient s'asseoir sur le col qu'il bouche instantanément pendant l'expulsion de l'urine; mais, mobile et roulant, il reste rarement dans cette position. De là vient que la sensation de chatouillement et de pincement au bout de la verge est, en général, chez les calculeux porteurs de graviers rouge, d'acide urique, plus instantanée, plus inattendue, de même que le jet des urines est plus souvent interrompu, mais sans persistance.

Le gravier de **phosphates** est imprégné du liquide dans lequel il baigne, plus mou, plus pesant; sa surface est inégale, non glissante, hérissée de cristaux fins et aigus; il bondit moins dans la vessie; il roule lentement, change plus difficilement de place. Tant qu'un tel gravier n'est pas sur le col vésical, le malade souffre moins; mais lorsqu'il est en contact avec lui, il y reste plus longtemps, ce qui détermine plus de continuité dans la sensation désagréable qu'éprouve le malade, et cette sensation est plus sourde et plus pongitive.

Le gravier rond passe en roulant sur le col ou s'arrête tout à fait dans l'infundibulum qu'il lui présente. Dans le premier cas le jet se déforme instantanément, se reforme pour se déformer par le même mécanisme. Dans le second cas, il déforme simplement le jet, mais avec persistance.

Lorsqu'un gravier se met à plat sur le col, il fait l'office de soupape, se soulève à mesure que l'urine s'écoule et donne à ce liquide un jet intermittent et saccadé. Lorsqu'il se met de champ, il laisse passer l'urine sur ses côtés, alors le jet est tournoyant, plus ou moins régulier.

Quand la pierre devient volumineuse, qu'elle soit ronde, ovale ou plate, elle donne lieu aux mêmes signes, car son volume la mettant en rapport permanent avec le col, les urines ne coulent plus que par petits jets sans force ou goutte à goutte, par la double raison que la vessie ne tolère plus que peu d'urine, et qu'elle ne peut permettre à ce liquide de s'écouler qu'en petites quantités à la fois.

Lorsque la pierre grossit, l'organe qui la contient devient bientôt malade et alors se développe un appareil de symptômes de plus en plus graves. La marche est douloureuse et pénible, les envies d'uriner se répètent, elles sont de plus en plus aiguës; ce besoin, devenu impérieux, demande à être satisfait aussitôt qu'il se fait sentir; le malade se met en devoir de lui obéir, l'urine ne coule pas; l'envie persiste, un peu d'urine s'écoule; elle s'arrête de nouveau; l'anxiété survient, la douleur est plus vive, elle s'assoupit ensuite; le malade essaye encore et finit par vider incomplètement sa vessie. C'est dans ces alternatives de souffrances et de calme que vit le calculeux.

La vessie qui, au début, était saine, extensible, peu sensible, finit par s'irriter, s'enflammer; elle se racornit; ses parois, en contact permanent avec la pierre, deviennent douloureuses; l'urine se décompose, devient ammoniacale, sanguinolente; la sécrétion du pus augmente; la membrane muqueuse qui la revêt devient molle, fongueuse, saignante et douloureuse. C'est alors que le malade n'a d'autre chance de salut que dans la lithotritie ou la taille.

Nous ajouterons à l'énumération de ces signes que le repos au lit atténue et, dans certains cas même, fait disparaître la plupart des symptômes douloureux et pénibles éprouvés par le calculeux. Les urines, pour peu que l'immobilité dure quelques jours, cessent d'être sanguinolentes, et si les malades ont soin d'uriner couchés, la miction s'opère bien plus facilement. Tous les signes de la pierre sont, au contraire, exaspérés par les marches prolongées, l'équitation, les secousses de la voiture.

PISSEMENT DE SANG.

(Voy. **Hématurie**).

PLAQUES MUQUEUSES.

Les plaques muqueuses, accidents secondaires de la **syphilis** qui, en général, apparaissent avec la **Roséole** (voy. ce mot) ou la suivent de très près, sont constituées par des surfaces de la peau ou des muqueuses dépouillées d'épiderme ou d'épithélium, suintant abondamment et exhalant une odeur fétide.

La plaque muqueuse est un accident *contagieux* pouvant déterminer soit un chancre induré, soit une plaque muqueuse ; on la distingue du chancre mou en ce que ses bords ne sont pas taillés à pic comme ceux du chancre ; mais le diagnostic différentiel est souvent difficile. On peut les observer sur tous les points de l'enveloppe cutanée et sur les muqueuses de tous les organes. Elles ont une grande tendance à récidiver, surtout chez les personnes qui ne prennent pas de grands soins de propreté.

Le traitement général des plaques muqueuses est naturellement celui de la syphilis secondaire ; en même temps, on fera usage de divers liquides et pommades pour agir localement.

> Eau distillée. . . . .   50 grammes.
> Chlorure de zinc.   25   —
>
> Mêlez.

Pour cautériser la surface malade avec un pinceau trempé dans cette solution.

> Cérat opiacé. . . . .   30 grammes.
> Précipité blanc.   2   —
>
> Mêlez.

Contre les plaques muqueuses anciennes.

> Décoction de ciguë. . ⎱
> Décoction de morelle ⎰ āā 125 grammes.
> Bichlorure de mercure..   0,10 centigrammes.
>
> Mêlez.

Gargarisme à employer contre les plaques muqueuses de la gorge et de la bouche.

Eau distillée.	100 grammes.
Nitrate d'argent.	2 à 5 grammes.
Mêlez.

Pour cautériser les plaques muqueuses de la verge.

POISSON (du)

(Comme aliment).

C'est une erreur de croire que la chair de tous les poissons est d'une égale digestibilité ; il y a sous ce rapport de très grandes différences qu'il est bon de faire connaître.

Le thon, le saumon, l'anguille, le maquereau, la raie entre autres doivent être proscrits du régime des goutteux et des graveleux, chez lesquels il est si nécessaire que les fonctions digestives s'accomplissent avec régularité.

Les personnes qui éprouvent des défaillances de forces viriles devront, au contraire, faire entrer le poisson largement dans leur alimentation journalière; c'est un moyen agréable d'absorber du phosphore, médicament efficace contre l'**impuissance** (Voy. ce mot).

POIVRE.

Le poivre doit être proscrit des aliments lorsque les organes génito-urinaires sont le siège d'une irritation quelconque.

POLLUTIONS NOCTURNES.

(Voy. **Pertes séminales.**)

POLYURIE (Diabète insipide).

La polyurie idiopathique, c'est-à-dire qu'on ne peut rattacher à aucune lésion organique appréciable, ou *diabète insipide*, est une affection rare. Elle appartient surtout à l'âge adulte, aux hommes plus qu'aux femmes : on la rencontre cependant aussi parfois chez les enfants, notamment chez les petites filles.

Deux phénomènes généralement associés la caractérisent : une soif exagérée et l'émission d'une quantité d'urine considérable ; on a vu des malades en rendre jusqu'à 25 litres dans les vingt-quatre heures.

Un homme polyurique, cité par M. Hardy, couchait la nuit entre deux seaux, l'un rempli d'eau, l'autre destiné à la miction.

L'examen de l'urine est très important, car il permet de distinguer le diabète insipide du **diabète sucré** (voy. ce mot). Ses caractères sont, en effet : une décoloration presque complète, une très faible densité, 1001 à 1004 au lieu de 1028 à 1040, qui sont les chiffres du diabète sucré; la diminution de l'urée et de l'acide urique et une augmentation des sels, notamment de chlorure de sodium.

Les autres signes de la polyurie se rapportent au tube digestif et aux organes génitaux, perte de l'appétit, diarrhée, vomissements bilieux et muqueux, impuissance virile. Cette maladie se termine rarement par la guérison ; elle dure quelques années; les malades vont en s'affaiblissant de jour en jour, jusqu'au moment où la mort survient par suite de la consomption où d'une affection intercurrente quelconque, qui, en d'autres cas, eût été bénigne, mais qui, dans l'espèce, revêt un caractère de malignité exagérée.

La nature et les causes de la polyurie sont encore inconnues, et tous les traitements conseillés n'ont jusqu'ici donné que de très médiocres résultats. On doit en tous cas administrer des toniques pour soutenir les forces du malade.

La ponction de la vessie, à laquelle on est quelquefois

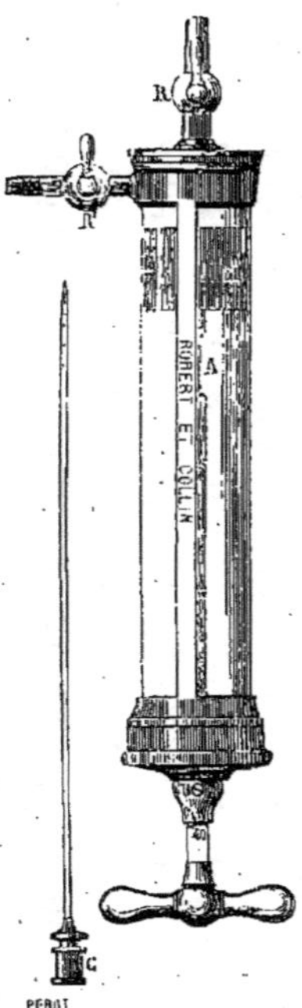

Fig. LXXVIII.

Aspirateur pneumatique du Dr Dieulafoy.

A. Corps de pompe dans lequel on fait le vide au moyen du piston B. — C. Aiguille creuse capillaire avec laquelle on ponctionne la vessie et qu'on fixe sur le robinet R, le vide étant fait dans l'appareil et les robinets R.-R étant fermés.

On n'a plus ensuite qu'à ouvrir le robinet sur lequel est fixée l'aiguille pour voir l'urine se précipiter dans le corps de pompe en cristal A.

obligé de recourir dans le cas de **rétention d'urine**, lorsqu'il est impossible de sonder les malades, était autrefois une opération des plus graves qui entraînait souvent la mort; de nos jours, grâce à l'emploi des aspirateurs pneumatiques, on peut dire que de toutes les opérations pratiquées sur l'appareil urinaire, elle est certainement une des plus inoffensives. Il nous est arrivé maintes fois d'y recourir, jusqu'à trois fois dans la même journée pour vider la vessie d'un malade, sans noter aucun accident. Elle ne détermine pas plus de douleur qu'une simple piqûre et ne laisse après elle ni inflammation, ni fièvre.

Cette opération se pratique avec une aiguille creuse d'un volume inférieur à celui d'une aiguille à tricoter, correspondant à un réservoir dans lequel on a fait au préalable le vide au moyen d'une petite pompe aspirante ou de tout autre procédé. (Voy. fig. LXXVIII.)

POUGUES (Nièvre).

Sources bicarbonatées calciques froides ($+12°C$).

Employées en boissons, bains et douches. Ces eaux rendent les plus grands services dans le traitement des catarrhes urinaires, de la gravelle, surtout de la gravelle phosphatique accompagnée d'un état douloureux des reins, du diabète.

POUX DU PUBIS (Morpions).

Les poux du pubis, connus vulgairement sous le nom de morpions, déterminent une éruption papuleuse caractérisée par une tache rouge surmontée d'une croûte noirâtre. Ils peuvent en suivant les surfaces du corps revêtues de poils, gagner l'abdomen et même, quoique bien plus rarement, parvenir jusqu'aux aisselles, à la barbe ou aux sourcils.

Dès qu'on a constaté la présence de ces hôtes incommodes, on doit pratiquer à plusieurs reprises dans la même journée des frictions d'onguent napolitain sur la région infectée de poux et un peu au delà, sans s'essuyer ; le soir on prendra un grand bain savonneux. On aura soin après de changer de vêtements des pieds à la tête, et de soumettre ceux qu'on vient de quitter à des émanations sulfureuses et à un nettoyage complet. On est quelquefois obligé de se soumettre au même traitement deux ou trois jours de suite.

PRÉPUCE.

Le *prépuce* est un repli cutané formé par la peau de la verge au niveau du gland. Lesfonctions de cette membrane

FIG. LXXIX.

Coupe médiane du gland.

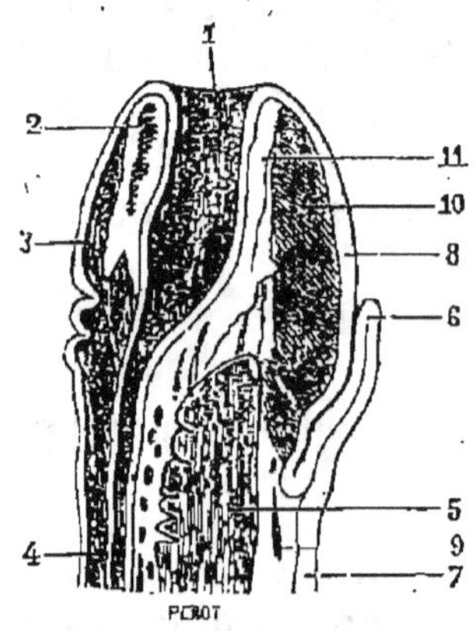

1 Fosse naviculaire. 2 Cloison médiane du corps spongieux. 3 Frein du prépuce. 4 Corps spongieux. 5 Corps caverneux. 6 Prépuce. 7 Peau. 8 Muqueuse du gland. 9 Veines du dos de la verge. 10 Corps spongieux du gland.

sont d'éviter à la partie antérieure du pénis les frottements réitérés qui, en dehors de l'acte du coït, émousseraient sa sensibilité.

Voici de quelle façon le prépuce est formé par la peau.

Arrivée au niveau du gland, au delà de sa couronne, tantôt à son extrémité la plus antérieure, tantôt vers un point plus rapproché de sa base (condition qui fait que selon les individus le prépuce est plus ou moins long), la peau de la verge se replie sur elle-même, change de caractère et se transforme en muqueuse. Alors, sans contracter d'adhérences avec la surface du gland, elle se porte d'avant en arrière en s'adossant avec l'enveloppe cutanée et, parvenue à la base du gland dans la rainure résultant de l'étranglement de la couronne, elle se réfléchit une seconde fois sur elle-même, pour se continuer avec la muqueuse propre de l'extrémité antérieur du pénis et par son intermédiaire avec la membrane muqueuse de l'urèthre.

Le *frein du prépuce* ou *filet* est un petit repli de la muqueuse qui retient le prépuce à la verge.

La surface muqueuse du prépuce renferme quelques glandes peu volumineuses qui sécrètent une matière caséeuse, odorante, destinée à lubrifier le gland et la face interne du prépuce. (Voy. **Phimosis, Paraphimosis, Frein** (Brièveté du), **Circoncision, Matière sébacée** (Accumulation de), **Balano-Posthite.**)

PRÉSERVATIFS DES MALADIES CONTAGIEUSES.

Une foule de méthodes préservatrices ont été préconisées depuis l'époque où l'on s'aperçut de la facilité avec laquelle la syphilis se communiquait par un coït impur, et les moyens les plus divers ont été tour à tour mis en usage et abandonnés peu après leur apparition.

Sans parler du conseil naïf de Vindelinus Hock et de Dalménar, qui ne voyaient d'autres moyens prophylactiques de la contagion vénérienne que celui « d'éviter les occasions de se livrer à la luxure, » nous indiquerons les précautions à prendre et quelques moyens qui réussissent dans un grand nombre de cas.

D'abord, il est essentiel d'inspecter avec grand soin les parties, pour s'assurer qu'elles ne sont pas le siège d'écorchures, d'excoriations, qui ouvrent une porte toute grande au virus.

Une onction avec un corps gras, huile, cold-cream, pommade, sera faite sur le pénis et les parties voisines.

Cette onction de matière grasse agit de deux façons. D'abord, elle facilite le glissement et peut par conséquent empêcher les écorchures de se produire. Puis elle a pour effet d'obturer les orifices absorbants des parties sexuelles et d'empêcher ainsi, dans beaucoup de cas, la contagion par cette voie.

Un certain nombre de maladies contagieuses sont contractées par un coït opéré pendant la menstruation; on doit donc s'abstenir de tout rapport sexuel pendant cette période.

Nous rappelons en passant que certaines uréthrites se développent facilement par le coït avec une femme affectée de pertes blanches.

On doit également s'abstenir de tout acte sexuel, lorsqu'on se trouve dans un état d'excitation ou d'ivressse alcoolique.

Nous conseillerons aussi, pour éviter toute chance de contagion, de pratiquer l'adage de Nicolas Massa; quoique datant de trois siècles, il a toujours sa valeur : *non morari in coïtu*, conclure très vite, mais surtout conclure.

Après les rapports sexuels, nous conseillons de suivre le précepte de l'école de Salerne : *Post coïtum si mingas apte servabis urethras.* Ce précepte démontre qu'il ne faut pas uriner avant l'acte, ou qu'il faut tout au moins garder un peu d'urine dans la vessie, urine que l'on expulsera ensuite, en obturant d'abord le méat urinaire, afin que, sortant avec force, le liquide puisse balayer le canal de l'urèthre.

Aussitôt qu'une écorchure apparaît, consulter immédiatement le médecin, car souvent une simple cautérisation peut empêcher les manifestations ultérieures de la maladie.

Nous signalerons en passant les préservatifs en baudruche imaginés en Angleterre par le Dr Condom..

Ce moyen, qu'un savant et spirituel syphiliographe définit : une cuirasse contre le plaisir et une toile d'araignée contre le danger, peut se rompre ou se déplacer très faciment.

Quoique laissant les bourses et la région du pubis exposées aux atteintes du virus syphilitique, il peut toutefois rendre la contagion moins facile et, sous ces réserves, nous en conseillons l'emploi.

Pour nous résumer, nous dirons qu'il faut, avant tout coït suspect :

1° Examiner avec soin les surfaces pour savoir s'il n'existe aucune excoriation, écorchure, etc.;

2° Faire une onction sur toutes les parties avec une matière grasse ;

3° Ne rester en contact que le temps strictement nécessaire à la conclusion de l'acte ;

4° Uriner aussitôt cet acte accompli, en ayant soin que l'urine sorte avec force ;

5° Faire une lotion complète avec de l'eau pure ou alcoolisée assez fortement et, mieux, additionnée de notre solution prophylactique.

Ces prescriptions, bien faciles à suivre, pourraient, si elles étaient pratiquées avec soin, réduire dans une proportion notable la contagion des virus syphilitique et blennorrhagique.

Malheureusement on les oublie le plus souvent, et c'est dans ce cas que l'on doit répéter avec le fabuliste :

> O Volupté ! quand tu nous tiens,
> On peut bien dire : adieu prudence !

Lotion préservatrice.

Eau de Cologne...........	100	grammes.
Eau commune............	100	—
Alun....:..............	3	—
Acide phénique cristallisé.	1	—
Sulfate de fer............	1	—

Mêlez.

Une à deux cuillerées à soupe dans un verre d'eau en lotions dans les **balanites** légères et à employer comme moyen prophylactique des maladies vénériennes après le **Coït.**

PRIAPISME.

Lorsque l'érection est très forte, accompagnée d'une sensation pénible, et qu'elle se prolonge de beaucoup au delà des limites ordinaires, qu'elle n'est pas accompagnée du vif sentiment de désir vénérien qu'elle a coutume de produire, et que malgré des tentatives réitérées de coït l'éjaculation ne peut avoir lieu, on dit qu'il y **priapisme.** Le plus souvent cet état est tenu sous la dépendance d'une lésion du cerveau ou de la moelle épinière.

Les **cantharides** (voy. ce mot), prises à l'intérieur comme excitant aphrodisiaque, peuvent aussi produire le priapisme. On peut aussi l'observer dans le cours d'une cystite aiguë ou d'une blennorrhagie suraiguë ; la présence d'un calcul dans la vessie détermine quelquefois un véritable priapisme

Le traitement du priapisme varie selon la cause qui lui donné naissance ; aussi ne pouvons-nous que l'indiquer d'une façon générale. La première indication à remplir, c'est de soustraire le malade à l'influence incontestable du décubitus dorsal prolongé, et, si son état le permet, de lui faire immédiatement quitter le lit. Si le priapisme relève d'une inflammation intense d'un des organes génito-urinaires (cystite, uréthrite, prostatite, etc.), les émissions sanguines locales (sangsues au périnée), suffisamment répétées, sont formellement indiquées. On conseillera en même temps les bains tièdes prolongés, les boissons délayantes, les applications du froid (compresses trempées dans l'eau glacée, lavements froids).

Quant aux médicaments internes, il n'en est qu'un dans l'efficacité duquel on puisse avoir une certaine confiance, c'est le **bromure de potassium** (voy. ce mot) à hautes doses.

PRODUCTION DES SEXES (Lois qui régissent la).

Les lois mystérieuses qui régissent la production des sexes ont été étudiées depuis quelques années avec le soin et la curiosité extrême que ces phénomènes physiologiques provoquent si justement.

Bien que les causes réelles de cette production restent encore obscures, les résultats très intéressants obtenus par des expérimentateurs savants et ingénieux méritent d'être connus.

Anciennement, les assertions les plus dénuées de sens, les plus contradictoires, les hypothèses les moins fondées, ont été données en pâture à la curiosité du vulgaire, et un grand nombre d'auteurs ont laissé accréditer des erreurs que la science véritable doit s'efforcer de détruire.

Les uns ont attribué la production de l'un ou de l'autre sexe à la position de la femme pendant les rapprochements; d'autres ont localisé le sexe mâle dans le testicule gauche ou dans l'ovaire droit; mais les observations sérieuses ont démontré que l'ablation ou la privation naturelle ou accidentelle d'un testicule ou d'un ovaire ne change rien aux conditions des productions sexuelles.

Les influences résultant du régime, de certaines pratiques hygiéniques, ne prouvent rien non plus, et ne donnent aucun résultat appréciable.

Il faut arriver jusqu'au commencement de ce siècle pour voir cette étude se baser sur l'observation et l'expérimentation directe.

Il y a environ quarante ans, un de ces hommes sérieux, qui n'admettent que les théories que la pratique et l'observation viennent confirmer, Girou de Buzareingues, tenta différentes expériences sur les animaux, et voici la conclusion qu'il crut pouvoir tirer du résultat de son travail :

D'après cet auteur, les mâles produiraient seulement des mâles quand ils sont très vigoureux; le contraire aura lieu quand les femelles sont couvertes par des individus trop jeunes.

Dans son ouvrage sur l'hérédité, le Dr Lucas est arrivé aux mêmes conclusions que Girou de Buzareingues : « Le mâle et la femelle, dit ce médecin, transmettent d'autant plus certainement leurs sexes que le mâle est plus mâle et la femelle plus femelle. » Le Dr Boudin présenta, en 1862, à l'Académie des sciences, un mémoire relatif à ces questions, intitulé : *De l'influence de l'âge relatif des parents sur le sexe des enfants.* Dans ce travail, Boudin est arrivé à conclure : 1° que le sexe masculin prédomine quand le père est plus âgé que la mère; 2° que les naissances féminines sont plus nombreuses quand c'est le contraire qui a lieu; 3° quand les parents sont du même âge, sauf une très légère prédominance féminine, les deux sexes tendent à s'équilibrer.

Quelques auteurs étrangers se sont occupés des mêmes recherches, et leurs conclusions sont sensiblement les mêmes. Ainsi, Boudin est complètement d'accord avec eux sur les points que nous venons de passer en revue.

Plus récemment, M. Thury (de Genève) a étudié à son tour cette intéressante question, et a fait connaître le résultat des expériences fort curieuses faites sur les animaux supérieurs.

Cet habile et sagace physiologiste s'est appuyé sur les faits observés par Hubert et plusieurs autres savants sur les abeilles, et, par leur généralisation, il est arrivé à démontrer que le sexe dépendait du degré de maturation dans lequel se trouvait l'œuf au moment où il a été fécondé. Voici ce que dit cet auteur : « On sait que les œufs des mammifères se détachent de l'ovaire au commencement du temps du rut, et qu'ils peuvent recevoir la fécondation pendant toute la durée de la période de chaleur, et par conséquent lorsqu'ils sont parvenus à un état de maturation plus ou moins avancé. Il est vrai que ce temps est court; mais, dans les premières phases du développement génésique, époque de fécondation où tous les éléments essentiels de l'être futur se posent en germe, la puissance formatrice travaille avec activité, et des changements importants se succèdent dans un temps très court. La durée totale de la descente de l'œuf dans les trompes et la matrice (vingt-quatre à quarante-huit heures chez les vaches) se partage donc en deux périodes : fécondé dans la première, le germe est œuf femelle ; fécondé dans la seconde, il est œuf mâle. »

M. Thury et M. Gornaz, administrateur de la ferme de Montet, désirant compléter les expériences, firent saillir un certain nombre de vaches dès les premiers signes du rut, et ils n'obtinrent que des femelles.

Ils attendirent pour d'autres vaches la fin de la période de chaleur, et ils obtinrent seulement des mâles.

Ces résultats se trouvant conformes à la théorie, ces observateurs crurent pouvoir poser les conclusions suivantes :

1º Le sexe dépend du degré de maturation de l'œuf au moment où il est saisi par la fécondation.

2º L'œuf qui n'a pas atteint un certain degré de maturation, s'il est fécondé, donne une femelle ; quand ce degré de maturation est dépassé, l'œuf, s'il est fécondé, donne un mâle.

3º Lorsque, au temps du rut, un seul œuf se détache de l'ovaire pour descendre lentement à travers le canal génital (animaux unipares), il suffit que la fécondation ait lieu au commencement du temps du rut pour qu'il en résulte des femelles, et, à la fin, pour qu'il en résulte des mâles, les modifications ayant lieu normalement pendant la durée de son trajet dans le canal génital.

4º Lorsque plusieurs œufs se détachent successivement de l'ovaire pendant la durée d'une même période génératrice (animaux multipares et ovipares), les premiers œufs sont, en général, moins développés, et donnent des femelles ; les derniers sont plus mûrs, et donnent des mâles (abeilles, coqs). Mais s'il arrive qu'une seconde période génératrice succède à la première, ou si les circonstances extérieures ou organiques changent considérablement, les derniers œufs peuvent ne pas atteindre au degré supérieur de maturation, et   onnent de nouveau des femelles.

5º Dans l'application des principes précédents aux grands mammifères, il importe que l'expérimentateur observe une première fois la marche des phénomènes de chaleur chez l'individu même sur lequel il se propose d'agir, afin de connaître exactement la durée et les signes de l'état du rut, qui varient fréquemment d'un individu à l'autre.

6° Il est évident qu'on ne peut attendre de résultat certain lorsque les signes de chaleur sont rares ou équivoques. Cela n'arrive guère chez les animaux libres ; mais les bestiaux à l'engrais ou renfermés dans l'écurie offrent quelquefois cette particularité anormale.

7° Il résulte de la manière même dont la loi qui régit la production des sexes a été déduite, que cette loi doit être générale et s'appliquer à tous les êtres organisés, c'est-à-dire aux plantes, aux animaux et à l'homme.

Or, chez la femme, les dix à douze jours qui suivent la fin des règles correspondent à la période de chaleur des animaux, et c'est précisément à cette époque que l'œuf descend dans l'utérus.

D'après cette loi, il est donc absolument essentiel de faire correspondre les rapports sexuels ou immédiatement après la fin de la menstruation pour avoir des filles, ou seulement quelques jours après cette période pour avoir des garçons.

La théorie de cette observateur peut donc parfaitement s'appliquer à l'espèce humaine.

D'après ces indications, nous avons recueilli personnellement quelques observations qui semblent donner raison aux expériences de M. Thury.

PROSTATE (Anatomie de la).

La prostate est une glande dans l'épaisseur de laquelle est embrassé l'origine du canal de l'urèthre au sortir de la vessie. Sa forme permet de la comparer à une châtaigne ; son aspect bilobé rend en effet cette comparaison assez juste. Rudimentaire dans le jeune âge, la prostate atteint vers vingt-cinq ans son développement complet ; chez les vieillards elle augmente en général de volume, fait dont l'explication naturelle se trouve dans la stagnation du sang dans cet organe par suite du ralentissement de la circulation sanguine dans le bassin.

Nous l'avons comparée tout à l'heure à une châtaigne ; aussi comprendra-t-on facilement sa division en deux *lobes*

FIG. LXXX.

Vue postérieure de la vessie, prostate. vésicules séminales et bulbe de l'uréthre.

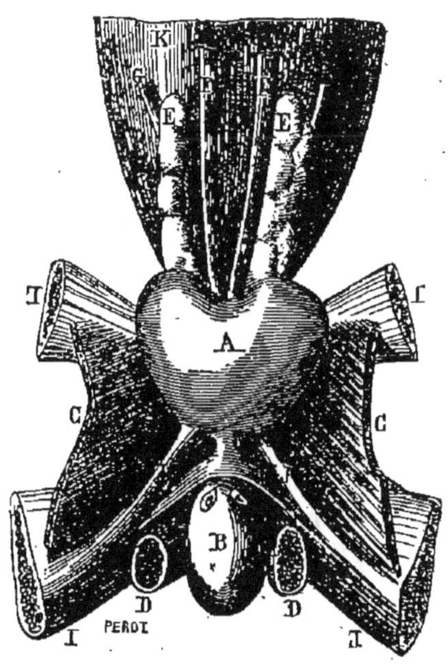

A. Prostate. — B. Bulbe de l'urèthre, à la partie supérieure duquel on voit les glandes de Cowper. — C. C. Muscles obturateurs internes. — D. D. Coupe des corps caverneux. — E. E. Vésicules séminales. — F. F. Canaux déférents. — G. G. Uretères. — I. I. Coupe des os du bassin. — J. Ligament ischio-prostatique. — K. Vessie.

latéraux ; la saillie qu'elle fait sur la paroi postérieure de l'urèthre est désignée sous le nom de *lobe médian.*

Le tissu de la prostate est composé d'une grande quantité

de fibres musculaires et d'une quarantaine de petites glandes dont les orifices s'ouvrent toutes dans l'urèthre au même niveau que les conduits éjaculateurs. Ces glandes sécrètent un fluide transparent et visqueux (fluide prostatique) dont l'émission dans le coït précède celle du sperme et a pour but en lubrifiant le canal de permettre à un liquide aussi épais que le sperme d'être éjaculé, c'est-à-dire de sortir avec force sous forme d'un jet interrompu par saccades.

PROSTATE (Inflammation de la) ou PROSTATITE.

On désigne sous ce nom l'inflammation de la glande prostate; elle peut exister à l'état aigu ou à l'état chronique.

De la prostatite aiguë.

L'inflammation aiguë de la glande prostate survient le plus souvent pendant le cours d'une inflammation de l'urèthre, lorsque cette inflammation a envahi la portion la plus reculée de ce canal.

On la voit apparaître également dans certaines formes de rétrécissements uréthraux ainsi que lorsqu'un calcul vésical vient obstruer plus ou moins complètement l'orifice interne de l'urèthre et irriter en même temps sa portion prostatique.

Quelques cas de prostatite aiguë, observés par nous, confirment l'assertion de plusieurs auteurs, qui donnent pour cause à cette affection la constipation prolongée et les hémorrhoïdes, qui en sont souvent la suite, ainsi que les fissures et les fistules à l'anus, que ces hémorrhoïdes provoquent quelquefois.

L'abus des purgatifs drastiques, de l'aloès entre autres, les excès vénériens, l'équitation, un traumatisme, ainsi que le refroidissement subit de la région prostatique, peuvent également amener cette inflammation.

SYMPTOMES.

Lorsque l'inflammation n'a envahi que la membrane muqueuse de la portion du canal comprise dans la glande, les phénomènes symptomatiques ressemblent exactement à ceux que nous avons décrits, à propos de la cystite du col de la vessie.

Ainsi, il existe des envies d'uriner, beaucoup plus fréquentes qu'à l'ordinaire, de la pesanteur au périnée, des douleurs cuisantes au moment de l'émission de l'urine, et presque toujours un écoulement de matière muco-purulente, par le canal de l'urèthre.

Mais lorsque l'inflammation a gagné tout le tissu glandulaire de la prostate, les symptômes suivants existent toujours :

D'abord une sensation de pesanteur, de tension extrême dans le fondement, à la région périnéale; puis la douleur, qui était sourde d'abord, devient pulsative, la fièvre survient, le passage des urines cause une sensation de brûlure atroce, et les malades éprouvent un besoin presque incessant d'uriner.

Il peut exister aussi une rétention complète d'urine, et si l'on pratique le cathétérisme, au moment où le cathéter franchit la portion prostatique de l'urèthre, le malade ressent une douleur excessive, et la sonde passe avec une certaine difficulté.

Si l'on pratique le toucher rectal, on constate que la glande prostate est tuméfiée, bosselée, douloureuse à la pression.

Pendant l'acte de la défécation, les malades très constipés, et qui sont obligés de faire des efforts pour aller à la garde-robe, ressentent une douleur plus ou moins vive, au moment où les matières fécales, durcies, franchissent la partie inférieure du gros intestin.

Cette maladie se termine par résolution, par engorgement ou par suppuration.

20.

Lorsqu'il y a résolution, ce qui arrive le plus souvent sous l'influence d'un traitement approprié, les symptômes diminuent peu à peu, et en quelques jours la douleur et les signes que nous avons énumérés plus haut disparaissent.

Si la maladie se termine par engorgement, la glande reste tuméfiée, douloureuse; les autres symptômes diminuent d'intensité et l'affection passe à l'état chronique.

La terminaison par suppuration survient lorsque, la maladie étant traitée trop tard, ou, abandonnée à elle-même, il se produit des abcès dans le tissu prostatique.

TRAITEMENT DE LA PROSTATITE AIGUE.

On débute, en général, par appliquer des sangsues au périnée ou dans le rectum; on laisse à demeure des cataplasmes émollients, après avoir pratiqué des frictions avec l'onguent mercuriel belladoné et opiacé.

Dans les cas sérieux on emploie avec avantage les cataplasmes rectaux (voy. ce mot), des grands bains tièdes (de préférence aux bains de siège), des boissons délayantes complètent le traitement.

De la prostatite chronique.

Nous avons dit que la prostatite chronique était une des terminaisons de la prostatite aiguë. Elle peut se développer sous l'influence des causes que nous avons énumérées.

Elle survient souvent chez les personnes dont le tempérament lymphatique est le partage, ou qui sont sous l'influence d'une diathèse rhumatismale.

La prostatite chronique a souvent été confondue avec la spermatorrhée, et nous pouvons dire qu'un grand nombre de malades qui croyaient éprouver des pertes séminales insensibles, et que cette crainte avait plongés dans une profonde tristesse, ont retrouvé toute leur énergie morale et le bonheur que cette croyance avait détruit, aussitôt que l'examen microscopique venait révéler que la matière n'avait aucun des caractères spéciaux du sperme, et n'était que du liquide prostatique ou uréthral, suite d'une légère inflammation chronique de la prostate ou du col vésical, enfin un de ces écoulements uréthro-prostatiques, que leur abondance et leur couleur opaline et quelquefois verdâtre font ressembler à ceux que l'on observe dans certaines blennorrhées.

SYMPTOMES.

Les malades ressentent de la pesanteur au périnée; ils éprouvent des besoins d'uriner beaucoup plus fréquents qu'à l'état normal; l'urine sort avec moins de force; quelquefois les malades ressentent de légers élancements, un sentiment de chaleur plus ou moins intense.

Dans le plus grand nombre de cas, les malades remarquent que l'orifice externe de l'urèthre est le siège d'un suintement de liquide visqueux, transparent, ressemblant beaucoup à du blanc d'œuf. Quelquefois ce liquide a plus de densité, sa couleur varie et devient verdâtre, et simule un écoulement blennorrhagique léger.

Dans d'autres cas, les malades aperçoivent, au méat urinaire, chaque fois qu'ils vont à la selle et surtout lorsqu'il existe de la constipation, un liquide blanchâtre de consistance plus grande, et offrant quelque rapport avec le fluide séminal.

Beaucoup de malades peuvent rester longtemps avec une prostatite chronique, sans que leurs fonctions urinaires et génitales soient troublées sérieusement; mais ils s'aperçoivent au moindre écart de régime, à la plus petite fatigue, sous l'influence de changements brusques de l'atmosphère, que l'inflammation devient plus intense, et bientôt des phénomènes aigus se manifestent. Sous cette forme, l'inflammation de la prostate est caractérisée par un gonflement persistant et légèrement douloureux de la glande; on apprécie aisément ce gonflement en pratiquant le toucher rectal.

Cette affection qui succède dans beaucoup de cas à une blennorhagie mal soignée, que des écarts de régime, des excès de diverse nature ont prolongée trop longtemps, est toujours grave si elle est abandonnée à elle-même, car le passage de l'état chronique à l'état aigu a lieu, ainsi que nous l'avons dit, au moindre excès, et des accidents assez sérieux en sont quelquefois la suite.

TRAITEMENT DE LA PROSTATITE CHRONIQUE.

Lorsque l'examen microscopique a suffisamment démontré que le liquide excrété par l'urèthre n'est que du *fluide prostatique* mélangé souvent à un peu de **muco pus** (voy. ce mot) et qu'il ne renferme pas de **spermatozoïdes** (voy. ce mot), on prescrit, selon la constitution des malades, différents traitements.

Si la prostatite semble liée à la diathèse rhumatismale, on emploie les moyens appropriés pour la combattre en même temps qu'on aura recours à des **suppositoires** (voy. ce mot) de différentes compositions. Si l'écoulement a tous les caractères du liquide uréthro-prostatique, la cautérisation de la région prostatique du canal est parfaitement indiquée. Enfin, le traitement le plus efficace de la prostatite chronique réside surtout et sans conteste dans l'application des courants électriques continus selon notre méthode (voy. observation VIII).

Suppositoires fondants et calmants.

Beurre de cacao..................	4 grammes.
Onguent hydrargyrique double.	30 centigr.
Extrait de belladone...........	2 —

F. S. A. un suppositoire.

A introduire dans le rectum, le soir en se couchant, dans la prostatite chronique.

PROSTATE (Engorgement et hypertrophie de la).

L'engorgement de la prostate est caractérisé par l'augmentation, *sans inflammation* du volume et de la consistance de cet organe. Cet état est produit par la présence d'une matière demi-solide ou liquide qui a exsudé et s'est épanché entre les éléments anatomiques de la prostate et les tient écartés.

L'hypertrophie de la prostate consiste dans l'augmentation d'une partie ou de la totalité du volume de cette glande *non enflammée, dont le tissu propre a subi une transformation particulière*, résultant du développement anormal des fibres musculaires qui la constituent.

Ce n'est que tout à fait exceptionnellement que ces deux états morbides existent isolément; presque toujours, en effet, ils se compliquent mutuellement. Chez presque tous les vieillards avancés en âge, la prostate est très volumineuse; il est très rare de trouver cet organe de dimensions normales chez un homme de plus de 60 ans; mais lorsque l'on constate chez un homme jeune un gonflement prostatique, c'est plutôt à l'engorgement qu'il faut l'attribuer qu'à l'hypertrophie. Or, il est très important de connaître ce fait car l'hypertrophie est à peu près incurable, tandis que l'engorgement cède avec assez de facilité à un traitement rationnel.

Le gonflement de la prostate, qu'il soit dû à une hypertrophie ou à un engorgement, apporte une gêne plus ou moins grande à l'exercice des fonctions urinaires. La vessie est, en effet, obligée de se contracter avec une vigueur exagérée pour vaincre l'obstacle que la saillie de cet organe offre à la libre émission des urines; mais bientôt ses fibres musculaires se fatiguent de lutter sans cesse, l'énergie de leurs contractions diminue, cesse même, dans certains cas, tout à fait, de la rétention d'urine, incontinence même, paralysie plus ou moins complète du réservoir urinaire, catarrhe vésical amené par la stagnation des urines et leur décomposition.

La vessie ne se vidant jamais complètement, les envies d'uriner deviennent de plus en plus fréquentes, les malades sont forcés à chaque instant de satisfaire leurs besoins impérieux, leurs nuits sont sans sommeil, et si l'on n'intervient pas promptement, ces cruelles affections peuvent amener dans un terme assez rapproché la mort par suite des douleurs intolérables que déterminent la cystite et le passage d'un liquide infect et irritant dans le canal de l'urèthre.

C'est en parlant du traitement de ces cruelles affections que Civiale disait : « Ce n'est pas sans éprouver un sentiment de tristesse qu'on aborde la partie la plus importante de l'histoire des lésions de la prostate, celle qui résume toutes les autres, la seule qui intéresse l'humanité. Quelque pénible qu'en soit l'aveu, il faut bien dire que trop souvent l'art est presque impuissant contre ces effroyables maladies, surtout lorsque, par une malheureuse temporisation, on leur a laissé prendre un grand développement, et les ouvertures des cadavres, en dévoilant l'état des parties, n'expliquent que trop bien cette impuissance. »

Traitement vulgaire des maladies de la prostate. — Prostatites aiguë et chronique. — Engorgements. — Hypertrophies.

Nous allons d'abord énoncer les différents procédés employés par les médecins les plus éminents dans le traitement des maladies de la prostate.

Le traitement de la prostatite aiguë est celui de toutes les inflammations : saignées locales et générales, cataplasmes, narcotiques, bains prolongés, purgatifs, boissons tempérantes, etc. Il est juste de dire que l'on obtient presque toujours par ces moyens la résolution de l'inflammation, quoique cette résolution se fasse souvent attendre, et que souvent aussi la phlegmasie passe à l'état chronique.

C'est dans ce cas que la résolution est lente à venir, que l'affection semble s'éterniser et que le cortège des médicaments proposés pour la vaincre est souvent impuissant :

Évacuations sanguines locales répétées, révulsifs de toutes sortes, bains sulfureux, eaux thermales de Barèges, Bagnères-de-Luchon, Cauterets, etc. Aussi, dans bien des cas, après avoir usé de ces diverses médications, est-on forcé de recourir en dernier ressort à la cautérisation de la partie prostatique de l'urèthre. Nous voici déjà arrivés à l'intervention chirurgicale, et déjà aussi, avec tous les auteurs, observons-nous les différentes et plus ou moins graves complications qui en résultent : orchite, uréthrite, cystite, fièvre uréthrale, infiltration urineuse, érysipèle, abcès urineux, etc. Or, comme il est rare qu'une seule cautérisation suffise, on a recours au même moyen à plusieurs reprises, et par conséquent on est chaque fois exposé à voir surgir quelques-uns de ces accidents. Eh bien, malgré tout, à quel praticien n'est-il pas arrivé d'observer des prostatites chroniques rebelles? Trop heureux lorsqu'on n'en a pas trouvé qui se terminassent par suppuration. Avec les courants continus, rien de semblable, la résolution est toujours obtenue, et aucun des périls que nous venons de noter n'est à craindre.

Voyons maintenant les ressources dont la science dispose pour le traitement de l'hypertrophie confirmée.

Ici le traitement médical ne semble avoir été institué que pour combattre les complications de cet état morbide. Tous les auteurs sont du même avis.

Après cela est-il utile de noter en quoi consiste ce traitement médical? Nous retrouvons ici toute la série des moyens proposés dans l'inflammation aiguë et chronique de la glande : saignées locales répétées, bains, sétons, vésicatoires, lavements, laxatifs, ventouses, sinapismes, opiacés, etc.

Un seul médicament a paru, entre les mains de plusieurs praticiens, posséder une action réelle sur l'hypertrophie prostatique : c'est le chlorhydrate d'ammoniaque à haute dose; mais les troubles graves que son usage provoque dans le tube digestif font hésiter à l'employer chez des malades dont la santé est déjà compromise.

Passons maintenant à l'énumération des différentes opérations qui ont été proposées dans les cas d'hypertrophie. Ne parlons que pour mémoire des ligatures, presque impossibles à appliquer, et de la taille sous-pubienne, pratiquée pour faire cesser la rétention d'urine et transformer les tissus en les divisant. La gravité d'une telle opération doit évidemment la faire repousser sans appel.

La dilatation du col vésical, quel que soit le procédé qu'on emploie, est une véritable opération, qui demande un tact

FIG. LXXXI.

Dépression de la tumeur formée par l'hypertrophie du lobe moyen de la prostate.

Introduction du dépresseur.

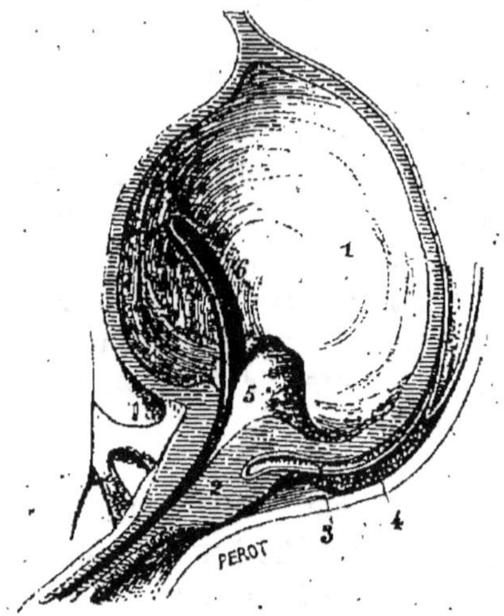

1 Vessie. 2 Coupe de la prostate. 3 Coupe du canal éjaculateur. 4 Vésicule séminale. 5 Hypertrophie du lobe moyen de la prostate. 6 Le dépresseur avant d'être redressé.

infini de la part de l'opérateur et qui est souvent suivie d'accidents graves.

La *depression de la prostate*, qui ne présente en général aucun danger, est facilement supportée par le malade; mais l'amélioration qu'elle détermine n'est que passagère, la prostate reprenant assez vite sa forme primitive. (Fig. LXXXI et LXXXII.)

Incision du col de la vessie et division de la valvule prostatique d'avant en arrière et de la base vers le bord libre.

Si la guérison, ou du moins si l'atténuation des accidents causés par l'hypertrophie prostatique est souvent le résul-

Fig. LXXXII.

Dépression de la tumeur formée par l'hypertrophie du lobe moyen de la prostate.

Deuxième temps de l'opération.

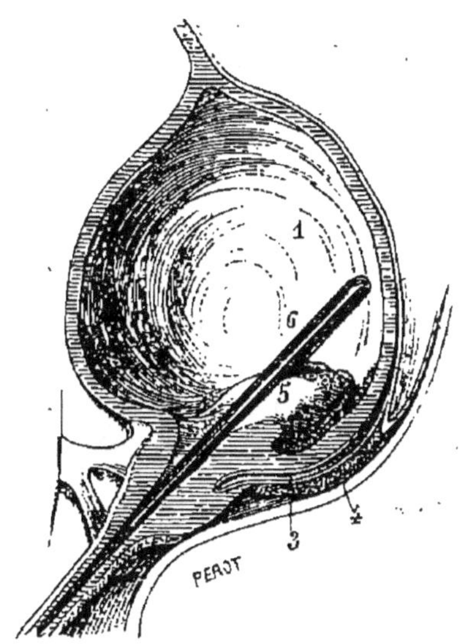

1 Vessie. 3 Coupe du canal éjaculateur. 4 Vésicule séminale. 5 Tumeur abaissée et déprimée par 6 le dépresseur redressé.

lat de ces opérations, il n'en est pas moins vrai que, par l'hémorrhagie abondante qu'elles déterminent presque toujours, on ne devra y recourir qu'en désespoir de cause, alors que tous les autres moyens auront échoué.

Quant à l'excision de la valvule prostatique, il faut surtout redouter l'hémorrhagie qui en est la conséquence.

La cautérisation de la prostate n'est évidemment point employée dans le but de faire disparaître les hypertrophies de cette glande, mais elle est seulement utile pour modifier l'état granuleux ou fongueux du col.

Nous venons, en passant en revue les différents procédés employés contre les engorgements de la prostate, de constater que le traitement médical n'a d'action que sur les inflammations simples de la glande, alors que la tuméfaction, qui est le produit de la phlegmasie, n'existe que depuis peu. Quant à l'hypertrophie confirmée, l'influence des médications est nulle, ou à peu près, et les opérations conseillées ne font que remédier aux difformités qui en résultent, sans agir en aucune façon sur l'hypertrophie elle-même. Nous avons vu aussi que ce n'est pas impunément qu'on pratique ces diverses opérations, et que, pour un résultat souvent problématique, on expose le malade à des accidents sérieux.

Traitement des maladies de la prostate
par les courants continus,

par la méthode du Dr Moreau-Wolf.

On vient de voir combien les moyens dont la science dispose pour traiter ces maladies sont infidèles et parfois dangereux, et on peut par conséquent se rendre compte de la valeur du pessimisme de Civiale à leur sujet. Eh bien, il existe un traitement dont la science nous est redevable, et qui, sans déterminer la moindre douleur, sans recourir à la moindre manœuvre chirurgicale, par conséquent sans exposer les malades à aucun accident, permet au médecin d'obtenir une guérison, plus prompte que par tout autre moyen, des prostatites et des engorgements qui en résultent souvent : ce traitement consiste dans l'électrisation de la prostate par les courants continus.

L'explication du mode d'action de l'électricité dans le cas

qui nous occupe nous mènerait trop loin et sortirait du
cadre d'un ouvrage de ce genre ; que l'on sache seulement
que ce mode de traitement a reçu la sanction de l'expérience et qu'il n'offre aucun inconvénient, chose bien rare
en médecine, où chaque médaille a malheureusement son
revers.

Voici de quelle manière on procède pour appliquer l'électricité à courants continus au traitement des maladies de la
prostate. Un petit cylindre de cuivre en communication avec
un des pôles de la pile est recouvert de toile fine, plongé
dans l'eau, graissé avec du cold-cream et introduit dans le
rectum, de façon à être mis en contact avec la face inférieure de la prostate. Le deuxième pôle, armé d'une éponge
mouillée, est mis en contact avec le périnée. La durée des
applications est en moyenne d'une dizaine de minutes ; nous
les répétons tous les deux jours.

L'électrisation de la prostate par ce procédé fait rapidement disparaître l'inflammation et l'engorgement, qui sont
au moins aussi fréquents, si ce n'est plus fréquents, que
l'hypertrophie elle-même ; les résultats obtenus sont rapides,
et l'application n'en est ni douloureuse ni pénible.

OBSERVATION I.

D..., 59 ans, artiste musicien. Le malade a eu, il y a 25 ans, une
blennorrhagie qui a été mal soignée ; l'écoulement a persisté un an.
Pendant plus de deux ans, le sieur D... a ressenti des douleurs légères dans le canal pendant la miction ; il n'a jamais eu d'autres accidents vénériens. Jamais il n'a rendu de gravelle dans les urines
et, d'une sobriété habituelle très grande, il n'a jamais abusé des
femmes.

Il y a 3 ou 4 ans que le malade s'aperçoit qu'il urine moins librement ; les urines sont souvent lentes à venir, et le jet est un peu
déformé.

Il y a un an qu'il ressent une douleur vague, avec constriction,
dans le canal ; cette douleur, plus vive dans la fosse naviculaire, ir-
radie dans l'anus et le périnée. Pesanteurs habituelles au bas-ventre ; les garde-robes sont faciles, souvent même diurétiques ; les

urines limpides. Actuellement, le malade urine tantôt par un petit filet régulier, tantôt l'émission se fait de travers.

Le sieur D... se plaint aussi d'un affaiblissement marqué dans les jambes; souvent il est pris de prostration ; le moral lui-même est affecté par la marche progressive des phénomènes que nous venons de noter.

Séance tenante nous pratiquons le cathétérisme, qui est rendu un peu difficile par une saillie au niveau de la région prostatique ; l'introduction du cathéter n'est pas douloureuse. Après avoir injecté de l'eau tiède dans la vessie, nous explorons cet organe, ce qui nous permet de constater l'absence de tout calcul.

Par le toucher rectal, nous trouvons la prostate très volumineuse, également augmentée de volume dans toute son étendue, très dure ; par la pression, nous n'y déterminons aucune douleur.

Ayant jugé nécessaire l'application des courants continus constants, nous prévenons le malade que nous allons commencer un traitement qui peut être long, dont il ne ressentira pas immédiatement l'heureuse influence, et que, s'il veut être soulagé, il faudra de la patience, lui promettant que, quant à nous, cette qualité ne nous fera pas défaut.

Première application pendant cinq minutes, avec dix éléments, le 7 octobre.

Au bout de vingt applications, le malade note lui-même une amélioration sensible dans son état.

Nous constatons nous-même que la prostate est moins dure et moins volumineuse. Les pesanteurs ont disparu et les urines coulent plus facilement.

OBSERVATION II.

P..., 40 ans, peintre sur porcelaines, s'est beaucoup masturbé dans son enfance et a toujours abusé des jouissances vénériennes.

Le sieur P... a eu deux blennorrhagies, dont la dernière remonte à un an ; elles ont été soignées rationnellement et n'ont laissé aucune trace.

Depuis trois mois, le malade s'aperçoit qu'il urine moins facilement par un jet sans force ; il éprouve des douleurs assez vives avec élancement dàns la verge etle rectum ; presque continuellement il a la sensation de garde-robes se présentant à l'anus, il a des alternatives de constipation et de diarrhée. Le médecin du malade lui a conseillé l'usage des bains, cataplasmes, suppositoires belladonés, et même des sangsues au périnée. Malgré le soulagement momentané qu'apporte à son état l'usage de ces divers moyens, le sieur P... est obligé de se sonder et bieutôt même tous les jours le matin.

Enfin, il y a six semaines, il lui est impossible, un matin, d'introduire la sonde en gomme dont il se sert habituellement ; le médecin auquel il a recours pratique, quoique avec difficulté, le cathétérisme, qui, très douloureux, est suivi d'un écoulement de sang assez considérable. Un soulagement très grand succède à cette opération, et, grâce aux grands bains, aux ouctions belladonées, le malade peut vaquer à ses occupations pendant une dizaine de jours. Mais à ce moment, nouvelle rétention d'urine traitée par les mêmes moyens. Le médecin du sieur P..., pendant quinze jours, lui passe tous les jours des bougies en gomme, de façon qu'au bout de cette période, le malade urine assez librement ; mais, ayant cessé l'usage des bougies, le canal perd peu à peu sa perméabilité, les douleurs péniennes et rectales reparaissent, et le sieur P... se décide à venir nous consulter.

Nous constatons l'intégrité absolue de la vessie et des régions spongieuses et membraneuses de l'urèthre, mais la sonde est arrêtée par une saillie de la prostate qui rend le cathétérisme très difficile.

Par le toucher rectal, nous trouvons, en effet, une prostate volumineuse augmentée de volume également dans tous ses diamètres, à consistance presque normale et douloureuse à la pression. Le malade se plaint, surtout la nuit, d'envies fréquentes d'uriner que, le matin, il est souvent impossible de satisfaire ; il est très constipé, et tout travail lui est impossible.

Dix-huit applications (en six semaines) des courants continus constants suffisent pour amener un soulagement tel, que le sieur P..., qui peut difficilement prendre le temps nécessaire pour se soigner, nous demande l'autorisation de cesser le traitement. La prostate a diminué d'une façon notable, la miction s'opère facilement, les garde-robes sont normales, et enfin le passage de la onde se fait faciment, sans que nous trouvions trace de la saillie profonde observée au début du traitement.

OBSERVATION III.

C..., 32 ans, a eu trois blennorrhagies, la dernière, il y a deux ans. Elles ont été mal soignées. Goutte militaire habituelle.

Depuis six mois, ce malade, que sa profession force à rester plusieurs heures assis, éprouve des pesanteurs et des élancements dans le rectum.

Le canal de l'urèthre est douloureux dans toute son étendue, surtout au niveau de la fosse naviculaire et dans les régions profondes. Depuis trois mois, il urine moins facilement, la nuit et le matin surtout.

Il est souvent forcé, quelle que soit l'envie qu'il éprouve d'uriner, de solliciter sa vessie pendant deux à trois minutes pour que la miction s'opère. Il redoute de se livrer au coït, car l'éjaculation est très douloureuse et suivie, le lendemain, d'une gêne plus grande dans le cours des urines. Constipation opiniâtre, selles pénibles suivies d'un suintement que le microscope nous révèle n'être que du fluide prostatique. Urines normales.

Le canal de l'urèthre est libre jusqu'à la région prostatique, où il existe une saillie considérable qui rend le cathétérisme difficile et douloureux.

Par le toucher rectal, nous constatons que la prostate est volumineuse, assez dure, et que le lobe gauche est plus volumineux que le droit.

Au bout de cinq applications, tous les symptômes douloureux cessent, et les urines commencent à couler plus facilement. Enfin, vingt applications suffisent pour faire cesser les accidents et pour permettre au malade de reprendre son travail. Le sieur C... a néanmoins la sagesse de venir toutes les semaines se faire une application.

OBSERVATION IV.

D..., 49 ans, artiste peintre. Ce malade a abusé de la vie ; il a contracté, à l'âge de 18 ans, un chancre qui n'a pas été suivi d'accidents, et une blennorrhagie qui a laissé à sa suite un écoulement qui, sujet à des recrudescences à chaque écart de régime, persiste encore à l'heure qu'il est.

Le sieur D... a été opéré, il y a deux ans, d'une hernie étranglée ; depuis cette opération, le malade est forcé de se sonder tous les jours, s'il ne veut être repris de rétention d'urine, accident qui lui est survenu après l'opération.

Les urines sont purulentes ; elles renferment même quelquefois des glaires qui viennent obstruer les yeux de la sonde.

Mais, si le malade vient nous consulter, c'est surtout pour un *feu* (*sic*) qui, de temps en temps, tous les deux ou trois jours, le fait souffrir beaucoup.

C'est une sensation de brûlure, au méat, survenant brusquement, sans causes appréciables, et irradiant au périnée. Alors, nous dit le sieur D..., je suis forcé de courir prendre un bain prolongé qui, d'habitude, suffit à calmer cette douleur qui, sans cela, deviendrait intolérable. Le malade peut prédire, lorsqu'il s'aperçoit d'une plus grande difficulté à uriner, que le lendemain son *feu* le reprendra.

La vessie est saine, les parois du canal sont épaissies, dures, sans souplesse, le cathétérisme est pratiqué sans provoquer de douleurs et sans grandes difficultés.

Par le toucher rectal, nous constatons que la prostate est volumineuse ; à consistance normale ; les deux lobes latéraux sont hypertrophiés inégalement.

Afin de comparer les divers modes de traitement proposés contre les affections de cette nature au moyen que nous préconisons aujourd'hui, nous soumettons le malade aux injections intra-vésicales phéniquées, aux opiacés, aux bains de siège, lavements frais, suppositoires, purgatifs, etc., pendant que nous continuons à prescrire l'usage de la sonde.

Tout ceci nous permet bien d'améliorer légèrement son état, mais sans faire cesser les phénomènes douloureux et la dysurie. Aussi, nous décidons-nous à employer l'électricité.

Aujourd'hui, par vingt applications, nous sommes arrivé au résultat suivant :

Depuis six semaines, le malade ne s'est pas sondé ; il urine librement et n'a pas ressenti une seule crise de son *feu* depuis cette époque. La prostate a diminué sensiblement, les urines sont claires. L'état général s'améliore de jour en jour. Nous ne faisons plus qu'une application par semaine.

OBSERVATION V.

G..., 71 ans, ancien officier. Ce malade vient nous consulter le 4 janvier 1869. Il a eu trois blennorrhagies, dont la dernière remonte à plus de 30 ans.

Le sieur G... se plaint de douleurs très vives dans la fosse naviculaire, irradiant le long de la verge jusqu'au périnée. Pesanteurs dans le rectum avec sensation continuelle de garde-robes se présentant à l'anus. Alternatives de constipation et de diarrhée; lorsque les selles sont dures, leur passage détermine de la douleur, il n'y a pas d'hémorrhoïdes. La miction ne s'opère qu'avec difficulté la nuit surtout et le matin; dans la journée le malade urine un peu plus facilement, quoiqu'il lui faille toujours solliciter sa vessie pendant quelques minutes.

Le canal est libre jusqu'à la région prostatique; en ce point, quels que soient les manœuvres et les instruments employés, il nous est impossible de pratiquer le cathétérisme, qui du reste a été tenté infructueusement par plusieurs chirurgiens.

Les urines sont troubles, renferment du pus et se décomposent promptement.

Par le toucher rectal, nous constatons que la prostate est très volumineuse; elle est à peu près également augmentée de volume dans toutes ses parties; cette glande est dure et douloureuse à la pression.

Nous soumettons immédiatement le sieur G... au traitement par les courants continus.

Pendant cinq mois, trois fois par semaine, le malade a eu la constance de se faire électriser; aussi, tous les mois, constatons-nous la diminution du volume de la prostate. L'émission des urines se fait de plus en plus facilement, et le malade qui, quelquefois, était forcé d'attendre leur sortie pendant une heure, tous les matins, est de jour en jour forcé d'attendre moins de temps. Les pesanteurs au fondement et les élancements cessent au bout de dix applications; les garde-robes se font plus facilement et les urines deviennent de plus en plus limpides.

Le 10 juin, le malade pisse librement à plein canal; nous pouvons le sonder facilement, sans déterminer aucune douleur, avec une sonde n° 24 de la filière.

Observation VI.

N. D..., 32 ans, employé, a eu deux blennorrhagies, dont la dernière remonte à huit ans. Elles ont été mal soignées, mais néanmoins le sieur ' D..., n'a pas conservé de suintement habituel. L'émission des urines se fait bien, mais sans énergie, et le malade est forcé d'attendre un peu leur sortie. Constipation habituelle.

Depuis plus d'un an, élancements très vifs dans la fosse naviculaire et dans toute la verge, avec irradiation dans la région prostatique et le rectum. Envies fréquentes d'uriner. Le malade est en érection toutes les nuits, et l'éjaculation est douloureuse. Les urines sont normales. La pression de la région vésicale détermine un peu de douleur.

Nous pratiquons le cathétérisme relativement avec facilité, malgré une saillie prostatique assez considérable. La vessie est saine.

Le toucher rectal nous permet de constater une augmentation notable du volume de la prostate, surtout si on a égard à l'âge du malade; elle est un peu douloureuse. Le lobe droit de cette glande est beaucoup plus considérable que le gauche.

Dès la troisième application des courants continus, cessation des phénomènes douloureux et des pesanteurs. A la huitième séance, le sieur D... commence à noter une amélioration telle que [si nous ne nous y opposions pas il cesserait tout traitement, mais nous croyons sage de persister. Enfin, au bout de vingt applications, nous constatons une diminution appréciable du volume de la prostate; les selles se font facilement et la miction s'opère d'une façon normale; le malade n'éprouve plus aucun des symptômes qui l'avaient engagé à venir nous consulter.

En pratiquant le cathétérisme, nous trouvons bien toujours la saillie prostatique, mais elle est beaucoup moins considérable. Le traitement a duré en tout deux mois.

21.

Observation VII.

R..., 60 ans, rentier, a toujours mené une vie agitée, excès de boissons et de femme; jamais une maladie vénérienne. Depuis sept ans il ne peut uriner qu'au moyen de la sonde, qu'il introduit lui-même de deux en deux heures. Il a été forcé d'avoir recours à ce moyen à la suite de plusieurs rétentions d'urines qui nécessitent l'intervention d'un chirurgien.

Ce malade, que la moindre fatigue forcé de garder le repos au lit par suite de l'inflammation qu'elle amène dans ses organes urinaires, se présente à notre consultation, lassé qu'il est de ne pouvoir être soulagé par aucun traitement médical; on lui a conseillé en effet tous les médicaments usités en pareil cas sans amener de soulagement.

Nous essayons de pratiquer le cathétérisme: une saillie prostatique considérable s'oppose à l'introduction de la sonde, et ce n'est qu'avec difficulté que nous réussissons à pénétrer dans la vessie.

Sentiment de pesanteur avec élancements dans le rectum, constipation opiniâtre que les lavements seuls peuvent vaincre; le malade ne peut s'asseoir sur un siège rembourré. Par le toucher rectal nous constatons que la prostate est très volumineuse, légèrement bosselée et d'une consistance ordinaire; c'est surtout le lobe moyen qui présente le développement le plus considérable; la pression de l'organe hypertrophié est très douloureuse.

Le malade accepte l'application des courants continus. Les cinq premières séances le fatiguent beaucoup; toutefois il constate après la troisième application que le besoin d'uriner est moins impérieux et qu'il peut attendre trois heures sans se sonder. Bientôt les douleurs deviennent moins vives, et le malade peut s'asseoir normalement; à la quinzième séance, il suffit de trois cathétérismes dans les douze heures pour vider sa vessie.

Diminution de la sensibilité de l'organe, cathétérisme plus facile et beaucoup moins fréquent, plus de tendance au retour de l'inflammation, tels sont les résultats obtenus après trente séances en trois mois. Nous constatons aussi une diminution très appréciable du volume de la prostate.

OBSERVATION VIII.

M..., 20 ans, bijoutier, a été atteint d'une blennorrhagie il y a un an, soignée à l'hôpital par les balsamiques et les injections au nitrate d'argent. L'écoulement a persisté malgré tout et ce n'est que grâce aux insufflations médicamenteuses qu'il s'est tari.

Depuis cinq mois, c'est-à-dire depuis le jour où le malade a été guéri, il éprouve des douleurs très vives au bas-ventre avec élancements dans le rectum. La station assise est insupportable, et à chaque instant le sieur M... est forcé de se lever pour satisfaire des envies d'uriner qui deviennent de plus en plus fréquentes. Chaque miction est peu abondante, la vessie ne se vide qu'incomplètement et les douleurs reparaissent immédiatement après. Le canal est libre, mais par le toucher rectal nous trouvons la prostate engorgée et douloureuse à la pression.

Une seule application des courants continus pratiquée le 6 décembre de cette année a suffi pour faire cesser tous les symptômes douloureux. Aujourd'hui, sixième application en huit jours, la guérison est complète: le sieur M... n'éprouve plus rien de ce qui l'avait engagé à venir nous consulter.

OBSERVATION IX.

M..., 61 ans, employé en retraite, a toujours eu une vie très agitée, une seule blennorrhagie il y a plus de quarante ans, jamais d'autres accidents vénériens. Depuis trois ans environ, le malade s'aperçoit qu'il urine moins facilement; les urines sont longues à venir, surtout le matin. Aussi, depuis trois mois, a-t-il recours deux fois par jour au cathétérisme, qu'il pratique lui-même avec une sonde de gomme à olive n° 8. Il peut néanmoins uriner sans avoir besoin de se sonder, mais la miction est alors très longue à s'opérer, et les efforts qu'il fait le fatiguent beaucoup. Les urines sont normales. Les fonctions de reproduction sont éteintes depuis huit ou dix ans. Le sieur M... est un vieillard dans l'acception du mot, les digestions sont pénibles, les garde-robes rares et très dures.

Le malade se plaint en outre de pesanteurs et d'élancements qui le gênent beaucoup, et qui, surtout après une journée de travail assis, le forcent à avoir recours fréquemment à des bains de siège, qui ne produisent d'amélioration qu'à la condition de se coucher immédiatement après.

Nous explorons séance tenante (10 juin 1869) le canal de l'urèthre, que nous trouvons libre jusqu'à la région prostatique, que nous essayons en vain de franchir : une saillie considérable nous barre le passage; ce n'est qu'avec la sonde en gomme à béquille n° 16 que nous parvenons à pénétrer dans la vessie.

Le toucher rectal nous révèle une prostate très volumineuse, les deux lobes latéraux sont augmentés de volume inégalement, le gauche est plus gros que le droit; la pression n'y détermine point de douleur.

Il est important de noter ici que le sieur M... a consulté plusieurs médecins et qu'il a suivi exactement les divers moyens proposés par ces confrères; bains prolongés, cataplasmes, frictions et onctions avec différentes pommades, suppositoires, lavements frais et jusqu'à la dilatation progressive, toniques et amers, etc..., tout a été essayé sans succès.

Nous faisons usage des courants continus, selon notre procédé habituel, en recommandant au malade de cesser l'emploi de la sonde. Comme adjuvants du traitement par l'électricité, nous prescrivons le quinquina, les amers, les ferrugineux, les laxatifs et les bains tièdes.

Par douze séances de dix minutes, en un mois, nous obtenons un soulagement très marqué, les urines coulent plus facilement, sans qu'il y ait besoin pour cela de faire des efforts aussi grands que par le passé; le cathétérisme avec les sondes métalliques à grandes courbures, quoique toujours difficile, est possible et ne détermine point de douleurs; l'état général est meilleur, il n'y a plus de pesanteurs ni d'élancements dans le rectum, le malade dit qu'il se sent plus léger. 11 autres applications procurent un soulagement encore plus marqué, mais un embarras des voies digestives, rebelle à tout traitement, fait décliner les forces du malade dans une telle proportion que, d'accord avec le médecin habituel, nous croyons nécessaire de l'envoyer à la campagne, un changement d'air nous semblant indiqué. En tous cas, au moment de son départ, l'état des voies urinaires est si satisfaisant, que le sieur M... nous remercie avec effusion, se prétendant guéri de ce côté. Nous avons appris depuis qu'il avait succombé à une congestion cérébrale.

PROSTATE (Calculs et concrétions de la).

On rencontre assez souvent dans la prostate des concrétions de diverses natures; ces corps étrangers peuvent s'être formés dans les cavités des glandes, ou bien provenir des reins ou de la vessie.

Dans le premier cas, ce sont de petits corps arrondis ou triangulaires, bruns ou rougeâtres, en général du volume d'une tête d'épingle, très rares ou très nombreux (Thompson en a compté plusieurs milliers chez le même individu), qui se laissent écraser facilement. Leur composition chimique n'est pas encore bien connue; ils semblent formés d'une matière azotée. Bien plus rarement on trouve dans la prostate, en nombre plus ou moins considérable et de dimensions variables, des graviers phosphatiques ou d'oxalate de chaux développés sur place.

Quant aux calculs provenant des reins et de la vessie, ils pénètrent dans la prostate par suite de la formation d'abcès, de fistules, de tumeurs qui, en déformant le col de la vessie, favorisent la formation de calculs en bouton de chemise, ou de toute autre lésion de la région prostatique de l'urèthre. Lorsqu'ils font saillie sur l'urèthre, on peut les extraire au moyen d'instruments appropriés; mais lorsqu'ils sont développés dans la prostate même, on ne peut les extraire qu'en pratiquant des incisions.

PROSTATE (Tubercules de la).

La prostate est très souvent envahie par les tubercules. En général, cela n'arrive que chez les sujets phthisiques déjà depuis longtemps, et ce n'est que tout à fait exceptionnellement que l'affection tuberculeuse débute par la prostate. C'est une maladie très grave, dont les symptômes, à peu près les mêmes au début que ceux de la prostatite, sont assez obscurs, et qui ne guérit jamais.

PRUNES DE REINE-CLAUDE.

Les prunes de reine-claude, contenant de l'**acide benzoïque** (voy. ce mot) en notable quantité, sont un des fruits dont l'usage peut être conseillé aux goutteux et aux graveleux.

PURGATIFS

(Dans les maladies des voies génito-urinaires).

Il est de la plus haute importance, dans toutes les maladies des organes génito-urinaires, de tenir libre le ventre des malades. On obtient, en général, facilement ce résultat par l'usage des laxatifs et des eaux minérales naturelles purgatives. Il faut éviter, avec le plus grand soin, les purgatifs drastiques, et qui, sous forme de pilules et d'élixirs, autour desquels la réclame fait tant de bruit, renferment des principes médicamenteux âcres et irritants (aloès, coloquinte, gomme-gutte, etc.), qui, en congestionnant la partie inférieure du gros intestin, portent aussi tout naturellement le sang vers le col de la vessie.

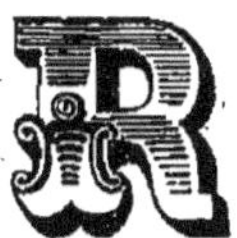

RAISIN.

Le raisin bien mûr est un excellent fruit dont l'usage peut être non seulement permis, mais encore conseillé dans toutes les maladies des voies urinaires.

« Par les principes alcalins qu'il renferme en proportion notable, le jus du raisin a les plus grandes analogies avec les eaux de Vichy, de Contrexéville; aussi est-il employé avec succès contre la goutte, la gravelle, etc. Il produit des effets diurétiques très marqués. » (Herpin, de Metz.)

La cure aux raisins peut donc être avec raison recommandée dans certains cas aux goutteux et aux graveleux.

REINS (anatomie).

Les reins sont des organes glanduleux au nombre de deux, chargés de séparer du sang les matériaux solides et liquides qui composent l'urine.

Ils sont situés de chaque coté de la colonne vertébrale dans la région lombaire, désignée pour cette raison sous le nom de région des reins. Sous le rapport de la forme,

on ne saurait mieux les comparer qu'à des haricots dout l'é-
chancrure regarderait la colonne vertébrale.

Les reins sont formés de deux portions distinctes qui
sont :

1° A leur partie externe la *substance corticale*, composée

Fig. LXXXIII.

Coupe de la substance corticale du rein.

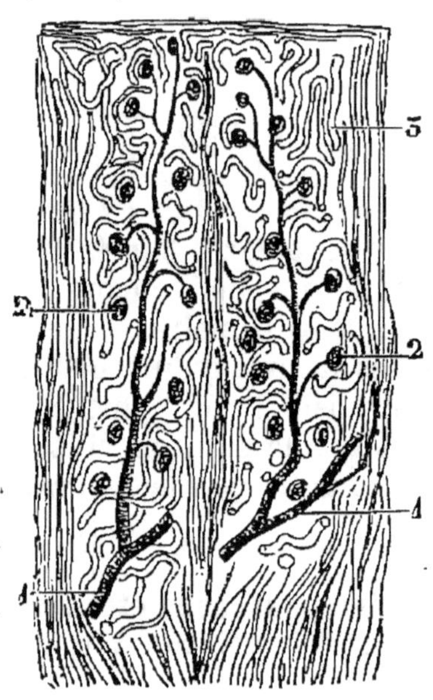

1-1 Branches de l'artère rénale supportant les glomérules.
2-2 Corpuscules de Malpighi. 3-3 Canaux contournés.

de tubes (tubes urinifères) enroulés sur eux-mêmes et ter-
minés par un peloton de petits vaisseaux sanguins (glo-
mérule de Malpighi.)

2° A l'intérieur, la *substance tubuleuse*, constituée par une
quantité innombrable de tubes très fins, disposés par faisceaux coniques qui, au nombre de dix à vingt (pyramides
de Malpighi), s'ouvrent dans de petits entonnoirs nommés

calices. Tous les calices se réunissent dans la dilatation de l'uretère appelée *bassinet.*

FIG. LXXXIV.

Coupe du rein.

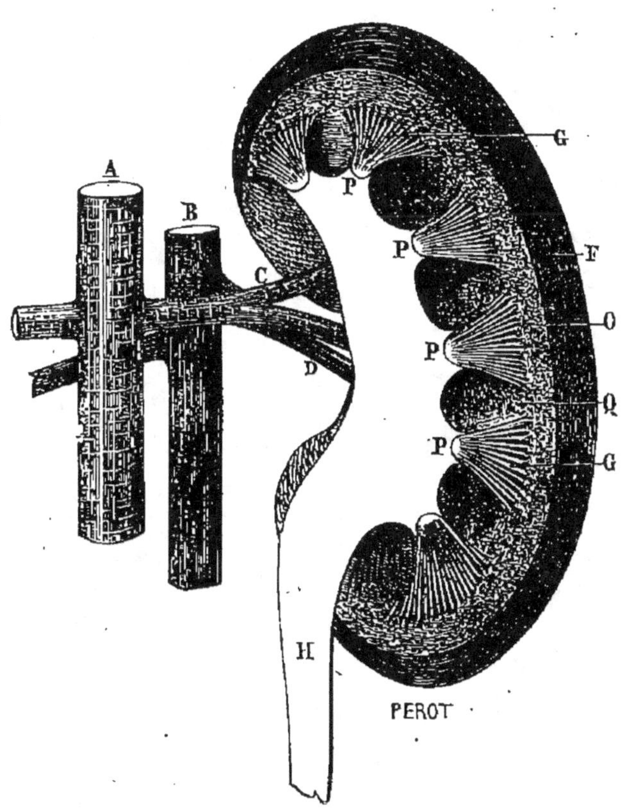

A Artère aorte. B Veine cave inférieure. C Division de l'artère rénale. D Division de la veine rénale. F Tunique propre du rein. G-G Pyramides de Malpighi. H Bassinet. P-P-P Calices et mamelons. O Substance corticale. Q Colonnes de Bertin.

Des uretères. — Les uretères, canaux excréteurs des reins, sont de longs conduits qui s'étendent du bassinet au bas-

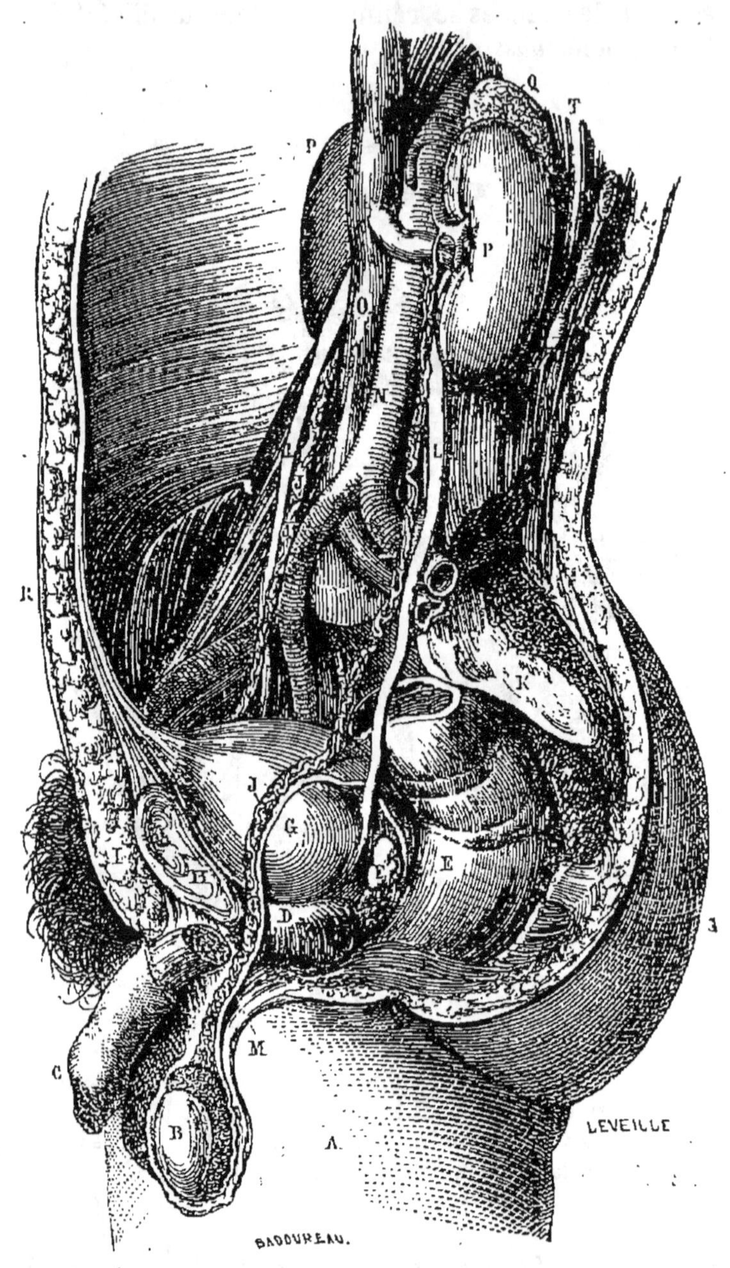

FIG. LXXXV.
Coupe médiane de l'appareil génito-urinaire de l'homme.

A Face interne de la cuisse droite. B Testicule. C Verge. D Prostate. E Rectum. F Vésicules séminales. G Vessie. H Os pubis. J. Artères, veines, nerfs spermatiques formant le cordon. K Os iliaque. L-L Uretères. M Corps caverneux de la verge. N Artère aorte. O Veine cave inférieure. P-P Reins. Q Capsules surrénales.

fond de la vessie, dans la cavité de laquelle ils pénètrent obliquement en soulevant la muqueuse. Ils ont une forme cylindrique droite ; d'un volume variable, ils sont le plus souvent de la grosseur d'une plume d'oie. Lorqu'il existe un obtacle au libre cours de l'urine, ils se laissent distendre par ce liquide, ils deviennent alors flexueux et peuvent acquérir un volume considérable.

Des capsules surrénales. — Appliqués sur l'extrémité supérieure des reins (voy. Fig. LXXI, p. 282), ces organes sont des glandes à vésicules closes ; elles sont parcourues par une grande quantité de sang et semblent avoir pour but de lui faire subir une transformation sur laquelle les physiologistes ne sont pas complètement d'accord. Addison, en 1855, a publié des faits relatifs à une maladie qui serait due à l'altération des capsules surrénales et à laquelle il a donné le nom de maladie bronzée.

REIN (Calculs du).

(Voy. **Néphrite calculeuse.**)

REIN (Inflammation du).

(Voy. **Néphrites.**)

RÉTENTION D'URINE.

La rétention d'urine, qu'il ne faut pas confondre avec la **suppression des urines** (Voy. ce mot), est un accident caractérisé par l'accumulation de l'urine dans la vessie, avec impossibilité de l'expulser naturellement.

La rétention d'urine peut exister sous l'influence de deux causes essentielles : 1° la vessie, ayant perdu sa force expulsive, l'urine n'est plus chassée par la contractilité ordinaire de cet organe, il y a rétention d'urine par stagnation ;

2º dans le deuxième cas, la vessie est saine, mais il existe un obstacle soit au col de la vessie par suite de l'hypertrophie de la prostate, etc., soit dans le canal de l'urèthre (spasmes, rétrécissement, calcul).

La première forme de l'affection, la stagnation, est une des plus fréquentes ; elle survient comme complication de la cystite aiguë, de diverses inflammations ; elle est souvent consécutive à la paralysie de la vessie.

La rétention proprement dite peut avoir les causes les plus diverses ; nous désignerons les principales : 1º les calculs urinaires ; 2º les polypes, les fongus de la vessie ; 3º les caillots de sang ; 4º les rétrécissements du col vésical ou de l'urèthre ; 5º les valvules du col vésical; 6º les tumeurs de la prostate.

Dans quelques cas, la vessie peut acquérir des dimensions excessives ; l'urine, en s'accumulant, peut même distendre les uretères, les bassinets, etc.

Les symptômes de la rétention d'urine varient selon la cause qui a déterminé cet accident, et il existe des degrés de cette maladie auxquels on a donné divers noms; on dit qu'il y a dysurie quand l'urine sort par jet mince, et avec beaucoup de peine. Mais si l'urine ne sort que goutte à goutte et que le malade soit obligé de faire de grands efforts, on dit qu'il y a strangurie (pisse-goutte des anciens).

Lorsque la rétention est complète, les malades ressentent une pesanteur au périnée, des envies d'aller à la garderobe ; ils ont de la constipation, ils éprouvent des douleurs sur le trajet de l'urèthre, dans la région lombaire.

Les malades ne peuvent se livrer à aucun exercice, la douleur augmentant d'intensité au moindre effort ; les envies d'uriner ne peuvent être satisfaites.

Si la rétention d'urine a pour cause un rétrécissement du canal de l'urèthre, ou un obstacle situé au col de la vessie, à la région prostatique, cette rétention offre des symptômes que nous décrirons dans les articles qui concernent ces maladies. (Voy. rétrécissement, cystites, affections de la prostate, calculs.)

Le traitement de la rétention d'urine est médical ou chirurgical.

DU TRAITEMENT MÉDICAL.

*Plantes diurétiques et autres. — Diurétiques minéraux. —
Eaux minérales.*

Par suite de préjugés populaires, dès qu'on voit le cours
des urines s'interrompre, on n'a en général rien de plus
pressé que de gorger le malade de liquides. Le plus souvent cette funeste façon d'agir n'a pour effet que d'augmenter ses souffrances en remplissant de plus en plus sa
vessie déjà si distendue ; mais quelquefois aussi, dans certains cas qu'il est dificile de préciser, on voit, sous l'influence de l'ingestion de certaines tisanes, la vessie prendre un tel ressort et gagner une telle puissance de contractilité, que ses efforts d'expulsion finissent par vaincre
la résistance qu'opposait jusque-là l'obstacle producteur de
la dysurie à la sortie des urines.

Il s'en faut que tous les liquides ingérés aient la même
action sur les contractions vésicales et que par conséquent
tout dépende, comme certains auteurs semblent le croire,
de la quantité plus ou moins grande de liquide introduit
dans l'organisme. On sait que certains empiriques avaient
su se créer une grande réputation dans le traitement des
rétentions d'urine, alors même que, ne s'inquiétant nullement de trouver la cause de l'accident, et incapables de
soulager chirurgicalement leurs clients, ils se contentaient
de prescrire des boissons d'une composition bizarre, mais,
disons-le franchement, souvent efficaces. Sans qu'il nous
soit possible d'expliquer leur mode d'action, nous avons
observé plusieurs faits dans lesquels des tisanes, prescrites par une commère du voisinage ou par un charlatan
d'une insigne ignorance, avaient produit de merveilleux
effets.

Convaincus que nous sommes, que dans bien des circonstances il peut être utile, surtout à la campagne, de connaître les plantes qui, administrées sous forme de tisane,
uvent avoir une action favorable sur la rétention d'urine,

nous insérerons donc ici celles qui nous ont paru avoir une certaine valeur. Ayant à peu près expérimenté leurs différentes vertus, nous recommandons surtout l'emploi de celles dont le nom est suivi du signe *; celles dont l'action nous a paru douteuse sont au contraire suivies d'un (?) : Capillaire ? Aigremoine ? Ognon * Ail * Amandier ? Pêcher * Persil ? Busserolle * Arnica ? Asperges * Chou rouge ? Chou potager ? Chanvre * Giroflée jaune * Raifort sauvage * Concombre et Melon (semences de) ? Carotte * Fraisier * Houx ? Genévrier * Lycopode * Mauve * Alkékenge ou Coqueret des vignes * Cassis * Plantain * Scille maritime ? Reine des prés * Airelle * Pariétaire *.

Quant à la quantité de ces tisanes qu'on doit administrer aux malades disons que, si parfois il arrive que, dans le cas d'une rétention d'urine complète, en obtenant une surdistension de la vessie, on réveille la contractilité de cet organe et que ses efforts d'expulsion réussissent à vaincre le spasme ou à chasser le corps étranger, ou bien encore à frayer à l'urine une voie dans le pertuis étroit auquel se trouve réduit le canal de l'urèthre ; disons aussi que le plus ordinairement, si les boissons ont été administrées sans prudence et coup sur coup, on obtient l'effet contraire en paralysant les parois vésicales, et que, si les urines viennent alors à sortir, ce n'est que goutte à goutte et par regorgement, mode de miction qui, comme on le sait, ne soulage nullement le malade.

D'après ces considérations, on doit donc juger que ce n'est certes pas en prescrivant des boissons abondantes qu'on a chance de guérir et qu'il est au moins sage, si l'on veut tenter l'usage des agents diurétiques, de ne le faire qu'avec la plus grande discrétion. Si au contraire le médicament dont on veut faire emploi est doué de peu de puissance diurétique, on n'a aucune raison de le prescrire dans des doses formidables d'eau.

Il sera donc toujours préférable de l'administrer sous la forme la moins copieuse possible, de façon à ne pas s'exposer à aggraver la situation du malheureux dysurique, dans le cas où on viendrait à ne tirer aucun bénéfice de son emploi.

Quant aux diurétiques minéraux, les règles que nous venons de tracer ici leur sont, bien entendu, applicables en tout point, si ce n'est même qu'on doit encore les manier avec plus de prudence.

Il en est de même pour les diverses eaux minérales : Vichy, Vals, Contrexéville, La Preste, etc...

L'action des antispasmodiques, musc, valériane, asa fœtida, est encore plus incertaine, surtout lorsqu'ils sont administrés à l'intérieur ; quant aux applications externes de ces médicaments, elles constituent d'excellents adjuvants de tout traitement médical ou chirurgical de la dysurie.

Lorsqu'une rétention d'urine est le résultat d'un accident traumatique grave et que l'on a tout lieu de croire que c'est le gonflement inflammatoire de la région qui présente le plus sérieux obstacle au soulagement du malade, il est bien évident que l'on ferait sagement de recourir aux émissions sanguines.

Dans le cas où la lésion est purement locale, les sangsues au siège ou les ventouses scarifiées amèneront bien vite le dégorgement des parties et permettront aux urines de sortir librement, ou, en tout cas, faciliteront le **cathétérisme** (voy. ce mot).

Les sangsues sont aussi formellement indiquées dans les prostatites aiguës, amenant à leur suite de la difficulté à uriner.

Les bains et les cataplasmes, d'un usage si banal qu'il est peu de malades qui ne les emploient de leur autorité privée, avant même de consulter le médecin, n'ont guère chance de produire à eux seuls un heureux résultat que lorsque la rétention d'urine est de la nature la plus bénigne. Aussi ne doit-on les considérer que comme de simples adjuvants du traitement.

Les applications des courants électriques sont, sans contredit, dans un grand nombre de cas, de la plus grande utilité pour faciliter l'émission des urines. Mais d'un côté cette médication demande à être employée par des mains très habituées à manier l'électricité, car l'emploi intempestif des courants électriques, quels qu'ils soient, peut déterminer de notables aggravations, et de l'autre, elle n'offre de sérieux avantages que dans les cas où le péril, n'étant pas immédiat, le médecin a le droit de reconrir à un traitement d'une certaine durée.

On se trouve parfois aussi très bien des applications du calorique sur la région hypogastrique des malades ; pour cela, on peut tout simplement se servir de linges fortement chauffés, ou mieux encore d'un couvercle métallique quelconque, de dimension proportionnée au ventre du malade, qu'on fera chauffer ; on l'enveloppera ensuite de plusieurs serviettes chaudes également.

La pression exercée par cet appareil, loin d'être douloureuse et péniblement endurée, amènera presque toujours, et cela immédiatement, un soulagement très appréciable et souvent même une détente favorable.

Ce procédé nous a réussi particulièrement dans les rétentions d'urine de nature spasmodique, et a parfois suffi à lui seul à rendre aux urines leur cours normal.

Poudre contre la rétention d'urine de cause encore inconnue ou liée à un rétrécissement inflammatoire.

Hydrochlorate de morphine..... 5 centigr.
Bicarbonate de soude........... 5 grammes.

Mêlez et divisez en 15 paquets ; à prendre de demi-heure en demi-heure dans du pain azyme avec un peu d'eau, jusqu'à production de l'effet désiré.

DU TRAITEMENT CHIRURGICAL.

Si l'usage de ces divers moyens ne rétablit pas le cours des urines, il ne reste plus qu'à recourir au **cathétérisme** (voy. ce mot).

Si la rétention de l'urine est tenue simplement sous la dépendance d'une atonie ou d'une paralysie de la vessie, l'opération du cathétérisme est des plus simples ; mais s'il existe un obstacle matériel, rétrécissement, valvules au col de la vessie, hypertrophie de la prostate, calculs dans l'urètre, etc., cette opération exige toute l'habileté d'un praticien exercé, et, dans certains cas même, elle est impossible; la **ponction de la vessie** (Voy. ce mot), est alors la ressource suprême.

RÉTRÉCISSEMENTS DE L'URÈTHRE.

On donne le nom de rétrécissement de l'urèthre à une diminution permanente ou temporaire du calibre de ce canal, produite, soit par un spasme de l'appareil musculaire qui l'entoure, soit par l'inflammation des tissus qui le composent, soit enfin par la production dans l'épaisseur de ses parois d'un tissu nouveau qui, le privant de son élasticité normale, l'empêche de céder à l'impulsion de l'urine, et de s'écarter pour la laisser passer.

Il existe donc trois espèces de rétrécissements :

1° *Rétrécissements spasmodiques.* — Produits par les contractions des fibres musculaires qui entourent l'urèthre.

Ne laissant point de traces après la mort et pendant la vie, ne se révélant que par des signes souvent équivoques, l'existence de ces rétrécissements a pu être contestée. A quel chirurgien pourtant n'est-il pas arrivé, en pratiquant le cathétérisme, de trouver dans le canal un obstacle presque invincible, qu'une syncope du malade suffisait à faire disparaître instantanément ?

Ces rétrécissements peuvent être déterminés par les causes les plus variées. On les observe souvent par suite de la replétion exagérée de la vessie, lorsque, après avoir ingéré une quantité considérable de boissons, on a résisté longtemps à l'envie d'uriner. (On s'expliquera facilement ce phénomène en se rendant compte de l'effort considérable auquel les muscles du col de la vessie et de l'urèthre ont été soumis pendant un temps plus ou moins long pour résiter à la sortie spontanée de l'urine.) L'influence du froid, la masturbation, les excès de coït, l'irritation que produisent des tentatives infructueuses de cathétérisme, le séjour d'un calcul dans l'urèthre, et jusqu'aux impressions mo-

rales vives, telles que la peur, la colère, peuvent, en déterminant une contracture des muscles de la région, déterminer le resserrement du canal dans tout ou partie de son
étendue.

2° *Rétrécissements inflammatoires*. — Le rétrécissement
inflammatoire coïncide avec la première période de l'uréthrite, comme souvent aussi avec son état chronique, que
cette inflammation soit déterminée par un coït impur ou
par l'action d'une violence quelconque, intérieure ou extérieure (coups, chutes, introduction des instruments destinés à pratiquer la lithotritie, le cathétérisme, etc.). Les
injections trop caustiques, les cautérisations pratiquées
avec les instruments *ad hoc*, sont aussi des causes fréquentes de rétrécissements.

Un des premiers phénomènes de l'inflammation de l'u-
rèthre consistant dans la stagnation du sang dans les vaisseaux, il en résulte un engorgement dont l'effet immédiat
est la tuméfaction de la partie congestionnée. Si la membrane muqueuse de l'urèthre seule est enflammée, la tuméfaction produite n'est presque jamais suffisante pour
apporter une gêne très appréciable à la libre émission des
urines; mais il est rare qu'il en soit ainsi. Presque toujours,
en effet, l'uréthrite affecte à des degrés divers le tissu cellulaire sous-muqueux et les glandes de la muqueuse. Si
l'inflammation est encore plus intense, tous les éléments
constitutifs de l'urèthre participent à cet état congestif, qui
quelquefois même est assez violent pour que le sang trans-
sude des vaisseaux et forme des épanchements plus ou
moins considérables dans le tissu cellulaire sous-muqueux.
En même temps un épanchement de lymphe plastique sé
fait dans le tissu cellulaire et à un degré moindre dans le
corps spongieux. Si quelquefois la sécrétion, qui s'opère
dans le corps spongieux, l'envahit dans toute son épaisseur,
quelquefois aussi, et le plus souvent, l'épanchement de
lymphe plastique n'intéresse que les couches les plus rapprochées du canal.

Quand l'uréthrite n'est ni assez intense, ni assez prolongée surtout pour déterminer des ulcérations, les épanchements sanguins et la lymphe plastique se résorbent assez

promptement et par leur disparition rendent, à peu de chose près, au canal sa perméabilité primitive.

Fig. LXXXVI.

Rétrécissement du canal de l'urèthre.

(Coupe médiane.)

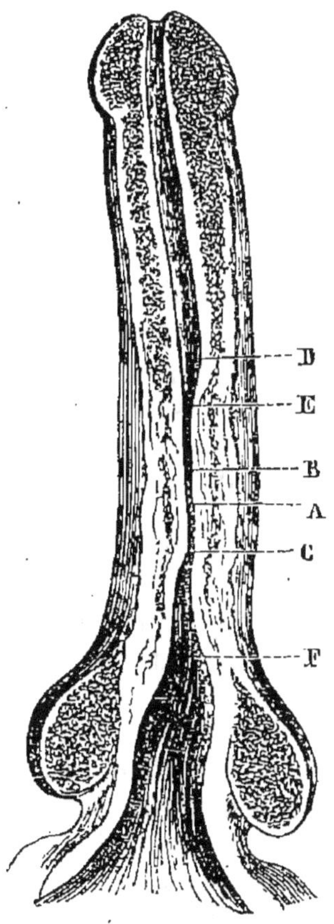

A Corps spongieux. B Tissu fibreux qui forme le rétrécissement. C-E Limites du rétrécissement. D Portion libre du canal. F Portion membraneuse de l'urèthre dilatée.

Les rétrécissements inflammatoires, par cela même que les épanchements de lymphe plastique peuvent occuper une seule des parois de l'urèthre (particulièrement la paroi inférieure), varient avec le degré de l'inflammation, l'abondance et le siége de l'épanchement. On comprend que si le rétrécissement n'est constitué que par une des parois du canal, la miction n'est pas notablement entravée, la paroi saine suppléant par sa dilatabilité au défaut d'élasticité de la portion atteinte.

3° *Rétrécissements cicatriciels.* — Dans cet ordre de rétrécissement, les parois du canal ont été divisées, soit par un agent physique, soit par une ulcération. Par conséquent, nous trouvons ici trois ordres de causes : 1° l'inflammation de la muqueuse du canal ou uréthrite simple, déterminant une ulcération ; 2° les ulcérations syphilitiques ; 3° les lésions traumatiques.

Lorsque l'inflammation blennorrhagique, au lieu de disparaître graduellement, persiste, elle finit par déterminer une ou plusieurs ulcérations, à 4 ou 5 centimètres du méat.

Les ulcérations syphilitiques occupent le plus souvent le méat et la fosse naviculaire.

Les solutions de continuité de l'urèthre, par cause traumatique, affectent le plus ordinairement les régions membraneuses et bulbeuses.

La raison toute simple de cette prédilection tient à ce que, tandis que la verge fuit devant les corps contondants et piquants, le périnée, lieu sur lequel le corps porte le plus habituellement dans toute chute pouvant intéresser les organes génito-urinaires, résiste beaucoup mieux à l'action des corps vulnérants, et qu'en outre cette portion du canal présentant plus de difficultés à l'introduction des instruments est aussi celle qui, dans les tentatives malheureuses de cathétérisme, est la plus violentée.

Tandis que le rétrécissement inflammatoire correspond au premier degré de l'inflammation de la membrane muqueuse, le rétrécissement cicatriciel est le produit ultime de cette même inflammation, puisqu'il est le résultat du travail institué par les forces naturelles pour réparer la perte de substance causée par l'ulcération.

En effet, si dans le rétrécissement purement inflammatoire, les épanchements se résorbent assez vite, au contraire, lorsque l'état morbide persiste, la lymphe plastique s'épanche en quantité souvent considérable dans les tissus sous-muqueux, spongieux et même quelquefois dans les corps caverneux, où elle ne tarde pas à former autour du canal du tissu fibreux qui devient très dense avec le temps.

Il n'est même pas rare de voir l'épaisseur du corps caverneux infiltré de ce tissu qui, très résistant, peut aller jusqu'à donner à la partie rétrécie la consistance du bois.

Cette transformation de la lymphe plastique en tissu fibreux se fait avec une lenteur extrême, puisque sa présence peut ne se manifester qu'au bout de quinze ou vingt ans ; mais cette lenteur n'est souvent qu'apparente, car il arrive fréquemment que les malades ne s'aperçoivent du rétrécissement qu'ils portent que lorsque le jet d'urine est réduit à sa plus faible expression.

Qu'on ait affaire à une ulcération blennorrhagique, à une ulcération syphilitique ou à une perte de substance déterminée par une cause traumatique, le résultat est le même : formation d'un tissu de cicatrice dans l'épaisseur des tissus situés au niveau de la solution de continuité ; or, on sait que le propre du tissu de cicatrice est la rétractilité.

Forme des rétrécissements. — C'est à tort qu'on a nié l'existence des *fongosités*, des *végétations* et des *excroissances* de l'urèthre ; ces productions morbides existent en effet, quoique bien rarement on soit à même de les observer. On comprend que la présence, dans le conduit urinaire, de tumeurs plus ou moins volumineuses, apporte une gêne considérable à l'émission de l'urine ; mais ce ne sont pas là, à proprement parler, des rétrécissements ; aussi, ne ferons-nous que les mentionner.

Les rétrécissements affectent souvent la forme de *brides* et de *valvules*, qui ont presque toujours leur siège dans la portion pénienne du canal. L'obstacle qu'elles opposent à la sortie de l'urine est bien plutôt constitué par leur disposition que par la résistance qu'elles opposent à l'accomplissement de cette fonction. En effet, le tissu qui les constitue est presque toujours de peu d'épaisseur.

Souvent uniques, elles constituent de véritables soupapes qui, dirigées d'avant en arrière, se laissent déprimer par le

passage d'une sonde ou d'une bougie, pour se relever immédiatement après la sortie de l'instrument et pour, lors
de l'arrivée de l'urine, former une barrière sérieuse. D'autres fois, ce sont des brides minces et nombreuses qui, di-

Fig. LXXXVII.

Porte-empreinte explorateur.

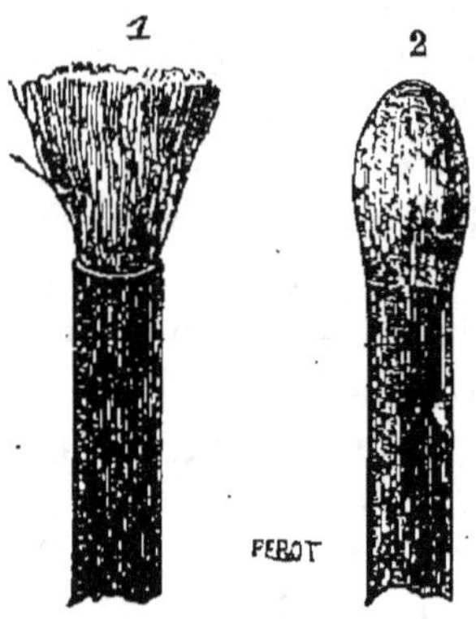

1 Pinceau de soie. 2 Le même empaté de matière emplastique.

rigées dans tous les sens, forment un lacis inextricable,
presque infranchissable pour les instruments explorateurs.

Lésions anatomiques qui dépendent des retrécissements. —
La muqueuse uréthrale est toujours enflammée en arrière
d'un rétrécissement, dans une étendue quelquefois considérable, et par suite elle détermine un écoulement catarrhal plus ou moins abondant. Il n'est pas rare d'observer de
véritables ulcérations en arrière des rétrécissements.

La région membraneuse est presque toujours dilatée,
ainsi que les autres points de l'urèthre qui, selon le siège
de la stricture et leur disposition anatomique, se laissent
plus ou moins distendre par l'impulsion de l'urine.

Fig. LXXXVIII.

Porte-empreinte explorateur appliqué
à un rétrécissement.

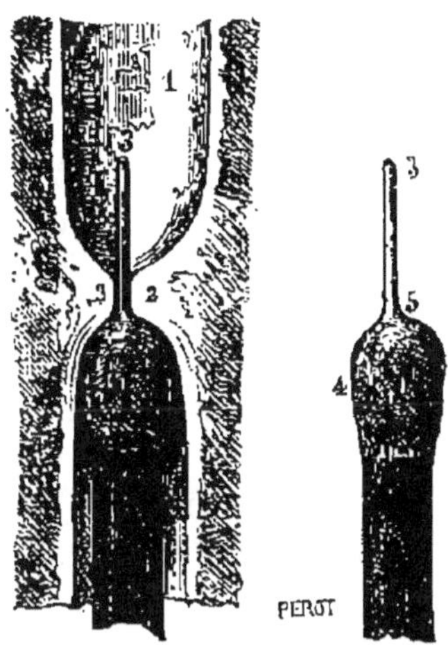

1 Surface interne du canal. 2-2 Rétrécissement. 3 Portion de cire qui a pénétré dans l'ouverture de l'obstacle. 4 La cire à mouler. A droite, résultat de l'opération.

La prostate, les reins, la vessie, les uretères et même les testicules s'enflamment fréquemment sous l'influence des

Fig. LXXXIX.

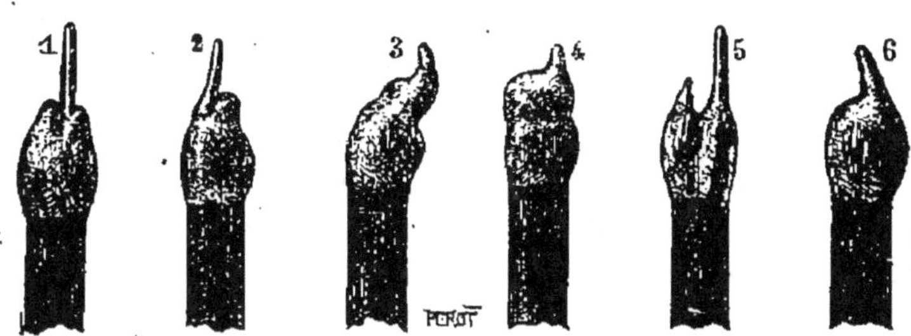

Diverses empreintes formées par des rétrécissements.

rétrécissements. Ces organes peuvent même suppurer, et la formation d'abcès dans leur tissu est quelquefois observée. Des lésions spéciales sont, en outre, le résultat des troubles graves qu'entraîne une gêne même légère dans l'émission de l'urine.

Les fibres musculaires de la vessie, sous la double influence et de la distension qu'elles subissent par l'accumulation de l'urine et des efforts auxquels elles sont forcées de se livrer, pour vaincre la résistance que leur offre le rétrécissement, s'hypertrophient et circonscrivent alors de véritables poches ou cellules(vessie à colonnes). L'urine qui séjourne dans le réservoir urinaire plus longtemps qu'il n'est nécessaire, ne tarde pas à s'altérer; il se développe dans son intérieur des ferments spéciaux qui, réagissant alors sur la muqueuse vésicale, l'irritent et déterminent son inflammation, d'où catarrhe vésical, etc.

TROUBLES GÉNÉRAUX PRODUITS PAR LES ALTÉRATIONS PHYSIQUES DES RÉTRÉCISSEMENTS.

Des accidents généraux plus ou moins graves coïncident avec les désordres physiques qui sont la cause des rétrécissements. L'urine, en s'épanchant dans le tissu cellulaire par suite d'une rupture des parois de l'urèthre, détermine des abcès et souvent même la gangrène dans la région où se fait l'épanchement; il en résulte naturellement un état fébrile plus ou moins grave. La résorption de l'urine produit un véritable empoisonnement capable d'entraîner la mort; enfin, le passage direct de l'urine dans le corps spongieux de l'urèthre et dans les veines détermine parfois, d'une façon foudroyante, les accès de fièvre uréthrale qui revêtent souvent le caractère le plus grave.

Siège des rétrécissements. — Tous les points du canal de l'urèthre peuvent être le siège d'un rétrécissement.

Par ordre de fréquence, ils se rencontrent: 1º au niveau du bulbe; 2' dans la portion pénienne; 2º au méat; 4º à la fosse naviculaire.

Il est rare que le canal de l'urèthre soit obstrué en un seul point; le plus souvent il existe concurremment deux, trois et même un nombre plus considérable de rétrécissements, qui ne présentent pas tous un obstacle également sérieux à l'émission des urines. Presque toujours, un point seul du canal constitue la barrière véritable, et les autres obstacles ne sont créés que par des brides qui cèdent facilement devant l'introduction des bougies. Quant à la longueur des rétrécissements, elle varie à l'infini. On en trouve assez souvent d'une longueur de 1 à 1 centimètre 1/2; plus rarement on en observe qui dépassent 2 centimètres.

Symptômes des rétrécissements. — Le propre de ces affections est de suivre une progression insensible et de marcher si lentement, que ce n'est que lorsqu'on est sous le coup d'une rétention d'urine, et souvent même lorsque ce terrible accident vous y force, que l'on a recours à l'intervention chirurgicale. On peut donc dire, sans risquer d'être contredit, que, 9 fois sur 10, les malades porteurs d'un rétrécissement de l'urèthre ne se décident à se faire traiter que lorsqu'il existe une gêne telle dans l'émission des urines que toutes les habitudes de la vie en sont entravées.

Pour peu que le malade s'observe, il arrive à constater, pour ainsi dire, jour par jour et heure par heure, les progrès de la maladie. Mais, d'un autre côté, comme il redoute les manœuvres nécessaires et inévitables du cathétérisme, et comme, en définitive, dans l'immense majorité des cas, les rétrécissements de l'urèthre, surtout au début, ne déterminent que peu ou point de douleur, il espère bien à tort, par des moyens insuffisants (bains et tisanes), enrayer la marche fatalement progressive de la maladie, sans être forcé de recourir à l'intervention du chirurgien.

C'est surtout lorsque les écoulements uréthraux ont été soignés par des injections trop caustiques, qu'ils offrent le plus de chance d'être suivis d'une stricture du canal. La goutte militaire est presque toujours le phénomène initial des rétrécissements. C'est dans ce cas que souvent, à la à la suite d'excès de table, de coït, de masturbation, de fatigue même, tout à coup, le malade qui urinait bien la veille, est pris subitement d'une rétention d'urine. Dans ce cas, c'est par suite de la turgescence du corps spongieux que la lumière du canal se trouve oblitérée. En tout cas, il est très rare qu'un rétrécissement révèle son existence de cette manière; le plus souvent, en effet, voici comment les choses se passent. Le premier fait qui frappe le malade n'est pas, comme on pourrait le croire, la diminution du calibre du jet de ses urines, mais bien le temps qu'il est forcé d'attendre leur sortie. On sait que, pour l'homme bien portant, le col de la vessie est à peine ouvert que l'urine sort déjà par le méat; pour le malade chez lequel un point du canal est rétréci, voici, au contraire, ce qu'il observe : il a parfaitement notion du relâchement des fibres de l'orifice vésical et de l'accumulation de l'urine dans le canal, mais alors que dans l'état de santé il n'était forcé de faire aucun effort conscient pour faciliter son émission, dans le cas de stricture en voie de formation, sans qu'il ait encore besoin de contracter bien violemment les muscles de l'abdomen et du périnée, il lui faut néanmoins *solliciter* sa vessie pendant un temps appréciable. Au bout de quelque temps, il s'aperçoit que les contractions ultimes de la miction se font moins énergiquement, la vigueur du **coup de piston** diminue, la vessie ne se vide pas complètement, et comme il reste de l'urine dans l'urèthre, ce liquide, obéissant aux lois de la pesanteur, mouille la chemise quelques secondes après. La maladie continuant à progresser, le jet perd d'abord de sa force, et enfin se déforme, de cylindrique qu'il était, il devient aplati, plus mince, se bifurque dans certains cas, sort en tire-bouchon dans d'autres. C'est généralement à cette période que les phénomènes douloureux commencent à apparaître. Ils ne consistent d'abord que dans un sentiment de légères cuissons, de chatouillements, de pesanteurs dans le périnée, etc., les envies d'uriner deviennent alors plus fréquentes, le malade est forcé de se lever la nuit plusieurs fois pour les satisfaire, par cela même qu'il vide incomplètement sa vessie à chaque miction. Insensiblement, le jet diminue de grosseur, sa force de projection disparaît, le malade pisse (pour nous servir de l'expression vulgaire) sur ses talons; plusieurs fois par heure, il est forcé d'uriner, et ce n'est qu'au prix d'efforts violents qui l'épuisent, en prenant les positions les plus bizarres, accroupi, sur le côté, sur le ventre, en malaxant sa verge dans tous les sens, qu'il parvient à expulser quelques gouttes d'urine.

Le moment arrive enfin où les urines ne sortant plus que goutte à goutte, l'infortuné fait de tels efforts que, quelquefois, les matières fécales, le sperme même, sortent en même temps que l'urine; la face devient vultueuse, les yeux hagards, le front se couvre d'une sueur froide, et des accidents graves, causés par les efforts inouis auxquels il se livre, viennent encore compliquer son état (hernies, hémorrhoïdes, chute du rectum, etc.).

C'est alors que la *rétention d'urine* vient, pour ainsi dire, mettre un terme à ses souffrances, en le forçant d'appeler un chirurgien qui, en pratiquant le cathétérisme, fait cesser les angoisses terribles qu'il éprouve.

Certains rétrécissements sont douloureux, le passage de l'urine, le coït, l'introduction de la bougie la plus fine déterminent des douleurs très vives; mais, le plus souvent, les malades ne souffrent pas, et n'était la gêne apportée à l'émission des urines, ne s'apercevraient nullement de l'affection qu'ils portent.

Un des symptômes les plus pénibles des rétrécissements de l'urèthre est l'*incontinence d'urine*, constituée, non pas, comme nous l'avons vu plus haut, par quelques gouttes d'urine venant mouiller les vêtements après la miction, mais bien par une émission involontaire des urines, diurne ou nocturne, et souvent même continuelle.

Nous avons vu que presque toujours le canal de l'urèthre est dilaté derrière la stricture; cette dilatation est quelquefois assez considérable pour contenir dans sa cavité 2 à 3 grandes cuillerées d'urine. On comprend donc que le col vésical, qui a perdu, dans ce cas, la faculté de se contracter, n'existe pour ainsi dire plus et que le rétrécissement constitue alors le véritable sphincter vésical; le réservoir urinaire étant, par conséquent, formé de deux portions distinctes, mais se continuant l'une avec l'autre sans séparation, la vessie normale et l'ampoule uréthrale. Il s'ensuit que lorsque cette double vessie est remplie d'urine, si le malade fait le moindre effort, ce liquide vaincra facilement la résistance du col supplémentaire, ou pour mieux dire du rétrécissement, et coulera goutte à goutte; or, comme le col supplémentaire n'est pas soumis à l'empire de la volonté, le malade sera impuissant à retenir ses urines qui viendront souiller continuellement ses habits.

Mais les troubles qu'occasionnent les rétrécissements de l'urèthre ne portent pas seulement sur l'émission des urines, l'excrétion spermatique est elle-même entravée. Le malade commence par constater que le sperme n'est plus lancé avec la même force; puis, au bout de quelque temps, il n'y a plus, à proprement parler, d'éjaculation, la liqueur prolifique ne coule plus qu'en bavant, et enfin, à la période ultime de la maladie, ce n'est que quelques minutes après le coït qu'elle sort; quelquefois même ce n'est qu'avec les urines qu'on la voit apparaître.

Notons aussi qu'on a observé, avec certaines formes de rétrécissements des régions profondes, que le sperme, au lieu de se diriger vers le gland, rebroussait chemin et tombait en partie ou en totalité dans la vessie.

Il arrive pourtant qu'avec des rétrécissements prononcés, alors même que l'urine ne sort que goutte à goutte, l'éjaculation se fait parfaitement. Certains malades observant que pour eux, contrairement à ce qui a lieu généralement, l'éjaculation déterminée soit par le coït, soit par la masturbation, rendait pour quelque temps au canal sa perméabilité primitive, ne craignent pas de se livrer à des excès vénériens lorsqu'ils se sentent sous le coup d'une rétention d'urine. Nous n'avons pas besoin de dire quels effets funestes (spermatorrhée entre autres) peuvent produire de semblables imprudences.

Lorsque le rétrécissement occupe une portion assez considérable du corps spongieux, et que ce même tissu a subi la dégénérescence fibreuse, on comprend que, lors de l'érection, il s'oppose à ce que l'urèthre suive l'allongement des corps caverneux. Ce canal forme alors une véritable corde qui tend la verge, l'incurve en bas et rend le coït douloureux, sinon impossible.

Quant à l'urine, son séjour prolongé dans la vessie fait qu'elle ne tarde pas à se décomposer; elle devient fétide, ammoniacale, des ferments de diverses natures s'y développent, et comme le réservoir urinaire n'est jamais vidé qu'incomplètement, le liquide qui y reste décompose, au fur et à mesure qu'elle y est versée, l'urine qui vient du rein.

L'urine, ainsi altérée, réagit à son tour sur la muqueuse vésicale qui s'enflamme, suppure même quelquefois, d'où les cystites aiguës et chroniques, complications fréquentes des rétrécissements.

On doit avoir remarqué que, quoique nous admettions l'existence des rétrécissements spasmodiques, les signes que nous venons de décrire ne sont applicables qu'aux rétrécissements organiques et cicatriciels; c'est qu'en effet, comme nous l'avons dit, le rétrécissement spasmodique est éminemment fugace, qu'il existera, par exemple, aujourd'hui d'une façon assez marquée pour déterminer une rétention d'urine complète et pour s'opposer à la progression des instruments et que demain, quelques heures, quelques minutes même après, on n'en trouvera plus trace. Toute la symptomatologie de ce genre de rétrécissements peut donc se résumer dans une gêne plus ou moins grande à opérer la miction, survenant presque toujours brusquement, sous l'influence du froid, d'une émotion vive, d'excès de coït ou de boissons, du cathétérisme, etc.

Ce qu'il est intéressant de savoir, c'est que fort communément il existe un rétrécissement spasmodique, concurremment avec une stricture organique.

Des divers procédés employés pour guérir les rétrécissements.

Les quatre grandes méthodes fondamentales du traitement des rétrécissements de l'urèthre sont :

1º L'incision ou uréthrotomie (*uréthrotomie interne et externe*) ;

2º L'excision ;

3º La dilatation ;

4º La divulsion ;

5º La cautérisation.

DE L'URÉTHROTOMIE.

L'uréthrotomie est une opération qui a pour but, en sectionnant les parois de l'urèthre, de rendre au canal son calibre normal.

Si l'incision est pratiquée de dedans en dehors, c'est-à-dire de la muqueuse uréthrale à la peau, l'opération prend le nom d'*uréthrotomie interne*. Si, au contraire, c'est en incisant d'abord la peau qu'on arrive à sectionner les parois du canal, on pratique une *uréthrotomie externe*.

1º **De l'uréthrotomie interne.** — Ce fut timidement d'abord qu'on osa porter l'instrument tranchant dans une région si délicate. Les premiers instruments ne furent imaginés et construits que comme de véritables scarificateurs, destinés seulement à inciser superficiellement les parois des rétrécissements. On s'imaginait en effet, bien à tort, que des incisions légères et de peu de profondeur offraient moins de danger que la section profonde des parois uréthrales; les périls auxquels forcément on expose un malade en pratiquant l'uréthrotomie ne sont en effet nullement proportionnés à la profondeur de l'incision. Tous les accidents qui peuvent succéder à l'emploi de cette méthode de traitement des rétrécissements de l'urèthre surviennent aussi bien à la suite de simples scarifications, que lorsque l'épaisseur tout entière des parois du canal a été sectionnée. Aussi, comme l'expérience a démontré que la scarification de l'urèthre ne produit, en définitive, que des résultats insignifiants et de courte durée, dont la médiocrité n'est nullement compensée par l'innocuité de l'opération, la scarification de l'urèthre n'est-elle plus employée de nos jours et incise-t-on franchement le point rétréci.

2º **De l'uréthrotomie externe.** — On donne le nom d'uréthrotomie externe à l'opération par laquelle on divise de dehors en dedans les tissus jusques et compris les parois uréthrales.

Ce procédé opératoire, qui ne se pratique que dans des cas exceptionnels, est une opération des plus sérieuses, aussi n'est-ce que dans le cas de rétrécissements infranchissables

Uréthrotome de Civiale.

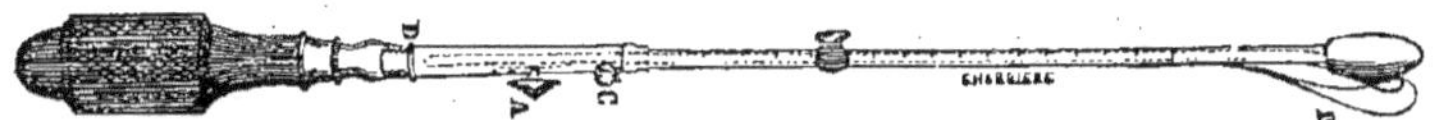

Cet instrument n'incise le rétrécissement que d'arrière en avant.

Uréthrotome de Charrière.

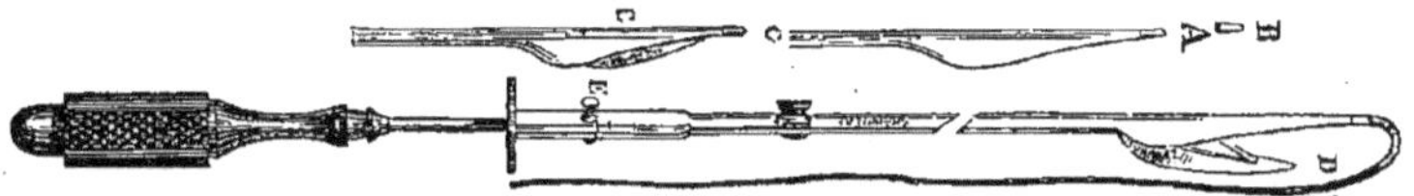

Cet instrument peut inciser le rétrécissement d'avant en arrière et d'arrière en avant.
A L'uréthrotome vu fermé. C vu ouvert à moitié. D vu ouvert et muni de sa bougie conductrice.

alors qu'on a tenté sans succès, par tous les moyens possibles, d'arriver par le canal jusqu'à la vessie, qu'on doit l'employer. Les accidents produits par l'uréthrotomie externe, sont, en effet, très graves ; l'hémorrhagie qui en résulte est souvent mortelle, et l'on sait, en outre combien les plaies du bulbe sont fréquemment suivies de phlébite.

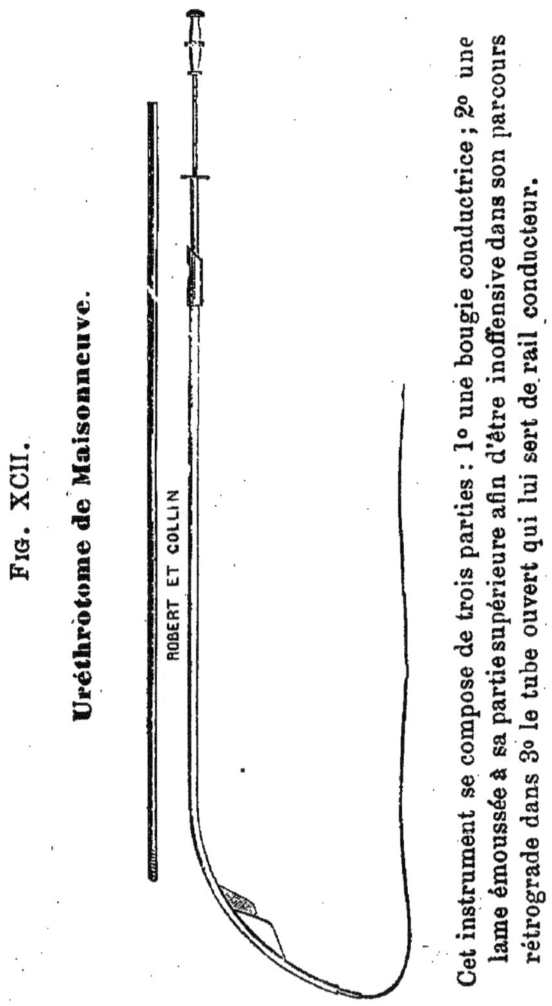

Fig. XCII.

Uréthrotome de Maisonneuve.

Cet instrument se compose de trois parties : 1° une bougie conductrice ; 2° une lame émoussée à sa partie supérieure afin d'être inoffensive dans son parcours rétrograde dans 3° le tube ouvert qui lui sert de rail conducteur.

3° **Excision.** — Cette opération consiste dans l'ablation de tout ou partie des tissus qui forment la stricture. Elle peut être pratiquée en introduisant dans le canal, par les

Uréthrotome de Boinet.

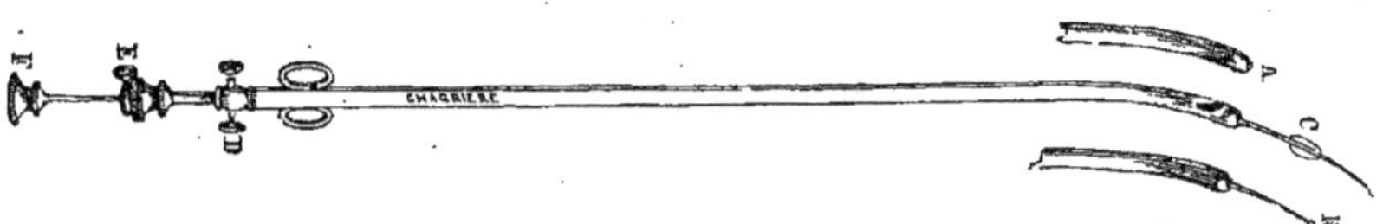

Cet instrument se compose d'une sonde fendue à son sommet A ; dans l'intérieur se trouvent
une tige F C qui supporte deux lames et une tige conductrice terminée par une olive B.

Fig. XCIV.

**Instrument du Dr Morcan-Wolf pour la destruction des rétrécissements
de l'urétìre par l'électricité** (galvano-caustie chimique).

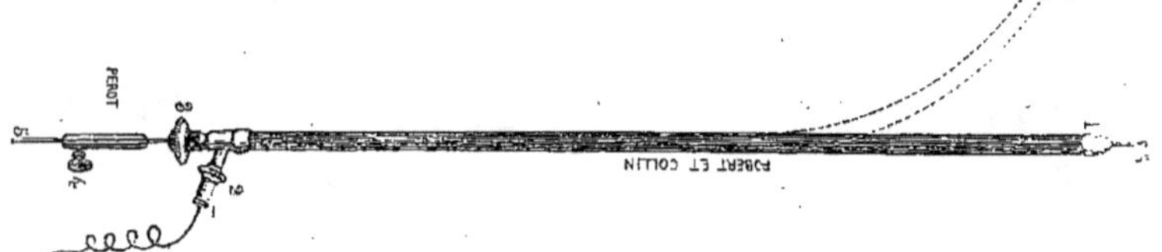

1 Olive métallique vissée sur l'extrémité d'un tube de cuivre rouge recuit, logé dans une
sonde de gomme. 1' Lignes ponctuées indiquant la courbure donnée à volonté à l'instrument. 2 Contact du pôle négatif de la pile. 3 Vis de pression fixant à volonté. 5 La
bougie conductrice. 4 Manche curseur de la bougie.

voies naturelles, l'instrument exciseur, c'est l'excision *in-tra-uréthrale;* cette opération, qui a pour but d'enlever comme avec un rabot, ou mieux, au moyen d'un emporte-pièces, une portion de tissus qui forment les rétrécissements, n'est plus qu'un souvenir et personne que nous sachions ne l'emploie plus aujourd'hui. On peut aussi arriver, en incisant les parois de l'urèthre de la peau vers les muqueuses, à isoler l'anneau fibreux et ensuite à l'enlever; c'est l'excision *extra-uréthrale* qui a été pratiquée une fois avec succès; mais ce fait est trop exceptionnel pour qu'on puisse s'en servir pour ériger cette opération en méthode.

DE LA CAUTÉRISATION.

La cautérisation en tant que méthode générale de traitement des rétrécissements de l'urèthre est aujourd'hui complètement abandonnée, sauf dans des cas spéciaux très rares. Tout le monde connaît l'observation célèbre d'Henri IV, guéri par Loyseau, son chirurgien, d'un rétrécissement de l'urèthre par la cautérisation. Tous les auteurs citent ce cas fameux qui est en définitve le point de départ le plus sérieux qu'on connaisse dans l'histoire de ce mode opératoire.

On essaya d'abord de détruire les strictures d'avant en arrière au moyen de caustiques de différentes natures appliqués contre la paroi antérieure de l'obstacle. Plus tard, lorsque les progrès de la mécanique appliquée à la chirurgie permirent de le faire, on modifia les porte-caustiques de mille manières, on cautérisa d'arrière en avant, latéralement; on se servit tour à tour de l'alun, de la potasse caustique, du nitrate d'argent, etc... On essaya même du fer rouge, le tout non seulement sans succès bien marqués, mais encore avec désavantage sur tous les procédés connus de dilatation et d'incision.

Malgré les perfectionnements plus ou moins ingénieux apportés à l'appareil instrumental de la cautérisation, elle n'est plus employée de nos jours.

Les tentatives faites dans le but de détruire les rétrécissements de l'urèthre au moyen de l'électricité datent d'une quarantaine d'années. A cette époque, on se proposait simplement d'utiliser l'action résolutive du pôle négatif de la pile sans production d'eschares, mais on n'obtint que des résultats peu satisfaisants ; aussi cette voie de recherches ne tarda-t-elle pas à être abandonnée.

Actuellement, quoique surtout à cause de l'appareil difficile à manier qui lui est nécessaire, elle ne soit pas entrée dans la pratique courante, la cautérisation galvano-chimique des rétrécissements de l'urèthre produit, entre les mains de quelques chirurgiens parmi lesquels nous nous comptons, d'assez bons résultats.

Le procédé opératoire en lui-même est assez simple, détermine très peu de douleurs et offre peu de périls ; il consiste à introduire dans le canal jusqu'à ce que l'on vienne buter contre l'orifice antérieur du rétrécissement une sonde molle renfermant un mandrin métallique mis en communication avec le pôle *négatif* d'une pile, pendant que le pôle positif sous forme d'un bouton de charbon recouvert de peau mouillée est appliqué sur la cuisse, le bras ou toute autre région du corps.

Sous l'influence du courant électrique qu'on laisse agir pendant 10, 12, 15 minutes, les tissus de l'urèthre, mis en contact avec le pôle *négatif*, se décomposent, se cautérisent en un mot et il se forme dans le canal, au niveau du point rétréci, une eschare molle. A mesure que les tissus se détruisent, on pousse progressivement le mandrin métallique et la sonde qui la recouvre jusqu'à ce qu'on sente au défaut de résistance que l'obstacle est vaincu.

DE LA DILATATION DES RÉTRÉCISSEMENTS.

La dilatation est temporaire ou permanente, lente ou rapide, progressive ou brusque. Elle s'exécute au moyen de **sondes** ou de **bougies** souples ou rigides et d'instruments spéciaux appelés dilatateurs.

Dilatation temporaire, progressive, lente. — C'est la méthode de traitement la plus employée.

Comme son nom l'indique, ce mode de traitement consiste dans l'introduction momentanée dans l'urèthre d'instruments souples ou rigides, d'un volume de plus en plus considérable.

Ce qui séduit dans la dilatation lente, progressive, c'est le peu de dangers qu'offre son emploi, à la condition bien entendu, d'être mené avec prudence.

Voici de quelle façon on procède pour dilater un rétrécissement par ce procédé. On s'efforce d'abord, par des tentatives prudentes, de faire pénétrer dans l'urèthre jusqu'à la vessie, une bougie quelque fine qu'elle soit. Ce résultat obtenu, on la laisse en place deux, trois, cinq ou dix minutes, on essaye alors d'introduire un instrument plus volumineux, soit dans la même séance, si la sensibilité du canal le permet, soit le lendemain ou seulement deux ou trois jours plus tard. Enfin, progressivement, lentement, on finit graduellement par augmenter le calibre des bougies, jusqu'à ce que l'on soit arrivé (point qu'il est inutile de dépasser), à une dilatation de 8 millimètres.

C'est lorsqu'on a affaire à des rétrécissements par turgescence simple que la dilatation lente, progressive, donne de bons résultats, et lorsqu'il n'existe que peu ou point de douleur, condition importante de réussite, car si la sensibilité de l'urèthre est exagérée, le passage des instruments ne tarde pas à produire des spasmes violents.

Quant aux indications de son emploi d'après la nature du rétrécissement, disons qu'il fait cesser souvent les contractions spasmodiques de l'appareil musculaire de l'urèthre et s'oppose à leur récidive.

Dans les rétrécissements cicatriciels, traumatiques ou autres, il n'agit que sur l'élément inflammatoire en le modifiant parfois avantageusement. Quant au tissu fibreux, qui paraît quelquefois céder à son usage, il ne tarde pas, dès qu'on cesse l'introduction des bougies, à revenir sur lui-même.

La guérison ne s'obtient en tout cas que grâce à la patience la plus grande de l'opérateur et de l'opéré, et la plupart du temps ce n'est qu'au bout de deux, trois ou quatre mois, quelquefois plus, que le canal est suffisamment dilaté. Il faut s'attendre à éprouver des déboires dans le cours de ce traitement; un jour, par exemple, on ne peut introduire un numéro, qui, la veille, passait facilement; on est alors forcé de redescendre l'échelle de la filière, gagnant du terrain un jour et en perdant un autre. Dans le cours du traitement, on observe quelquefois des poussées inflammatoires, qui, en venant momentanément diminuer le calibre de l'urèthre, sont souvent assez intenses pour déterminer des rétentions d'urine. Nous ne parlerons que pour mémoire des accidents de diverses natures qui peuvent entraver le cours du traitement, et qui, en interdisant pendant quelque temps toute tentative de cathétérisme, éloignent d'autant la guérison. Il est bon de savoir, en suivant cette méthode, que dès que l'on ne gagne plus de terrain on en perd; aussi, quand on est arrivé à passer une bougie d'un calibre moyen, et qu'il est impossible en insistant pendant plusieurs jours d'en introduire une plus volumineuse, doit-on renoncer à la dilatation progressive et recourir à un autre mode de traitement.

On arrive certainement par ce procédé à rendre momentanément au canal, à peu de chose près, ses dimensions primitives; mais, le plus souvent, un an ne s'est pas écoulé que la stricture s'est reformée, à moins que le malade ne soit assujetti, et combien peu de malades ont cette patience, à se passer une bougie tous les huit ou quinze jours.

Dilatation temporaire progressive et rapide. — Pour dilater par cette méthode les rétrécissements de l'urèthre on emploie des bougies métalliques, en étain ou en acier, courbes ou même droites.

Tandis que les sondes et les bougies ordinaires sont généralement graduées par tiers de millimètre, le calibre de celles dont il est fait usage pour opérer la dilatation progressive et rapide progresse par sixième de millimètre seulement.

On introduit d'abord le premier numéro, mais il est rare que d'emblée on puisse parvenir à le passer, aussi, presque toujours est-on forcé de lui préparer la voie avec des instruments flexibles; mais dès qu'il est possible d'arriver dans la vessie avec la bougie métallique, dans une même séance, en tenant compte des sensations douloureuses éprouvées par le malade, et de la résistance qu'offre le point rétréci, on introduit successivement 2, 3, 4, 5, 6 et 7 bougies. La graduation presque insensible des instruments permet que ce fait n'ait pas les inconvénients que pourrait offrir le passage aussi répété de bougies, graduées seulement par tiers de millimètre. Le lendemain et les jours suivants, on continue la dilatation en opérant de la même manière, mais en ayant toujours soin de commencer la séance par un instrument d'un volume inférieur d'un ou deux numéros à celui qui a été introduit la veille le dernier. On comprend que si le canal s'y prête, il suffit de quelques jours de dilatation pour rendre à ce conduit son diamètre normal ; mais le plus souvent il n'en est pas ainsi, et de même que dans la dilatation lente, progressive, tout à coup, sans causes appréciables, le canal se refuse à l'introduction d'un instrument plus volumineux. Si l'on veut quand même arriver à franchir l'obstacle on s'expose, en violentant l'urèthre, à faire des fausses routes, ou à déterminer des accidents sérieux, aussi vaut-il mieux agir avec prudence et attendre quelques jours que le spasme uréthral soit passé ou que la poussée inflammatoire ait disparu ; on recommence alors, en descendant de quelques numéros, à pratiquer la dilatation, et si malgré tout on ne parvient pas à vaincre sans violences la résistance du rétrécissement, on doit renoncer à ce procédé.

Pour obtenir de favorables résultats en employant cette méthode de dilatation, il est de toute nécessité que le passage des instruments ne détermine aucune douleur, et que l'introduction de la bougie se fasse aisément, sinon on ne fera rien qui vaille, en détruisant un jour le chemin qu'on aura tracé la veille. En tout cas, ce ne sera jamais que par les soins d'un chirurgien prudent et habile que la dilatation progressive rapide pourra donner de bons résultats.

Dilatation brusque. — C'est à tort que les auteurs des différents dilatateurs se sont imaginés que par l'emploi de leurs instruments ils ne faisaient seulement que dilater le point rétréci du canal. Ce n'est que lorsqu'on a affaire à un rétrécissement inflammatoire pris tout à fait au début (ce qui est bien rare), alors qu'il n'y a encore aucune organisation de la lymphe plastique, que l'on peut espérer en se servant de ces instruments, dilater sans les déchirer les parois du point rétréci du canal.

Comment admettre en effet, que si l'on parvient à détruire radicalement une stricture cicatricielle de l'urèthre, par l'usage d'un instrument qui écarte avec force ses parois, on puisse obtenir ce résultat par la dilatation pure, sans déchirer un tissu aussi résistant que le tissu fibreux qui constitue la coarctation.

L'hémorrhagie qui, quelque peu abondante qu'elle soit, succède toujours à l'emploi des dilatateurs mécaniques, aurait dû pourtant démontrer que ce n'était qu'au prix d'une déchirure qu'on parvenait à rendre au canal son calibre normal.

En outre, comment pourrait-on expliquer que par l'emploi des divers dilatateurs on parvienne à vaincre, sans les rompre, des rétrécissements qui ont résisté à la dilatation lente progressive, poussée jusqu'aux dernières limites de l'extensibilité du tissu propre du rétrécissement.

D'un autre côté, comment admettre qu'il soit possible, en se servant d'un dilatateur quelconque, d'agir avec une précision assez grande pour ne jamais dépasser les limites de dilatabilité du canal rétréci, quand on sait si bien qu'il est presque impossible de déterminer jusqu'à quel degré on peut porter cette dilatation sans s'exposer à rompre les parois du rétrécissement.

Ce qu'il n'est pas possible de faire en employant la dilatation progressive au moyen des bougies graduées, peut-on espérer rationnellement y parvenir avec un instrument brutal, ne donnant à la main de l'opérateur aucune des sensations si nettes perçues par lui lorsqu'il se sert de bougies?

Par conséquent, tous les dilatateurs, quels qu'ils soient, à moins d'être employés d'une façon insuffisante, ne produisent la destruction des strictures uréthrales qu'à la condition de déchirer les tissus qui les constituent, et ce n'est que dans le cas de rétrécissement par turgescence que ces

Fig. XCV.

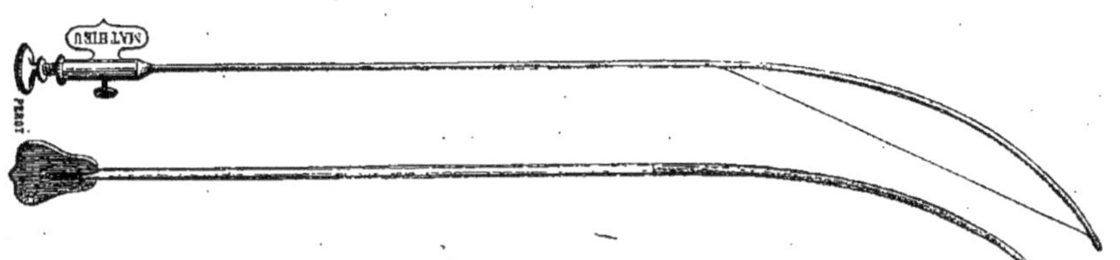

Dilatateur en archet (de Corradi) avec sa bougie de plomb.

Fig. XCVI.

Divulsion d'avant en arrière.

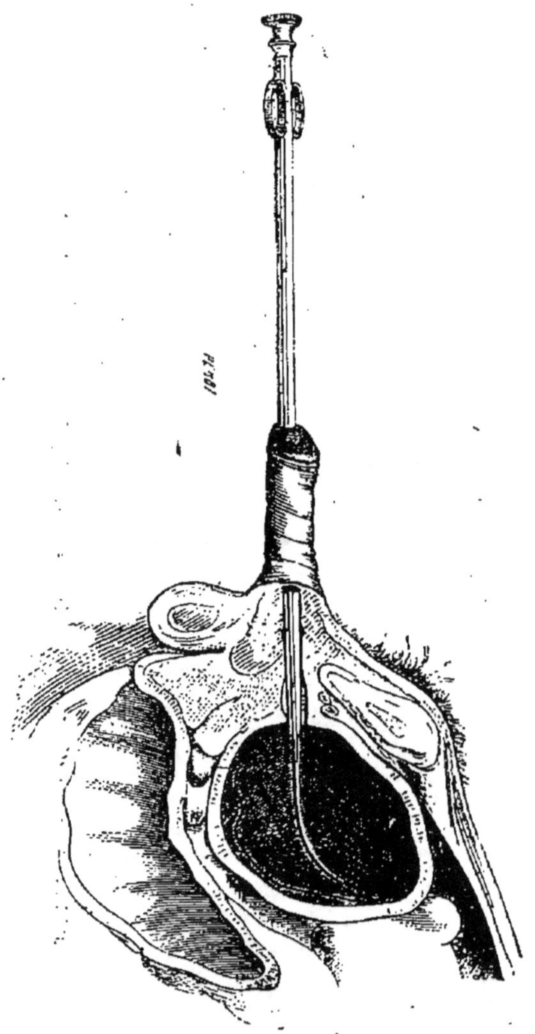

Le mandrin est introduit entre les lames d'acier.

Instruments arrivent à vaincre leur résistance en opérant
une simple dilatation.

Il existe un très grand nombre de dilatateurs dont quel-

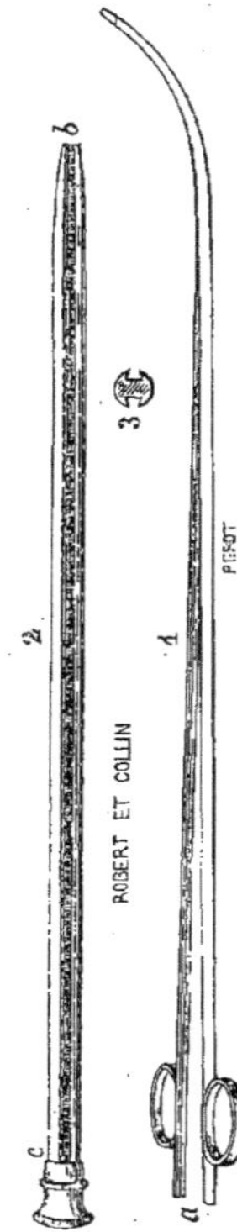

1 Conducteur d'acier. 2 Mandrin plein à rainure longitudinale 3 Coupe du mandrin.

ques-uns fort ingénieux, dont il serait oiseux d'expliquer
le mode d'emploi, mais ils ont tous le même inconvénient,

qui est de forcer le chirurgien à s'y reprendre à plusieurs fois pour obtenir la guérison du rétrécissement. La première ou la seconde application n'offrent, il est vrai, que les désavantages de toute opération pratiquée sur l'urèthre. Mais, lorsque par suite des premières séances, il existe une inflammation et une sensibilité plus grande de l'urèthre, on comprend combien dangereuses peuvent être les autres séances de dilatation. La douleur, qui est très modérée lors de la première application, est plus vive à la deuxième; et, comme le chirurgien qui fait usage de ces dilatateurs est retenu par la crainte de déchirer le rétrécissement, et qu'il espère ne faire que le dilater, il agit avec une lenteur proportionnée à sa prudence, en s'y reprenant à plusieurs fois et en laissant le malade reposer de temps en temps pendant deux ou trois jours. La douleur ne fait donc que s'accroître en proportion du nombre des séances pour finir par devenir intolérable. Une fois la prétendue dilatation obtenue, il faut encore recourir, pour calibrer le canal, aux bougies métalliques pendant quinze jours ou un mois, quelquefois plus. On voit, par ce simple aperçu, que la dilatation brusque est loin de présenter de grands avantages sur la dilatation progressive.

DE LA DIVULSION.

La plupart des praticiens qui ont eu l'occasion de se servir fréquemment des dilatateurs mécaniques ont observé qu'il n'était pas rare, lorsqu'il leur était arrivé dans une seule séance de pousser la dilatation à des limites inusitées, de voir sans qu'ils eussent pour cela à déplorer plus d'accidents, le rétrécissement guérir plus vite et plus sûrement que lorsqu'ils cherchaient à graduer jour par jour la marche de leur dilatateur. L'écoulement de sang n'était pas plus abondant, et la douleur déterminée par l'opération semblait être d'autant moins vive que le maximum de développement de l'instrument avait été atteint plus rapidement. Aussi, s'écartant des règles tracées par les inventeurs des divers dilatateurs, beaucoup de chirurgiens s'efforçaient-ils, dans une seule séance, d'obtenir ce qu'ils croyaient être une dilatation instantanée. Le tout se faisait timidement, avec une prudence exagérée et dans le silence du cabinet, chacun craignant d'avoir été trop loin, et étonné de voir que les résultats dépassaient son attente.

C'est à Voillemier que revient le mérite d'avoir démontré qu'il y avait le plus souvent avantage à agir rapidement, d'une manière instantanée, et que, dans la majorité des cas, il était préférable d'agir d'un seul coup, en apparence même d'une façon barbare, que d'exercer à plusieurs reprises des manœuvres considérées comme plus inoffensives, mais capables, à la longue, de déterminer les accidents les plus sérieux par suite de l'état d'irritation et même d'inflammation du canal de l'urèthre, amené nécessairement par des manœuvres répétées dans un court espace de temps. Cet habile chirurgien a démontré que la *divulsion* (latin, *divulsio*, de *di.....* préfixe, et *evulsio*, arrachement) n'est pas une opération plus dangereuse que la dilatation progressive, lente, rapide ou brusque, et qu'elle offre, sur ces méthodes opératoires, l'incomparable avantage de produire des résultats immédiats.

C'est bien à tort que généralement on confond la *dilatation* et la *divulsion*, car ces deux méthodes opératoires diffèrent essentiellement. — Tandis que, en effet, en employant le premier de ces procédés on s'efforce de rendre au canal de l'urèthre sa perméabilité normale, en faisant subir aux parois du point rétréci, *sans les rompre*, une distension plus ou moins considérable ; par la divulsion, au contraire, on ne cherche qu'à les *déchirer instantanément* dans une sage mesure bien entendu, et par cela même à produire l'élargissement immédiat du point rétréci.

Que se passe-t-il après cette rupture? Ce qui a lieu après toute plaie par arrachement : d'abord écoulement d'une très petite quantité de sang, puis travail des forces naturelles, interposant entre les lèvres de la plaie du tissu nouveau destiné à combler les vides produits et par la rupture des parois de la stricture et par l'écartement forcé des lèvres de la plaie, dû à la contractilité des tissus lésés.

Divulsion rétrograde par le procédé du D' Moreau-Wolf.

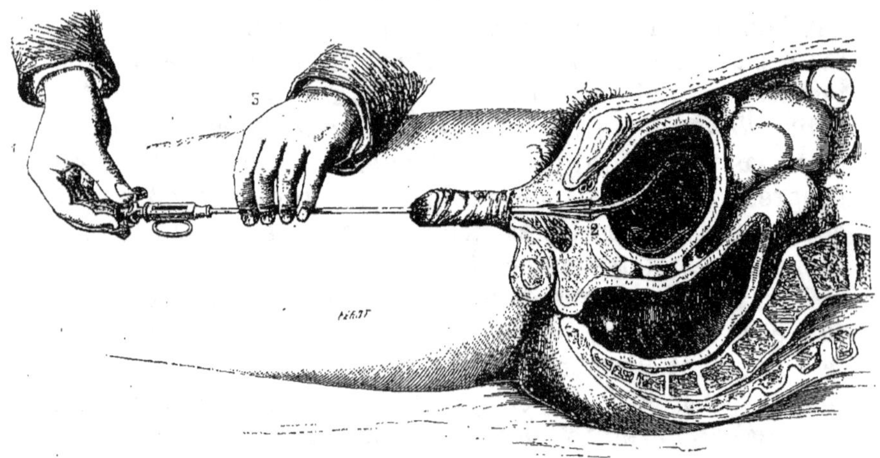

Ensemble de l'opération avant la rupture de l'obstacle. — 1 Le rétrécissement. 2 Extrémité dilatante
du tube ouverte derrière l'obstacle. 3 Main gauche du chirurgien. 4 Main droite du même.

Le divulseur de Voillemier est formé 1° de deux petites lames d'acier, convexes en dehors et planes en dedans, qui,

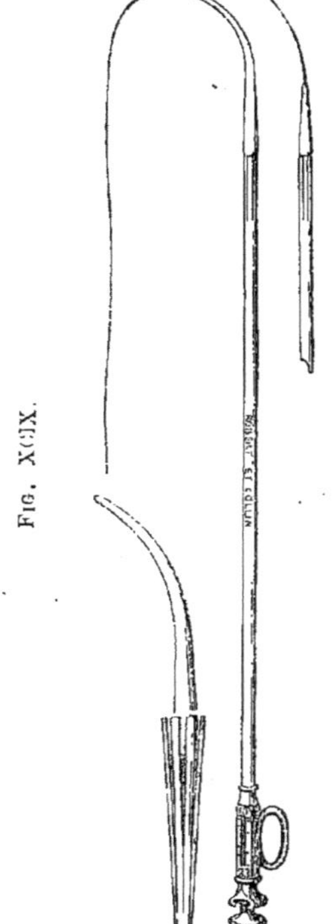

Fig. XCIX.

Divulseur rétrograde du Dr Moreau-Wolf, droit et courbe, ouvert et fermé.

réunies, n'ont qu'un volume de 2 millimètres et qui soudées à leur extrémité vésicale sont courbées dans cette partie comme une sonde ; 2° d'un mandrin plein creusé sur deux de ses côtés d'une rainure.

Une bougie conductrice est vissée à l'extrémité vésicale du conducteur.

La manœuvre opératoire est des plus faciles : on commence par introduire le conducteur jusque dans la vessie ; cela fait, on écarte un peu ses deux branches et on les engage dans les rainures du mandrin, *qu'on enfonce d'un seul coup* dans l'urèthre. Alors on retire l'instrument tout armé ou, si l'on *rencontre un peu de résistance*, on enlève d'abord le mandrin et ensuite le conducteur. On place ensuite dans l'urèthre une sonde qu'on laisse à demeure pendant vingt-quatre heures.

Les résultats de cette opération sont presque toujours excellents, l'hémorrhagie est insignifiante et s'arrête facilement.

Mais, si le méat est étroit et si l'on n'a point eu la précaution de le débrider, la douleur déterminée par la dilatation forcée qu'il subit est atroce ; or, comme il répugne presque toujours au malade de se laisser inciser l'orifice externe de l'urèthre, le volume considérable du mandrin constitue un des inconvénients sérieux de cet instrument.

On comprend en outre aisément que l'introduction dans un canal dans lequel il existe déjà une cause d'irritation, d'un instrument aussi volumineux, fatigue les points de l'urèthre qui ne sont pas atteints et peut souvent donner lieu à des phénomènes douloureux de contracture.

De la divulsion rétrograde. — C'est pour obvier à ces inconvénients que nous avons fait construire notre divulseur rétrograde, que nous avons eu l'honneur de présenter à l'Académie de médécine, dans sa séance du 12 avril 1870.

Cet instrument (Fig. XCIX) se compose d'un tube cylindrique en acier trempé, fendu à son extrémité pénétrante en cinq ou six parties égales. Dans l'intérieur de ce tube, passe une tige en acier, terminée, à sa partie manuelle, par un pas de vis, et surmontée, à son extrémité antérieure, d'un renflement pyriforme, droit ou courbe, et diminuant graduellement de grosseur, dont la base arrondie repose sur l'extrémité fendue du tube.

Le sommet de la poire est muni d'un pas de vis qui permet d'y fixer une bougie conductrice.

Maintenant, on comprend que si, au moyen de la vis de rappel par laquelle se termine inférieurement la tige centrale, on ramène le renflement pyriforme entre les lames du tube, celles-ci s'écartent, et l'instrument prend alors, en ce point, un diamètre d'autant plus considérable que l'on fait pénétrer plus avant le renflement pyriforme en tournant plus ou moins la vis de rappel.

Voici de quelle façon on opère avec cet instrument (Fig. XCVIII) : la bougie conductrice est poussée jusque dans la vessie ; on visse alors le divulseur sur l'ajutage métallique qui la termine, et on le fait pénétrer à sa suite jusque dans la vessie.

FIG. C.

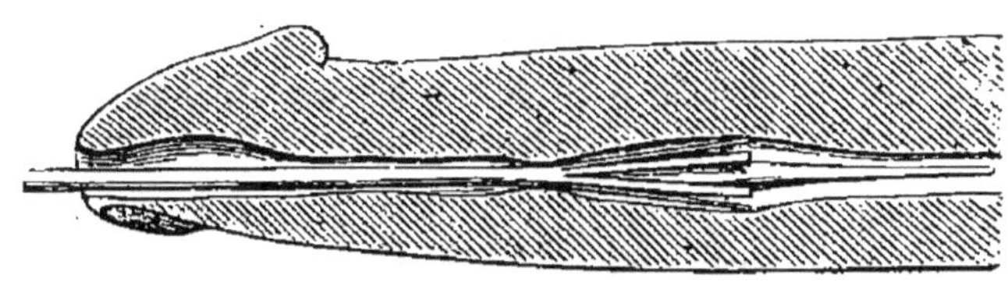

Divulseur rétrograde du Dr Moreau-Wolf, ouvert derrière un rétrécissement.

Lorsque l'opérateur, en cherchant à ramener doucement l'instrument d'arrière en avant, est certain d'avoir franchi le rétrécissement, il tourne la vis de rappel de gauche à droite et opère sur place une dilatation plus ou moins considérable en arrière du rétrécissement.

Alors, en combinant le mouvement d'extraction des sondes courbes ordinaires avec une traction continue, il force le cône formé par les lames du tube à franchir la stricture. Le manque de résistance et la sensation particulière accusée par les malades indiquent que l'obstacle est vaincu.

Puis, tout en continuant le mouvement d'extraction de l'instrument, il tourne la vis de rappel de droite à gauche, de façon, en rapprochant les lames, à diminuer le diamètre de l'instrument, qu'il ferme complètement dans la fosse naviculaire, pour ne fatiguer en rien les parties du canal.

Dès que l'instrument divulseur est retiré du canal, nous faisons une injection d'huile dans l'urèthre, afin d'isoler autant que possible les parois lésées par l'opération du contact des urines, puis nous introduisons une sonde en gomme, n° 18 ou 20, que nous laissons à demeure. Vingt-quatre heures après l'opération, nous enlevons la sonde, en prescrivant au malade de boire *très abondamment* une tisane appropriée.

Les résultats de la divulsion rétrograde sont les mêmes que ceux de la divulsion d'avant en arrière, c'est-à-dire excellents Notre procédé opératoire présente seulement sur cette méthode des avantages considérables qui doivent le faire employer de préférence.

De la dilatation permanente. — On peut, par l'emploi de la dilatation permanente, arriver à vaincre promptement, quoique momentanément, des rétrécissements considérables.

La dilatation permanente, autrefois très employée, n'est plus usitée que dans certains cas spéciaux. Elle consiste dans l'introduction dans l'urèthre d'un instrument, souple ou rigide, qu'on laisse séjourner dans le canal pendant un temps plus ou moins long. Il est bien entendu que ce n'est que lorsque l'instrument employé est très peu volumineux qu'on peut se servir d'une bougie et la laisser à demeure, sans risquer d'entraver le cours de l'urine, ce liquide pouvant alors filtrer entre la bougie et les parois du canal ; aussi, pour retirer des fruits de l'emploi de cette méthode, doit-on faire usage de sondes au lieu de bougies, afin d'éviter l'irritation inévitable que produirait à la longue le passage réitéré d'un instrument que le malade serait forcé pour uriner de retirer et d'introduire plusieurs fois par jour.

Appréciation des différentes méthodes employées pour guérir les rétrécissements.

A. De l'uréthrotomie interne. — Le propre de l'uréthrotomie interne, qu'elle soit pratiquée de telle ou telle façon, et avec tel ou tel instrument, est de ne jamais amener la guérison radicale des rétrécissements. Ce n'est que momentanément que l'urèthre reprend ses dimensions : petit à petit, plus ou moins vite, selon que l'incision a été plus ou moins profonde, la stricture se reforme.

M. le Pr Tillaux, dans sa thèse d'agrégation, est arrivé à cette conclusion : *L'uréthrotomie interne n'a jamais guéri un rétrécissement.*

Malgré l'invention des instruments les plus ingénieux, on n'a jamais pu parvenir, grâce à elle, à obtenir la guérison radicale d'un rétrécissement confirmé; tous les médecins savent, en effet, combien fréquentes sont les récidives de ces affections traitées par ce procédé.

M. Maisonneuve a été forcé de pratiquer, sur un même malade, huit uréthrotomies; il lui est arrivé de l'opérer deux fois dans la même année.

Mais si les résultats favorables de l'uréthrotomie interne se maintiennent si mal, cette opération est-elle au moins sans gravité, et n'entraîne-t-elle jamais la mort du malade? Malheureusement, non !

La *douleur* qu'elle détermine est quelquefois extrêmement vive, mais, en définitive, elle est très courte si on place une sonde à demeure. L'*hemorrhagie*, accident fréquent à la suite de l'uréthrotomie interne, est souvent abondante et rebelle. Un malade opéré par M. Ricord eut une hémorrhagie qui dura plus de trente heures. M. Maisonneuve en a observé une extrêmement grave, incoërcible, et qui mit le malade à deux doigts de sa perte.

L'infiltration urineuse succède souvent à cette opération, surtout dans le cours du traitement consécutif par la dilatation.

Sans lui être spéciale, notons en outre que la *fièvre uré-*

Fig. C¹.

Uréthrotome à deux lames de Robert.

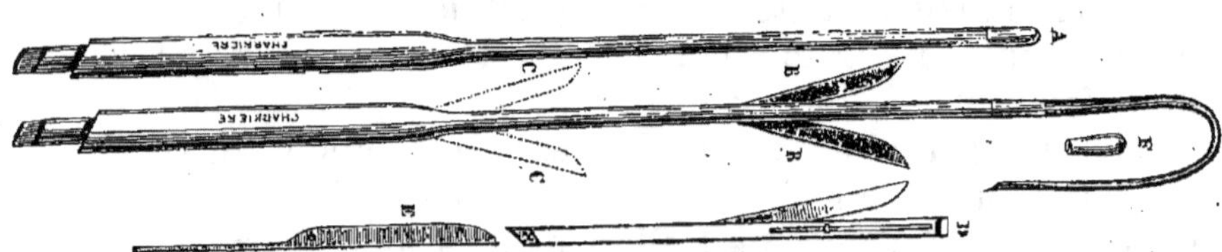

thrale peut survenir après l'uréthrotomie et enfin, pour terminer cette funeste énumération, la *phlébite* des veines de la verge et des veines hypogastriques, les *abcès* et l'*infection purulente*.

On a observé aussi à la suite de l'uréthrotomie des écoulements puriformes difficiles à guérir.

En résumé, l'uréthrotomie interne est une opération sérieuse, pouvant déterminer les accidents les plus graves et même la mort et dont les résultats sont de peu de durée.

B. **L'uréthrotomie externe** et l'**excision** sont des opérations d'exception, toujours très sérieuses et applicables à un nombre excessivement restreint de cas.

C. **La cautérisation** des rétrécissements de l'urèthre détermine une douleur très vive, sinon immédiatement loin de son application, du moins quelques heures après.

De plus, quelque précision apparente que semble comporter l'usage de tel ou tel porte-caustique, il est toujours difficile, sinon impossible, de limiter l'action du caustique aux parois altérées du canal. Cette méthode a enfin donné lieu aux accidents les plus graves, sans que pour cela le résultat obtenu se maintienne assez longtemps pour qu'on puisse, en vue du bénéfice probable de son emploi, négliger tous ces inconvénients.

La cautérisation, comme méthode destructive des rétrécissements de l'urèthre, doit donc être rejetée d'une façon absolue.

C'. **Les** indications de la **cautérisation galvano-chimique** sont aussi des plus limitées; elle est d'une application difficile à cause de l'appareil producteur de l'électricité qui demande des connaissances spéciales pour être habilement manié. Les rétrécissements fibreux ne sont pas justiciables de son emploi, et elle expose à des récidives à courte échéance; aussi, quoique son application offre peu de périls, ne doit-elle être employée que dans des circonstances très rares.

D. En faisant la part des avantages et des inconvénients de la **dilatation progressive lente**, on peut dire que, si ce mode opératoire, en apparence, expose peut-être moins le malade à des accidents que les autres procédés, il peut néanmoins déterminer de graves complications et que, par sa durée et le manque de persistance des résultats obtenus, il est loin de constituer le *nec plus ultra* du traitement des rétrécissements de l'urèthre.

Ses indications sont en outre assez restreintes et, à moins d'avoir à traiter un rétrécissement de nature purement inflammatoire, pris au début de sa formation, on ne peut espérer, grâce à lui, guérir radicalement et sans dangers ces affections.

E. Les avantages qu'on retire de la **dilatation progressive rapide** sont tout aussi passagers et plus fugaces encore que ceux que produit la dilatation lente. Quant aux inconvénients, ils sont les mêmes dans les deux cas, et leur fréquence plus grande dans la dilatation rapide s'explique aisément par les manœuvres exercées sur l'urèthre dans un temps très court.

F. L'emploi de la **dilatation permanente** expose à des accidents douloureux et graves. Douleurs intolérables, accès fébriles, accidents nerveux, écoulement uréthral abondant, ulcérations de la muqueuse, inflammation des testicules, de la prostate et de la vessie, etc., etc., tels sont les principaux désordres qui ont presque fait rejeter cette méthode, malgré les succès évidents et incontestables qu'elle a pu compter.

G. **La dilatation brusque** est un mythe; ce n'est en effet qu'au prix d'une déchirure des parois de l'urèthre qu'on parvient, en pratiquant cette opération, à rendre au canal son calibre normal, par conséquent, c'est toujours de la *divulsion* qu'on fait en croyant faire simplement de la dilatation.

H. **La divulsion** d'avant en arrière est de toutes les opérations qui se pratiquent sur l'urèthre en vue de lui restituer son calibre normal, celle qui, sans contredit, donne les meilleurs résultats.

I. La **divulsion rétrograde**, qui n'intéresse que le point rétréci du canal sans exercer de violences inutiles sur les parties saines, lui est de beaucoup préférable.

Observation I.

C..., 58 ans, ancien contre-maître de la maison Charrière pendant plus de vingt ans, n'a jamais contracté ni blennorrhagie ni syphilis. A toujours éprouvé, même enfant, une certaine gêne pour uriner.

En 1837, étant soldat, il est pris subitement d'une rétention d'urine; le Dr Moulin pratique sans difficulté le cathétérisme. Depuis cette époque, le sieur C... est forcé de temps en temps de se servir d'une sonde en gomme.

En 1842, sous le coup d'une rétention d'urine, le malade va consulter Mercier, qui est plus d'une heure avant de pouvoir introduire une bougie nº 6. Ce chirurgien soumet, pendant plus de six semaines, le malade à la dilatation progressive, et constate l'existence d'une valvule prostatique.

En 1850, Caudmont conseille au sieur C... de se laisser uréthrotomiser ; mais, sur le refus du malade, il pratique la dilatation progressive pendant deux mois. Ce procédé semble avoir rendu au canal sa perméabilité primitive pendant quelques années ; mais le jet de l'urine ne tarde pas à diminuer de jour en jour, malgré les cathétérismes pratiqués par le malade, qui est forcé de descendre graduellement l'échelle de la filière métrique, jusqu'au jour où il lui est impossible d'introduire une sonde très fine.

Le 6 avril, nous constatons chez le sieur C... l'existence d'une stricture de nature fibreuse, siégeant à 14 centimètres du méat ; nous mettons plus de trois quarts d'heure à franchir cet obstacle avec une bougie en gomme nº 4, que nous laissons à demeure.

Le lendemain, assisté d'un de nos confrères les plus distingués de l'armée, M. le Dr Bouloumié, nous réussissons à introduire notre divulseur rétrograde, après l'avoir vissé sur la petite bougie, qui est, du reste, fort serrée dans l'angustie. Immédiatement après la divulsion, nous introduisons aisément une sonde olivaire nº 20. Peu ou point de douleur ; cinq ou six gouttes de sang seulement.

Quarante-huit heures après l'opération, le malade urine librement, et il nous est même permis de confirmer le diagnostic de Mercier touchant la valvule prostatique. Quelques bouteilles d'eau de Vittel suffirent à parfaire la guérison, en rendant à la vessie sa tonicité normale. Vu le peu de gêne que lui occasionne sa valvule du col, nous conseillons au sieur C... de s'en tenir là, nous réservant d'intervenir plus tard, lorsque nous le croirons opportun.

OBSERVATION II.

B..., 36 ans, mécanicien : deux blennorrhagies, la dernière il y a treize ans ; elles ont été mal soignées. Suintement habituel pendant quelques années. Depuis sept ans environ, le malade s'aperçoit qu'il urine moins facilement. Il y a six ans, rétention d'urine pendant douze heures, qui cède à un cathétérisme et à l'usage de bains et de tisanes.

Le sieur B... vient nous consulter le 4 janvier. Nous constatons, à 13 centimetres, une stricture que nous parvenons à franchir sans trop de difficulté avec le n° 3 ; aussi, commençons-nous à traiter le malade par la dilatation progressive, qui semble marcher régulièrement ; mais, dès que ce procédé permet aux urines de couler assez librement, le sieur B... cesse de venir, empêché qu'il en est par ses occupations.

Au bout de cinq semaines, le jet diminue progressivement de grosseur ; aussi, le 15 avril, constatons-nous qu'elles ne coulent plus que goutte à goutte, et mettons-nous plus d'une demi-heure à introduire une bougie n° 6. *Divulsion rétrograde.* Immédiatement après l'opération, introduction facile d'une sonde olivaire n° 22. Douleur insignifiante. A peine une cuillerée à café de sang.

Le 19. Le sieur B... reprend ses occupations, pissant à plein canal sans la moindre souffrance.

OBSERVATION III.

L..., 29 ans, artiste peintre. Jamais de blennorrhagies ni de syphilis.

En 1864, en faisant des restaurations à des peintures murales, chute d'une échelle très élevée. Cet accident force le malade à garder le lit pendant une huitaine de jours. Depuis cette époque, légères

difficultés à uriner ; la vessie ne semble jamais se vider complètement.

Il y a quatre mois environ que le jet semble diminuer journellement ; il ne tarde pas à devenir filiforme, et, lorsque le malade
vient nous consulter, les urines ne coulent plus que goutte à goutte
(1er mars).

C'est en vain que, dans une première séance, nous essayons d'introduire dans le rétrécissement, qui siège à 14 centimètres, la bougie
la plus fine, quelles que soient les manœuvres employées pendant
plus d'une heure.

Le lendemain, après bien des tâtonnements, et grâce à l'emploi
du porte-empreinte de Ducamp, nous finissons par pousser jusque
dans la vessie une bougie n° 5.

Divulsion rétrograde. Un dé à coudre à peine de sang. Douleur
vive, mais très courte. Passage immédiat d'une sonde n° 18. Léger
mouvement de fièvre.

Aujourd'hui, 26 mars, guérison complète.

OBSERVATION IV.

C..., 51 ans, employé, nous est adressé par notre confrère et ami
le Dr Dourlen. Trois blennorrhagies, la dernière il y a douze ans,
chancre mou il y a vingt-cinq ans ; le malade a fait usage d'injections très caustiques et a été affecté pendant de longues années d'un
écoulement uréthral, revenant à certaines époques par les changements de temps. Depuis trois ans, difficultés à uriner ; depuis six
mois, les urines ne sortent plus, tantôt que goutte à goutte, tantôt
par un tout petit jet ; il existe en même temps un léger écoulement
séro-purulent. Les envies d'uriner sont fréquentes ; la nuit, toutes
les demi-heures, le sieur C... est forcé de se lever pour les satisfaire.
Rétrécissement à 13 c. 1/2 constaté le 26 février. Introduction relativement facile d'une bougie n° 7, qui est très serrée. *Divulsion rétrograde*, presque pas de douleurs ; 5 ou 6 gouttes de sang seulement. Nous introduisons une sonde n° 20. Aujourd'hui, 23 mars, le
sieur C... urine à plein jet.

24.

OBSERVATION V.

M..., 42 ans.

Deux blennorrhagies, la dernière en 1864, soignées à l'hôpital militaire ; suintement habituel ; depuis 1865, diminution du jet des
urines.

Le 5 février, le malade vient nous consulter au Dispensaire ; il
n'urine plus que goutte à goutte, et quelquefois il est même forcé
d'attendre au moins un quart d'heure pour vider sa vessie.

Rétrécissement à 8 centimètres, se laissant franchir par une bougie n° 6 ; *divulsion rétrograde*, douleur insignifiante, quelques
gouttes de sang seulement ; passage immédiat d'une sonde n° 23.

Le 18. Nous passons une bougie d'étain n° 44 de la filière Beniqué, et le 1er mars, dans une même séance, nous introduisons, sans
déterminer aucune douleur, six bougies de la même filière du n° 44
au n° 50. Le sieur M... urine librement à plus de 1 m. 50 cent.

OBSERVATION VI.

C..., 70 ans, mécanicien-ingénieur. Jamais de blennorrhagie ;
chancres non infectants, il y a plus de quarante ans. Depuis sept à
huit mois, difficulté à opérer la miction ; prostate peu volumineuse ;
le jet est très fin et sort en fourche.

Le 16 avril. Nous constatons chez ce malade l'existence de deux
strictures à 0,11 et 0,14 centimètres ; le premier de ces obstacles,
beaucoup moins étroit que le second, introduction d'une bougie n° 6 ;
divulsion rétrograde. Le malade n'accuse pas de douleur et dit
n'avoir éprouvé qu'un sentiment de traction légèrement pénible ;
quelques gouttes de sang ; le divulseur est à peine retiré que l'urine
jaillit par un jet très volumineux, sonde n° 20.

Au bout de quinze jours, deux séances de dilatation avec les bougies Béniqué du n° 42 au n° 52 ; guérison complète. Le sieur C...
dit n'avoir jamais aussi bien uriné.

OBSERVATION VII.

L..., 58 ans, peintre.

N'a jamais eu de blennorrhagie ni aucun accident vénérien ; a toujours parfaitement uriné. Au mois de décembre 1869, il fit une chute violente, en tombant d'une échelle haute de plus de 5 mètres; le corps porta sur le périnée, après avoir rebondi plusieurs fois. Immédiatement après l'accident, hémorrhagies considérables par le rectum et l'urèthre. Le malade est parfaitement soigné, mais les urines restent sanglantes pendant quatre jours, alors que l'hémorrhagie intestinale était totalement arrêtée.

Depuis cette époque, difficultés de plus en plus grandes à opérer la miction ; de temps en temps, les urines sont teintées de sang, et leur passage détermine de vives douleurs. Cet état va en empirant, de telle façon qu'au mois de février 1870 les urines ne sortent plus que goutte à goutte, elles s'arrêtent même à trois ou quatre reprises pendant six ou sept heures. Sur le conseil d'un pharmacien, le malade fait usage d'une décoction d'alkékenge dans du vin blanc, moyen qui aggrave son état ; car, au bout de quelques jours, il s'aperçoit que ses habits sont mouillés dans le jour sans qu'il le sente ; l'incontinence des urines ne tarde pas à avoir lieu la nuit, et le liquide devient purulent et fétide, tachant le linge et laissant déposer un sédiment brunâtre ; aussi le sieur L... est-il forcé de se munir d'un urinal.

Nous voyons le malade le 6 juin pour la première fois, nous constatons l'existence d'un rétrécissement considérable siégeant à 0,13 c. du méat, obstacle qu'il nous est impossible de franchir dans une première séance, que nous ne voulons pas prolonger de peur de fatiguer le patient.

Le 7 juin. Après de longues tentatives, nous finissons par introduire une bougie filiforme en gomme nº 5 ; l'instrument est très serré, mais les douleurs sont si vives qu'après l'avoir laissé en place pendant quelques minutes, nous le retirons.

Le 8. Le sieur L... nous dit uriner plus facilement ; nous introduisons en effet une bougie nº 8, qui joue assez facilement dans l'angustie ; essai infructueux pour introduire le divulseur rétrograde.

Nous constatons que ces difficultés tiennent à une déviation considérable du canal qui, ainsi qu'il arrive le plus fréquemment dans les strictures de cause traumatique, constitue l'obstacle le plus sérieux à l'introduction des instruments.

Les 9 et 10. Frissons et fièvre.

Le 11. Les urines sortent plus facilement, quoique toujours goutte à goutte, l'incontinence a cessé, et le malade a quitté son urinal ; nous introduisons une bougie en gomme n° 8, que nous laissons à demeure, en recommandant au malade d'uriner par-dessus.

Le 13. Nous retirons la bougie, et laissant le sieur L... reposer jusqu'au samedi 18, nous introduisons ce jour-là une sonde à bout olivaire n° 9, que nous laissons à demeure jusqu'au lundi 20 ; *divulsion rétrograde facile*, un peu de douleur lors du premier temps de l'opération, sentiment de traction pénible (*sio*) et instantanée lors de la divulsion, 5 à 6 gouttes de sang. Sonde à demeure, n° 20, aisément introduite, et retirée le mercredi 25 ; pas de fièvre ni de douleurs.

Le malade urine aujourd'hui librement ; nous avons pu passer 2 juillet) une bougie n° 23 sans déterminer de douleur.

OBSERVATION VIII.

R..., 68 ans, ancien banquier, a contracté une blennorrhagie il y a cinquante ans, mal soignée, qui a laissé à sa suite un suintement habituel contre lequel, en 1829, un médecin conseilla des injections très caustiques. Ce moyen ne réussit du reste qu'incomplètement à tarir l'écoulement. Petit à petit, de 1829 à 1834, l'émission des urines se fait moins librement ; enfin, la gêne éprouvée par le malade devient telle qu'il va consulter Dubouchet à la fin de 1834. Ce praticien constate l'existence de deux rétrécissements, l'un dans la région pénienne et l'autre à la région membraneuse. Cautérisation au nitrate d'argent. En cinq ou six séances, les deux strictures sont détruites, et le malade urine librement. Pendant plus de dix ans, néanmoins, Dubouchet passa de temps en temps des bougies.

Il n'y a qu'un an que le sieur R... s'aperçoit qu'il urine aussi mal la nuit que le jour ; il est forcé d'attendre ses urines pendant quelques minutes ; envies fréquentes d'uriner. Enfin, depuis cinq à six mois, les urines ne sortent plus que goutte à goutte, et, le 3 mars 1870, atteint depuis plus de treize heures d'une rétention d'urine, le malade vient nous trouver. Rétrécissement à 13 centimètres. Introduction, après un quart d'heure de tentatives, d'une bougie conductrice n° 6 médiocrement serrée. *Divulsion rétrograde.* Le malade n'accuse pas de douleurs. Quelques gouttes de sang. L'urine sort à plein jet en déterminant une légère cuisson. Sonde à demeure n° 20. Pas de fièvre.

Le 5 mars, nous retirons la sonde ; les urines jaillissent à plus de 1 m. 50. Guérison complète le 15 avril. Nous introduisons une bougie d'étain Béniqué n° 46.

OBSERVATION IX.

R..., 40 ans, valet de chambre, opéré par Heurteloup, en 1860, d'une stricture de la région pénienne. Cet homme a contracté plusieurs blennorrhagies, qui ont été soignées étant au régiment, et, rentré dans la vie civile, au moyen des injections au nitrate d'argent.

Nous constatons, le 8 mai, à 12 cent. 1/2, l'existence d'un obstacle très résistant, d'une étendue de plus de 4 centimètres, qui ne se laisse franchir avec peine que par une bougie n° 7.

Les urines sortent tantôt par un jet filiforme en arrosoir, tantôt goutte à goutte. Le malade nous supplie de le débarrasser immédiatement, coûte que coûte, car il doit partir dans cinq jours pour le Brésil, avec un maître au service duquel il désire vivement rester. Le sieur R... nous est envoyé par un de nos malades que nous avons opéré, et qui a pu reprendre ses occupations quarante-huit heures après l'opération.

Divulsion rétrograde. Un dé à coudre de sang. Douleur insignifiante. Sonde à demeure n° 22. Le malade, qui a beaucoup de courses à faire, a ressenti si peu de douleur, et la sonde le gêne si peu, que, malgré nos prescriptions, il vaque à ses occupations le lendemain de l'opération. Le soir, frissons violents. (Sulfate de quinine, boissons diurétiques en abondance ; frictions stimulantes sur tout le corps.

Les accidents cèdent à l'emploi de ces moyens, et, le 15 mai, le sieur R..., dans le canal duquel nous passons aisément et sans déterminer de douleur une bougie d'étain n° 44, quitte Paris pour s'embarquer.

Observation X.

M. S. L..., 62 ans, employé, demeurant rue Mazarine, est affecté depuis vingt-cinq ans de difficultés d'uriner. Il a été atteint, dans sa jeunesse, de plusieurs inflammations du canal de l'urèthre, et, environ quinze mois après le dernier écoulement, les fonctions de l'appareil uro-génital se sont trouvées troublées. Plus tard, et malgré divers traitements médicaux, la miction est devenue de plus en plus difficile, les urines ne sortaient plus que par un jet très petit ; plus tard encore, M. S. L... ne pouvait uriner que goutte à goutte, et les envies en étaient presque incessantes. Il y a environ deux ans, il survint un abcès dans la région périnéale ; cet accident fut suivi de la formation de deux fistules urinaires par lesquelles l'urine s'échappe en partie.

Depuis fort longtemps, le malade a vu survenir un dérangement profond dans son état général, et l'incommodité, résultant de la situation déplorable où il se trouve, l'a forcé de renoncer à ses relations habituelles.

M. S. L.. se confie à nos soins le 1er juin ; à notre première exploration, nous constatons l'existence de rétrécissements multiples, ayant leur siège dans la partie profonde du canal.

Une bougie filiforme a de la peine à franchir divers obstacles, et nous apprend que l'urèthre est complétement déformé dans sa direction par une série de coarctations de nature calleuse.

Le malade ne veut pas entendre parler d'opération et désire que nous employions, avant d'y songer, tous les moyens possibles pour arriver à une situation supportable. Malgré le peu d'espoir que nous avions, et selon le désir formel de M. S. L..., nous commençons l'application de notre méthode par la dilatation temporaire ; les divers procédés que nous mîmes en usage, trop longs à relater dans cette courte rédaction, nous permirent, contre notre attente, de faire pénétrer, en six séances, une bougie de 4 millimètres. Nous eûmes l'extrême satisfaction de continuer ainsi en modifiant nos manœuvres selon l'indication, et d'obtenir un résultat vraiment inespéré en trente-huit séances de quinze minutes chacune.

Dès la vingt-cinquième séance, le malade urinait déjà avec un jet vigoureux, les fistules s'étaient fermées presque complètement, et leur oblitération était définitive à la fin du traitement.

Les urines, qui étaient excessivement épaisses, depuis plusieurs années, s'éclaircirent peu à peu, le malade recouvrait le repos, l'appétit, il n'urinait plus que quatre ou cinq fois par jour.

Cette situation si heureuse continue, et, depuis bientôt trois années, M. S. L... est complètement rétabli.

Nous devons ajouter que le plus léger excès, la plus légère infraction à ses habitudes, a un retentissement immédiat sur l'appareil urinaire, et que, jusqu'à la fin de sa vie, le malade devra être très circonspect sur ce point.

Peu d'observations de guérison offrent un intérêt semblable à celle-ci. Tout se réunissait pour nous éloigner de l'emploi de notre méthode : l'ancienneté, la durée et le nombre des rétrécissements, l'état général du malade, la présence de deux fistules urinaires, et pourtant, malgré ces circonstances si défavorables, le succès a couronné nos efforts.

OBSERVATION XI.

M. X..., 68 ans, membre de l'Assemblée élective de Valachie, provisoirement à Paris, hôtel d'Angleterre, rue des Filles-Saint-Thomas, vient nous consulter pour une incontinence d'urine qui le fait souffrir d'une manière atroce et ne lui laisse pas un instant de repos.

M. X... nous dit avoir consulté à Bucharest, à Vienne, à Berlin les chirurgiens les plus en renom : aucun n'a pu parvenir à lui introduire une sonde dans le canal.

Très inquiet de sa situation, M. X... est venu à Paris, et voici le résumé de l'histoire de sa maladie :

Comme beaucoup d'autres, M. X... a été atteint, dans sa jeunesse, de plusieurs inflammations du canal de l'urèthre.

Depuis plusieurs années, M. X... a remarqué que peu à peu le jet de l'urine diminuait de volume, et se divisait en plusieurs portions. Les envies d'uriner étaient plus fréquentes, et un dépôt de matières filantes s'attachait au fond du vase.

Plus tard, les douleurs, d'abord supportables, sont devenues excessivement vives chaque fois que le besoin d'uriner se faisait sentir, et ce besoin se manifestait depuis quelques jours, et trente-cinq fois par vingt-quatre heures.

Nous diagnostiquons immédiatement une cystite aiguë du col vésical, cystite survenue, ainsi que cela se voit fréquemment, pendant l'existence d'un catarrhe chronique de la vessie, le rétrécissement du canal de l'urèthre étant, à nos yeux, la cause initiale des désordres fonctionnels que nous observions.

Après avoir énergiquement et efficacement combattu l'inflammation vésicale et avoir fait cesser la plus grande partie des douleurs qui torturaient le pauvre malade, il nous fut possible de faire une exploration du canal de l'urèthre afin de déterminer la situation, le degré de dureté et la longueur de la coarctation.

Nous parvînmes assez facilement, et à sa grande surprise, sans le faire trop souffrir, à introduire notre explorateur.

Ayant été témoin de l'insuccès de nos illustres confrères d'Outre-Rhin, il ne pouvait croire qu'il fût possible de le sonder, et n'avait consenti à l'être par nous que sur nos instances et l'assurance que nous lui donnions de cesser toute tentative qui deviendrait douloureuse.

Après quelques recherches, nous constatons qu'il existe un rétrécissement à la partie antérieure de l'urèthre, rétrécissement qui nous paraît d'une dureté moyenne et d'une longueur d'environ 1 centimètre.

Le col vésical est d'une sensibilité extrême, le moindre contact provoque des douleurs très vives, et il s'écoule un peu de sang à chaque introduction de la bougie, malgré la lenteur extrême et les précautions infinies que nous apportons à ces manœuvres.

Enfin, peu à peu, nous parvenons à émousser la sensibilité des parties et à introduire des dilatateurs de plus en plus volumineux.

Après quelques séances très bien supportées, M. X..., qui pouvait aller et venir, se fatigua outre mesure, fit un léger excès de table, et fut pris d'une hémorrhagie que nous arrivâmes à faire cesser complètement par les moyens appropriés.

Cet accident ayant cédé, nous reprîmes, après quelques jours, le traitement par la dilatation graduée, et nous pûmes restituer au canal son calibre normal.

Malgré cela, la vessie malade depuis si longtemps avait perdu tout ressort et ne se vidait pas encore convenablement, les envies d'uriner étaient fréquentes. Enfin, les fonctions de l'appareil urinaire n'avaient pas reconquis leur intégrité.

M. X..., qui était pressé de partir pour assister à l'ouverture des Chambres de son pays, consentit pourtant à rester douze jours de plus, afin de nous permettre d'achever une guérison si bien commencée.

Nous lui fîmes un certificat constatant l'impossibilité où il était de se rendre momentanément à son poste, et nous le soumîmes immédiatement à la méthode de gymnastique vésicale.

Après quelques séances parfaitement supportées, le malade n'urinait plus que sept ou huit fois par jour sans aucune sensation douloureuse, et le douzième jour M. X... put partir pour Bucharest dans une situation presque parfaite.

Nous recommandâmes au malade de continuer l'emploi du même moyen aussitôt arrivé chez lui, et pendant deux mois au moins.

OBSERVATION XII.

M. R...., associé d'agent de change, âgé de quarante-huit ans, a contracté dans sa jeunesse plusieurs uréthrites, guéries par les moyens usités, injection, copahu, etc.

Il y a une quinzaine d'années, M. R... s'aperçut qu'il urinait un peu plus souvent, et que le jet était plus délié ; cette position empira peu à peu, et dans ces dernières années l'urine était devenue épaisse ; la vessie ne se vidait qu'incomplètement ; plusieurs fois le malade avait rendu de petits graviers qui ne traversaient l'urèthre qu'avec beaucoup de difficultés et de grandes souffrances ; enfin arriva un moment où M. R..., quoique très négligent pour se soigner, se décida à consulter un de nos spécialistes.

Ce praticien, après avoir reconnu immédiatement qu'il existait un obstacle au libre cours de l'urine, obstacle consistant en deux rétrécissements, fit plusieurs séances de dilatation après lesquelles M. R..., se trouvant un peu mieux, discontinua le traitement.

Plus tard, les symptômes ne tardèrent pas à reparaître, et un autre médecin conseilla une saison aux eaux d'Évian.

Ces eaux, très efficaces dans quelques cas spéciaux, n'eurent pour résultat que d'aggraver la position de M. R...; elles excitèrent les reins et la vessie, et le malade arriva à uriner douze et quinze fois par jour ; enfin il se décida à recommencer le traitement qui avait paru réussir une première fois, mais le spécialiste, qui avait fait ses premières tentatives, était malade et, sur le conseil d'un ami de la famille, M. G..., que nous avons eu le bonheur de guérir, il y a trois ans, d'une incontinence d'urine et de cystite aiguë d'une gravité extrême, nous fûmes chargé du traitement de M. R...

A notre première exploration, nous constatons que le canal de l'urèthre est fortement rétréci par la présence de deux coarctations qui nous paraissent très dures quoique un peu élastiques.

Une petite bougie n° 2 a de la peine à pénétrer dans le deuxième rétrécissement, et on sent parfaitement que plusieurs petits graviers sont engagés dans les lacunes et les diverses cavités qui existent en avant et en arrière des coarctations.

Nous commençâmes immédiatement le traitement par la dilataion temporaire, mais, après quatre ou cinq séances, nous n'obtînmes qu'un résultat médiocre.

Pourtant, les graviers qui obstruaient une partie du canal furent rendus, et la position de M. R... devint moins pénible ; après une vingtaine de séances, malgré l'emploi méthodique des agents dilatateurs, nous n'arrivons qu'à obtenir une légère augmentation du calibre uréthral ; nous proposâmes alors au malade de le débarrasser immédiatement, par une opération peu douloureuse et presque instantanée, d'une infirmité qu'il était impossible de guérir par un autre moyen, infirmité qui pouvait mettre à tout instant sa vie en péril.

M. R... accepte, et le 1er novembre nous procédons à l'opération. Tout se passe fort bien, le malade se repose deux jours, sort le quatrième, urinant à plein canal, et ressentant à peine une légère cuisson.

OBSERVATION XIII.

M. S..., 39 ans, employé à l'administration des Postes, était affecté, depuis environ treize ans, d'une incontinence d'urine causée par la présence de rétrécissement survenu à la suite d'une inflammation intense du canal de l'urèthre.

M. S..., alors militaire, fut traité à l'hôpital du Val-de-Grâce.

Pendant la période la plus intense de cette inflammation, il fut pris d'une rétention complète d'urine ; plusieurs élèves de l'hôpital essayèrent inutilement de le sonder, durent y renoncer après l'avoir fait beaucoup souffrir et avoir provoqué une hémorrhagie assez grave.

M. S... vint nous consulter, d'après le conseil de son beau-frère, que nous avons traité pour une affection uréthrale presque semblable, et il nous dit ne conserver aucune espérance ; il a suivi plusieurs traitements sans résultats, et ne croit pas qu'il soit possible de le guérir.

M. S... est d'un tempérament très nerveux, et cet état naturel est encore augmenté par l'affection dont il est affligé. Il a des idées noires, il voit sa position perdue, il songe au suicide, et nous avons beaucoup de peine à lui faire partager une partie de notre ferme espoir de le guérir complètement.

L'exploration préalable nous avait indiqué qu'il existait un rétrécissement situé sous l'arcade pubienne ; que cet obstacle au cours de l'urine, obstacle de nature calleuse, était sans doute le résultat des manœuvres exercées à l'époque de la rétention d'urine.

Probablement il y avait eu une ou plusieurs fausses routes faites dans la portion sous-pubienne du canal.

Les premières séances de dilatation ne produisirent aucun résultat appréciable, et nous eussions renoncé à l'emploi de notre méthode, si le souvenir de la réussite complète d'un certain nombre de cas analogues ne nous avait soutenu ; pourtant, à partir de la septième séance, M. S... urine déjà un peu plus librement ; le mieux continue, et, après la vingt-huitième séance, nous parvenons à faire parcourir au canal une sonde de 7 millimètres.

Le malade n'a pas souffert un seul instant ; son état général s'est complètement amélioré, sa gaieté est revenue. M. S... n'urine plus que trois ou quatre fois par jour.

Nous avons eu le plaisir de recevoir récemment la visite de M. S..., qui se trouve toujours dans un état des plus satisfaisants.

Observation XIV.

M. D..., âgé de soixante-deux ans, employé dans une fabrique de savon, demeurant place Saint-Jacques, à Paris, était affecté depuis quatorze ans de plusieurs rétrécissements, suite de diverses inflammations du canal de l'urèthre.

M. D... nous raconte que, malgré un grand nombre de traitements, sa situation est devenue lamentable ; il est obligé d'uriner vingt-cinq et trente fois par jour, la nuit surtout, depuis quatre ou cinq mois. Il ne peut prendre aucun repos. L'urine, qui exhale une odeur fétide, devient de plus en plus épaisse et dépose une grande quantité de matière purulente verdâtre.

M. D..., qui est resté en traitement pendant plusieurs mois, sans avoir aucun soulagement, est menacé de perdre sa place, ne pouvant se déranger continuellement de son travail pour uriner.

A plusieurs reprises, nous explorons l'urèthre avec une grande lenteur, nous constatons qu'il existe trois rétrécisssements, dont deux formés par un tissu inodulaire très dur, qu'ils sont très étroits, car nous ne parvenons qu'avec beaucoup de tâtonnements à introduire un instrument filiforme dans la partie la plus profonde du canal.

Devant une semblable situation, nous prévenons M. D... que nous ne pouvons espérer que bien faiblement de parvenir à le guérir par notre méthode de dilatation temporaire, et, après trois séances infructueuses, nous le décidons à demander un congé de quelques jours, afin de pouvoir lui pratiquer l'opération par la divulsion rétrograde.

Le 5 novembre 1867, l'opération est pratiquée en quelques sécondes, et, selon notre habitude, nous laissons une sonde, n° 25, jusqu'au lendemain soir. M. D..., qui a très peu souffert pendant l'opération, peut se lever dès le deuxième jour ; il urine largement et n'éprouve qu'une légère cuisson qui cesse à partir du cinquième jour.

Enfin, le 13 novembre, sept jours après l'opération, M. D... n'urine plus que trois ou quatre fois par jour et n'est plus dérangé la nuit. Il reprend son travail ; les urines sont devenues beaucoup plus claires, pourtant elles n'ont-pas complètement leur aspect normal.

Cette heureuse situation s'est prolongée, et M. D..., dont nous avons reçu récemment des nouvelles, est toujours dans un état de santé des plus satisfaisants.

OBSERVATION XV.

M. M..., 38 ans, négociant, a contracté, il y a une dizaine d'années, deux écoulements.

Ces affections, traitées par divers moyens, avaient été bien guéries, et M. M..., dont la vie est fort régulière, qui n'éprouvait aucun symptôme depuis cette époque, fut surpris d'éprouver tout à coup des envies fréquentes d'uriner, et de voir le jet diminuer peu à peu de volume.

M. M... nous raconte qu'il éprouve une sensation douloureuse au moment des rapports sexuels, et que cette sensation lui fait redouter d'accomplir le coït. Nous explorons le canal avec soin, et nous constatons l'existence d'un rétrécissement assez dur, très étroit, situé dans sa partie antérieure..

M. M..., ne voulant pas être opéré, nous prie d'essayer d'abord le traitement par notre méthode de dilatation temporaire.

Malgré le peu d'espoir que nous avions de réussir sur une coarctation datant de dix années, nous soumîmes M. M... à cette méthode et nous eûmes le bonheur de réussir complètement. Au bout des trois premières séances, qui ne causèrent aucune douleur, le malade urinait beaucoup mieux, et, après vingt-six séances de douze minutes, supportées sans aucune espèce de trouble, nous arrivâmes à rétablir le calibre de l'urèthre ainsi que son élasticité. L'urine était redevenue limpide. M. M... n'urinait que quatre ou cinq fois par jour, l'acte sexuel put s'accomplir sans aucune douleur, et depuis trois ans la guérison s'est parfaitement maintenue.

Cette observation, très intéressante au point de vue du traitement d'un rétrécissement assez dur et fort ancien, par la dilatation, nous a engagé à la tenter plus souvent dans des cas analogues, où d'autres chirurgiens avaient échoué en voulant employer des cautérisations qui avaient aggravé le mal.

OBSERVATION XVI.

En juillet 1866, M. R..., âgé de 37 ans, après un léger excès de table, fut pris d'une impossibilité absolue d'uriner ; un médecin fut appelé immédiatement et, malgré diverses tentatives, il ne lui fut pas possible de sonder le malade. La retention d'urine existait depuis seize heures, lorsqu'un ami de la famille R... parla d'un fait relatif à un de ses parents que j'avais traité avec succès ; on me fit appeler aussitôt, et j'eus le bonheur de parvenir immédiatement à introduire ma sonde à conducteur ; le malade rendit près de trois litres d'urine, et, dès le lendemain, j'eus à commencer le traitement de la véritable affection dont cette rétention subite n'était qu'un accident.

Voici l'observation complète de ce cas intéressant :

M. R..., négociant, âgé de 37 ans, d'une constitution robuste, tempérament sanguin, a contracté, il y a environ dix ans, deux écoulements : le premier, traité par des tisanes et des capsules de diverses sortes, parut céder ; mais le second, un peu négligé, ne se guérit qu'imparfaitement et laissa subsister un suintement qui apparaissait surtout le matin.

Malgré la vie calme et régulière de M. R..., malgré un grand nombre de traitements, et peut-être à cause de ces traitements inutiles, ce suintement continuait sans causer aucune douleur.

Quelques mois avant l'accident relaté plus haut, M. R... avait remarqué que l'urine ne sortait plus aussi facilement, que les envies étaient plus fréquentes, lorsqu'eut lieu la crise dont nous avons

parlé, crise qui décida le malade à entreprendre un traitement sérieux.

Notre exploration nous apprit qu'il existait un rétrécissement peu
dur, d'une longueur d'environ 2 centimètres, mais laissant passer
une bougie de 2 millimètres environ.

Le traitement par la dilatation temporaire fut tenté, et il ne fallut
pas moins de quarante-deux séances de dix minutes pour obtenir une
recalibration complète du canal.

Nous revoyons quelquefois le malade; la guérison s'est maintenue,
le suintement n'existe plus.

OBSERVATION XVII.

M. B..., négociant, 36 ans, demeurant à Paris, a eu à plusieurs
reprises des uréthrites qu'il a bien soignées et qui n'ont laissé
à leur suite, ni goutte militaire, ni suintement habituel. Depuis une
quinzaine d'années, à de certains moments (surtout après les fatigues
des voyages), le malade est forcé parfois d'attendre la sortie de ses
urines plusieurs minutes; l'émission finit bien par se faire, mais
par un petit jet, beaucoup moins large de jour en jour. Néanmoins,
M. B... n'a eu besoin, pour uriner, de recourir jusqu'ici à l'intervention chirurgicale que le 1or avril de cette année (1873), où, se trouvant à Bordeaux, il est subitement pris d'une rétention d'urine complète; très effrayé, il se rend chez un médecin : celui-ci étant sorti, il
lui aurait fallu attendre jusqu'à l'heure de la consultation, aussi se
décide-t-il à aller en trouver un autre, lorsque, dans le chemin, les
urines commencent à couler par un très petit jet.

Aujourd'hui, 15 avril, le malade qui est pris d'embarras gastrique,
n'urine plus que goutte à goutte. Le Dr Champrigaud, son médecin,
vient alors nous chercher. Nous introduisons sans trop de difficultés
jusque dans la vessie, une petite sonde en gomme no 6, que nous
laissons à demeure. Vu l'état fébrile du malade, nous croyons prudent de remettre à plus tard toute autre tentative chirurgicale.

Le 16, au matin, nous retirons la petite sonde; le malade, sur le
moment, urine assez bien; les jours suivants, il en est de même,
mais petit à petit la stricture se resserre, si bien que nous nous
décidons à pratiquer la divulsion rétrograde.

Le 14 mai. Douleur assez vive. 7 à 8 gouttes de sang. Pas de fièvre. Sonde à demeure n° 21.

Le 15. Nous ret rons la sonde. Le malade urine à plein jet.

Le 26. Une bougie n° 22 passe facilement.

Le 15 juin, nous introduisons une bougie n° 24, et nous permettons au malade de voyager.

Guérison radicale et persistante, car nous revoyons le malade fréquemment.

OBSERVATION XVIII.

M. M..., négociant) et voyageur en Afrique, 44 ans. Chancre induré il y a 23 ans, suivi de quelques accidents secondaires. 7 ou 8 blennorrhagies qui ont laissé à leur suite un écoulement persistant sujet à des exacerbations. Il y a quinze ans, première atteinte d'un rétrécissement qui fut maladroitement traité au Caire, par un médecin prussien, qui, pouvant aisément introduire une bougie n° 13, pratiqua néanmoins l'uréthrotomie externe, opération qui fut suivie d'accidents sérieux et nécessita un séjour au lit de plus de six semaines. Pendant trois ans environ, le malade pisse assez bien, mais voyant le calibre du jet des urines diminuer de jour en jour, il est néanmoins forcé, au bout de ce laps de temps, de recourir aux soins de M. Ricord, qui pratiqua la dilatation progressive pendant six semaines.

En 1869, M. M..., qui jusqu'à cette année a bien uriné, est repris de rétention d'urine et consulte Voillemier, qui l'opéra par la divulsion, sans dilatation consécutive ; l'écoulement persiste toujours.

En 1871, après la guerre, le rétrécissement ayant reparu de plus belle, nouvelle divulsion par Voillemier.

Enfin, en janvier 1874, à la suite d'un coït suspect, le malade est atteint d'un écoulement uréthral abondant, presque indolore, et la stricture se resserre de telle façon que les urines qui, jusqu'à ce moment sortaient encore par un petit jet, ne coulent plus que goutte à goutte, avec douleur.

Le 24 janvier 1874, M. M... étant venu nous prier de lui donner nos soins, nous constatons chez lui l'existence d'un rétrécissement de 0^m,01 de longueur, à 0^m,15 du méat. Une bougie n° 7 y est très serrée.

Le 27. Divulsion rétrograde facile, quelques gouttes de sang seulement. Sonde à demeure, n° 23. Pas de fièvre ni d'accidents.

Le 30. Nous introduisons une bougie n° 24.

Le 5 février, nous sommes parvenus au n° 26. Enfin, après un mois de traitement, le 1er mars, M. M... quitte Paris pour s'embarquer. Il urine librement par un jet volumineux.

Nous avons revu ce malade après deux ans, la guérison s'était maintenue.

RHUMATISME BLENNORRHAGIQUE.

On observe assez fréquemment dans le cours d'une **blennorrhagie** des manifestations rhumatismales qui peuvent se porter à peu près sur toutes les articulations du corps, mais spécialement sur les grandes, et sur les muscles et les nerfs. Le genou est le point le plus fréquemment atteint.

Le rhumatisme blennorrhagique survient à des périodes variables de l'écoulement; on l'a vu survenir du cinquième au huitième jour; mais le plus souvent il n'apparaît que beaucoup plus tard. Il peut se présenter sous trois formes: 1° épanchement de sérosité dans les articulations, véritable hydarthrose ne déterminant ni douleur ni fièvre et pouvant durer très longtemps; 2° sous forme de rhumatisme aigu, se manifestant comme le rhumatisme ordinaire par la tuméfaction des jointures avec douleurs vives, fièvre, perte d'appétit, etc., et 3° enfin, sous forme de simples douleurs articulaires, musculaires et sciatiques. Le traitement du rhumatisme blennorrhagique est à peu de choses près le même que celui du rhumatisme ordinaire, et ne contre-indique pas, au contraire, le traitement de la blennorrhagie en elle-même.

RIEUMAJOU (Hérault).

Sources bicarbonatées calciques ferrugineuses froides (16°C.) Ces eaux, douées de propriétés diurétiques et toniques, conviennent dans le traitement des diverses affections de l'appareil urinaire.

25.

ROSÉOLE BALSAMIQUE.

(Due à l'ingestion du Copahu, du Cubèbe, de l'Essence de Térébenthine, du Santal.)

Lorsque dans le cours du traitement d'une affection des voies urinaires par les balsamiques, il survient sur la peau une éruption de taches rosées, plus ou moins nombreuses, sans élevures ou peu élevées au-dessus de la peau, s'effaçant sous la pression du doigt, donnant d'ordinaire lieu à de vives démangeaisons, on doit suspendre l'administration du médicament qui l'a occasionnée. La roséole **balsamique** ne dure en général pas au delà d'une semaine et ne présente aucune gravité.

ROSÉOLE SYPHILITIQUE.

Eruption de taches rosées, non saillantes ou à peine surélevées, plus ou moins nombreuses, disparaissant sous la pression du doigt, qui se fait sur le ventre, la poitrine, le dos, les membres et même le visage, à la suite d'un chancre infectant de trois à six semaines après son apparition.

Lorsque cette éruption ne se fait que sur le ventre et la poitrine, on peut espérer que la syphilis sera bénigne; dans le cas on les taches se montrent sur toute la surface du corps, elles indiquent un degré plus grave de l'infection constitutionnelle. Habituellement de courte durée, la roséole peut récidiver. Cette éruption n'est pas contagieuse. (Voy. **Syphilis**.)

ROYAT (Puy-de-Dôme.)

Sources alcalines chaudes (bicarbonatées mixtes, de 19 à 35°C.) Ces eaux, employées sous forme de bains, douches, boissons, sont utilisées dans le traitement de la goutte et de la gravelle urique.

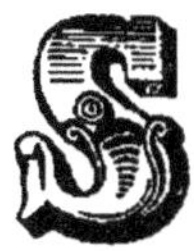

SABLES (dans l'urine).

Nous appellerons **sables**, avec Leroy d'Etiolles, les concrétions pulvérulentes très fines qui se se déposent au fond des vases, aussitôt après l'émission de l'urine. On doit les distinguer des sédiments qui s'attachent aux parois du vase par suite du refroidissement du liquide urinaire.

La présence des sables dans l'urine est le premier degre de la **gravelle** (voy. ce mot); ils peuvent être rouges, jaunes ou blancs selon qu'ils sont composés d'acide urique et d'urates, d'oxalate de chaux ou de phosphate.

Dès qu'on constate pendant un certain temps la présence de sables dans l'urine, on doit se soumettre au traitement qui convient au genre de gravelle dont on est menacé.

SAIL-LES-BAINS (Loire).

Sources bicarbonatées. silicatées alcalines (26 à 34° C.).
Ces eaux utilisées en boisson et en bains conviennent dans le traitement de la goutte et du catarrhe vésical

SAIL-SOUS-COUZAN (Loire).

Sources bicarbonatées, ferrugineuses, silicatées froides, assez riches en acide carbonique libre qui les rend gazeuses.

Ces eaux sont employées sous forme de boisson, de bains et de douches dans le traitement de la gravelle et du catarrhe de la vessie.

SAINT-ALBAN (Loire).

Soures bicarbonatées sodiques, ferrugineuses et gazeuses froides (17° C.).

Ces eaux sont utilisées dans le traitement des affections de la vessie par l'acide carbonique (voy. ce mot).

SAINT-AMAND (Nord).

Sources sulfatées calciques froides (21° C.).

Ces eaux sont appliquées au traitement de la goutte sous forme de *boues*.

SAINT-BOÉS (Basses-Pyrénées).

Sources sulfureuses et bitumineuses froides.

Ces eaux rendent des services, même transportées, dans la cure des affections catarrhales des voies urinaires (cystites chroniques, blennorrhées, écoulements uréthraux rebelles).

SAINT-LOUBOUER (Landes).

Sources sulfureuses froides (16 à 19° C.)

Ces eaux sont employées en boisson, bains et douches contre les syphilides.

SAISONS.

(Les plus favorables pour pratiquer la lithotritie et la taille.)

« On [a trop légèrement écrit, disait l'illustre Amussat, qu'on pouvait pratiquer la lithotritie dans toutes les saisons de l'année indistinctement. Il y a en effet beaucoup plus d'accidents à redouter à l'époque des grands froids et pendant les grandes chaleurs que dans les autres saisons de l'annnée. Dans l'été les inflammations de la vessie sont beaucoup plus fréquentes et redoutables ; l'urine est moins aqueuse et plus ammoniacale, parce que les boissons abondantes dont on fait usage, pendant cette saison, augmentent la transpiration et influent peu sur la sécrétion de l'urine. Alors il faut prescrire des bains fréquents qui tendent à rétablir l'équilibre en diminuant la transpiration et en augmentant la sécrétion urinaire. Dans l'hiver il y a à redouter les inflammations de la vessie et des poumons qui peuvent survenir à la suite des bains ou par le fait seul d'une très basse température. »

Il faut donc choisir de préférence le printemps et l'automne pour pratiquer la **lithotritie** et surtout la **taille**.

SALADES.

Les diverses salades (laitue, chicorée et ses dérivés, barbe de capucin, escarole, etc.) médiocrement assaisonnées peuvent être sans inconvénient permises aux goutteux et aux graveleux. C'est par un préjugé vulgaire qu'on les croit nuisibles dans le cours d'une blennorrhagie.

SALICYLATE DE SOUDE.

Ce sel, produit de la combinaison de l'acide salicylique et de la soude, est d'un fréquent usage depuis quelques années dans le traitement de la goutte aiguë et chronique ; on le prescrit aussi comme désinfectant de l'urine.

Ses effets curatifs sont évidents, mais c'est un médicament dangereux, dont les doses et l'emploi doivent être très surveillés, si on ne veut pas s'exposer à voir les complications les plus graves survenir du côté du cerveau, du cœur et des poumons. Il est donc de la plus élémentaire prudence de ne jamais en faire usage sans l'avis du médecin.

SALIVATION.

La salivation qui survient dans le cours du traitement de la syphilis est le premier symptôme de la **stomatite mercurielle** (voy. ce mot).

SANTAL (Essence de).

L'essence de Santal citrin a des propriétés analogues à celles du **copahu**, et quoique bien moins efficace, peut être employé dans le traitement de la blennorrhagie.

SANTENAY (Côte-d'Or).

Source chlorurée sodique froide. Peut être employée dans le traitement de la gravelle.

SATYRIASIS.

On désigne sous le nom de satyriasis un état maladif particulier, caractérisé par une **érection** qui, persistant pendant un temps plus considérable que de raison, est, au contraire du **priapisme** (v. ce mot), accompagnée d'une sensualité furieuse et de violents désirs de coït, que des éjaculations répétées sont impuissantes à faire cesser. Les convenances sociales, les sentiments de la pudeur la plus élémentaire, la crainte des châtiments, les sentiments les plus sincèrement religieux sont eux-mêmes impuissants à empêcher l'infortuné atteint de cette hideuse maladie de se livrer aux manœuvres les plus dégoûtantes du cynisme le plus éhonté. Le malheureux affecté de satyriasis ne cherche ni la beauté, ni les raffinements ordinaires de la luxure, il n'a qu'un but; c'est de satisfaire sa bestialité.

Cette affection, qui ne s'offre que rarement à l'observation, est quelquefois occasionnée par une continence prolongée, et son intensité est en raison de l'ardeur du tempérament et de l'imagination.

Dans d'autres cas, l'onanisme, les excès vénériens, l'usage immodéré de certaines substances aphrodisiaques, peuvent la déterminer.

Le satyriasis s'annonce généralement par des érections beaucoup plus fréquentes que de coutume, survenant sans aucun motif; chez d'autres personnes, des images lascives obsèdent l'imagination de désirs excessifs.

Le sommeil est constamment troublé par des rêves érotiques, et il survient des pollutions fréquentes qui procurent un soulagement passager.

Les désordres sont quelquefois très grands ; il existe des troubles de nature diverse dans les organes de la vision, de l'ouïe et des autres sens. C'est surtout du côté de la sensibilité que ces troubles sont le plus variés ; il semble à certains malades que les femmes sont entourées d'une auréole lumineuse.

Les organes génitaux sont d'une irritabilité extrême, et le moindre contact détermine des pollutions. La face est rouge, animée, les yeux saillants, la bouche écumante, quoique sèche, la soif est très vive ; par instant, la fureur érotique est tellement exagérée que certains malades ont pu répéter l'acte vénérien jusqu'à quarante fois dans une nuit ?

Pesque toujours la honte et l'abattement succèdent à ces crises ; mais, lorsque la maladie a été abandonnée à elle-même, elles se succèdent à des intervalles très rapprochés ; le délire est permanent, et les érections ne cessant pas, la gangrène atteint les parties génitales ; après quelques jours, le malade ne tarde pas à succomber.

Cette affection est moins grave chez les jeunes gens robustes que chez les individus débilités ou d'un âge avancé.

Le traitement de cette affection est subordonné à la cause qui l'a produite. Dans quelques cas, les débilitants, les diurétiques à hautes doses, les bains réussissent : dans d'autres on a recours aux narcotiques, aux [antispasmodiques : nous donnons le camphre, le nymphæa et surtout le bromure de potassium à très hautes doses.

S'il existe de la débilité, on prescrit les toniques, le quinquina, le fer, etc.

Nous avons réussi à guérir un jeune homme atteint de cette affection avec des lotions sulfureuses qui ont fait disparaître une irritation de la peau, cause unique de la maladie.

Le calme absolu, le repos complet, ou dans d'autres cas les exercices les plus fatigants, ont leur indication.

Lorsque le traitement a été appliqué de bonne heure, la terminaison est généralement heureuse ; les sens se calment, il ne reste qu'une grande faiblesse, un épuisement des forces, et, dans quelques cas, des troubles de l'appareil digestif, des dyspepsies, de la gastralgie, quelquefois aussi das palpitations, qu'un traitement convenable fait cesser avec assez de facilité.

SCROTUM.

Le scrotum (*scrotum, sac*) est la plus superficielle des enveloppes du **testicule** (voy. ce mot).

SÉDIMENTS URINAIRES.

L'urine normale ne doit laisser déposer par le repos qu'une quantité minime de **mucus.** (Voy. ce mot.) Lorsqu'on constate à la partie inférieure du vase qui la renferme un dépôt plus ou moins prononcé, on peut être certain qu'il existe un trouble quelconque des fonctions organiques.

Il est impossible par l'aspect seul des divers sédiments que peut renfermer l'urine, de préciser leur nature. Quelque connaissance qu'on possède des altérations que subit l'urine, on serait exposé à commettre une erreur préjudiciable au malade si on se fiait aux apparences du sédiment. Aussi est-il nécessaire de recourir à l'analyse chimique et microscopique.

On peut en effet trouver dans un sédiment urinaire, soit isolément, soit simultanément : du **pus**, du **sang**, du **sperme**, de l'acide **urique**, des **urates**, des **phosphates**, des **oxalates**, des **carbonates**, etc... (Voy. ces mots et voy. **Gravelle, Cystite, Néphrite, Hématurie.**)

SEL MARIN (Chlorure de sodium).

Le sel, le plus important de tous les condiments, si néces-

saire à notre organisme que sa privation peut être considérée comme une des plus cruelles que puisse subir l'espèce
humaine, ne doit pas être consommé d'une façon immodé-
rée, surtout lorsqu'il existe de l'irritation sur un point quelconque de l'appareil urinaire, qu'il risquerait d'aggraver.
Par cela même doit-on recommander aux personnes qui
sont affectées d'une maladie des voies urinaires de ne pas
faire un usage trop fréquent de salaisons, charcuterie, con-
serves.

SERMAIZE (Marne).

Sources bicarbonatées calciques et sulfatées magnésien-
nes froides. Ces eaux rappellent à certains égards l'eau de
Contrexéville ; elles trouvent comme elles, leur application
dans le traitement des maladies des voies urinaires.

SMEGMA PRÉPUTIAL.

(Voy. Matière sébacée.)

SONDES.

On donne le nom de sondes à des instruments creux avec
lesquels on pratique le **cathétérisme** évacuateur. (Voy. ce
mot.)

La consistance de la matière avec laquelle sont fabriquées les sondes permet de leur assigner trois types : 1° les
sondes *rigides* de métal (argent, maillechort, plomb, étain)
ou de caoutchouc durci; 2° les sondes *flexibles*, improprement nommées sondes en gomme élastique, composées
d'un tissu de soie ou de coton recouvert de plusieurs couches d'une matière particulière (voy. **Bougies**); 3° les son-

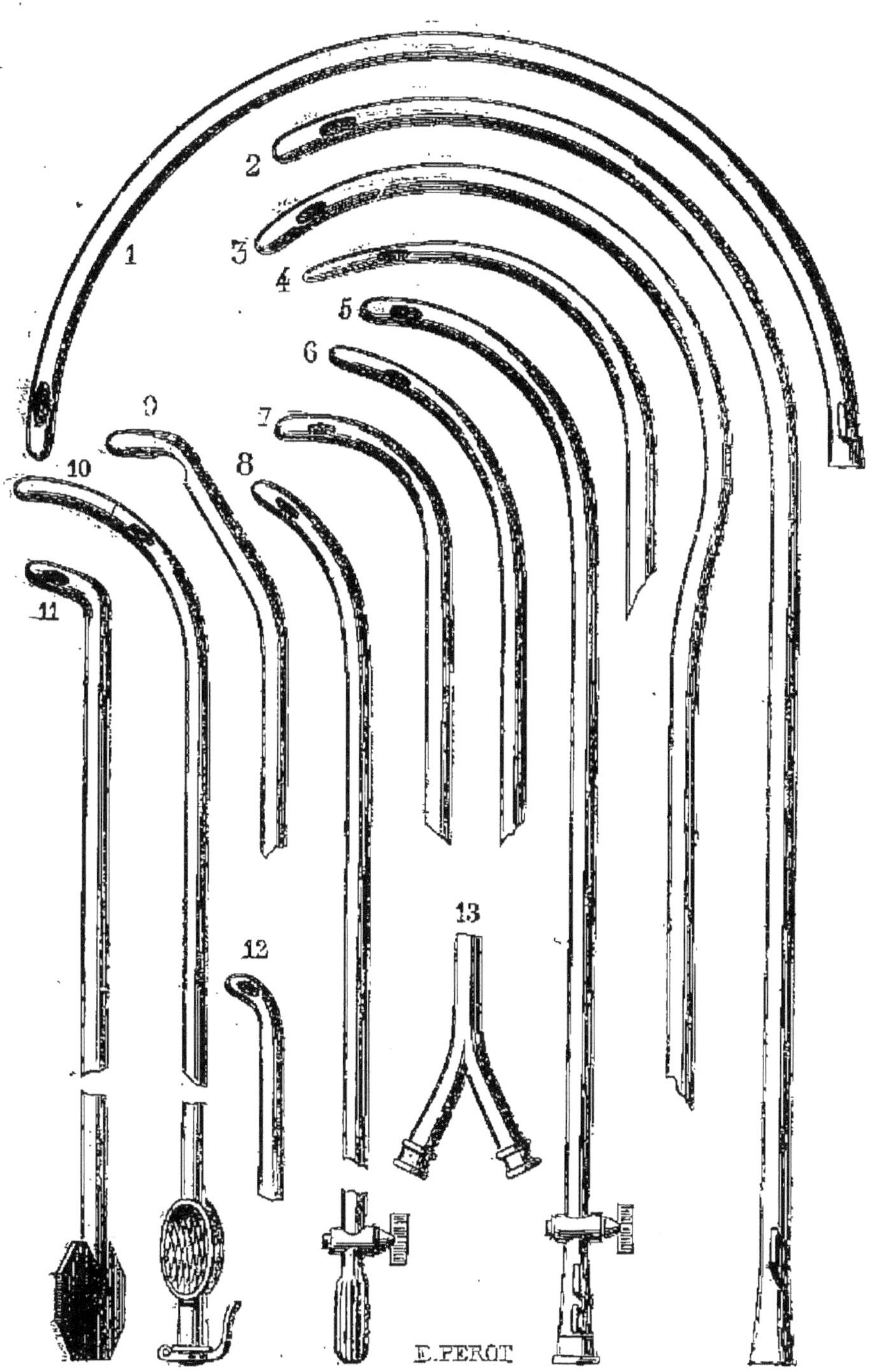

Différentes formes de sondes.

des *molles*, fabriquées en caoutchouc vulcanisé ou caoutchouc rouge.

La forme des sondes rigides et des sondes flexibles varie à l'infini ; il n'y a qu'à jeter les yeux sur la figure CII pour s'en rendre compte. Chacune de ces diverses formes correspond à une indication différente, tirée du sexe du malade et de l'état du canal de l'urèthre, selon que la maladie ou l'âge en ont altéré les dimensions et la courbure naturelle. (Voy. **Rétrécissements, Maladie de la prostate.**)

Chacune d'elles demande aussi une manœuvre spéciale de la part du chirurgien.

Quant aux sondes molles de caoutchouc vulcanisé, en raison de leur extrême souplesse, elles ne peuvent être dirigées et par conséquent n'exigent aucune habileté pour être introduites, mais fournissent toutes garanties d'innocuité, tandis que les autres instruments mal conduits peuvent déterminer des lésions très graves dans l'appareil excréteur de l'urine (voy. **Fausses routes**).

SPERMATORRHÉE.

On donne le nom de *spermatorrhée* à des évacuations involontaires de sperme se produisant le jour ou la nuit, au lit, à la moindre érection, en allant à la selle, en montant à cheval, en faisant un effort quelconque, en marchant même, etc. (Voy. **Pertes séminales.**)

SPERME.

Le sperme en lui-même est un liquide visqueux, filant comme du blanc d'œuf et qui, par dessiccation, perd 90 % de son poids d'eau. Le résidu est une matière organique jaunâtre qui, brûlée sur des charbons, répand une odeur de corne brûlée et laisse un résidu salin peu abondant. Cette matière organique est, selon toutes probabilités, constituée par les **spermatozoïdes** qui à eux seuls forment les neuf dixièmes au moins du sperme sécrété par les testicules. Quand le sperme se dessèche, il s'y forme une foule de cristaux de phosphate de magnésie et de chaux; les spermatozoïdes emprisonnés entre eux ne s'altèrent pas, ce qui fait qu'ils sont encore reconnaissables au bout d'un temps très long dans les taches spermatiques.

Le sperme tel que nous le connaissons n'est pas produit uniquement par les testicules; c'est, en effet, un liquide complexe dont les parties constituantes proviennent à la fois des testicules, des vésicules séminales, de la prostate, des glandes de Cooper et des glandes de l'urèthre.

Les testicules sont simplement chargés d'élaborer les *spermatozoïdes*, auxquels le sperme doit ses vertus prolifiques; quant aux liquides sécrétés par les diverses glandes que nous venons d'énumérer, ils servent tout simplement de véhicule à ces éléments anatomiques pour faciliter leur émission hors des voies génitales de l'homme et leur progression dans les organes de la femme.

Il se forme souvent dans le sperme qui séjourne depuis longtemps dans les vésicules séminales de petites concrétions particulières, formées de matière organique (*sympexions*) (voy. **Coliques spermatiques**); les spermatozoïdes emprisonnés dans leur intérieur, comme des poissons dans la glace, restent immobiles. Lorsque les sympexions existent en très grande quantité, ils peuvent déterminer l'oblitération des canaux éjaculateurs.

Il n'est pas rare d'observer, chez les hommes très continents, des éjaculations légèrement ensanglantées ou l'issue de sympexions bruns ou rosés; ce phénomène, qui tient à de petites hémorrhagies des vésicules séminales, se produisant sous l'influence du séjour prolongé du sperme dans les vésicules séminales, n'offre en général aucune gravité.

SPERMATOZOIDES (Animalcules spermatiques, Zoospermes).

Les spermatozoïdes sont des éléments anatomiques qui se

forment dans les testicules et qui sont doués de mouvements ondulatoires très vifs; ils ont une longueur de $0^{mm},05$ et se composent d'un renflement piriforme appelé *tête* et d'un appendice filiforme qui se termine en pointe très effilée à peine visible, appelée *queue*. « Les mouvements des spermatozoïdes font parfois défaut dans le sperme pur qui

FIG. CIII.

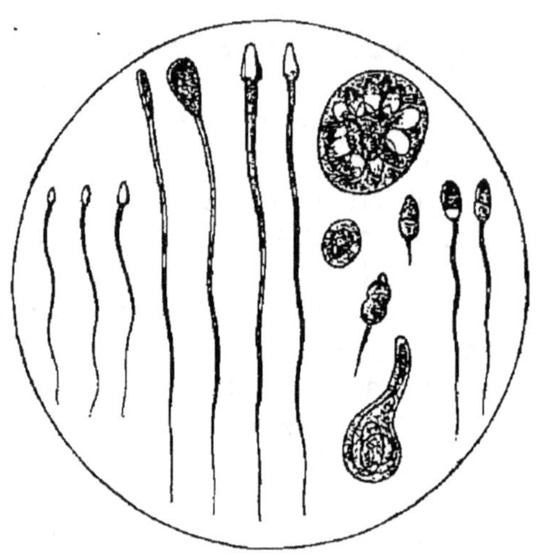

Spermatozoïdes de l'homme et du taureau observés au microscope avec un très fort grossissement, et à différents degrés de développement.

La longueur moyenne des plus petits, qui sont ceux de l'homme, est de 5 centimètres de millimètre.

est trop concentré; le plus souvent ils ne se montrent que dans le sperme éjaculé et dans le sperme des vésicules séminales, ou dans le sperme pur étendu d'eau. » (Kölliker.)

Ils progressent rapidement dans le sperme, où ils parcourent environ un centimètre en 4 minutes, grâce aux ondulations de leur queue. Leurs mouvements persistent pendant 18 à 24 heures après la mort, et on a pu constater qu'ils remuaient encore 7 à 8 jours dans les organes génitaux de la femme. Lorsque le sperme est abandonné au

contact de l'air, la durée des mouvements des spermatozoïdes n'est que de quelques heures. Si l'on maintient ce
liquide à la température du corps, leurs mouvements persistent plus longtemps que lorsqu'on laisse le sperme se refroidir.

Le sang n'exerce aucune action nocive sur les spermatozoïdes; l'urine normale, c'est-à-dire acide, les tue promple-
ment. Quelle que soit l'origine du pus, ils ne semblent pas
vivre moins longtemps dans ce milieu que dans le sperme
lui-même.

Quand on étend le sperme d'une certaine quantité d'eau
et lorsque le mucus des organes génitaux de la femme est
ou trop acide ou trop alcalin, sous l'influence du froid, d'une
décharge électrique, d'une température élevée, lorsqu'on
les met en contact avec des alcalis, des acides même faibles, de l'opium, de la strychnine, de la bile, les spermatozoïdes perdent leurs mouvements.

C'est à la présence et à la vitalité des spermatozoïdes
dans le sperme que ce liquide doit ses vertus prolifiques;
lorsque l'examen de la liqueur séminale ne permet pas d'y
constater leur présence, on peut affirmer que le sperme en
question est dépourvu de toute faculté fécondante. Quant
au rôle du spermatozoïde dans la fécondation, tout est con-
jecture sur ce point.

Les spermatozoïdes apparaissent dans le sperme au moment de la puberté, par conséquent plus tôt chez les uns et
plus tard chez les autres; beaucoup de vieillards conservent dans un âge très avancé cet élément indispensable de
la reproduction.

Les spermatozoïdes sont-ils des aimaux (*homunculi*) ou
bien ne sont-ils tout simplement que des *cils vibratiles ?*
Toutes les théories qui ont été émises à ce sujet n'ont pas
de fondement scientifique bien solide. Toutefois, deux faits
nous semblent plaider en faveur de leur animalité d'une
façon assez péremptoire. Si l'on dépose, en effet, du sperme
sur une lame de verre que l'on expose inégalement à la
chaleur de manière à n'en faire évaporer qu'une partie, il
arrive naturellement qu'une portion du sperme soumis à
l'observation se trouve desséchée, tandis que l'autre reste

encore fluide. Sous le champ du microscope on constate alors que plus on se rapproche de la zone intermédiaire, plus les mouvements des spermatozoïdes perdent de leur vivacité. Il en est qui, se trouvant dans la portion restée encore fluide, mais très concentrée, qui avoisine la région entièrement desséchée, ont soit la tête, soit la queue embarrassée de telle façon qu'ils ne peuvent se dégager. Or, tandis que les premiers font des mouvements désordonnés de tout point semblables à ceux d'une anguille ou d'un serpent dont on tient la tête dans la main, les seconds, au contraire, se replient sur eux-mêmes pour se lancer en avant en se détendant à la façon d'un ressort, comme le font ces mêmes animaux pour dégager leur queue. M. G. Pouchet a fait de plus une remarque d'un très grand intérêt. Tandis que tous les autres éléments anatomiques ramenés à leur forme normale sont des *solides de révolution*, les spermatozoïdes de l'homme et de tous les mammifères offrent une symétrie bilatérale des plus accusées.

En examinant au microscope le fluide séminal de diverses personnes, on trouve les spermatozoïdes à divers degrés de développement : dans les testicules ils sont le plus ordinairement réunis en faisceaux, et ce n'est guère qu'au niveau de l'épididyme qu'on les trouve complètement libres. il est très important de noter que, dans le sperme d'un grand nombre d'individus, il existe des spermatozoïdes beaucoup plus petits parfaitement formés, doués de mouvements plus vifs même et plus rapides, et d'une vitalité plus grande que ceux qui affectent de plus grandes dimensions On peut encore y rencontrer du pus chez les sujets qui ont eu des blennorrhagies avec ou sans épididymites, ce qui est plus rare.

Les **pertes séminales** fréquentes ont pour effet de diminuer et même de faire disparaitre les zoospermes ; l'explication de ce fait est facile à saisir, car l'on sait qu'il faut à toute glande un temps donné pour élaborer les matériaux pour la formation desquels elle est constituée. Si, par conséquent, les soustractions du liquide organique sont trop répétées, le testicule n'a pas le temps nécessaire pour sécréter d'une façon complète les spermatozoïdes ; aussi le sperme des hommes continents renferme-t-il une bien plus grande quantité de spermatozoïdes que celui des hommes qui abusent du coït.

STÉRILITÉ.

(Voy. **Impuissance** et **Stérilité**.)

STIGMATES DE MAIS.

(Voy. **Maïs**.)

STOMATITE MERCURIELLE.

On donne le nom de stomatite mercurielle à l'inflammation de la muqueuse de la bouche due à l'absorption médicamenteuse du mercure, qu'il soit pris à l'intérieur ou employé sous forme d'onguent, de pommades, d'emplâtre, dans le traitement de la **syphilis**.

Le début de cette complication s'annonce par de la sécheresse de la bouche, une fétidité spéciale de l'haleine, un goût métallique, de l'agacement des dents. La sécheresse de la bouche ne tarde pas à faire place à une salivation gênante et pénible. Les gencives se tuméfient, au niveau du collet des dents apparaît un liséré rouge, blanchâtre et saignant, les dents se déchaussent; toute la surface de la bouche et la langue deviennent violacées, se tapissent d'enduits grisâtres. Si la maladie n'est pas traitée énergiquement dès le début, l'inflammation fait des progrès rapides; une douleur très vive survient dans la région et des désordres irréparables peuvent se produire.

En général, la durée de la stomatite mercurielle, lorsqu'elle est bien soignée, n'excède pas sept à huit jours; dans des cas très rares elle peut, malgré tout, persister pendant un mois et plus.

26

Dès que, dans le cours du traitement de la syphilis, des symptômes de stomatite surviennent, dès que le malade se plaint de la moindre salivation. il faut immédiatement supprimer le mercure et administrer à l'intérieur, en potion et sous forme de gargarisme, le **chlorate de potasse** (voy. ce mot). On prescrit en même temps la limonade citrique, les **oranges** et le cresson.

Potion contre la stomatite mercurielle.

Eau	250	grammes.
Chlorate de potasse.......	4	—
Sirop de limons..........	30	—

Mêlez.

A prendre par cuillerées dans les vingt-quatre heures.

Gargarisme.

Eau	300	grammes.
Chlorate de potasse.......	5	—
Gomme arabique..........	10	—

Mêlez.

Pour gargarismes fréquents et prolongés.

Pastilles Dethan au sel de Berthollet (chlorate de potasse).

A laisser fondre dans la bouche 10 à 20 par jour.

STRANGURIE.

Difficulté extrême à uriner, l'émission de l'urine ne se faisant que goutte à goutte. (Voy. **Rétention d'urine, Rétrécissements, Mal. de la Prostate.**)

STRYCHNINE.

La strychnine est le principe actif de la noix vomique. C'est à la fois un des poisons les plus redoutables que l'on connaisse et un des plus précieux médicaments que la science possède. C'est un tonique amer, exerçant à petites doses une action bienfaisante et énergique sur les fonctions digestives dans un grand nombre de cas. En stimulant et en régularisant les fonctions de la moelle épinière et des nerfs, elle rend les plus grands services dans les paralysies sans lésions graves des centres nerveux. Elle possède, en outre, une action directe sur les fibres musculaires dont elle provoque les contractions.

Dans le traitement des maladies des organes génito-urinaires, elle trouve son application dans l'**Impuissance**, la **Spermatorrhée**, l'**Atonie** et la **Paralysie vésicale**, l'**Incontinence d'urine**, etc. (Voy. ces mots.)

SUCRE (dans l'urine).

(Voy. **Diabète sucré**.)

SUINTEMENT URÉTHRAL.

(Voy. **Écoulements, Blennorrhée, Prostatite, Spermatorrhée**.)

SULFATE DE CUIVRE (Pierre divine).

Ce sel entre dans la composition de diverses injections intra-uréthrales contre la blennorrhagie et surtout contre la blennorrhée.

SULFATE DE QUININE.

Nous avons l'habitude, au début du traitement de toutes les affections des voies urinaires nécessitant l'introduction d'instruments quelconques dans l'urèthre, de faire prendre au malade, avant l'opération, pour prévenir la fièvre qui, quelles que soient l'inocuité de l'opération et la douceur avec laquelle se font les manœuvres, se montre quelquefois, 2 à 3 des pilules suivantes :

Pilules.

Sulfate de quinine........ }
Extrait mou de quinquina. } ââ .... 1 gramme.

Mêlez et f. s. a. 10 pilules *non argentées.*

SULFATE DE ZINC.

Sel d'un très fréquent usage dans le traitement de la blennorrhagie par les injections.

SUPPOSITOIRES.

Petis cônes, longs de 5 centimètres environ, composés de beurre de cacao, de savon ou de suif additionnés de cire, auxquels on incorpore un agent médicamenteux et qu'on introduit dans l'anus. Le suppositoire est un moyen commode et efficace pour faire absorber rapidement par le rectum des médicaments, en même temps qu'on profite de leur action locale sur les organes voisins (**Prostate, Vessie, Urèthre, Vésicules séminales**).

Suppositoire calmant.

Beurre de cacao.............. 4 grammes.
Datura stramonium pulvérisé.. 5 centigr.
Chlorhydrate de morphine.... 1 à 2 centigr.

Mêlez pour un suppositoire.

Contre les douleurs du col vésical et après le **cathétérisme** et la **lithotritie**.

Suppositoire résolutif et calmant.

Beurre de cacao.............. 4 grammes.
Onguent hydrargyrique double 50 centig.
Extrait de belladone.......... 2 à 5 centigr.

Mêlez pour un suppositoire.

Engorgements et hypertrophie prostatiques. — Indurations syphilitiques. Cancer de la région profonde de l'urèthre.

SUPPRESSION DES URINES.

La suppression des urines (**anurie**) se distingue de la rétention de ce liquide en ce que, dans le premier cas, les reins ayant cessé de le sécréter, le réservoir urinaire est vide, tandis que, dans le second cas, il en renferme une quantité plus ou moins considérable que, pour une raison ou pour une autre, il est impuissant à expulser.

La suppression de urines est un phénomène morbide des plus graves, ne survenant jamais que dans le cours de maladies presque fatalement mortelles arrivées à leur période ultime (Choléra, Fièvres pernicieuses, Tétanos, **Néphrites graves**, etc.).

26.

SUSPENSOIR.

Le suspensoir est une sorte de petite bourse en tissu analogue à un filet destiné à soutenir les testicules, ou à maintenir les divers emplâtres médicamenteux, l'ouate et les compresses qu'on juge à propos d'appliquer à leurs surfaces. Rien n'est plus difficile que de trouver un suspensoir bien

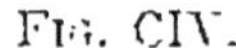

Fig. CIV.

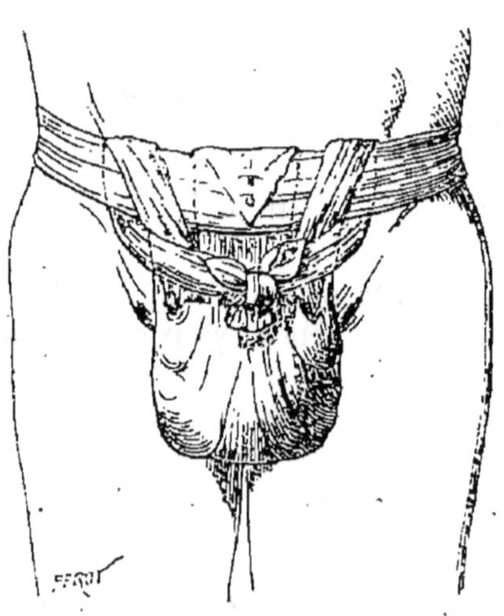

Suspensoir.

fait et proportionné au volume et à la forme des organes. On peut facilement remplacer le suspensoir ordinaire par un bandage, qu'on exécute au moyen d'un mouchoir et d'une petite serviette. Il suffit d'étudier la figure pour se rendre compte de la façon dont on doit s'y prendre pour le confectionner.

Toutes les personnes qui montent à cheval doivent porter dans la journée un suspensoir ; dès qu'un point quelconque de l'urèthre est enflammé, pour peu qu'on éprouve la moindre lourdeur dans les testicules, s'il existe du varico-cèle, un gonflement quelconque de ces glandes, on ne doit pas hésiter à en faire usage. Noùs avons vu souvent des douleurs prononcées des reins, de la vessie, des aines céder, par suite de son emploi, presque instantanément, chez des personnes qui étaient affectées tout simplement d'un léger varicocèle.

SYCHNURIE ou SYCHNO-MICRURIE.

Sychnurie (συχνῶς, fréquemment, οὔρειν, uriner); et mieux sychno-micrurie (συχνῶς, fréquemment, μιχρός, en petite quantité, et οὔρειν, uriner).

Observation de sychnurie déterminée par l'abus du cathétérisme et guérie par la dilatation naturelle de la vessie obtenue par le malade lui-même résistant au besoin d'uriner.

Dans le courant du mois d'avril 1873, M. X..., négociant, âgé de 46 ans, vient nous consulter sur l'état de sa santé, qui le préoccupe beaucoup.

Il a eu depuis l'âge de 20 ans plusieurs blennorrhagies, plus ou moins bien soignées, à la suite desquelles il a conservé un suintement habituel, sujet à des exacerbations fréquentes au moindre excès de coït ou de table. Il y a six mois, M. X..., s'étant aperçu de la diminution du calibre du jet de ses urines, et frappé aussi de la longueur du temps qu'il mettait pour vider sa vessie, fut consulter un chirurgien, qui jugea à propos de procéder à la dilatation progressive d'un rétrécissement dont il constata l'existence. Pendant quatre mois, tous les deux jours, il introduisit des bougies souples d'abord, puis métalliques, et à la fin du traitement recommanda au malade de passer lui-même de temps en temps dans l'urèthre une bougie de gomme pour maintenir le résultat obtenu. Le malade, craignant de voir son urèthre se rétrécir de nouveau, crut bien faire en introduisant tous les deux jours, le soir avant de se coucher, une bougie en gomme n° 22, et en la laissant à demeure dix minutes au moins.

Sous l'influence de ce traitement irrationnel, M. X... vit des phénomènes d'agacement et d'irritabilité se développer du côté du col vésical. Les envies d'uriner sont devenues de plus en plus fréquentes et impérieuses depuis un mois surtout. Actuellement, le malade a beaucoup de peine à retenir ses urines plus de trois quarts d'heure dans la journée, et encore faut-il qu'il fasse appel à toute son énergie pour lutter contre l'impérieux besoin qu'il éprouve; la nuit moins fréquentes, les mictions le sont pourtant encore assez pour l'empêcher de prendre un repos réparateur; toutes les deux heures au moins il lui faut les satisfaire, s'il ne veut pas éprouver de véritables douleurs. Parfois même, s'il lutte trop longtemps, voit-il quelques gouttes s'échapper involontairement. Bref, M. X... urine 18 à 20 fois par vingt-quatre heures; aussi, selon son expression pittoresque, « *son cerveau est-il dans sa culotte* ». Il ne peut aller nulle part, assister à aucune réunion d'où les exigences sociales l'empêchent de sortir sans se faire remarquer, et il est réduit, pour prendre quelque distraction et surtout pour vaquer à ses occupations, de porter un **urinal** lorsqu'il fait le moindre petit voyage. Avons-nous besoin d'ajouter que la vie lui est devenue odieuse, que les idées les plus noires hantent son cerveau, et qu'il s'imagine être atteint des maladies les plus graves.

Les urines sont normales; le canal, parfaitement libre, n'offre plus trace du moindre rétrécissement; le toucher rectal ne nous fait constater rien d'anormal du côté de la prostate, qui n'offre pas du reste la moindre trace d'**engorgement**, d'**inflammation** ou d'**hypertrophie**. L'introduction d'une sonde métallique se fait aisément; la vessie est revenue sur elle-même, n'a plus qu'une capacité très réduite, et ses parois sont épaissies.

Après avoir laissé reposer le malade quarante-huit heures, afin de compléter notre examen, nous le faisons uriner devant nous, puis nous introduisons une sonde en caoutchouc vulcanisé jusque dans la vessie, et, après avoir constaté qu'elle se vide parfaitement, nous y poussons avec la plus grande douceur une injection d'eau à 30°; nous apprécions par ce procédé qu'elle en tolère au plus 45 grammes.

En effet, dès que cette quantité de liquide est parvenue dans le réservoir urinaire, une impérieuse envie d'uriner se fait sentir, à laquelle du reste le malade ne peut résister, car nous voyons le liquide de l'injection, chassé vigoureusement par les contractions de la vessie, ressortir entre les parois de la sonde et celles du canal.

Notre premier soin est avant tout de conseiller à M X... de s'abstenir absolument de toute nouvelle introduction de bougies; puis, comme nous ne pouvons attribuer qu'à l'abus immodéré du cathétérisme les phénomènes éprouvés par lui, nous nous contentons de prescrire l'usage de grands bains tous les deux jours, la distraction autant que faire se pourrait, l'abstention de toute boisson spiritueuse, et enfin le **bromure de potassium** (4 grammes par jour).

Pendant quinze jours, M. X... exécute régulièrement nos prescriptions (le coït a été pratiqué presque trois à quatre fois dans des conditions normales); mais, malgré tout, la situation reste la même, la fréquence des **mictions** n'a pas diminué, et le moral du malade, qui avait mis en désespoir de cause tout son espoir en nous, n'en est que plus tristement affecté.

Nous insistons sur l'emploi de la solution bromurée, et nous exhortons notre malade, qui, voyant que nos efforts pour le guérir sont vains, est presque décidé à nous quitter, à faire appel à toute son énergie pour exécuter les nouvelles prescriptions dont voici la teneur :

Commencer dès le lendemain matin, 21 avril, au réveil, en se levant, à noter exactement sur un calepin, les heures et les minutes auxquelles il sera forcé d'uriner, aussi bien le jour que la nuit; puis, le 22 courant, à partir de son lever, chaque fois que l'envie d'uriner se fera sentir, au lieu d'y céder immédiatement, retarder d'*une* minute le moment de la satisfaire; continuer à inscrire les mictions scrupuleusement une à une, heure par heure, et minute par minute; le 23 et les jours suivants, procéder de même, et venir enfin toutes les semaines nous donner communication de cette singulière tenue de livres.

Le 21 avril. Le malade a uriné 26 fois en vingt-quatre heures, 20 fois étant levé, et 6 fois couché.

Le 22 avril. Malgré la conscience avec laquelle M. X... a suivi nos instructions, et, quoiqu'il ait retardé chaque miction d'au moins une minute, leur nombre a encore été de 26.

Le 23 avril, 23 mictions seulement; — le 24, 23; — le 25, 20; — le 26, 17; — le 27, 19; — le 28, 17; — le 29, 17; — le 30, 18; — le 1er mai, 16.

Puis, de ce jour jusqu'au 15 du même mois, le malade a uriné de 15 à 16 fois dans les vingt-quatre heures (2 à 3 fois seulement la nuit). A partir de ce moment, la guérison fait de rapides progrès; le nombre des mictions tombe à la fin du mois à 6 ou 7 seulement dans les vingt-quatre heures, dont 1 la nuit; il n'existe plus trace d'agacement et d'irritation du côté du col vésical; le malade peut rester aisément trois heures sans uriner, et ne voit plus jamais comme autrefois, lorsqu'il se retient, quelques gouttes d'urine s'échapper contre sa volonté.

Enfin, le 15 juin, l'état de M. X... est aussi bon que possible, et, quoiqu'il lui soit encore parfois nécessaire de lutter contre la tendance qu'ont les envies d'uriner à redevenir fréquentes, nous pouvons le considérer comme guéri, car il n'urine plus que toutes les trois ou quatre héures, et n'éprouve aucune proccupation lorsqu'il lui faut voyager ou assister à une réunion quelconque d'une certaine durée.

Un succès aussi remarquable, obtenu par un procédé aussi simple, ne pouvait qu'éveiller notre attention et nous engager à en user dans les cas analogues soumis à notre observation.

On sait combien nombreux sont les malades qui, ayant pris la funeste habitude de céder à la moindre sollicitation de leur vessie, qu'il existe ou non chez eux de lésion à laquelle on puisse attribuer leur état, viennent consulter le médecin, préoccupés qu'ils sont, à juste titre, de la fréquence exagérée de leurs envies d'uriner, ou pour mieux dire de leurs mictions. Nous eûmes donc, dans d'assez nombreuses circonstances, et cela promptement, l'occasion d'es-

-sayer l'efficacité de ce mode de traitement. Nous réussîmes d'une d'une manière plus ou moins radicale et plus ou moins rapide à ramener, chez plusieurs malades, le nombre de mictions à une moyenne physiologique ; mais nous devons dire que ce fut surtout dans les cas les plus simples, ou, sans lésion appréciable de l'appareil urinaire, soit uniquement par *manie uréthrale*, soit par suite d'un léger état d'agacement ou d'irritation du canal produite et entretenue par de légères uréthrites chroniques, les malades avaient laissé prendre depuis peu de temps à leur réservoir urinaire de *mauvaises habitudes*. Dans certains cas plus sérieux et plus anciens de sychnurie correspondant à une diminution notable de la capacité vésicale avec épaississement des parois du viscère, et entretenu par un état plus prononcé d'inflammation chronique et d'irritation de la région prostatique de l'urèthre, nous échouâmes totalement.

Evidemment, en exécutant scrupuleusement nos prescriptions, les malades finissaient bien par gagner quelques minutes de répit entre deux mictions ; mais les progrès prolongés d'efforts incessants étaient si minimes, et le bien-être qu'ils déterminaient si peu appréciable, qu'ils ne tardaient pas à *jeter le manche après la cognée*, et retournaient demander à un autre le soulagement et surtout la guérison que nous leur avions promise et qu'ils voyaient si éloignée qu'elle ne leur semblait jamais devoir être atteinte.

Mais de tout ce que nous avions vu et observé, il ressortait pourtant clairement que, dans un grand nombre de cas de *sychnurie*, lorsque la cause de cet état morbide (beaucoup plus fréquent qu'on ne le croit) est éloignée et qu'il n'existe aucune lésion *grave* à laquelle il faille avant tout s'attaquer (**calculs, fongus, tuméfactions considérables de la prostate, rétrécissements, cancer, cystites, etc...**), il suffit d'augmenter graduellement la capacité intérieure de la vessie en l'habituant à tolérer d'heure en heure, *sans se vider*, une quantité insensiblement plus considérable d'urine, pour faire descendre le nombre des mictions quotidiennes à un chiffre normal, et pour rendre à la fois aux malades le calme de leur vessie et celui de leur cerveau, ébranlé par une préoccupation constante et énervante, dont la funeste influence sur le moral n'est pas à discuter.

L'idée nous vint alors que, puisque nous étions parvenu dans les cas les plus simples de sychnurie à dilater progressivement la vessie en y faisant séjourner, grâce aux patients efforts de nos malades, des quantités de plus en plus considérables d'urine, nous avions toutes chances d'obtenir le même résultat dans les cas plus graves où, malgré la disparition de sa cause efficiente, la sychnurie persistait, en injectant, dans le réservoir urinaire, un liquide dont nous augmenterions de jour en jour, avec prudence, la quantité d'une manière presque insensible. Nos prévisions ne nous trompèrent pas et, grâce à ce nouveau mode de traitement, nous avons réussi à guérir des malades dont l'état eût été, sans lui, difficilement amélioré et qui, parfois, était de nature à désespérer le médecin.

Manière de procéder à la dilatation lente et progressive de la vessie, par le procédé du Dr MOREAU-WOLF.

Il est nécessaire de faire usage d'une seringue d'une contenance de 200 grammes environ; le piston doit être bien graissé afin qu'il glisse avec la plus grande facilité et sans secousses. On doit, de plus, avoir à sa disposition toute une serie de sondes en gomme et en caoutchouc vulcanisé de tous les calibres.

Il faut, de plus, que la température de l'injection soit, à peu de chose près, la même que celle de l'urine (35°C.) et, enfin, elle doit être dépourvue de toute propriété irritante ou caustique dont le premier effet serait de réveiller d'abord et d'exagérer ensuite la sensibilité et la contractilité des parois vésicales.

Le liquide auquel nous donnons la préférence pour cela est une décoction de racines de guimauve et, dans certains cas, de feuilles de belladone.

Le patient doit être placé debout, le dos appuyé contre un meuble solide, ou mieux, contre la muraille, les jambes légèrement écartées, la tête haute; l'opérateur s'assoit en face de lui sur un siège d'une hauteur convenable.

L'injection, au degré de température voulu, est versée dans un vase placé bien à la portée de sa main, ainsi que la seringue, de manière à perdre le moins de temps possible et à agir méthodiquement, sans précipitation, mais néanmoins avec rapidité, afin de ne pas laisser à la vessie, surtout lors des premières séances, le *temps de se reconnaître*.

On procède donc, avec la plus grande douceur, au cathétérisme, et dès que la sonde a pénétré dans la vessie, on cesse de l'enfoncer pour ne pas heurter les parois du viscère, que l'on vide de suite avec soin.

Ayant alors rapidement rempli la seringue et introduit sa canule dans le pavillon de la sonde, doucement, sans lui imprimer de secousses, on fait pénétrer l'injection. On constate facilement, par ce moyen, la capacité du réservoir urinaire, ou, pour mieux dire, la quantité de liquide qu'il peut contenir, jusqu'à ce que le malade accuse le besoin d'uriner. On note avec soin le nombre de grammes de liquide qu'on vient d'introduire et, sans désemparer, l'on continue à pousser l'injection jusqu'à ce que l'envie d'uriner devienne assez impérieuse pour qu'on juge prudent de s'arrêter.

Après avoir lu sur la tige du piston la somme totale du liquide qu'on a pu introduire dans la vessie, et, si la tolérance le permet, après avoir laissé écouler l'injection, soit naturellement par l'urèthre, soit, ce qui est préférable pour éviter un nouveau cathétérisme, par la sonde elle-même, on procède de la même façon à une nouvelle dilatation.

On ne doit jamais se laisser entraîner, quelle que soit la tolérance apparente de la vessie, à pratiquer plus de deux injections le même jour et, à plus forte raison, dans la même séance, et l'on ne doit même chercher à augmenter que de bien peu la quantité du liquide injecté la seconde fois. En agissant autrement, on risquerait fort de déterminer des spasmes et même des contractures des muscles de l'appareil urinaire et de retarder la marche favorable du traitement.

Après la séance de dilatation, le malade doit éviter toute

fatigue et, autant que la chose lui est possible, garder le repos à la chambre au moins pendant quelques heures.

Dans la dilatation progressive de la vessie par notre méthode, il est nécessaire, principalement au début du traitement, de pratiquer tous les jours une injection, car il ne faut pas perdre de vue que le succès n'étant obtenu ici que grâce à une patience infinie et à une augmentation graduelle presque insensible de la quantité du liquide injecté dans la vessie, les progrès quotidiens sont si minimes, qu'il suffit de laisser l'organe deux jours sans dilatation pour le voir revenir de nouveau sur lui-même et perdre le peu de capacité qu'on avait réussi à lui donner.

C'est ici le cas de dire que lorsque l'on ne gagne pas de terrain on en perd ; du moment, en effet, où par l'emploi de notre méthode on n'obtient pas une augmentation de jour en jour plus marquée de la capacité intérieure de la vessie, les injections ne peuvent être que nuisibles, par suite de l'état d'agacement et de contractilité exagérée dans lequel elles entretiennent les parois des urines. Qu'on n'oublie pas que le traitement est uniquement institué dans le but de dilater la vessie, et que les injections n'ont pas d'autre rôle à remplir que celui de dilatateur.

Indications et contre-indications de la dilatation progressive de la vessie dans la sychnurie.

Il est bien évident que lorsqu'il existe une lésion ou une maladie bien déterminée en un point quelconque des voies génito-urinaires, la chance que l'on a de réussir à faire cesser la sychnurie est entièrement subordonnée à la nature de l'affection qui en est la cause déterminante, et dont il faut avant tout (ainsi que le simple bon sens l'indique) s'attacher à débarrasser le malade. En agissant autrement, non seulement on n'obtiendrait aucun résultat favorable, mais encore on risquerait fort d'aggraver la situation par des manœuvres intempestives de dilatation vésicale.

Avons-nous besoin d'ajouter que, lorsque la cause de la sychnurie est une maladie incurable par son essence même telle que le cancer, le tubercule, les fongus, ou lorsque la désorganisation de l'organe affecté (reins, vessie, prostate, etc.) est parvenue à un degré qui ne permet plus de conserver aucun espoir, il est pour le moins inutile de chercher à rendre à la vessie sa capacité normale au moyen des injections forcées ?

En conséquence, notre méthode de dilatation vésicale n'est pas applicable dans le cas de cancer, de tubercules et de fongus d'une des parties constituantes de l'appareil génito-urinaire.

Si la fréquence des mictions est due à un **rétrécissement de l'urèthre,** ou à la présence d'un **calcul** dans l'appareil urinaire, on ne devra songer à l'employer que lorsque le canal aura repris son calibre normal, ou quand le corps étranger aura été extrait d'une façon ou d'une autre; on agira de même lorsque la cause déterminante de la sychnurie résidera dans une affection des **vésicules séminales,** des conduits éjaculateurs ou du rectum.

Nous conseillons, en outre, pour peu qu'il y ait trace d'inflammation ou d'irritation rénale, d'attendre que tout soit rentré dans l'ordre de ce côté avant de commencer le traitement.

Les affections qui déterminent le plus souvent la sychnurie sont incontestablement les tuméfactions de la prostate.

Les tuméfactions de la prostate peuvent être le résultat de sa dégénérescence cancéreuse ou tuberculeuse et alors il n'y a pas lieu de chercher à restituer à la vessie ses dimensions normales.

Il serait irrationnel, indépendamment des graves inconvénients du cathétérisme dans ce cas, de chercher à guérir par la dilatation vésicale la sychnurie qui résulte d'une **prostatite** aiguë ou subaiguë; ce n'est pas, en effet, au racornissement de la vessie et à l'hypertrophie de ses parois qu'on doit attribuer ici la fréquence des mictions, mais bien uniquement à l'état inflammatoire de la région profonde de l'urèthre et du col.

Les mêmes inconvénients et les mêmes contre-indications existent, presque au même degré, dans la **prostatite**

chronique, lorsque l'état de chronicité n'est pas établi de longue date, et que, par conséquent, on peut craindre de faire repasser l'affection à l'état aigu sous l'influence de cathétérismes trop fréquents.

Mais un des cas où notre méthode nous a rendu et où elle rendra à tous les médecins qui la mettront en pratique les plus signalés services, c'est lorsque la *sychnurie* et le racornissement de la vessie dont elle est la conséquence ne dépendent que d'un état ancien d'inflammation et d'engorgement de la prostate, ne déterminant plus que de très légers phénomènes douloureux et très peu de gêne dans l'émission des urines.

Quant à l'**hypertrophie de la prostate**, qui représente le produit d'un travail morbide plus ancien, elle peut être invoquée dans des circonstances bien plus nombreuses que l'inflammation et l'engorgement simples de la glande, comme cause de sychnuries plus prononcées, et elle est loin d'être une contre-indication à la mise en œuvre de la médication en question. Aussi, quand une exploration minutieuse de l'appareil génito-urinaire ne permet d'attribuer qu'à une hypertrophie prostatique la diminution de la capacité vésicale et la sychnurie qui en résulte, devra-t-on tenter d'obtenir la dilatation progressive de la vessie par la méthode des injections.

L'**uréthrite** chronique, sous toutes ses formes, est une cause assez commune de sychnurie, quand elle offre une certaine intensité, et surtout si elle existe depuis très longtemps. On peut ici faire d'une pierre deux coups, la dilatation progressive de l'urèthre étant un des modes de traitement les plus efficaces de cette ennuyeuse affection. En procédant simultanément à la dilatation de l'urèthre et à celle de la vessie, on s'attaquera à la fois à la cause et à l'effet.

Lorsque l'urine renferme habituellement une proportion anormale d'**acide urique**, ou lorsque, à plus forte raison, ce corps y existe à l'état cristallin, elle détermine à la longue l'irritation et l'agacement du col vésical, soit à cause de son acidité exagérée, soit par les petits corps étrangers qu'elle contient. Sous l'influence de cet état, les envies d'uriner deviennent de plus en plus fréquentes, et si le malade n'a pas la sagesse d'y-résister, les fonctions de la vessie ne tardent pas à s'altérer, en même temps que s'accentuent son racornissement et l'hypertrophie de ses parois. Les urines émises dans le **catarrhe de la vessie** et dans les **diathèses phosphatique et oxalique** produisent naturellement par des raisons analogues et à degrés divers les mêmes accidents. En général, il suffit, dans ces cas, de modifier la nature des urines par l'emploi de médicaments appropriés pris à l'intérieur, ou par des injections intra-vésicales convenables, pour voir cesser les phénomènes morbides dus aux contractions exagérées du col et du corps de la vessie. Mais parfois la capacité de la vessie a diminué de telle manière, et ses parois sont épaissies de telle façon, qu'il est nécessaire de procéder à la dilatation du viscère; dans les circonstances, assez rares, du reste, où il nous a été permis de l'appliquer, la guérison a été promptement obtenue grâce à elle.

Il n'est pas très rare, après la **lithotritie** ou la **taille**, de voir chez certains calculeux la fréquence des mictions persister au même degré qu'avant l'opération, et quelquefois même devenir plus grande, alors que pourtant il n'existe plus chez ces malades trace de la moindre inflammation de la vessie ou de l'urèthre, et que les urines ont perdu toute propriété irritante.

Ce n'est que très lentement (parfois, si l'on a recours aux moyens ordinaires, au bout de plusieurs mois) que le nombre des mictions redevient normal; tandis que par l'usage du traitement que nous préconisons, on arrive à bref délai à restituer à la vessie sa capacité normale, et à avoir raison de l'état morbide qui en dépend.

OBSERVATION I.

M. Ch..., 68 ans, officier supérieur de cavalerie en retraite, ancien administrateur de l'Ecole de santé militaire de Strasbourg, vient nous consulter le 20 février 1874; il a eu à plusieurs reprises des attaques de rhumatisme goutteux.

En 1868, brusquement, sans raisons appréciables, M. C... est pris d'une rétention d'urine qui nécessite l'usage de la sonde pendant cinq à six jours seulement. A la fin de la même année, un accident semblable se reproduit, mais il est cette fois accompagné de phénomènes douloureux du côté de la vessie, de la prostate et des reins et M. C... est obligé de s'aliter pendant quelques jours. Mieux placé que personne par suite de sa situation à l'Ecole de santé pour suivre un traitement sérieux et soigné par le professeur Sédillot, il ne tarde pas à se remettre.

En 1869, il voit encore le cours de ses urines s'interrompre sans motifs apparents et on est encore obligé de recourir au cathétérisme. Depuis cette époque jusqu'à aujourd'hui M. C..., sans avoir de véritables crises de rétention d'urine, a toujours eu, notamment pendant la guerre de 1870-71, plus ou moins de difficulté à uriner.

Par moment les urines sont boueuses, tantôt elles laissent déposer des sédiments uriques, et tantôt du pus en petite quantité.

Les nombreux médecins consultés par le malade ont toujours attribué au gonflement sénile de la prostate les troubles de la miction et n'ont conseillé que l'usage de moyens banals tels que cathétérisme quotidien, bains de siège, lavements, tisanes diverses, etc., le tout sans obtenir bien entendu autre chose qu'un soulagement passager. Aussi petit à petit les envies d'uriner sont-elles devenues plus fréquentes, sans que pour cela la difficulté éprouvée par le malade à émettre ses urines ait augmenté sensiblement, à la condition toutefois d'observer une très grande sobriété : au moindre écart de régime, en effet, la dysurie menace de reparaître. Tant bien que mal M. C... n'éprouvant que peu ou pas de douleurs a vécu ainsi jusqu'à ce que la *sychnurie* prenant des proportions par trop gênantes, il se décide à venir nous consulter. Pour donner une idée de l'état dans lequel il se trouve, il nous suffira de dire qu'habitant Sevran à vingt minutes de Paris en chemin de fer, ayant uriné immédiatement avant son départ, il est encore obligé dans le trajet de le faire par la portière du wagon et en descendant du train, et qu'enfin arrivé de la gare chez nous en voiture, il ne peut attendre plus de de dix minutes dans notre salon d'attente sans satisfaire de nouveaux un impérieux besoin d'uriner, soit quatre mictions en quarante-cinq minutes et cela encore au prix d'efforts véritables.

Sa constitution est excellente, et n'était la fréquence des mictions qui s'élève à 15 ou 16 fois le jour et 12 ou 13 fois la nuit en moyenne M. C... n'a pas la moindre infirmité.

Les urines émises en très petites quantités à chaque miction sont médiocrement catarrhales, ne renferment pas de sang et ne dégagent pas d'odeur ammoniacale.

Le canal est libre jusqu'à la région prostatique, où il existe une saillie certes bien moins considérable qu'on ne pourrait s'y attendre chez un malade de ce genre; le cathétérisme pratiqué avec une sonde en gomme à béquille, ou cylindrique à grande courbure, est des plus faciles. L'introduction d'un explorateur métallique se fait aussi très aisément jusque dans la vessie. Ce viscère qui ne renferme pas de corps étranger est revenu singulièrement sur lui-même; ses parois sont épaissies, mais non indurées, et sa capacité intérieure diminue de telle façon qu'on ne peut y injecter plus de 40 gr. d'eau tiède sans en déterminer la contraction. Le toucher rectal nous permet de constater que la prostate est le siège d'une hypertrophie peu considérable et d'un engorgement périphérique d'un très médiocre volume, intéressant à peu près également les deux lobes latéraux.

Sur nos conseils M. C... entra à la maison de santé des frères Saint-Jean-de-Dieu le 26 février 1874.

Nous procédons alors tous les matins à la dilatation de la vessie au moyen d'injections tièdes (à 35° c.) de décoction de belladone et de racine de guimauve. Le malade prend en outre matin et soir 1 gr. de bromure de potassium.

En un mois presque insensiblement, mais en suivant une progression continue, nous parvenons à faire tolérer par la vessie 230 gr. d'injection belladonée avant que le besoin d'uriner se fasse sentir. Les mictions ont lieu environ toutes les heures et demie le jour, et toutes les deux heures la nuit. Enfin au bout de deux mois de traitement (le malade se trouvant assez bien pour quitter la maison de santé depuis un mois vient dans notre cabinet), la vessie se laisse distendre au point de contenir 460 gr. d'eau tiède sans se contracter et M. C... n'urine plus que 4 ou 5 fois le jour et 2 fois la nuit.

L'engorgement prostatique a presque disparu, les urines ne renferment plus que très peu de globules blancs, la miction s'opère bien, bref, nous serions en droit de dire que le malade est radicalement guéri, si nous n'avions pas affaire à un homme de son âge, et si le noyau hypertrophique de la prostate n'était pas là, tout prêt à jouer le rôle de l'épine enfoncée dans les tissus. Nous avons eu à plusieurs reprises, jusqu'à la fin de 1876, des nouvelles de notre malade, chez lequel le résultat obtenu était resté à peu de choses près le même.

OBSERVATION II.

M. V..., 29 ans, notaire. De 18 à 26 ans le malade a presque toujours été en puissance de blennorrhagie ; comme il le dit lui-même, dès qu'un accident de cette nature était guéri, ou à peu près, il n'avait rien de plus pressé que d'en contracter un autre, tant et si bien, et quoique par un véritable hasard il n'ait pas encore de rétrécissement, il a vu depuis deux ans survenir des troubles de la miction très prononcés.

Il urine facilement, mais avec une très grande fréquence aussi bien le jour que la nuit (toutes les heures au moins depuis un an) ; les envies deviennent de plus en plus impérieuses, à ce point qu'il lui est impossible aujourd'hui de lutter contre elles avec avantage et que fort souvent, dans quelque situation qu'il se trouve, il n'a pas le temps, pour peu qu'il y résiste, d'arriver à l'endroit *ad hoc* sans mouiller ses vêtements. La quantité de liquide émis est très petite : lorsqu'à ses repas il boit un peu plus que de coutume, ou s'il prend du café, un verre de bière, un verre de liqueur, etc., les mictions se précipitent de manière à le forcer dans le cours d'un repas ordinaire de se lever plusieurs fois. Les urines sont normales ou à peu près.

Le canal est libre, il existe seulement une vive sensibilité au passage de l'explorateur sur le col : la prostate est saine. La contenance de la vessie a diminué dans d'énormes proportions, c'est à peine si on peut y injecter 30 gr. de liquide sans déterminer le besoin d'uriner ; les parois sont épaisses, rénitentes, et se contractent avec force dès que l'instrument vient à les toucher, ou que le liquide injecté dépasse d'un ou deux grammes seulement la quantité qu'elle peut en tolérer.

Nous commençons le traitement par des injections intra-vésicales dilatantes, le 25 mai 1875, dans les conditions suivantes :

M. V... a uriné la veille de 9 heures du matin à 10 heures 45 de ce jour 28 fois, 16 fois dans la journée et 13 fois la nuit.

La vessie se contracte énergiquement sur une injection de 35° gr. de décoction de belladone à 35° c. et le malade accuse une très vive douleur, lorsque nous faisons pénétrer de force dans la vessie 9 gr. de liquide en plus.

Le 15 août 1875 le traitement est terminé, la vessie de notre client tolère sans se contracter 470 gr. d'injection ; il peut retenir facilement ses urines trois heures et, pour peu qu'il soit distrait, il reste quelquefois dans la journée quatre heures sans uriner, et il n'est plus obligé de se lever la nuit que deux fois.

Nous avons revu M. V..., au mois d'octobre 1877 ; la guérison s'est maintenue, grâce à la sagesse du malade, qui, suivant nos prescriptions à la lettre, a su lutter *à temps* contre les envies d'uriner qui tendaient à redevenir fréquentes, en opposant sa volonté aux contractions intempestives de sa vessie.

OBSERVATION III.

M. R..., 63 ans, a subi par nos mains sept séances laborieuses de lithotritie pour un calcul phosphatique volumineux, dans le courant des mois de mai et juin 1874.

A peine remis il a été, malgré notre avis contraire, aux eaux d'Evian pour chasser de sa vessie les derniers débris de calcul, qu'il supposait devoir y rester. Sans consulter personne il boit avec excès l'eau d'Evian, expulse quelques rares fragments de calculs et revient à Paris après un mois d'absence (août 1874), dans un état certainement moins bon qu'avant le broiement de la pierre. Il urine avec une très grande fréquence et s'imagine toujours que la fréquence de ses mictions tient à la présence d'un corps étranger que nous n'avons pas su saisir. Nous ne sommes du reste nullement prévenu du retour de notre malade, car il va consulter un autre chirurgien qui, ayant exploré la vessie sans rien y trouver, lui conseille les bains de siège, le bromure de potassium à hautes doses et des suppositoires belladonés.

Le traitement n'enraye en rien la marche ascendante de la *sych-*

nurie; aussi M. R..., qui urine 30 à 40 fois par jour, se décide à venir nous faire sa confession.

8 octobre 1874. Nouvelle exploration de la vessie, rendue très douloureuse par la diminution de sa capacité intérieure, qui ne nous permet que très difficilement le maniement d'un brise-pierre d'enfant.

Elle ne renferme aucun corps étranger, ses parois sont hypertrophiées et on peut à peine y faire pénétrer 40 gr. d'injection; dès que cette quantité de liquide est introduite, les muscles vésicaux se contractent énergiquement pour la chasser entre les parois de la sonde et celles du canal. La prostate est le siège d'un engorgement inflammatoire notable, mais le cathétérisme est facile et la miction s'opère parfaitement.

Pendant les mois de novembre, décembre et janvier, nous avons procédé presque quotidiennement à la dilatation de la vessie par la méthode des injections et nous sommes arrivé, non sans peine nous l'avouons, à obtenir un heureux résultat. La vessie a pris en effet une contenance de 500 grammes et les envies d'uriner sont devenues normales : toutes les trois heures.

Nous citerons plus succinctement les cinq autres observations que nous possédons de *sychnurie* guéries par notre méthode, sans entrer dans d'aussi grands détails, les symptômes de la maladie, sa marche et celle de la cure restant toujours à peu de choses près les mêmes.

OBSERVATION IV.

M. l'abbé T..., 51 ans, a subi au printemps de 1876, pour un calcul volumineux ($0^m,05 — 0^m,03$), quatre séances de lithotritie en quinze jours. Malgré l'heureuse issue de l'opération, et quoique la vessie ne renferme plus aucun débris de calcul, une sychnurie très accusée persiste, et cette infirmité prend même de telles proportions que le malade ne peut plus remplir son ministère. Il a suivi, par les conseils de plusieurs médecins, différents traitements qui, loin d'améliorer son état, semblent plutôt l'avoir aggravé.

Aujourd'hui, avril 1877, voici quelle est sa situation : il urine trois et quatre fois par heure dans certains moments, surtout lorsqu'il est debout; dans d'autres, il peut attendre une heure et parfois un peu plus, mais bien rarement ; il se lève la nuit sept à huit fois. Bref, en moyenne il urine trente-cinq fois dans les 24 heures, et cela surtout depuis qu'on a eu la malencontreuse idée, il y a trois mois, de lui conseiller l'introduction de cathéters métalliques matin et soir. Les urines sont ammoniacales et laissent déposer une quantité considérable de pus ; il existe aussi de l'ardeur lors des mictions et la quantité de liquide émise à chacune d'elles est au plus de 40 à 45 grammes. Matin et soir, M. T... vide sa vessie avec une sonde en caoutchouc vulcanisé et s'abstient avec le plus grand soin de toute boisson excitante.

Un examen approfondi des organes génito-urinaires nous permet d'affirmer au malade que, s'il veut se soumettre à notre traitement, il sera promptement guéri. La vessie ne renferme aucun corps étranger ; sa capacité est excessivement réduite, elle se contracte dès que 40 gr. de liquide y ont pénétré ; ses parois sont épaissies, mais non sclérosées ; la prostate est le siège d'un engorgement sans gravité ; par l'introduction d'explorateurs à boule, nous constatons que l'urèthre est libre, le passage du col seul est douleureux et le reste de l'appareil est sain.

4 avril 1877. Nous commençons le traitement dans les conditions suivantes : M. l'abbé T... a uriné la veille vingt-neuf fois de 6 h. du matin à 9 h. du soir et vingt-deux fois de 9 h. du soir à 3 h. 1/2 de l'après-midi de ce jour, soit cinquante et une fois en 43 heures.

1er mai. Le malade peut rester deux heures sans uriner le jour ; il se relève encore deux à trois fois la nuit ; la contenance de la vessie est de 180 grammes.

Le 10. Quinze mictions dans les 24 heures ; contenance de la vessie, 270 grammes.

1er juin. Dix à douze mictions dans les 24 heures ; contenance de la vessie, 300 grammes.

5 juillet. M. T... n'urine plus que toutes les trois heures en moyenne, ne se lève plus que deux fois la nuit. La vessie tolère sans se contracter 410 grammes d'injections.

Nous cessons le traitement ; nous avons eu l'occasion, six mois plus tard, de constater que la guérison s'était maintenue.

OBSERVATION V.

M. H..., 58 ans, courtier en vins et en spiritueux, ancien employé sédentaire : gravelle urique peu intense. Plusieurs blennorrhagies. Après avoir pris sa retraite à 55 ans, désirant augmenter ses revenus, et se sentant encore assez vigoureux pour exercer une profession active, ce malade, qui jusqu'à cette époque avait été d'une très grande sobriété, se trouve, par suite des exigences de ses nouvelles occupations, forcé de se livrer à des excès relatifs de boisson et spécialement de bière. Il ne tarde pas à en ressentir les effets désastreux : sous leur influence, les envies d'uriner deviennent de plus en plus fréquentes, et sans qu'il puisse bien se rendre compte lui-même de quelle façon il y est arrivé ; il y a des jours où il urine presque toutes les demi-heures, et la nuit cinq à six fois. Il y a deux ans, en trois mois il a eu deux coliques néphrétiques violentes, à la suite desquelles il a expulsé une grande quantité de petits graviers d'urates.

Aujourd'hui (14 mai 1879), la vessie, qui est devenue très irritable, cherche à se vider des qu'elle renferme quelque peu d'urine ; sa contenance n'est plus que de 100 grammes environ, son exploration ne nous révèle rien d'insolite ; en dehors du racornissement et de l'épaississement simple de ses parois, le reste de l'appareil urinaire est indemne de toute lésion.

Début du traitement le 22 mai 1879 ; le malade a uriné la veille dix-huit fois le jour et quatre fois la nuit. Capacité intérieure de la vessie, 95 grammes ; séance de dilatation vésicale quotidienne.

15 juin. Huit mictions le jour et deux la nuit.

1er juillet. Six mictions le jour et une la nuit.

Nous avons revu M. X... dans le courant du mois de novembre ; il a, bien entendu, suivi nos conseils et repris ses anciennes habitudes de tempérance : la guérison se maintient.

OBSERVATION VI.

M. S..., 39 ans, artiste dramatique, *sychnurie* prononcée dépendant d'une très ancienne prostatite chronique que nous traitons par les courants continus avec dilatation concomitante de la vessie au moyen des injections.

6 février 1877. Début du traitement ; le malade a uriné, dans les

vingt-quatre heures, vingt-cinq fois, dix-sept fois la nuit et huit fois le jour; la vessie ne peut contenir que 70 grammes de liquide.

18 mars 1877. Le malade urine six fois le jour et quatre fois la nuit; la contenance de la vessie est maintenant de 380 grammes.

1er août 1877. Quatre à cinq mictions le jour et deux la nuit; contenance de la vessie, 470 grammes.

Revu le malade un an plus tard ; la guérison s'est maintenue.

Observation VII.

M. S..., 67 ans, négociant. Plusieurs blennorrhagies : rétrécissement de l'urèthre, dont le début remonte à plus de 30 ans, opéré à plusieurs reprises (la première fois en 1847) sans succès durable par différents chirurgiens. A la suite des manœuvres qu'il a nécessitées, irritation permanente de l'urèthre, et depuis de longues années, alternatives de dysurie et de sychnurie : le malade depuis dix ans n'est pas resté plus d'une semaine sans introduire lui-même ou sans se faire introduire des bougies. Ecoulement uréthral purulent très abondant. Abus des balsamiques et des diurétiques sous toutes les formes.

Aujourd'hui, 4 juin 1878, voici l'état que nous constatons :

Il existe, à 13 centimètres du méat, un rétrécissement fibreux de près de 0,01 de longueur, peu étroit, grâce aux cathétérismes fréquents pratiqués par le malade, bougie élastique n° 13 médiocrement serrée. Ecoulement uréthral verdâtre très intense. Engorgement prostatique indolore. Vessie revenue sur elle-même à capacité très réduite (110 grammes au plus d'injection à 35° c. détermine sa contraction). Les envies d'uriner sont très fréquentes, une fois au moins toutes les heures si le malade boit peu et se tient au repos, beaucoup plus fréquentes s'il a bu ou s'il reste debout. La nuit, les mictions sont presque aussi fréquentes que le jour. Urines catarrhales légèrement ammoniacales.

7 juin. Début du traitement. Nous procédons en même temps à la dilatation lente progressive de l'urèthre par les bougies Béniqué et à celle de la vessie par les injections intra-vésicales de décoction de belladone à 35° c.

12 juillet. Le malade peut rester le jour trois heures sans uriner, deux mictions seulement la nuit ; nous introduisons aisément un cathéter Béniqué n° 40 ; l'écoulement uréthral existe toujours, mais dans de bien plus faibles proportions : les urines ne renferment plus que très peu de muco-pus, la vessie contient 420 grammes de liquide sans se contracter.

Nous cessons le traitement en recommandant au malade de venir nous voir tous les quinze jours, ce qu'il fait régulièrement depuis cette époque ; nous introduisons à chaque visite deux ou trois bougies métalliques.

La dilatation de la vessie et celle de l'urèthre se maintiennent parfaitement.

OBSERVATION VII.

M. M..., 37 ans, maître d'hôtel, dans une ville d'eaux. Plusieurs blennorrhagies mal soignées, goutte militaire persistante, malgré les innombrables traitements conseillés et suivis à tort à travers depuis cinq ans. Abus en dernier lieu du cathétérisme pour un rétrécissement imaginaire.

Le canal de l'urèthre et le col de la vessie sont depuis plusieurs mois dans un état d'irritation permanente. Envies d'uriner de plus en plus répétées : M. M... croit bien faire en y cédant immédiatement dès qu'elles se font sentir. Il urine actuellement au moins une fois par heure jour et nuit, parfois même plus souvent. Urines catarrhales.

4 novembre 1878. Nous procédons à une exploration minutieuse de l'appareil génito-urinaire que nous trouvons dans un état d'intégrité presque absolue : la vessie seule est revenue sur elle-même, ses parois sont hypertrophiées, dures, rénitentes.

Capacité du viscère, 80 grammes. Prostatite chronique très légère.

5 novembre 1878. Début du traitement. 27 mictions dans les vingt-quatre heures ; la vessie renferme à peine 80 grammes de liquide.

15 décembre 1878. Fin du traitement. 7 à 8 mictions le jour, une la nuit. Contenance de la vessie, 460 grammes.

Nous n'avons pas revu ce malade.

SYMPEXIONS.

(Voy. **Coliques spermatiques. Sperme.**)

SYPHILIDES.

On donne le nom de syphilides aux accidents secondaires de la syphilis qui ont la peau pour siège.

Il y a des syphilides *exanthémateuses, vésiculeuses, pustuleuses, bulleuses, tuberculeuses, squameuses, papuleuses* et *ulcéreuses* qui ne diffèrent des maladies de peau ordinaire de même forme que par une coloration cuivrée spéciale, qu'on a comparée à celle du jambon fumé. Leur lieu d'élection le plus fréquent est le front et le cuir chevelu (*corona veneris* ou *syphilide papuleuse*) ; elles peuvent néanmoins se montrer sur toute la surface du corps. Les syphilides se montrent rarement avant le troisième mois du chancre infectant, mais elles peuvent aussi se manifester plusieurs années après. (Voy. **Syphilis.**)

SYPHILIS.

On donne le nom de syphilis (vérole) à une maladie contagieuse, transmissible par les rapports sexuels, par le contact accidentel des diverses parties du corps chez un sujet sain avec un objet quel qu'il soit sur lequel se trouve du virus syphilitique ou par l'hérédité.

Cette affection est surtout caractérisée par une irritation locale et spécifique des organes génitaux, et par des phénomènes généraux consécutifs, de forme et de siège très divers, qui apparaissent successivement ou simultanément, et dont l'évolution naturelle et régulière est déterminée.

Si l'étude de cette affection, dont les points principaux sont parfaitement connus, soulève encore plus d'une question controversée, on est d'accord pour distinguer de la syphilis, d'une manière très rigoureuse, des maladies qui en diffèrent essentiellement, telles que la blennorrhagie et les affections qui l'accompagnent, l'arthrite, l'ophthalmie blennorrhagique, les bubons non virulents, etc.

Trois formes fondées sur l'observation ont été admises, et nous allons les décrire successivement; ce sont: 1° la syphilis commune; 2° la syphilis cachectique; 3° la syphilis héréditaire.

Au point de vue de l'observation la plus rigoureuse, on a encore divisé cette maladie en syphilis primitive et en syphilis constitutionnelle ou consécutive.

Enfin, la syphilis constitutionnelle a été, selon les symptômes qui l'accusent, divisée en syphilis secondaire et en syphilis tertiaire.

Les accidents primitifs de la syphilis sont très nettement séparés des phénomènes constitutionnels ou consécutifs, par la propriété qu'ils possèdent seuls de pouvoir être reproduits par l'inoculation.

Les accidents constitutionnels ont aussi ce caractère essentiel de pouvoir se reproduire d'une manière spontanée par une recrudescence naturelle.

Cette maladie appartient exclusivement à l'espèce humaine.

Un certain nombre d'auteurs font remonter son origine aux époques les plus reculées; d'autres, au contraire, l'ont placée seulement au xv° siècle, époque à laquelle elle prit un aspect menaçant.

L'opinion la plus accréditée est que cette maladie fut introduite d'Amérique en France par les soldats de Christophe Colomb, qui débarquèrent à Naples, en mai 1495, après avoir séjourné en Espagne, où ils l'avaient déjà répandue.

On voit, dans le *Lévitique*, que Moïse prescrit aux Juifs des lois pour les préserver de la gonorrhée; mais l'on pense avec raison que les divers documents sur lesquels plusieurs auteurs s'appuient pour prouver l'origine ancienne de la syphilis expliqueraient plutôt, pour les modernes, les symptômes d'une blennorrhagie, que ceux de la syphilis telle que les médecins la connaissent aujourd'hui.

L'évêque Palladius, qui vivait sous Théodose Junior, raconte le fait d'un ermite nommé Héros, qui, après s'être livré longtemps au libertinage, fut atteint d'une maladie qui lui gangrena les parties génitales.

Hippocrate mentionne, dans ses livres *de Natura mulieri* et *de Morbis mulierum*, la suppuration des parties génitales, qu'il attribue à la suppression des menstrues chez la femme.

Juvénal, Martial parlent également, dans plusieurs passages de leurs écrits, des affections des parties génitales, qu'ils disent pouvoir être communiquées par un coït impur.

ACCIDENTS PRIMITIFS.

Le début de la syphilis, succédant toujours à un contact impur, est caractérisé par l'apparition d'un ou plusieurs chancres, qui se développent généralement sur les organes génitaux, quelquefois sur d'autres parties du corps : ainsi les narines, la langue, les gencives, les cuisses, le scrotum, l'urèthre, l'anus peuvent en être le siège.

Le chancre, qui offre lui-même trois variétés de formes assez tranchées, a été divisé : 1° en chancre induré ou chancre infectant, 2° en chancre mou (chancre non infectant) et 3° en chancre phagédénique ou chancre rongeant.

Quelle que soit l'espèce du chancre, il s'écoule toujours un temps plus ou moins long avant que l'attention des malades soit fixée par des symptômes notables, et il se passe souvent huit jours avant qu'aucun signe puisse faire reconnaître le lieu d'élection de l'ulcère syphilitique.

Au début, quelques malades éprouvent un certain chatouillement, une démangeaison plus ou moins vive qui, dans quelques cas, peut aller jusqu'à la douleur ; chez d'autres, il existe un sentiment de brûlure.

Il se produit une rougeur, d'abord peu marquée, puis on voit apparaître une petite vésicule, remplie d'un liquide louche. L'ulcération qui survient ensuite est arrondie, d'une étendue très variable, à fond grisâtre. Ses bords sont taillés à pic, il existe autour du chancre un cercle violacé.

Quelquefois le chancre siège dans l'intérieur du canal de l'urèthre et donne lieu à un écoulement qu'il est difficile de distinguer de celui de la blennorrhagie non syphilitique.

Si le chancre est un chancre *mou,* qui ne doive pas par conséquent être suivi de l'infection constitutionnelle, les ganglions de l'aine se tuméfient, deviennent douloureux au toucher et peuvent se terminer par la suppuration. (**Bubons**) (voy. ce mot).

Si, au contraire, le chancre est un chancre *induré, infectant,* au bout de sept à huit jours il change d'aspect, il se forme à sa base un épaississement circonscrit (induration) qui constitue le seul signe qui permette de distinguer avec certitude le chancre infectant du chancre mou, simple lésion locale, non suivie d'accidents constitutionnels. Le chancre induré détermine aussi le gonflement des ganglions de l'aine, mais ceux-ci ne prennent jamais un volume considérable et ne sont jamais douloureux.

Quelquefois aussi il apparaît, dans les premiers jours de l'infection, des végétations de formes diverses, choux-fleurs, crêtes de coq, etc.

ACCIDENTS SECONDAIRES.

Les accidents secondaires apparaissent rarement avant un mois, quelquefois après six, et leur apparition a lieu dans certains cas, avant la disparition des phénomènes primitifs : dans d'autres cas, il y a une véritable transformation.

Certains symptômes annoncent ordinairement l'invasion des accidents consécutifs.

Beaucoup de malades éprouvent des douleurs vagues, névralgiques.

Des affections de la peau (syphilides), telles que la roséole syphilitique, les plaques muqueuses, etc., commencent à apparaître.

Les plaques muqueuses sont même un des symptômes secondaires les plus fréquents, et elles peuvent apparaître sur un grand nombre de points à la fois, aux organes génitaux, à l'aine, dans la bouche, sur les amygdales, dans les intervalles des orteils, etc.; nous allons les décrire.

Plaques muqueuses.—Les plaques sont saillantes, ont une coloration rosée, quelquefois d'un rouge cuivré ou violacé.

Elles sont arrondies ou elliptiques, larges de 4 à 20 millimètres.

Leur surface est quelquefois convexe, et il existe à leur
surface une pellicule mince, humectée d'une matière séro-
purulente qu'elle laisse transsuder; quelquefois cette surface est granulée.

Ces plaques muqueuses peuvent devenir le siège d'une
ulcération étendue et profonde, qui cause parfois des douleurs très vives.

Roséole syphilitique. — La roséole est un des symptômes
les plus fréquents parmi ceux qui traduisent la syphilis
constitutionnelle à sa période secondaire : c'est une des
manifestations les plus précoces de cette maladie. Elle commence toujours par le tronc.

D'abord apparaissent de petites taches roses, très légères,
à peine visibles, qui prennent quelquefois, au contact de
l'air, une teinte violacée bleuâtre.

Dans d'autres cas, la peau prend un aspect grenu, ressemblant à ce qu'on nomme vulgairement chair de poule.

Dans beaucoup de cas aussi, le cuir chevelu présente des
phénomènes divers : éruptions papuleuses, pityriasis.

Ces lésions superficielles de la surface cutanée ne sont
pas les seules qui caractérisent la syphilis confirmée.

Les diverses maladies de la peau, désignées sous les noms
d'acné, d'ecthyma, le lupus, le psoriasis, l'**eczéma**, peuvent
aussi apparaître dans le courant de l'affection.

La coloration rouge cuivré plus ou moins prononcée qui
caractérise ces syphilides, l'absence de démangeaisons, une
différence dans leur forme, leur marche et leur mode de
cicatrisation, les font aisément distinguer des affections de
la peau qui n'ont pas la syphilis pour cause.

Les cheveux, les poils peuvent tomber presque complètement (**alopécie**).

Les **végétations** de formes diverses apparaissent sur les
parties génitales et à l'anus (choux-fleurs, poireaux, crêtes
de coq, etc.).

Les membranes muqueuses qui tapissent la cavité buc-
cale, le pharynx, les fosses nasales, etc., sont le siège d'ulcérations qui n'occupent d'abord que la partie superficielle,

mais qui ne tardent pas à envahir les parties profondes, et peuvent détruire même les parties osseuses.

Les yeux sont frappés d'**iritis**, les ganglions lymphatiques de la région cervicale s'indurent.

Dans cette période de la syphilis, le sang est complètement altéré, et tout l'organisme subit l'influence de cette terrible affection.

ACCIDENTS TERTIAIRES.

Les symptômes de la syphilis tertiaire consistent dans des douleurs vagues d'abord, qui ont pour siège le système osseux et qui ont reçu le nom de **douleurs ostéocopes** (voy. ce mot).

Ces douleurs se font sentir surtout la nuit et leur lieu d'élection devient presque toujours le siège d'ostéites (inflammation des os) qui déterminent plus tard des exostoses ou des caries.

Très souvent le testicule est le siège d'une induration, il devient trois ou quatre fois plus volumineux que dans l'état normal, et forme une tumeur peu douloureuse au toucher.

Cette manifestation de la maladie, à laquelle on a donné le nom de sarcocèle syphilitique, peut siéger dans un seul testicule ou dans les deux à la fois, et ces organes subissent une dégénérescence cartilagineuse, fibreuse et même osseuse.

Il se forme aussi, dans les tissus sous-cutanés, des tubercules auxquels on a donné le nom de tumeurs gommeuses (voy. **Gommes**); ils ont généralement un développement lent, et, après avoir acquis le volume d'une noisette ou d'une noix, ils finissent par se ramollir, et donnent naissance à une ulcération exhalant une odeur caractéristique.

La syphilis parcourt ces diverses périodes dans un espace de temps très variable, et les accidents que nous avons décrits (excepté les symptômes primitifs) peuvent, si le traitement n'est pas suffisant, reparaître plusieurs fois sous une multitude de formes.

La syphilis est une cause d'avortement pour les femmes enceintes, et, ainsi que nous l'avons dit, elle se transmet par hérédité.

SYPHILIS CACHECTIQUE OU PHAGÉDÉNIQUE.

Cette forme de la syphilis reste toujours bornée aux symptômes primitifs, et le chancre, au lieu d'être le siège d'une induration à sa base, ainsi que nous l'avons indiqué, se transforme en un ulcère rongeant, serpigineux, dont les bords se décollent, et qui peut persister pendant plusieurs années, s'étendant d'un côté pendant qu'il se cicatrise de l'autre.

La peau des malades prend l'aspect terreux, elle est le siège de plaques eczémateuses.

Les gencives deviennent saignantes, ulcérées; il s'établit une fièvre lente, irrégulière; les phénomènes de la digestion sont troublés; dans quelques cas il survient une diarrhée colliquative, compliquée parfois d'hémorrhagie.

Cet état se prolonge et s'aggrave jusqu'à ce qu'un traitement spécifique fasse cicatriser les ulcérations qui sont la cause des progrès de la consomption cachectique.

SYPHILIS HÉRÉDITAIRE.

Il existe encore beaucoup d'obscurité sur le mode de transmission de la syphilis par voie d'hérédité, et les faits complètement démontrés manquent pour établir d'une façon définitive les conditions de cette transmission.

Pourtant il est généralement admis qu'elle est le plus souvent le fait du père et que des parents, ayant eu des accidents syphilitiques présumés disparus dans le moment de la conception, n'en communiquent pas moins le virus à l'enfant qui naîtra d'eux, si le traitement spécifique n'a pas fait disparaître les premiers symptômes et leurs retentissements ultérieurs.

Nous le répétons, la cause qui produit la syphilis réside dans l'existence d'un virus qui peut être transmis, ainsi que nous l'avons vu, par contact immédiat, inoculation ou hérédité. Nous ne pourrions trop le redire, cette affection, qui fait à juste titre la terreur des familles depuis près de cinq siècles, est traitée avec une insouciance inimaginable par la plupart de ceux qui en sont infectés.

Aucune maladie n'a exercé plus de ravage et de dégradation dans l'espèce humaine que la vérole, et l'ignorance des notions élémentaires qui en feraient comprendre le danger peut seule excuser cette insouciance.

C'est donc un devoir pour le médecin de faire voir résolûment sans exagération, sans atténuation, toutes les infirmités dont un individu atteint de vérole mal guérie peut être atteint, et l'héritage funeste qu'il lègue fatalement à ses enfants.

TRAITEMENT DE LA SYPHILIS.

Nous ne dirons que peu de mots du traitement spécifique de la syphilis, envisagé d'une manière générale.

Nous nous réservons d'insister, en indiquant successivement les méthodes applicables aux diverses manifestations de cette affection, méthodes dont nous avons pu reconnaître l'efficacité pendant le cours de nos études à l'hôpital du Midi, ainsi que dans notre pratique particulière.

Il est aujourd'hui complètement admis par tous les esprits non prévenus, que le traitement mercuriel, qui a rencontré de nombreux adversaires parmi les gens du monde et même parmi quelques médecins, est pourtant, quand on a soin d'y adjoindre les dépuratifs spéciaux et les agents toniques et corroborants, le seul qui, dans l'état actuel de la science, guérisse (lorsqu'il est bien administré) les accidents primitifs et secondaires de cette redoutable maladie.

Il serait peut-être facile de se rendre compte des raisons qui peuvent donner une apparence de réalité aux accusations que le vulgaire émet contre le mercure.

En effet, beaucoup de personnes, aussitôt les premières manifestations de la syphilis, s'empressent de consulter un médecin, qui, reconnaissant les symptômes caractéristiques de l'intoxication vénérienne, ne peut manquer de prescrire le seul spécifique réel de la maladie; mais le plus ordinairement, au bout de quelques jours, ces symptômes primitifs disparaissent, et le malade qui ne souffrait pas, ennuyé de suivre un traitement qui lui paraît sans raison d'être, abandonne celui-ci et se néglige complètement.

Mais, au bout d'un temps plus ou moins long, il ne tarde pas à ressentir les accidents secondaires et tertiaires de la maladie, accidents parfois désastreux, toujours graves, et laissant après eux, dans la majorité des cas, une trace profonde dans les liquides et les solides de l'économie.

A cette période de l'affection le malade manque rarement d'attribuer au mercure les maux qui l'accablent, maux qui sont uniquement le résultat de son insouciance à continuer un traitement indispensable pour faire disparaître le virus qui tendait fatalement à infecter son organisme tout entier.

Nous le répétons, c'est une grande erreur que d'attribuer au traitement mercuriel, administré selon les règles de l'art, les accidents dont nous parlons.

Nous ajouterons que presque toutes les préparations soi-disant végétales, et guérissant sans mercure, renferment presque constamment une quantité plus ou moins grande de ce spécifique.

Quant aux accidents si variés de la période tertiaire de la syphilis, leur traitement radical est obtenu aujourd'hui avec le succès le plus complet par l'administration méthodique et progressive des préparations iodurées et dépuratives, qui en sont le spécifique souverain.

Nous indiquerons successivement le mode de traitement applicable aux principales manifestations de la syphilis, en prévenant toutefois les malades qu'il est de la plus vulgaire prudence de consulter un médecin aussitôt la manifestation du plus léger symptôme d'apparence syphilitique.

Dans beaucoup de cas, le chancre traité au début peut se guérir sur place. Malheureusement bien peu de malades écoutent ces sages avis, et ils ne se confient au médecin qu'alors que les manifestations vénériennes ont pris un développement complet.

TRAITEMENT LOCAL DU CHANCRE.

Traitement abortif. — Alors que l'ulcération est au début, nous employons les cautérisations avec le nitrate acide de mercure.

Cette cautérisation nous a suffi dans un grand nombre de cas pour faire avorter des manifestations syphilitiques évidentes.

Quand l'ulcération est plus avancée, le traitement abortif a beaucoup moins de chances de réussir; pourtant, il nous a été possible plusieurs fois de faire disparaître grâce à lui des ulcérations chancreuses datant de six à huit jours.

Il arrive souvent que l'ulcération syphilitique a été méconnue ou négligée par le malade, et qu'elle devient le siège d'une inflammation locale plus ou moins vive. Dans ce cas on doit employer le traitement antiphlogistique.

On a généralement recours à l'application de quinze à vingt-cinq sangsues sur le périnée ou aux aines.

Il est essentiel de bien isoler le chancre des piqûres qui résultent de cette application, car le pus sécrété par la surface ulcérée pourrait s'y inoculer.

Nous prescrivons aussi le repos au lit, quelques bains généraux, des cataplasmes autour du **pénis**, la diète.

Nous ordonnons en même temps une boisson rafraîchissante, composée de chiendent et d'orge, légèrement miellée.

Généralement l'inflammation cède en peu de jours à ce traitement.

Si le chancre est douloureux, nous employons avec succès, soit un pansement avec du cérat opiacé, ou avec de la charpie fine imbibée de la solution suivante :

> Eau de tilleul................ 125 grammes.
> Extrait gommeux d'opium....   2   —
> Acide phénique cristallisé.... 0,25 centigr.

Mêlez, et faites trois pansements par jour.

Lorsque le chancre n'est ni enflammé ni douloureux, la cautérisation avec l'azotate d'argent est le moyen qui nous réussit le mieux. Cette cautérisation doit être faite par un praticien exercé, car il est nécessaire de ne l'employer que jusqu'au moment où l'aspect du chancre se modifie et où il est entré dans la période de réparation.

A cette période, un pansement simple suffit, et le chancre

se cicatrise, surtout si le traitement interne est suivi avec persistance.

Dans quelques cas, le chancre prend le caractère dit **phagédénique** et il ne tend qu'à s'élargir et à ronger les tissus.

Il faut alors que le malade se confie immédiatement aux soins d'un médecin, car le traitement devient plus complexe.

TRAITEMENT DES BUBONS.

Dans quelques cas, lorsque le **bubon** a un caractère inflammatoire, qu'il existe de la douleur, nous faisons appliquer dix ou douze sangsues, nous prescrivons un bain tiède, l'application de cataplasmes émollients, le repos au lit et une boisson rafraîchissante.

Presque immédiatement nous faisons faire des onctions hydrargyriques ou appliquer un petit vésicatoire sur la tumeur. Ce moyen réussit souvent à opérer sa résolution.

Nous ajoutons à ces moyens locaux un traitement général, lorsque, après une exploration rigoureuse, nous croyons reconnaître les autres symptômes de la syphilis confirmée.

Si l'on est consulté trop tard, il peut arriver que les tentatives que l'on fait pour faire résoudre les bubons deviennent infructueuses, et que l'on soit forcé de donner issue au pus qui s'est réuni en foyer.

Nous faisons alors une incision légère ou, selon le cas, nous installons un séton filiforme, puis, au moyen de pansements appropriés à la nature de la plaie, nous favorisons sa cicatrisation.

TRAITEMENT DES PLAQUES MUQUEUSES.

(*Condylomes, rhagades, végétations.*)

Les plaques muqueuses, qui apparaissent quelquefois comme symptôme primitif, mais qui sont presque toujours un des symptômes secondaires de l'affection syphilitique, se traitent localement, et selon leur siège, par le moyen suivant :

Pour celles de la bouche, nous employons la cautérisation superficielle avec l'azotate d'argent : c'est le moyen par excellence.

Lorsque l'ulcération est très douloureuse, il est nécessaire de faire laver la bouche avec une décoction émolliente légèrement opiacée.

Il existe des cas où l'ulcération siège dans le fond de la gorge, au pharynx, et parfois ces ulcères prennent la forme rongeante et détruisent les organes avec une grande rapidité, si un traitement énergique ne vient pas mettre obstacle à leur puissance destructive.

Les plaques muqueuses de l'anus et des régions circonvoisines cèdent assez promptement à des applications de cérat au calomel; de la charpie interposée entre les surfaces, et des soins extrêmes de propreté complètent le pansement.

Nous arrivons aussi à les guérir en peu de jours avec la lotion suivante :

> Eau distillée................. 200 grammes.
> Chlorure d'oxyde de sodium. 50   —
>   Mêlez.

Lotionner deux fois par jour les parties atteintes, ensuite saupoudrer légèrement le calomel à la vapeur, puis appliquer de la charpie fine pour isoler les surfaces.

Lorsque les plaques muqueuses de l'anus sont très douloureuses, on fait un léger pansement matin et soir avec du cérat opiacé.

Il est bien entendu qu'en même temps que l'on s'occupe de ce traitement local on prescrit une médication spécifique générale, de façon à prévenir, s'il est possible, les accidents ultérieurs.

Dans certain nombre de cas, les plaques muqueuses se transforment en condylomes, en **végétations**, affectant des formes diverses; nous employons alors l'excision ou des cautérisations successives, afin d'enlever ou de détruire ces manifestations qui gênent beaucoup les malades, par les démangeaisons et la douleur qu'elles causent.

TRAITEMENT DES SYPHILIDES.

On définit avec raison les syphilides « les accidents secondaires qui se développent sur la peau.»

Le traitement des syphilides ne peut être évidemment que celui de la syphilis elle-même, c'est-à-dire un traitement général spécifique dépuratif.

Localement on y joint, selon les cas, soit les bains de vapeur, les bains sulfureux, alcalins, les fumigations cinabrées.

Lorsqu'il existe des ulcérations, on prescrit un pansement avec le vin aromatique, une pommade mercurielle, ou quelques lotions excitantes.

Dans certaines formes de syphilides, de légères cautérisations suffisent.

TRAITEMENT GÉNÉRAL DE LA SYPHILIS.

Nous ne dirons que quelques mots du traitement général de la syphilis.

Cette maladie est trop grave pour que le malade puisse apprécier convenablement l'état dans lequel il se trouve, et la médication, l'hygiène et les autres indications de traitement doivent être prescrites par le médecin.

Ce sont les préparations hydrargyriques et iodurées et les dépuratifs végétaux, que l'expérience et de nombreuses observations de guérisons nous ont démontré être les plus efficaces, que nous employons dans les deux périodes de la maladie.

Ces préparations sont formulées d'après l'état général des malades et la tolérance plus ou moins grande de l'estomac.

L'iodure de potassium, aidé des dépuratifs végétaux, est le spécifique par excellence des accidents tertiaires de la syphilis. Il a besoin d'être prescrit en tenant compte de l'état de résistance de l'économie, afin que l'assimilation en ait lieu complètement.

Nous conseillons généralement une alimentation riche, des précautions contre le froid et l'humidité, des toniques.

Le traitement des manifestations syphilitiques doit être

continué avec persévérance, selon l'indication formelle que le médecin donne toujours en pareil cas; il est malheureusement un trop grand nombre de malades qui discontinuent leur traitement aussitôt la disparition des premiers symptômes. Mais le virus n'a pas été complètement détruit, et il ne tarde pas à donner lieu aux accidents désastreux que nous avons énumérés au commencement de cette partie de notre travail.

Comme conclusion de cette étude rapide de la syphilis, nous dirons encore une fois qu'il est peu de maladies aussi terribles dans ses conséquences par le rétrécissement général et local qu'elle a sur tous nos organes.

Elle est variable à l'infini dans son expression symptomatique et dans ses manifestations ultérieures, et un grand nombre d'affections du système nerveux et des divers appareils organiques ont une origine syphilitique, héréditaire ou acquise, que l'on ne soupçonne quelquefois qu'après des tâtonnements infructueux dans le traitement de ces affections dont la cause est restée obscure jusque-là.

Il est donc utile d'appeler l'attention sur les dangers auxquels s'exposent les malades négligents ou ignorants, et il est bon de faire connaître que le traitement de maladies aussi insidieuses et aussi terribles peut être suivi très efficacement et dans le secret le plus absolu, avec les remèdes puissants dont la science moderne s'est enrichie.

FORMULAIRE DE LA SYPHILIS.

ACCIDENTS PRIMITIFS.

Chancre simple ou chancre mou.

Nº 1. Eau distillée.............. 200 grammes.
      Tartrate ferrico-potassique. 12   —
      Mêlez.

Nº 2. Vin aromatique.......... 200 grammes.
      Tannin 3   —
      Mêlez.

Nº 3. Vin aromatique............ 125 grammes.
   Acide phénique cristallisé.. 50 centigr.
   Eau de roses.............. 75 grammes.

   Mêlez.

Pour panser plusieurs fois par jour avec de la charpie imbibée d'un de ces liquides.

Chancre induré ou chancre infectant.

Nº 1. Axonge.................... 15 grammes.
   Précipité blanc............ 1   —|

   Mêlez.

Nº 2. Axonge .... 15 grammes.
   Protoiodure de mercure... 1   —

   Mêlez.

Panser plusieurs fois par jour avec de la charpie graissée
avec une de ces pommades.

Chancres phagédéniques.

Camphre.........|
Acide salicylique..| de chaque, 10 grammes.

   Mêlez et ajoutez :

Alcool à 90º.................... 10 gouttes.
Vaseline...................... 10 grammes.
Paraffine 95   —

Mêlez pour graisser la charpie avec laquelle on panse les
chancres phagédéniques.

28.

MÉDICATION GÉNÉRALE DES ACCIDENTS DE LA SYPHILIS.

Pilules mercurielles du Dr Moreau-Wolf.

1° Bichlorure d'hydrargyre.... 1 gramme.

Faites dissoudre dans très peu d'alcool, à l'aide d'une trituration prolongée.

2° Iodure de potassium.. 3 gr. 50 centigr.

Faites dissoudre dans le moins possible d'eau distillée.

3° Mélangez les deux solutions et les incorporez à 8 grammes environ des poudres ordinairement employées.

Faire 100 pilules à conserver dans la poudre de lycopode.

A prendre en mangeant deux à six par jour.

Préparations iodurées.

Sirop dépuratif.

Sirop de gayac................... ⎫
— de salsepareille.......... ⎪
— de gentiane.............. ⎬ de chaque, 125 gram.
— d'écorces d'oranges amères. ⎭
Iodure de potassium......................... 25 gram.
Mêlez.

De une à trois cuillerées à soupe.

Solution iodurée.

Eau distillée.......... 450 grammes.
Iodure de potassium... 20 —
Alcoolat de mélisse.... 50 —
Mêlez.

De une à quatre cuillerées à prendre dans la tisane de saponaire.

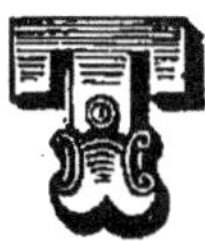

TABAC.

Le tabac, qu'il soit prisé, fumé ou chiqué, produit, chez ceux qui en abusent, une **impuissance** (voy. ce mot) plus ou moins prononcée.

TAILLE.

On donne le nom de taille à une opération chirurgicale dans laquelle on se fraye avec l'instrument tranchant une route pour arriver jusqu'à la vessie, et en extraire les **calculs** ou les corps étrangers (projectiles, instruments de chirurgie, sondes et bougies qui sont restés par suite d'accident, corps de toute nature et de toute forme introduits par l'urèthre dans un but inavouable) venus du dehors.

Cette grave opération ne se pratique que lorsque les dimensions du corps étranger ou sa trop grande dureté rendent la **lithotritie** (voy. ce mot) impossible ou dangereuse. Il existe deux méthodes de taille, qu'on désigne, suivant la région sur laquelle on opère, en *taille périnéale* et *taille hypogastrique*. Ces deux méthodes elles-mêmes comportent un grand nombre de procédés opératoires.

Dans les tailles périnéales, on incise couche par couche le

périnée (voy. ce mot), jusqu'à ce qu'on soit arrivé à l'urèthre, qu'on incise également, et par lequel on introduit jusque dans la vessie un instrument tranchant nommé lithotome, dont les lames coupantes sont cachées. En faisant jouer un mécanisme spécial, on les fait saillir, et on n'a plus alors qu'à le retirer tout ouvert pour inciser le col de la vessie et la prostate. On glisse ensuite dans la vessie des pinces nommées tenettes, avec lesquelles on extrait le calcul. Dans le cas où il est trop volumineux pour être extrait sans produire des déchirures graves des tissus, on procède avec un brise-pierre spécial à son morcellement préalable.

L'incision de la *taille hypogastrique* se fait sur la ligne médiane de l'hypogastre (entre l'ombilic et le pubis) ; les tissus sont sectionnés couche par couche jusqu'à la vessie, qui remplie de liquide par une injection apparaît au fond de la plaie. Dès que le réservoir urinaire est ouvert, on glisse dans son intérieur des crochets destinés à le fixer, et à l'empêcher une fois vidé de fuir dans la cavité du bassin ; on n'a plus alors qu'à pratiquer l'extraction du calcul soit en entier, soit par morceaux, si, ce qui est très rare, son volume nécessite un morcellement, car la taille hypogastrique permet de faire une incision bien plus étendue que la taille périnéale.

Par des soins appropriés, on favorisera ensuite la cicatrisation de la plaie et l'écoulement de l'urine.

Les deux méthodes de taille présentent des avantages et des inconvénients qui en contrebalancent les mérites ; mais, en général, on peut dire que la taille hypogastrique doit être réservée aux calculs très volumineux. Quel que soit le procédé employé, la taille doit être considérée comme une des opérations les plus dangereuses de la chirurgie.

TEMPS QU'ON MET A URINER.

(Voy. Miction.)

TÉNESME VÉSICAL.

Envies continuelles d'uriner accompagnées d'un sentiment douloureux de contraction du col de la vessie.

Le ténesme vésical résulte toujours d'une inflammation aiguë de la vessie (**cystite -aiguë, cystite cantharidienne**). (Voy. ces mots.)

On le combat par des applications de sangsues au périnée, des **suppositoires** calmants, lavements laudanisés, des frictions et des onctions de belladone et de chloroforme, des boissons tempérantes et mucilagineuses.

Suppositoire antispasmodique.

Beurre de cacao............ 8 grammes.
Bromure de potassium..... 2 . . —
Extrait de belladone .... 0,5 centigr.

Mêlez pour un suppositoire.

Liniment calmant.

Glycérolé d'amidon........ 45 grammes.
Vératrine................. 0,50 centigr.
Sulfate de morphine...... 0,75 —
Extrait de belladone ...... 5 grammes.

Mêlez; en frictions sur le bas-ventre, le périnée.

Contre le ténesme vésical.

TÉRÉBENTHINE.

La térébenthine est une résine fluide qui découle spontanément d'un grand nombre d'arbres ou qu'on obtient par des incisions, et dont on retire par distillation l'*essence de térébenthine*.

Il existe un grand nombre d'espèces de térébenthines qui, jouissant des propriétés générales des **balsamiques** (voy. ce mot), sont employées dans le traitement des maladies des voies urinaires. La plus commune, c'est la térébenthine de Bordeaux, puis vient la térébenthine de Venise.

C'est un remède banal, conseillé un peu à tort et à travers dans toutes les affections de l'appareil urinaire; elle est en général bien tolérée et produit de bons effets, mais il est sage toutefois de ne l'administrer qu'avec prudence et à très petites doses lorsqu'il existe une inflammation un peu vive du rein.

Pilules contre la **dysurie**. (Mallez.)

Térébenthine de Venise...	6 grammes.
Camphre..................	4 —
Extrait d'opium...........	
— d'aconit...........	ãã 0,30 centigr.

Faire 60 pilules.

3 à 6 par jour.

TESTICULES (Anatomie).

Les testicules sont deux glandes destinées à la sécrétion du sperme, situées dans les bourses, poche à deux cavités placées entre les cuisses, en avant du périnée.

Plusieurs tuniques superposées forment les bourses.

Il y a d'abord extérieurement : 1° la peau, qui dans cette région porte le nom de **scrotum**. Cette enveloppe est brune, parsemée de poils, peu adhérente, d'une extensibilité très grande. Elle présente un grand nombre de plis, et elle est partagée sur sa partie médiane par une ligne saillante qui porte le nom de raphé.

Plus profondément se trouve : 2º le *dartos*, très adhérent au scrotum et partagé en deux par une cloison; il est constitué par des fibres musculaires qui se prolongent en avant sous la peau de la verge, et en arrière jusqu'au sphincter de l'anus.

Sous l'influence du froid ou de toute autre cause excitante, telle qu'un chatouillement produit artificiellement

Fig. CV.

Coupe transversale du testicule droit (d'après Kölliker).

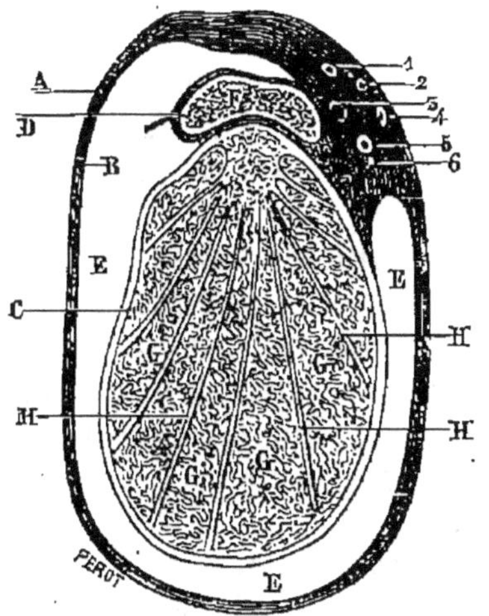

A Tunique fibreuse commune. B Tunique vaginale (feuillet externe). C Tunique vaginale (feuillet interne). D Épididyme. E-E Cavité de la tunique vaginale. F Corps d'Hyghmore. G Lobules du testicule. H-H-H Cloisonnements des lobules par le tissu cellulaire. 1 Branches de l'artère spermatique. 2-4 Id. 3 Veine spermatique. 5 Canal déférent. 6 Artère déférentielle.

par exemple avec une barbe de plume ou par le coït, le dartos se contracte et détermine le plissement du scrotum.

3º La tunique musculaire formée par le *crémaster* et la tunique *érythroïde*, expansions musculaires très développées chez les jeunes gens et s'atrophiant chez les vieillards.

Ces deux appareils musculaires se contractent d'une façon instantanée, tandis que le *dartos*, formé de fibres lisses, n'a que des contractions lentes à se produire et lentes à s'éteindre. Quant à leur action, elle est différente : le *dartos*, en se rétractant, élève verticalement les glandes séminales, tandis que le *crémaster* porte ces organes en haut et en dehors. Toute cause mettant en jeu les muscles abdominaux, telles que la toux, les cris, le vomissement, le coït ou un effort quelconque, fait contracter le crémaster. Nous avons vu, au contraire, que le dartos se contracte sous l'influence de la douleur, du froid et de la sensation voluptueuse du coït.

4° La *tunique fibreuse* est un prolongement du fascia transversalis, qui se trouve entraîné dans le scrotum à l'époque où a lieu la descente du testicule; elle est mince, presque transparente.

Elle enveloppe complètement le testicule et les vaisseaux qui forment le cordon spermatique.

5° La *tunique vaginale* est une membrane séreuse ou de glissement, analogue à toutes les membranes séreuses de l'économie; sa face interne est lubréfiée par une humeur particulière à ces membranes et à laquelle on a donné le nom de sérosité.

Lorsque, par une cause pathologique, la sécrétion de cette sérosité a lieu en trop grande abondance dans la tunique vaginale, cette accumulation anormale de liquide prend le nom d'**hydrocèle**. (Voy. ce mot.)

Des testicules.— Ces deux glandes, auxquelles la nature a départi la fonction importante de sécréter le sperme, sont situées dans ces diverses membranes; avant la naissance, les testicules sont placés dans la région lombaire, et vers le huitième mois dans la fosse iliaque; souvent, à l'époque de la naissance, on ne les trouve pas encore dans les bourses, où ils ne descendent que plus tard.

Le testicule gauche est presque toujours situé plus bas que le droit; il est aussi plus volumineux chez beaucoup de personnes. Très peu développés jusqu'à la puberté, les testicules prennent à cette époque un accroissement considérable ; leur longueur, chez l'adulte, est à peu près de 6 centimètres ; leur largeur de 3, et leur hauteur de 2.

Leur poids moyen est de 21 grammes, et celui de l'épididyme de 4 grammes.

Le testicule a la forme d'un œuf aplati ; il est très consistant chez l'adulte, et son tissu, composé de lamelles celluleuses, forme un certain nombre de loges incomplètes qui renferment la substance propre de la glande.

Cette substance est constituée par les canaux séminifères, petits tubes cylindriques du diamètre d'un cheveu fin, décrivant plusieurs circonvolutions dont chacune forme un lobule ; ces canaux séminifères sont facilement séparables les uns des autres, reliés qu'ils sont entre eux ou plutôt accolés par un tissu cellulaire très fin et très lâche. Ces lobules sont au nombre de 300 ou 400 ; les conduits séminifères, qui les constituent, se replient sur eux-mêmes, s'enroulent, et s'abouchent entre eux. On a calculé que le testicule était formé d'environ 2,000 mètres de ces conduits.

De l'épididyme. — On donne ce nom à un organe que l'on pourrait appeler *l'appendice du testicule*. Situé sur son bord supérieur, il est formé de la réunion, en dix ou douze conduits, des canaux droits qui forment d'abord un réseau.

Après avoir perforé la tunique albuginée (enveloppe propre du testicule), ce réseau constitue les canaux déférents qui, après s'être contournés sur eux-mêmes, forment ce que l'on a appelé l'épipidyme : celle-ci se trouve quelquefois placée en avant du testicule, mais elle est presque toujours située en arrière et en bas de cet organe.

Du cordon spermatique. — Le cordon spermatique, formé par le canal excréteur du testicule et par les artères, veines et nerfs spermatiques, est recouvert par le crémaster et la tunique fibreuse ; il traverse le canal inguinal, et, en sortant de l'anneau de ce canal, il se dirige verticalement pour atteindre le testicule.

Les veines, en grand nombre dans cette région, forment un réseau auquel on a donné le nom de plexus pampiniforme.

Du canal déférent. — Ce canal est la continuation de l'épididyme, et les anatomistes lui donnent ce nom au moment où ce que l'on a appelé la queue de l'épididyme cesse d'être adhérente au testicule.

Comme l'épididyme, dont il n'est que la continuation, ce canal décrit de nombreuses flexuosités dans sa première portion, et a une longueur de 12 à 15 centimètres avant de s'accoler aux nerfs et aux artères; après cette réunion, il forme un des éléments du cordon spermatique.

A l'orifice interne du canal inguinal, il abandonne les vaisseaux spermatiques, et, après être descendu verticalement dans le bassin et avoir contourné la vessie, il se rapproche de son congénère du côté opposé, et, après s'être réuni avec le conduit de la vésicule séminale, forme le canal éjaculateur correspondant. Le canal déférent est facilement reconnaissable au toucher; les parois en sont dures, épaisses; son calibre est très petit.

Des vésicules séminales. — On donne ce nom à deux petits réservoirs, de structure membraneuse, destinés à emmagasiner le sperme qui leur est amené des testicules par les canaux déférents. Chaque vésicule est formée par un canal large replié sur lui-même, et qui se termine en cul-de-sac. Ce canal déplié mesure environ 12 centimètres; il fournit plusieurs branches, terminées elles-mêmes comme le canal qui leur donne naissance. (Fig. CXIII.)

Les vésicules séminales sont situées à la partie inférieure et postérieure de la vessie; leur extrémité inférieure est en rapport direct avec la glande prostate.

Des conduits éjaculateurs. — Ces canaux sont constitués par l'extrémité inférieure de la vésicule séminale et du canal déférent réunis. Ils sont extrêmement étroits; après avoir traversé la prostate, ils viennent s'ouvrir dans la portion prostatique de l'urèthre, sur les côtés du **veru montanum**. (Voy. ce mot.)

TESTICULES (Affections des).

Le testicule peut s'enflammer sous l'influence de différentes causes (coups, chutes, blennorrhagies, etc.). (Voy. **Orchite**.)

On observe assez fréquemment le **cancer** (voy. ce mot) de cet organe ; le seul traitement rationnel et efficace de cette terrible maladie est l'ablation du testicule ou **castration**. (Voy. ce mot.) Il existe aussi une maladie du testicule caractérisée par une excroissance de bourgeons charnus, mous, saignant parfois et laissant couler du pus, qu'on désigne sous le nom de fongus bénin, qui, malgré sa gravité apparente, guérit souvent sous l'influence d'un traitement local et général bien dirigé. L'affection tuberculeuse envahit quelquefois chez les phthisiques les glandes séminales, et détermine des ulcérations et la formation de fistules qui succèdent en général à l'ouverture des abcès tuberculeux.

C'est toujours une maladie très grave, contre laquelle on doit instituer un traitement général et local sérieux. Dans aucun cas, on ne doit faire la castration pour un testicule tuberculeux.

Les plaies du testicule, les projectiles qui ont pénétré dans son intérieur peuvent causer des désordres variables et amener la perte de l'organe (**hématocèle, hydrocèle, orchite**). (Voy. ces mots.)

Les simples piqûres guérissent facilement. Quand la substance testiculaire fait hernie à travers une plaie, on la fait rentrer, et on applique un petit appareil contentif avec des bandelettes de sparadrap.

Il survient assez souvent dans la période secondaire ou tertiaire de la syphilis un gonflement du testicule qu'on désignait autrefois sous le nom de sarcocèle syphilitique et qui est connu de nos jours sous le nom de *testicule syphilitique* ou *orchite syphilitique*.

Cette affection, qui pendant toute sa durée est peu ou pas douloureuse, débute par le corps de la glande, n'intéressant presque jamais l'épididyme, débute par un gonflement qui augmente lentement et uniformément en même temps que la dureté de la tumeur s'accuse davantage.

Il est rare que l'orchite syphilitique, qui frappe surtout les sujets débilités, se termine par suppuration; le plus généralement elle détermine la transformation fibreuse du testicule.

Son traitement local est celui de l'orchite chronique et son traitement général naturellement celui de la **syphilis**.

TESTICULES (Affections des enveloppes des).

(Voy. **Hématocèle, Hydrocèle, Varicocèle**.)

THÉ.

L'infusion du thé possède, à peu de choses près, mais à un degré bien moindre, les propriétés diurétiques, toniques et stimulantes du café. Les thés noirs sont loin d'offrir les mêmes inconvénients que les thés verts qui, déterminant de l'agitation nerveuse et des insomnies, doivent être interdits aux personnes dont les organes urinaires sont irrités. On doit proscrire l'usage du thé dans la blennorrhagie, la cystite aiguë et les néphrites. L'infusion du thé noir avec du lait peut être permise aux graveleux et à certains goutteux.

TISANES.

Les tisanes suivantes peuvent être utilisées pour le traitement des maladies des voies urinaires :

Ache des marais. En infusion ou décoction : feuilles sèches, 40 grammes; eau, 1 litre. — Gravelle, catarrhe vésical.

Aigremoine. En infusion : feuilles, 10 grammes; eau, demi-litre. — Blennorrhagie au début, hématurie, gravelle, dysurie par atonie.

Arnica. (Voy. ce mot.)

Bourgeons de sapin. (Voy. ce mot.)

Bruyère commune. En décoction : sommités, 15 grammes ; bois de réglisse, 4 grammes ; eau, 1 litre. — 2 tasses dans les 24 heures contre la gravelle.

Capillaire de Montpellier. En décoction ou infusion concentrée : 25 grammes de feuilles pour 1 litre d'eau. — Hématurie, dysurie.

Genet. (Voy. ce mot.)

Genévrier. (Voy. ce mot.)

Giroflée jaune. (Voy. ce mot.)

Grande chélidoine. En infusion : racine, 12 grammes ; eau, 1 litre ; à prendre dans les 24 heures. — Gravelle.

Graines de lin (Voy. ce mot.)

Lierre terrestre. En infusion : feuilles, 20 grammes ; eau, 1 litre. — Gravelle, hématurie.

Maïs. (Voy. ce mot.)

Millepertuis. En infusion : sommités fleuries, 20 grammes ; eau, 1 litre. — Cystite, hématurie, gravelle, néphrite chronique.

Nénuphar blanc. En infusion : racines ou fleurs, 20 grammes ; eau, 1 litre. — Dysurie, spermatorrhée, néphrite, gravelle.

Ortie. En infusion ou décoction : feuilles, 50 grammes ; eau, 1 litre. — Coliques néphrétiques, hématurie.

Pariétaire. (Voy. ce mot.)

Pêcher. (Voy. ce mot.)

Persil. En décoction : racines fraîches, 30 grammes ; eau, 1 litre. — Dysurie, néphrite chronique, gravelle.

Pommes de terre. En décoction ou infusion : tiges et feuilles, 50 grammes ; eau, 1 litre. — Cystite (douleurs de la), gravelle.

Raifort sauvage. En infusion : racine fraîche, 25 grammes ; eau, 1 litre. — Dysurie, gravelle.

Reine des prés. En décoction ou infusion : feuilles et fleurs, 25 grammes ; eau, 1 litre. — Diurétique puissant.

Uva ursi. (Voy. ce mot.)

Véronique. En infusion : toute la plante, 30 grammes ; eau, 1 litre. — Gravelle, rétention d'urine.

TOMATES.

L'oxalate de chaux existant en proportion notable dans la tomate, les personnes prédisposées ou atteintes de **gravelles oxalique et urique** (voy. ces mots) doivent éviter d'en faire un usage fréquent.

URATES.

Sels formés par la combinaison de l'**acide urique** avec la soude, la potasse, la chaux, l'ammoniaque et la magnésie. L'urine normale contient toujours une certaine quantité d'urates en dissolution. Sous l'influence de causes diverses, qui sont ordinairement les mêmes qui produisent un excès d'acide urique (écart de régime, fatigue, fièvre, secousse nerveuse), ces sels peuvent se précipiter et former des dépôts généralement colorés en rose tendre, rouge brique ou rouge brun. Il suffit de chauffer l'urine pour la voir s'éclaircir dans ce cas.

La présence *habituelle* d'un excès d'urates dans l'urine d'un individu est une menace de **goutte** ou de **gravelle** (voy. ces mots) dans un avenir prochain. Les tophus ou concrétions tophacées des goutteux sont composés d'urates de soude ; le Dr Garrod a prouvé l'existence de l'urate de soude dans le sang des goutteux. Les 4/5 des calculs urinaires sont formés d'urates.

URÉE.

Substance azotée qui est un des éléments constitutifs de

l'urine normale, et qui forme à elle seule la moitié des ma-

Fɪɢ. CVI.

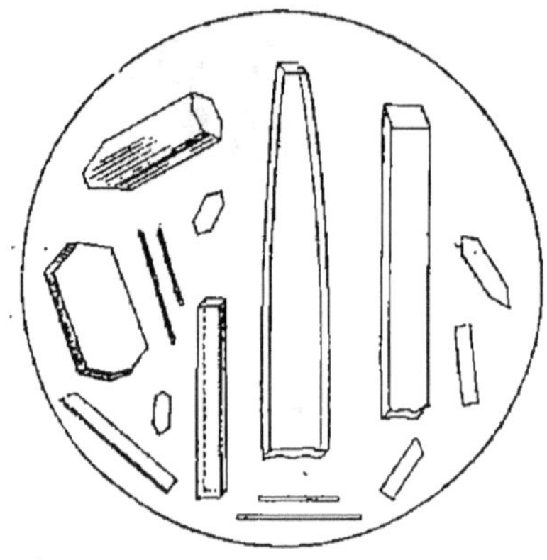

Cristaux d'urée vus au microscope.

Fɪɢ. CVII.

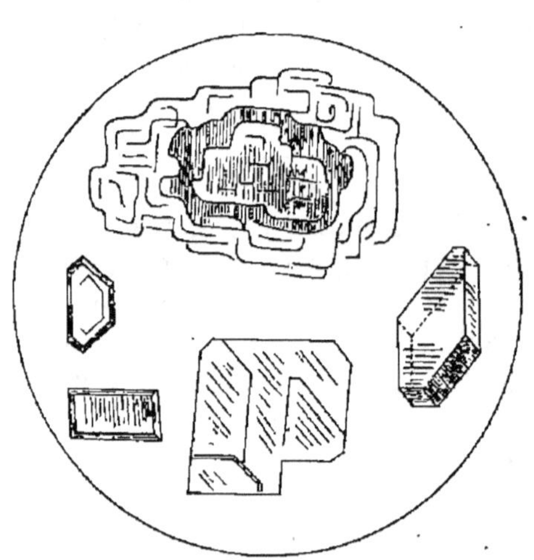

Cristaux de nitrate d'urée vus au microscope.

tières solides de ce liquide. Un régime exclusivement animal en augmente la proportion ; un régime végétal la diminue. (Voy. **Urine, Urémie.**)

URÉMIE.

Lorsque par suite d'une altération, d'une maladie des reins, ces glandes sont impuissantes à éliminer du sang toute l'**urée** qu'il renferme, il se produit des troubles du système nerveux très graves (coma. convulsions, délire, vomissements, paralysie, dyspnée, etc.) qui peuvent entraîner la mort. C'est à cet ensemble de symptômes qu'on a donné le nom d'urémie. Cette affection est souvent une des complications des maladies de l'appareil urinaire ; il est fréquent d'observer une diminution notable de la quantité d'urée que doit renfermer l'urine normale chez les sujets qui souffrent depuis longtemps de **rétention d'urine.** La science n'est pas encore fixée d'une façon définitive sur les relations qui existent entre les divers phénomènes nerveux groupés sous le nom d'urémie et la présence dans le sang d'une plus ou moins grande proportion d'urée.

URIAGE (Isère).

Sources sulfureuses tièdes (27° c.). Ces eaux, administrées sous forme de boissons, de bains et de douches, conviennent dans le traitement des accidents secondaires et tertiaires de la syphilis (syphilides, affections des os et des ganglions lymphatiques).

URÈTHRE (Canal de l').

Anatomie.

L'urèthre est le conduit qui sert à la fois à l'excrétion de

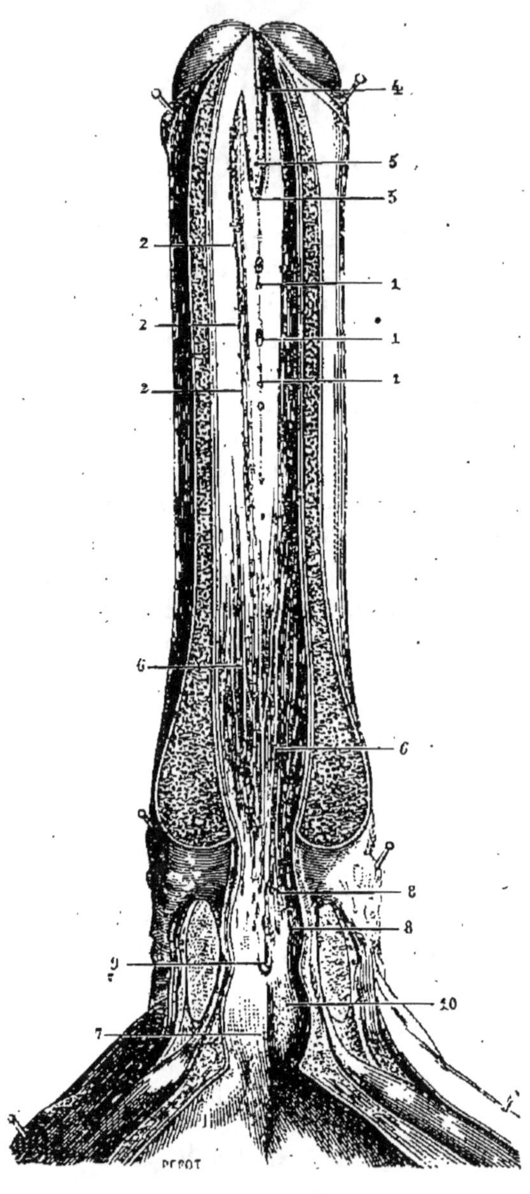

Fig. CVIII.

Urèthre fendu sur la ligne médiane de la paroi inférieure.

1-1-1-2-2-2 Lacunes de Morgagni. 3 Valvule de Guérin. 4 Fosse naviculaire. 5 Petites lacunes. 6-6 Plis et rides de la membrane muqueuse. 7 Portion prostatique. 8-8 Orifices de glandes. 9 Valvules. 10 Glandes muqueuses de la région prostatique.

l'urine et à celle du sperme ; il est logé à la face inférieure de la verge, dans une large gouttière creusée dans les corps caverneux, et il s'étend de la vessie au méat urinaire. On divise l'urèthre en trois régions distinguées par la nature des tissus qui forment leurs parois : 1° une portion prostatique ; 2° une portion membraneuse ; 3° une portion spongieuse.

L'urèthre, immédiatement après sa sortie de la vessie, se creuse un trajet dans la *prostate*. Cette glande, qui a pour fonction de sécréter un liquide particulier nommé *fluide prostatique*, destiné à lubrifier l'urèthre lors du **coït**, pour faciliter le glissement dans ce liquide d'un liquide aussi épais que le **sperme**, a la forme d'une châtaigne. Rudimentaire dans le jeune âge, elle atteint vers 25 ans son développement complet. Chez les vieillards, indépendamment de tout état morbide, elle augmente en général de volume. Sur la paroi inférieure du canal de l'urèthre, en cette région, se trouve une saillie connue sous le nom de *veru montanum*, sur les côtés de laquelle s'ouvrent les *conduits éjaculateurs*.

Contenue dans l'épaisseur de la membrane qui forme le bassin, la portion membraneuse forme une courbe prononcée ; l'épaisseur de ses parois n'est que de 2 millimètres ; elle est entourée de fibres musculaires très nombreuses.

De beaucoup plus longue que les précédentes, la portion spongieuse de l'urèthre, qui représente les quatre cinquièmes de la longueur du canal, est ainsi nommée à cause de la nature du tissu qui l'enveloppe en lui formant une véritable gaine. On sait que les artères et les veines se réunissent en général par l'intermédiaire de vaisseaux d'un si petit calibre, que le réseau qu'ils forment est désigné sous le nom de *réseau capillaire ;* dans les corps caverneux qui constituent l'appareil nécessaire à la copulation et dans le *tissu spongieux* qui entoure l'urèthre, les vaisseaux artériels et veineux communiquent entre eux par un système de cavités ou lacunes irrégulières constituées par une réunion et un entrecroisement de fibres et de lamelles innombrables ,dont l'ensemble ne saurait être mieux comparé qu'au tissu aréolaire d'une éponge. Elle est logée dans la goullière des corps caverneux et recouverte par une membrane fibreuse très mince. Elle présente deux renflements

Coupes transversales de l'urèthre destinées à montrer la forme du canal dans les diverses régions.

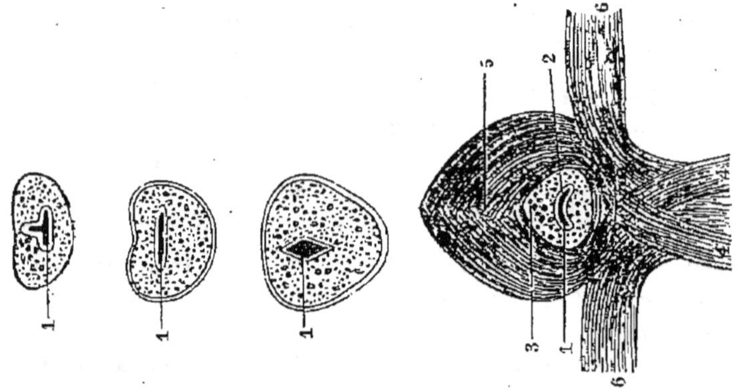

1 Forme en T renversé de l'urèthre immédiatement en arrière de la couronne du gland. 1 L'urèthre représenté par une fente transversale dans le reste de la région spongieuse. 1 Coupe de l'urèthre affectant la forme d'un losange en arrière du bulbe. Forme en croissant du canal dans la région prostatique. Entre-croisement des fibres musculaires qui l'entourent à ce niveau.

de tissu spongieux, l'un postérieur ou *bulbe de l'urèthre*, embrassé par le muscle bulbo-caverneux, l'autre antérieur ou *gland*. On donne le nom de *cul-de-sac du bulbe* à une dépression qu'on observe à la face inférieure de cette position de l'urèthre; c'est en ce point que se trouve souvent arrêté le bec des instruments de **cathétérisme.** (Voy. ce mot.)

L'orifice externe de l'urèthre ou *méat urinaire* est situé au sommet du gland, plus près de sa face inférieure que de sa face supérieure. C'est une fente de 5 à 7 millimètres de hauteur, dirigée verticalement, présentant deux lèvres rosées dans l'état de santé, mais dont la rougeur et la tuméfaction indiquent toujours qu'un certain degré d'inflammation existe en un point quelconque de l'appareil urinaire.

Le canal de l'urèthre est revêtu dans toute son étendue d'une membrane fine et transparente; selon qu'on l'examine à la partie antérieure du canal ou à la portion profonde, elle est d'un rouge assez vif ou d'une couleur blanchâtre. Elle forme à la paroi supérieure du canal des replis valvulaires plus ou moins nombreux, dont le plus important est situé dans la fosse naviculaire, et dans lequel le bec des **sondes** et des **bougies** vient souvent s'engager, si on n'a pas eu le soin en les introduisant de leur faire suivre la paroi inférieure du canal. La surface interne du canal de l'urèthre présente une grande quantité d'orifices de glandes et de dépressions; enfin, l'urèthre est entouré de fibres musculaires circulaires et de trois muscles dont les contractions ont pour effet d'expulser le sperme et les dernières gouttes de l'urine.

La longueur moyenne du canal de l'urèthre peut être évaluée à 17 centimètres; on trouve néanmoins assez fréquemment des urèthres de 19, 20, 21 centimètres.

Ce serait à tort qu'on s'imaginerait que le canal de l'urèthre reste toujours béant; en effet, sa cavité ne se distend que lorsque dans la miction elle est traversée par l'urine, ou qu'elle est sur le point de l'être par le sperme à la fin du coït, ou à plus forte raison lorsqu'un corps étranger tel qu'une sonde y est introduit. Les parois de ce conduit sont excessivement dilatables; aussi n'est-il pas rare d'observer des calculs très volumineux formés dans sa cavité. Son calibre est tel qu'on peut, en général, y introduire des sondes de 7 à 8 millimètres de diamètre. L'urèthre n'offre pas une cavité uniforme; il est rétréci en quatre points, et dilaté en trois. En procédant d'avant en arrière, les détroits du canal de l'urèthre sont situés :

1° Au méat; 2° en arrière de la fosse naviculaire; 3° au niveau de l'union de la portion spongieuse avec la membraneuse. C'est le point le plus étroit du canal. Dans le cathétérisme, une fois que le bec de la sonde l'a franchi, l'opération ne présente guère de difficulté, à moins que la prostate ne crée de nouveaux obstacles par son développement exagéré ; 4° au col de la vessie, éminemment dilatable, puisqu'on peut y introduire le doigt aisément.

Les dilatations correspondantes sont : la première, située au niveau du gland, connue sous le nom de *fosse naviculaire ;* la deuxième (*cul-de-sac du bulbe*) correspond au bulbe ; la troisième est placée dans la région prostatique, et comme la dilatation bulbaire elle occupe la paroi inférieure de l'urèthre.

La sensibilité de la muqueuse qui revêt la fosse naviculaire est très développée. Il n'est pas rare de voir survenir chez les malades des syncopes, sans gravité du reste, lorsque dans le catéthérisme la sonde pénètre dans cette région.

Cette sensibilité n'est plus qu'obtuse derrière la fosse naviculaire, puis elle reparaît à la courbure de la verge, pour disparaître jusqu'au fond du bulbe et redevenir enfin plus vive dans la région prostatique.

Du col de la vessie. — Le *col de la vessie*, orifice de l'urèthre dans la vessie, n'affecte pas la forme qu'on est tenté de lui attribuer en général, celle d'un orifice analogue à l'anus, fermé comme lui par les contractions de fibres musculaires disposées en forme d'anneau.

En effet, l'embouchure du canal de l'urèthre dans la vessie, située en avant de sa paroi inférieure, a la forme d'un croissant à concavité dirigée en arrière, dont le côté convexe a reçu le nom de lèvre antérieure du col ; la lèvre postérieure est formée par la réunion d'une certaine partie du tissu de la prostate et par de nombreuses fibres musculaires.

URÈTHRE (Calculs de l').

L'urèthre chez l'homme est normalement rétréci en

quatre points et dilaté en trois. (Voy. anatomie de l'urèthre.)
Or, si un gravier, venu de la vessie, trop volumineux pour
franchir un de ces détroits, vient à s'engager dans le canal,
il se trouve arrêté derrière lui. Si le flot des urines est impuissant à le déloger de cette position, il ne tarde pas à
augmenter de volume par suite des dépôts calcaires formés

FIG. CX.

Calcul de la fosse naviculaire.

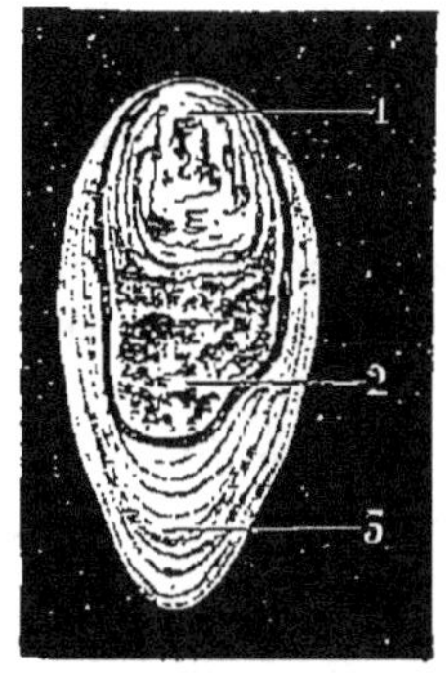

1 Bout antérieur. 2 Noyau primitif formé par les urates. 3 Bout
postérieur et couches secondaires de phosphates.

par l'urine à sa surface, et son accroissement est encore
favorisé par la dilatation naturelle de l'urèthre derrière le
point rétréci.

On comprend qu'un rétrécissement de l'urèthre, une tumeur comprimant le canal, un polype développé dans sa
cavité, une saillie prostatique, peuvent aussi à plus forte
raison favoriser le développement d'un calcul de l'urèthre.

Il est en outre des calculs qui se forment spontanément
dans l'urèthre, par suite de la précipitation des sels de l'urine derrière un obstacle naturel ou morbide, dans la ca-

vité d'un sinus de Morgagni, ou d'un cul-de-sac glandulaire.

On a observé aussi assez fréquemment des calculs uréthraux dont le noyau était formé par un corps étranger introduit du dehors dans le conduit des urines ; on sait, en effet, combien fréquentes sont les incrustations phosphatiques autour des sondes laissées à demeure dans l'urèthre.

En général, les calculs uréthraux affectent une forme allongée ; il en est d'autres qui se moulent pour ainsi dire sur la dilatation de l'urèthre dans laquelle ils sont logés. Le calcul de la fosse naviculaire représenté dans la figure CX en est un exemple frappant.

Certaines de ces concrétions sont creusées d'une gouttière, ou même d'un véritable conduit qui, en livrant passage aux urines, permettent à ceux qui les portent d'en tolérer longtemps la présence sans en éprouver ni grande gêne, ni souffrance.

Parfois certains graviers de la vessie ne pénétrant dans l'urèthre que par une de leurs extrémités, l'autre trop volumineuse pour franchir le col restant dans le réservoir des urines, finissent par former de véritables boutons de chemise, ou affecter à peu près la forme d'haltères, leur accroissement se faisant alors simultanément dans le réservoir des urines et dans le canal de l'urèthre.

Nous avons trouvé, en faisant l'autopsie d'un homme mort des suites d'une maladie du cœur, un calcul uréthro-vésical de ce genre qui n'avait occasionné que très peu de gêne et de douleurs au malade, car il était percé d'un large conduit qui permettait à l'émission de l'urine de se faire librement.

En général, la présence d'un calcul dans l'urèthre finit par déterminer l'inflammation des parois du canal, qui peut même gagner les tissus et les organes voisins et donner lieu à des abcès, à l'infiltration des urines, à la gangrène.

L'extraction des calculs de l'urèthre se fait de différentes manières. On peut, si le corps étranger n'est pas trop volumineux et si le canal n'est pas rétréci, aller le saisir avec des pinces spéciales (voy. fig. CXI) et l'extraire en entier. Lorsqu'il est trop gros pour que ce procédé ne soit pas applicable, ou lorsque sa forme anguleuse expose à lacérer l'urèthre en le retirant en entier, on procède à son broiement sur place au moyen d'un petit **brise-pierre** uréthral

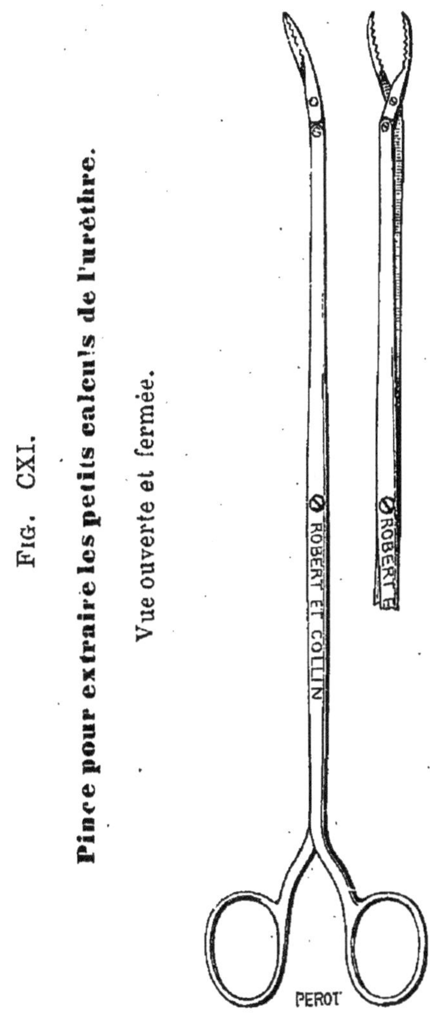

FIG. CXI.

Pince pour extraire les petits calculs de l'urèthre.

Vue ouverte et fermée.

(voy. fig. CXII). Dans certains cas il est préférable, si la chose est possible, de repousser le calcul dans la vessie et de procéder ensuite à son broiement. En tout cas, ce sont là des manœuvres opératoires des plus délicates qui exi-

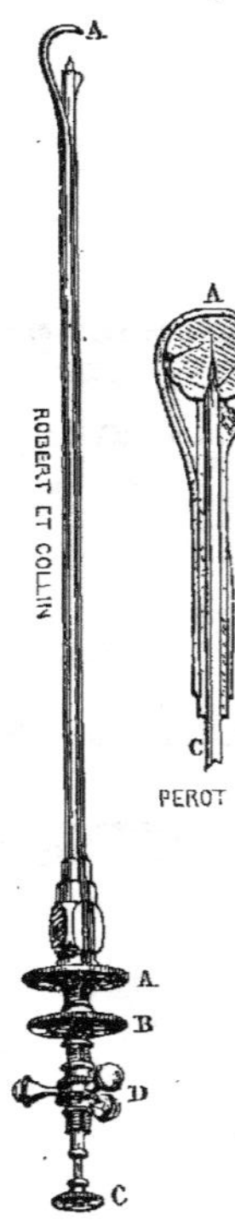

A-B-C-D Poignée et mécanisme de l'instrument. A Crochet formé par la branche femelle.
B Branche mâle dans l'intérieur de laquelle passe la tige C qui perfore d'abord, puis fait
éclater le calcul.

gent l'habileté d'un homme de l'art rompu à la chirurgie
spéciale des voies urinaires.

URÈTHRE (Corps étrangers de l').

(Voy. **Corps étrangers de l'urèthre et de la vessie.**)

URÈTHRE (Inflammation de l') ou URÉTHRITE.

L'inflammation de l'urèthre ou *uréthrite* peut être déterminée par plusieurs espèces de causes. On distingue en conséquence :

1° L'uréthrite due à la contagion du muco-pus blennorrhagique ou **blennorrhagie** (voy. ce mot);

2° L'uréthrite goutteuse, survenant parfois chez les goutteux qui font des excès de table, sans qu'on puisse invoquer chez eux, pour expliquer son apparition, des rapports sexuels équivoques;

3° L'uréthrite simple, déterminée par des excès de coït (avec une femme saine) ou de masturbation; par l'introduction ou le séjour prolongé dans l'urèthre de sondes ou de bougies; par la présence et la migration d'un gravier dans l'urèthre.

Le traitement des uréthrites simples et goutteuses consiste dans l'administration de boissons tempérantes et mucilagineuses, le repos, les bains, les cataplasmes, et ne comporte jamais l'usage d'injection, comme dans l'uréthrite blennorrhagique.

On complète le traitement par celui de la cause qui a occasionné l'inflammation de l'urèthre.

URÈTHRE (Polypes de l').

Cette affection est relativement rare; quelques auteurs ont décrit ces polypes comme une conséquence de l'inflammation chronique de l'urèthre, et Nicod, dans un traité publié en 1836, a appelé l'attention des médecins sur ces faits peu connus avant lui.

Les symptômes de cette affection sont, à peu de choses près, les mêmes que ceux des rétrécissements du canal de l'urèthre ; dans beaucoup de cas, ils déterminent en outre une douleur assez vive survenant sans cause appréciable, mais le plus souvent après la miction, qui est très difficile à effectuer.

Dans quelques cas, le polype apparaît au méat urinaire, et il est alors facile de constater la nature de l'affection.

Mais le plus souvent la végétation est située dans la profondeur du canal, ce qui rend le diagnostic très difficile.

Le traitement des polypes de l'urèthre exige, selon le cas, l'emploi de la ligature, de l'excision, de la cautérisation ou l'arrachement ; la cautérisation est souvent employée avec succès, lorsque le polype est situé profondément dans l'intérieur du canal ; on la combine quelquefois avec les autres procédés, afin d'empêcher toute récidive de la maladie.

Le traitement de cette affection exige impérieusement les soins éclairés d'un homme de l'art.

URÉTHROTOMIE.

Opération qui a pour but, en divisant les parois de l'urèthre au moyen de l'instrument tranchant appelé uréthrotome, de rendre à ce canal son calibre normal, diminué par un **rétrécissement**.

URINAL.

Pour éviter que les sujets affectés d'**incontinence d'urine** (voy. ce mot) souillent leurs vêtements, on fixe au bas-ventre, par un bandage disposé *ad hoc*, un appareil spécial en caoutchouc, nommé urinal, qui se compose d'un sac dans lequel est reçue la verge et d'un tube terminé par un petit robinet, qu'on fait passer par une des jambes du pantalon.

Lorsque l'urinal est plein, le malade n'a qu'à ouvrir le robinet pour évacuer l'urine.

URINE.

« L'urine qui a tout traversé emporte les substances de toutes provenances qui doivent être expulsées de l'organisme. »

Cl. BERNARD.

« L'urine représente la lessive du corps. »

FOURCROY.

L'urine est le liquide séparé du sang par les reins. Son expulsion débarrasse l'organisme d'un superflu d'eau tenant en dissolution des sels et des matières organiques qui, si ils étaient retenus, détermineraient promptement un véritable empoisonnement. La chaleur de l'urine au moment de son émission approche de celle du sang, 39° environ.

La quantité d'urine rendue dans les vingt-quatre heures varie beaucoup selon les individualités, le sexe, la profession, la tempérance, les saisons, etc. En moyenne on peut fixer à 250 grammes (1 litre 1/2 environ) la quantité d'urine rendue par l'homme en état de santé dans les vingt-quatre heures.

Cette quantité oscille entre moins de 600 grammes et plus de 2,000 gr. Les grands buveurs, surtout les buveurs de bière, rendent quelquefois des quantités énormes d'urine.

L'homme urine moins que la femme, la différence est d'un peu plus de 100 grammes.

On urine plus fréquemment et en plus grande abondance l'hiver que l'été, ce qui tient, comme on le saisit facilement, à ce que le froid diminue l'exhalation pulmonaire et cutanée, tandis que l'élévation de la température, en exagérant au contraire les fonctions de la peau et du poumon, permet à une plus grande quantité d'eau de sortir de l'économie par ces voies.

Les occupations journalières ont aussi une influence marquée sur la sécrétion urinaire ; l'homme de bureau urine moins souvent et en plus petites quantités que celui qui se livre à un exercice modéré ; le contraire a lieu si le travail ou l'exercice détermine soudain une sudation abondante.

Les impressions morales très vives, la peur, la joie extrême, la douleur excessive, etc., font uriner en plus grande abondance des urines limpides et peu colorées auxquelles on donne le nom d'*urines nerveuses*.

Les attaques de nerfs, l'hystérie, l'épilepsie, etc., doivent être citées parmi les causes d'exagération de la fonction urinaire.

La couleur des urines est aussi très variable selon les sujets et les diverses maladies. Elles peuvent être : blanches, couleur paille, dorées, safranées, rouges, couleur de vin rouge, de vin cuit, bleues, noires, etc. Ces diverses colorations sont dues au sang, à la bile, au pus et autres corps composés qui peuvent s'y trouver en plus ou moins grande proportion.

Les dépôts urinaires présentent aussi ces diverses colorations qui sont dues aux mêmes causes.

Composition de l'urine normale.

(Sur 1000 parties.)

Eau	935
Urée	32,9
Acide urique	1,1
Créatine, créatinine	1,5
Matières extractives	11,5
Mucus vésical	0,1
Sulfates	7,3
Phosphates	5,1
Chlorures	1,1
Lactates	1,7

La composition des urines est très sensiblement influencée par les boissons et les aliments.

Les anciens, auxquels ce fait n'avait pas échappé, quoique

ils n'eussent pas à leur disposition les procédés d'investigation chimique que nous possédons aujourd'hui, avaient avec raison divisé les urines en :

Urines des boissons.

Urines de la digestion, plus denses et plus colorées que les précédentes.

Urines du sang ou *du matin*, représentant le produit pur de la secrétion des reins.

Il est donc préférable, si l'on veut analyser des urines, de ne s'occuper que de celles qui auront été rendues le matin au saut du lit; en agissant autrement on s'exposerait à trouver des différences très considérables entre la composition des urines d'un jour et celles de la veille, ce qui tiendrait à la diversité de l'alimentation, si variable dans nos coutumes.

L'urine fraîche et normale est acide : abandonnée à elle-même, elle devient alcaline au bout d'un certain temps. Cette transformation peut avoir lieu même dans la vessie, lorsque dans certaines affections l'urine séjourne dans ce réservoir plus que de raison; ce liquide prend alors une odeur ammoniacale particulière.

L'odeur de l'urine normale est fade, *sui generis*, certaines substances lui communiquent un fumet particulier; tout le monde connaît à ce propos l'influence des asperges et de l'ail. La **térébenthine** lui donne un parfum de violettes nettement accusé. Plus les urines sont chargées, plus elles sont denses et plus ces phénomènes sont prononcés.

La densité normale de l'urine et de 1015; dans les crises nerveuses elle n'est plus que de 1002 à 1003; dans le **diabète sucré** (voy. ce mot) elle atteint 1035, 1040 et même plus.

Lorsqu'elle est normale, l'urine coule sans filer, mais elle est parfois visqueuse et comme huileuse, ce qui tient à la présence du sang, du pus ou d'une très grande quantité de mucus.

La transparence de l'urine ne doit être troublée à la partie inférieure du vase qui la renferme que par un léger dépôt floconneux de mucus vésical, et tout à fait à la partie inférieure par quelques rares débris de l'épithélium de la muqueuse qui revêt les voies urinaires.

Néanmoins, il arrive souvent qu'en se refroidissant, alors même que l'urine ne contient qu'une proportion moyenne d'urates, elle se trouble, mais il suffit alors de la soumettre à l'action de la chaleur pour voir ces sels se redissoudre. (Voy. **Analyse des urines, miction, rétention d'urine, incontinence d'urine, sédiments urinaires, calculs urinaires, urée, acide urique, urates, gravelle.**)

URINANT (Douleurs en).

(Voy. **Miction**, p. 277, 278 et 279.)

URINER.

(Voy. **Miction**, p. 271 à 279.)

URINER (Envies d').

(Voy. **Envies fréquentes d'uriner. Miction. Sychnurie**)

UVA URSI (Busserolle).

On fait avec les feuilles, l'écorce ou les baies de cette plante une excellente tisane d'un usage fréquent et recommandé dans les diverses affections des voies urinaires. La busserolle est surtout une plante astringente, que l'expérience a démontré d'une certaine utilité dans la gravelle, les coliques néphrétiques, le catarrhe chronique de la vessie, la blennorrhagie au début, les engorgements de la prostate.

Tisane d'uva ursi.

Infusion : 30 gr. de feuilles pour : Eau bouillante, 1 litre.
Décoction : 20   id.   id.   id.   id.

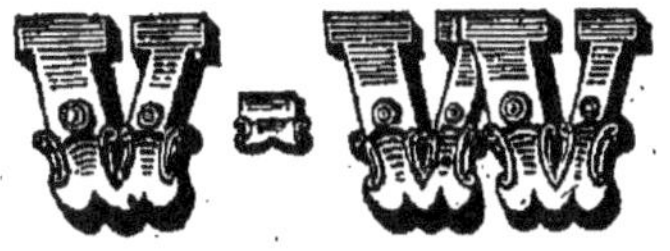

VALS (Ardèche).

Sources bicarbonatées sodiques froides. Ces eaux, qu'il faut placer à côté de celles de Vichy, conviennent dans tous les cas où la médication par les **alcalins** (v. ce mot) est indiquée. On en fait donc usage avec avantage dans la gravelle urique, la goutte, le diabète sucré, l'albuminurie, sous forme de boissons, de bains et de douches.

VALVULES DU COL DE LA VESSIE.

L'hypertrophie d'une portion du lobe moyen de la **prostate** (v. ce mot), en exagérant le mécanisme normal par lequel le col de la vessie se ferme normalement, forme parfois une véritable soupape, qui s'oppose à l'émission des urines. C'est à cette lésion qu'on donne le nom de *valvule prostatique du col de la vessie*.

Le même phénomène se produit aussi lorsque les fibres musculaires, existant en nombre trop considérable, sont contracturées ; dans ce cas, on a affaire à une *valvule musculaire*.

La valvule prostatique, une fois produite, ne guérit jamais sans opération (incision ou excision), tandis que la valvule musculaire peut disparaître en grande partie momentanément; il est juste de dire qu'elle se reproduit avec facilité sous l'influence de diverses causes (refroidissement, rhumatisme, blennorrhagie, excès de toutes sortes).

J.-J. Rousseau a souffert toute sa vie de rétentions d'urine tenues sous la dépendance d'une valvule prostatique.

VARICOCÈLE.

La varicocèle est caractérisée par la dilatation exagérée des veines spermatiques et des veines propres des testicules.

Cette affection, dont la marche est en général très lente, peut se développer aussi en peu de temps, et arriver à acquérir d'énormes proportions si le malade se fatigue beaucoup et ne prend pas les précautions que nous indiquons plus loin.

La varicocèle se montre en général de 15 à 25 ans, et paraît souvent être héréditaire.

Cette affection n'est pas toujours douloureuse; beaucoup de malades ont les bourses très grosses et peuvent vaquer à leurs occupations en éprouvant une certaine gêne. -

Bien souvent ce sont les petites varicocèles qui provoquent le plus de douleurs.

La varicocèle se montre presque toujours du côté gauche et on a expliqué cette fréquence par diverses causes; le célèbre chirurgien J.-L. Petit l'attribue à la pression que les matières fécales accumulées dans la partie inférieure de l'intestin exercent sur les veines spermatiques.

Le malade affecté de varicocèle ressent de la pesanteur, du malaise, qui augmentent par la fatigue, les exercices trop violents, le coït répété, etc.; cette douleur remonte jusqu'aux reins et retentit le long du cordon spermatique.

Quelquefois les malades éprouvent des démangeaisons intolérables dans toute cette région.

Le **scrotum** est allongé; en le palpant, on sent une tumeur de consistance molle, ressemblant, lorsque l'on exerce une pression légère, à la sensation que donneraient des intestins de poulet.

Le diagnostic de cette affection est généralement facile, on pourrait pourtant la confondre avec une hernie inguinale. Mais si l'on cherche à opérer la réduction de la hernie en appuyant le doigt sur l'anneau, elle ne se reproduit pas, tandis que, s'il s'agit d'une varicocèle, le sang continuant d'affluer dans les veines spermatiques ne tarde pas à les remplir, et fait alors facilement reconnaître la nature de la tumeur.

On emploie deux traitements contre cette affection : 1° le *traitement palliatif*, 2° le *traitement curatif*.

Lorsque la varicocèle n'est pas considérable, on fait porter au malade un suspensoir bien ajusté. Ce moyen suffit dans un grand nombre de cas.

Il existe pourtant plusieurs méthodes pour la cure radicale de cette affection, la cautérisation, l'enroulement, la ligature, l'extirpation, etc.; on ne doit les conseiller que dans des cas bien déterminés.

VEAU.

En général, les viandes *faites* sont d'une digestion plus facile que les viandes d'animaux trop jeunes. Il en résulte que contrairement à l'opinion vulgaire la viande de veau ne convient que médiocrement aux goutteux et aux graveleux, chez lesquels les voies digestives sont toujours en plus ou moins mauvais état. A Paris et dans certaines grandes villes, le veau livré à la consommation étant toujours de par les règlements d'un certain âge, il s'ensuit que sa viande peut être permise et même conseillée aux personnes en puissance de la **diathèse urique**, car elle se rapproche beaucoup de celle du bœuf; mais en province et à la campagne, où il n'est pas rare de manger du veau de quinze jours et même de quatre jours, cette viande doit être proscrite de leur régime alimentaire.

VÉGÉTATIONS.

(Fics, poireaux, choux-fleurs, crêtes de coq.)

Les végétations sont des tumeurs de la peau et des muqueuses; leurs diverses formes ont permis au vulgaire de les comparer à des choux-fleurs, à une crête de coq, etc. On les observe à l'anus, au prépuce, à la vulve et même sur les mamelons des seins, où elles se développent en général sous l'influence de l'irritation produite par le contact du **muco-pus**. On a cru longtemps que les végétations étaient de nature syphilitique : il est aujourd'hui démontré qu'elles peuvent se produire en dehors de toute cause de nature vénérienne, quoique le plus souvent elles soient un des effets les plus habituels de la blennorrhagie et de la balano-posthite, et qu'un chancre mou ou induré ou toute autre lésion syphilitique des muqueuses puissent en être suivies. Il n'est pas rare de les observer chez des femmes enceintes, indemnes de toute affection contagieuse, et uniquement affectées de flueurs blanches. Mais néanmoins l'existence d'une inflammation du point où elles se développent ou de son voisinage n'est pas absolument nécessaire; il est des cas en effet où la production des végétations ne pourrait être attribuée à aucune cause appréciable.

Ces petites tumeurs s'excorient, laissent suinter un liquide doué d'une odeur infecte, et parfois prennent des proportions considérables et un aspect tel qu'on pourrait les confondre avec un cancer, si l'état de la santé générale restant toujours très bon ne permettait pas de les distinguer de cette affection. Abandonnées à elles-mêmes, elles peuvent se flétrir et se dessécher sans laisser de trace ; parfois elles tombent en laissant à leur place de petites ulcérations qui se cicatrisent plus ou moins promptement ; aussi ne faut-il pas se presser de les opérer ou d'agir trop énergiquement. On peut se contenter au début de tenter, par des moyens anodins, de les faire disparaître, quitte à intervenir chirurgicalement si au bout de 2 ou 3 mois le malade n'en est pas débarrassé, ou si elles viennent à prendre rapidement un accroissement considérable. Le procédé auquel nous donnons la préférence est pour les petites végétations l'excision avec des ciseaux courbes et la cautérisation de la petite plaie avec la pierre infernale ; quant aux grosses végétations. nous les enlevons au moyen de la **galvano-caustie thermique** (v. ce mot).

Méthode opératoire qui a l'avantage de cautériser en même temps que de couper la tumeur, et par conséquent d'éviter toute effusion de sang.

Poudre contre les végétations.

Poudre de sabine..
Alun calciné ...... } de chaque, 5 grammes.
Peroxyde de fer....
    Mêlez.

Pour saupoudrer et frotter légèrement les végétations qui restent stationnaires.

Poudre d° (LANGLEBERT).

Poudre de sabine .... 10 grammes.
Calomel 5   —
Sublimé corrosif............ 5 à 10 centigr.
    Mêlez. Même usage.

Les personnes atteintes de végétations doivent en outre prendre des soins minutieux de propreté et s'abstenir de rapprochements sexuels, car si la non-contagiosité de ces affections est aujourd'hui à peu près démontrée, il n'en est pas moins vrai qu'il subsiste encore dans certains esprits des doutes à ce sujet; d'un autre côté, il est nécessaire d'éviter toute cause d'irritation.

VERGE.

(Voy. **Pénis.**)

VÉROLE.

(Voy. **Syphilis.**)

30.

VERU MONTANUM.

Saillie longitudinale en forme de crête qui existe sur la paroi inférieure du canal de l'urèthre dans la région prostatique, et sur les côtés de laquelle s'ouvrent les *conduits éjaculateurs*. (Voy. **Urèthre. Prostate.**)

VÉSICULES SÉMINALES (Anatomie).

Les vésicules séminales sont deux poches membraneuses, aplaties, ovoïdes, mamelonnées, destinées à servir de réservoir au sperme. Elles sont situées en arrière de la vessie, en avant du rectum et en dehors des canaux déférents et par conséquent en arrière de la **prostate**.

La vésicule séminale est formée par un canal flexueux de $0^m,12$ de longueur, enroulé sur lui-même, présentant de distance en distance des culs-de-sac nombreux et qui n'est, à vrai dire, qu'une prolongation du canal déférent.

La structure de la vésicule séminale est la même que celle du canal déférent.

Non seulement les vésicules séminales servent de réservoir au sperme, mais elles sécrètent en outre un liquide particulier, filant, qui rend le sperme plus fluide et dans lequel on observe des corpuscules transparents (**sympexions**).

CONDUITS EXCRÉTEURS DES VÉSICULES SÉMINALES OU CANAUX ÉJACULATEURS.

De l'extrémité antérieure de la vésicule séminale naît un conduit très fin (*canal excréteur de la vésicule*), qui se réunit presque immédiatement à angle aigu avec le canal déférent. C'est par la fusion de ces deux conduits que se forme le *canal éjaculateur* qui, après avoir traversé la prostate, s'accole avec le canal éjaculateur du côté opposé, toutefois sans communiquer avec lui, va s'ouvrir sur l'extrémité renflée du **veru montanum**.

La longueur des canaux éjaculateurs est d'environ 0^m,02.

FIG. CXIII.

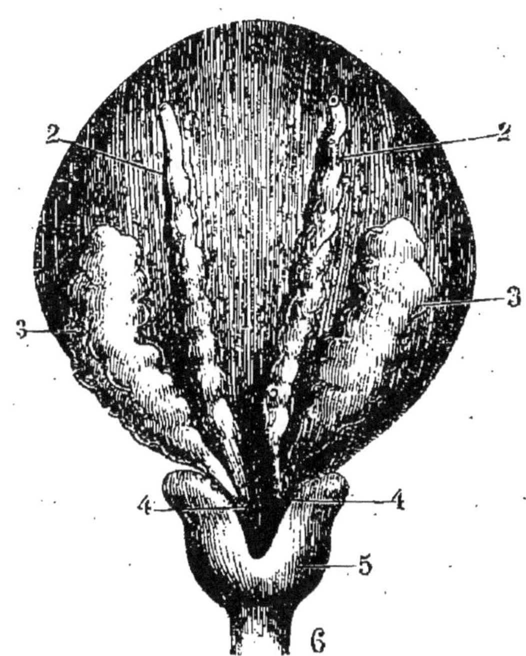

1 Face postérieure de la vessie. 2-2 Canaux déférents. 3-3 Vésicules séminales. 4-4 Fusion des canaux déférents et excréteurs des vésicules pour former les conduits éjaculateurs. 5 Prostate. 6 Urèthre.

VÉSICULES SÉMINALES (Inflammation des).

La blennorhagie détermine parfois l'inflammation des vésicules, qui peuvent être affectées ensemble ou séparément.

Les symptômes de cette affection, assez rare, sont assez obscurs en général pour qu'elle passe inaperçue aux yeux de beaucoup de médecins. L'exploration des vésicules séminales, par le doigt introduit dans le rectum, permet seul de la reconnaître d'une manière certaine.

Les douleurs éprouvées par les malades siègent au périnée, aux aines, quelquefois à la région lombaire; le **coït** les exaspère et la **miction** et la défécation les réveillent; les envies d'uriner sont fréquentes et l'expulsion de l'urine souvent très douloureuse. Il existe aussi des pollutions douloureuses diurnes et nocturnes fréquentes; le sperme émis est sanguinolent. Le plus souvent cette affection se termine par résolution, mais quelquefois la vésicule suppure, ce qui peut donner lieu à des abcès. Une complication très grave, qui n'est pas très rare, c'est la péritonite.

Le traitement de l'inflammation des vésicules séminales consiste dans les calmants et les émissions sanguines : sangsues au périnée, lavements laudanisés et émollients, **cataplasmes rectaux, suppositoires** opiacés et belladonés, etc.

VÉSICULES SÉMINALES (Concrétions des).

(Voy. Coliques spermatiques, Sympexions.)

VESSIE (Anatomie'.

La vessie est une poche *musculo-membraneuse* servant de réservoir à l'urine.

La vessie est située derrière le pubis, sur la ligne médiane, en avant du rectum.

Sa forme, lorsqu'elle est distendue par l'urine, est celle d'un ovoïde dont la petite extrémité située en haut forme le sommet de la vessie et la grosse extrémité dirigée en bas et en avant constitue le bas-fond et se continue avec l'urèthre.

Lorsqu'elle est vide, elle se ramasse sur elle-même et ne mesure plus que 0^m,03 de diamètre ; la capacité de la vessie est d'environ un demi-litre, mais elle peut, dans certains cas, acquérir des dimensions énormes, remplir l'hypogastre jusqu'à l'ombilic et contenir plusieurs litres de liquide.

Fig. CXIV.

Section médiane de la paroi antérieure de la vessie et commencement de l'urèthre (d'après Cruveilhier).

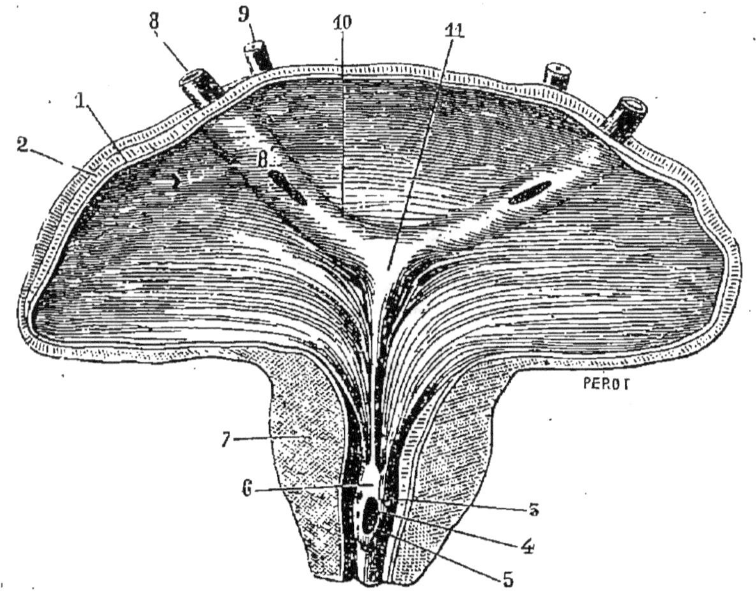

1 Muqueuse vésicale. 2 Tunique musculeuse. 3 Orifice du canal éjaculateur. 4 Orifice du sinus prostatique. 5 Orifice des canaux excréteurs des glandules prostatiques. 6 Crête uréthrale. 7 Section de la prostate. 8-8 Uretère. 8' Orifice vésical de l'uretère. 9 Canal déférent. 10 Bourrelet transversal du trigone. 11 Bourrelet longitudinal du trigone.

Le bas-fond de la vessie est séparé du rectum par les **vésicules séminales et les canaux déférents**. La surface intérieure est tapissée par une membrane muqueuse pâle et lisse. Lorsque la vessie se contracte, des plis ou rides, qui s'effacent par la distension de l'organe, se forment à sa surface.

Les faisceaux de sa tunique musculeuse produisent des reliefs souvent assez accusés pour simuler des espèces de colonnes (*vessie à colonnes*); quelquefois la muqueuse s'enfonce dans les espaces compris entre ces colonnes :

Fig. CXV.

Vessie vue du côté droit.

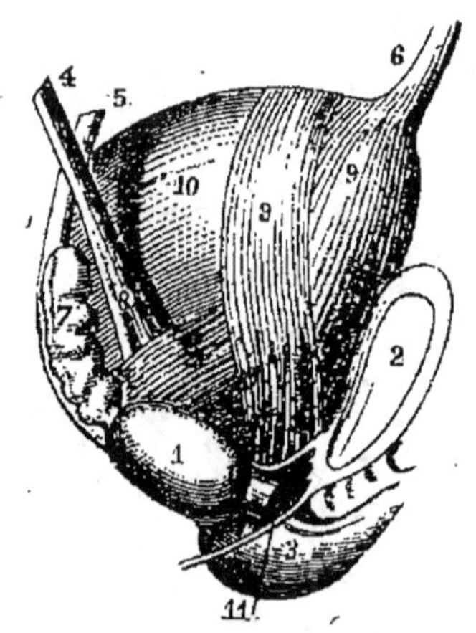

1 Prostate. 2 Symphyse du pubis. 3 Bulbe de l'urèthre. 4 Uretère. 5 Canal déférent. 7 Vésicule séminale. 8 Engagement de l'uretère sous la tunique musculeuse. 9-9 Fibres musculeuses longitudinales et transversales de la vessie. 10 Fibres transversales. 11 Vaisseaux.

C'est cette variété anatomique qu'on désigne sous le nom de *vessie à cellules.*

Cette conformation spéciale a une importance extrême au point de vue de la **pierre** et de la **gravelle**, les graviers ou les pierres venant souvent se loger dans les cellules, où ils grossissent et d'où il est difficile de les extraire.

La paroi inférieure présente trois ouvertures formant les trois angles d'un triangle (*trigone vésical*) dont les côtés sont concaves. Ces trois ouvertures sont :

En avant, l'orifice *uréthral*, en forme de croissant, à concavité postérieure ; en arrière et sur les côtés, l'orifice des *uretères*.

L'embouchure des uretères dans la vessie se fait obliquement et en soulevant la muqueuse qui forme à ce niveau un repli (*valvule de l'uretère*) qui s'oppose au reflux de l'urine. Quant à l'orifice de l'urèthre, qui se présente

FIG. CXVI.

Vue postérieure de la vessie.

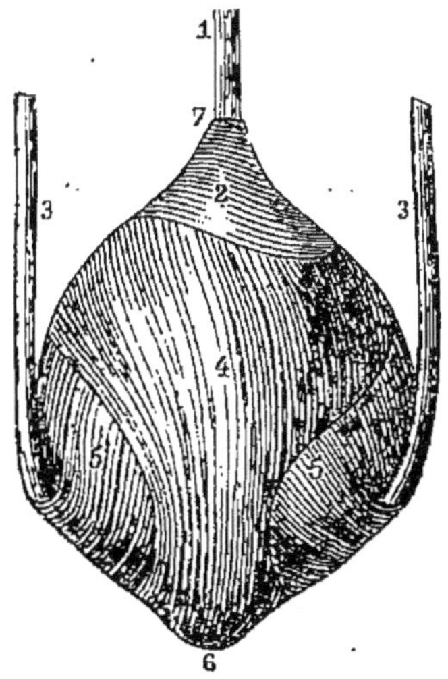

1 Ouraque. 2 Fibres musculaires du sommet de la vessie. 3 Uretères. 4 Fibres musculaires longitudinales. 5-5 Fibres musculaires transversales. 6 Bas-fond de la vessie. 7 Sommet de la vessie.

presque toujours fermé, il est froncé et constitue le *col de la vessie*.

La vessie est formée par trois tuniques superposées, et qui sont, en allant de dedans en dehors :

1° Une *membrane muqueuse* très mince.

2° Une *tunique musculaire*, composée de trois couches de

fibres, qui sont, de dehors en dedans : des fibres longitudinales, des fibres transversales et des fibres réticulées.

Cette tunique très mince, quoiqu'elle forme à beaucoup
près la portion la plus épaisse des parois vésicales, peut acquérir néanmoins dans certaines vessies hypertrophiées
une épaisseur de 0^m,015 à 0^m,020.

3° Une *tunique séreuse*, formée par le péritoine qui ne la
recouvre qu'incomplètement.

La sensibilité de la vessie, qui est peu prononcée dans
tout le reste de son étendue, est très vive au voisinage du
trigone, surtout au niveau des orifices des uretères et de
l'urèthre.

VESSIE (Cancer de la).

La dégénérescence cancéreuse de la vessie est primitive
ou secondaire, c'est-à-dire que le cancer peut se développer
tout d'abord dans cet organe, ou bien n'être que le résultat de l'extension à la vessie du cancer d'un des organes
voisins.

Cette terrible affection n'a pas de symptômes qui lui
soient propres. Rien, dans les phénomènes douloureux qui
l'accompagnent, ne permet, en effet, de les distinguer de
ceux que déterminent les autres affections vésicales (**pierre,
fongus, cystites**).

Lorsque le cancer s'ulcère, il survient des **hématuries** fréquentes et souvent considérables, et des rétentions d'urine
dues à l'oblitération de l'urèthre par des caillots sanguins ;
enfin, l'urine exhale une odeur infecte.

Les explorations de la vessie révèlent bien la présence
d'une tumeur dans cet organe, mais elles sont insuffisantes
pour formuler un diagnostic précis.

L'examen microscopique de l'urine et des débris organiques qu'elle renferme permet seul d'en reconnaître la nature.

Le cancer de la vessie est incurable et se termine fatalement par la mort, un an à peu près, en moyenne, après son début.

Le traitement de cette cruelle affection ne peut donc être que palliatif et se borne à l'emploi des narcotiques sous toutes les formes (injections intra-vésicales, cataplasmes, suppositoires et lavements calmants, opium et belladone à l'intérieur, injections sous-cutanées de morphine, etc...) pour calmer les douleurs, et dans l'usage de la sonde et des injections froides et antiseptiques pour vider la vessie et arrêter les **hématuries**, en même temps qu'on administre les astringents à l'intérieur dans le même but.

VESSIE (Catarrhe de la).
(Voy. **Cystite chronique.**)

VESSIE (Corps étrangers de la).
(Voy. **Corps étrangers de l'urèthre et de la vessie.**)

VESSIE (Fistules de la).

Les fistules de la vessie sont des conduits anormaux occasionnés par une inflammation très intense du réservoir es urines et des tissus environnants ou succédant à une blessure ou à une opération chirurgicale (**Ponction de la vessie, Taille,** etc.), par lesquels l'urine s'échappe au dehors au lieu de suivre le canal de l'urèthre. La vessie peut ainsi communiquer avec l'hypogastre, le **périnée**, le **scrotum**, le rectum, l'utérus et le vagin, et l'urine s'écouler par un ou plusieurs orifices situés dans ces régions. C'est ce qui fait qu'on donne à ces lésions les noms de *fistules vésico-hypogastrique, vésico-périnéale, vésico-scrotale, vésico-rectale, vésico-utérines, vésico-vaginales,* etc.

Les fistules vésicales sont des accidents très sérieux ; elles ont très difficiles, dans la généralité des cas, à oblitérer ; leur aitement, du ressort de la chirurgie, nécessite souvent des pérations très délicates.

VESSIE (Fongus de la).
(Voy. **Fongus de la vessie.**)

VESSIE (Inflammation de la).

(Voy. **Cystite.**)

VESSIE (Névralgie de la).

(Voy. **Cystalgie.**)

VESSIE (Paralysie de la).

(Voy. **Atonie** et **Paralysie de la vessie.**)

VESSIE (Pierre dans la).

(Voy. **Gravelle, Calculs urinaires, Lithotritie, Taille, Dissolvants de la Gravelle et de la Pierre, Signes de la pierre dans la vessie, Interruption brusque du jet de l'urine.**)

VESSIE (Plaies de la).

Les parois de la vessie peuvent être blessées de *dehors en dedans*, par un projectile ou par un instrument piquant, coupant ou contondant, ou de *dedans en dehors* par un instrument de chirurgie, manié par des mains inexpérimentées ou imprudentes (**Sondes, brise-pierre,** etc.).

Une plaie de la vessie est toujours un accident des plus graves qui expose le blessé aux conséquences terribles de l'**infiltration de l'urine** (voy. ce mot) dans les tissus et dans le péritoine. Les plaies de cet organe déterminées par une violence extérieure, dans lesquelles par conséquent les tissus ont été divisés de dehors en dedans, sont beaucoup moins dangereuses que celles qui sont le résultat d'accidents chirurgicaux, parce que l'urine peut s'écouler plus facilement au dehors.

Il se produit parfois des hémorrhagies considérables accompagnées de syncopes ; les blessés éprouvent aussi des douleurs très vives dans le ventre et l'urèthre, avec **ténesme vésical** (v. ce mot).

Les plaies de la vessie occasionnent le plus souvent la mort ; si la guérison a lieu, il n'est pas rare d'observer à leur suite des **fistules vésicales** (v. ce mot) très difficiles à fermer. La première indication à remplir dans le traitement d'un accident de ce genre, c'est de placer le blessé de façon à favoriser l'écoulement de l'urine ; on doit même en général placer une sonde flexible à demeure. S'il existe de l'infiltration urineuse, on doit sans tarder pratiquer de grandes incisions, et dans le cas ou un corps étranger (projectile, esquille osseuse, fragment d'instrument quelconque) est resté dans la vessie et ne peut être extrait par le canal de l'urèthre, ne pas hésiter à pratiquer la **taille périnéale** (v. ce mot). Lorsque l'hémorrhagie est abondante, on appliquera sur le ventre des compresses glacées ou mieux encore un sac en caoutchouc rempli de glace.

VESSIE (Varices de la).

Cette affection est fort rare ; elle est caractérisée par le développement variqueux des veines du col de la vessie : des **hématuries** abondantes qui affaiblissent promptement le malade en sont la conséquence ; elle offre peu de chances de guérison par l'impossibilité où l'on est de formuler un diagnostic certain, et aussi par la difficulté que l'on aurait à introduire dans la vessie des substances suffisamment styptiques ou coagulantes pour oblitérer les orifices ulcérés et béants qui laissent transsuder le sang. Du reste, nous le répétons, cette affection est d'une extrême rareté, nous n'en connaissons que deux observations.

VICHY (Allier).

Sources alcalines nombreuses chaudes et froides (de 14° C. à 43°60 C.), bicarbonatées sodiques fortes. Employées en boissons, bains et douches.

PRINCIPALES SOURCES DE VICHY, LEUR TEMPÉRATURE ; QUANTITÉ DE
BICARBONATE DE SOUDE QU'ELLES RENFERMENT.

Noms.	Température.	Bicarbonate de soude (par litre).
Puits-Chomel..............	43°60	5 gr. 001
Grande-Grille..............	42°50	4 gr. 833
Hôpital.................	31°70	5 gr. 029
Puits-Lardy...............	23°09	4 gr. 910
Célestins (ancienne source).	14°03	5 gr. 103
Célestins (nouvelle source).	15°20	»
Hauterive................	15°	4 gr. 687

Ces eaux offrent, sous le rapport de leur constitution intime, de leur température et des effets qu'elles produisent, des nuances assez tranchées pour correspondre au traitement d'un grand nombre de maladies.

Elles trouvent leur application dans les affections des voies digestives et du foie (dyspepsies acides et flatulentes, coliques hépatiques, jaunisse, hépatites chroniques).

La plupart des malades affectés de **diabète sucré** se trouvent admirablement bien de ces eaux prises aux sources mêmes et doivent en continuer l'usage une fois rentrés chez eux, sous la direction de leur médecin.

« L'ingestion de l'eau de Vichy, dit le Dr Barthez, est suivie de pesanteur dans les reins et de l'accélération de l'excrétion urinaire ; les urines, dont l'alcalinité se manifeste une demi-heure après avoir bu ces eaux, de même qu'en prenant des bains, sont ensuite rendues claires, limpides et sans sédiment rouge briqueté, avec un demi-litre et souvent un litre en plus que dans l'état normal. »

On peut, d'après cela, préjuger de l'action favorable exercée par l'eau de Vichy dans la **Gravelle urique**. Elle possède, en effet, une efficacité incontestable contre cette maladie et constitue son traitement curatif par cela même qu'elle s'adresse directement aux causes qui la déterminent (voy. **Diathèse urique, Gravelle**). Mais, comme le dit très bien M. Mallez : « La direction imprimée au traitement, le choix des sources, le mode d'emploi des bains et des douches ne sont pas choses banales, et les malades ont de fréquentes occasions de se repentir de s'être abandonnés à leur propre direction ». Il est, en effet, des cas où, dans le traitement de la gravelle urique, les eaux de Contrexéville doivent être préférées à celles de Vichy, l'usage inopportun de ces dernières pouvant donner lieu à de violentes douleurs de reins, à des **néphrites** et à des **hématuries** (voy. **Eaux minérales, Contrexéville**).

C'est la source des Célestins qu'on conseille en général en boissons aux graveleux ; quant aux bains de Vichy, ils sont, composés d'un mélange des différentes sources, dont l'accumulation se fait pendant l'hiver dans de vastes réservoirs, afin de pouvoir satisfaire, pendant la saison thermale, aux exigences des 40,000 baigneurs qui se rendent à Vichy tous les ans.

Dans le **catarrhe de la vessie**, les services rendus par l'emploi des eaux de Vichy sont d'une médiocre valeur; on doit leur préférer, en général, les eaux moins chargées de principes alcalins (Contrexéville, Capvern, La Preste, Balaruc), et ce n'est que lorsque le catarrhe ne dépend (ce qui est très rare) d'aucune affection de la prostate ou de l'urèthre, qu'on peut y recourir avec quelque chance de succès.

Il en est de même pour la **Goutte**; la cure de Vichy ne réussit, en effet, le plus souvent, que chez les goutteux pléthoriques et sanguins.

Enfin, notons ici que l'usage prolongé et l'abus de ces eaux peut déterminer (quoi qu'on en ait dit) la **cachexie alcaline** (voy. **Alcalins**).

VIC-SUR-CÈRE (Cantal).

Sources alcalines, bicarbonatées, ferrugineuses, gazeuses, froides. Ces eaux conviennent admirablement pour tarir les écoulements chroniques des organes génitaux, entretenus par un état de débilité générale, lorsque la médication tonique et fondante à la fois est indiquée.

VIN.

Le vin naturel est une excellente boisson à la condition d'être pris en quantité modérée. Mêlé à l'eau dans la proportion d'un quart ou d'un tiers, c'est à lui qu'on doit donner la préférence pour les repas sur la **bière** et le **cidre**.

C'est à tort qu'on a accusé l'usage du vin de favoriser le développement de la **goutte** et de la **gravelle**, car ces maladies sont plus communes en Angleterre, en Ecosse, en Irlande et en Allemagne, pays où l'on ne consomme pour ainsi dire que de la bière, qu'en France, en Italie et en Espagne, où le vin est d'un usage général. Le vin vieux est préférable au vin nouveau. Il est des cas néanmoins où, chez des goutteux et des graveleux sujets à la constipation, une cure de vin nouveau peut rendre des services en facilitant les selles.

Quant à la question de savoir si le vin blanc doit être préféré au vin rouge dans le régime des goutteux et des graveleux, elle est difficile à résoudre d'une manière absolue, car s'il est vrai que d'un côté, par ses propriétés diurétiques, le vin blanc peut hâter la sortie des graviers des reins et de la vessie et favoriser l'élimination de l'**acide urique** chez les goutteux, d'un autre côté, par suite de son action trop vive sur l'économie toute entière, spécialement sur le système nerveux et les reins, il doit être rejeté par les personnes facilement irritables et nerveuses, et, en général, par tous les malades dans l'appareil urinaire desquels il existe de l'irritation et à plus forte raison de l'inflammation.

Le vin pur, quel qu'il soit, doit être prescrit dans le cours de toute maladie inflammatoire des voies urinaires (**blennorrhagie, uréthrite, cystites, néphrites, prostatites,** etc.). Sévèrement interdit pendant les accès de goutte aiguë, son usage à petites doses (vin de Bordeaux) peut être toléré et même prescrit chez certains goutteux dans l'intervalle des accès : il en est de même pour les graveleux.

Du reste, l'âge, la qualité et la provenance du vin jouent ici un très grand rôle ; tout le monde sait, par expérience, que certains vins possèdent une action spéciale sur l'économie qui fait que la proportion d'alcool étant la même à peu de chose près dans deux sortes de vin, l'un portera à la tête bien plus que l'autre, ou que le premier poussera aux urines, tandis que les propriétés diurétiques du second seront nulles, tous phénomènes que l'analyse chimique est impuissante à expliquer.

Dans le **diabète sucré**, l'usage du vin est non seulement permis mais encore conseillé; les malades, bien entendu, ne devant boire que des vins non sucrés.

Les vins de Champagne, d'Arbois, de Saumur et, en général, tous les vins gazeux et plus ou moins sucrés, ne conviennent ni aux goutteux et graveleux, ni aux diabétiques.

Dans l'**impuissance**, loin d'agir favorablement, ils dépriment au contraire encore davantage les forces viriles.

Quant aux vins très alcoolisés, tels que le Xérès, le Porto, le Marsala, le Madère, etc., s'ils sont souvent utiles à petites doses pour relever les forces des malades dans la convalescence des maladies, ils sont aussi très nuisibles dans le cours de toute affection inflammatoire des voies urinaires, et ne conviennent nullement aux goutteux et aux graveleux.

En résumé : le bon vin, quel qu'il soit, est une excellente boisson, la meilleure de celles que l'industrie de l'homme a mis à sa disposition; il peut faire beaucoup de bien dans les maladies qui nous occupent, mais il peut faire plus de mal encore s'il est pris avec excès, ou si, par sa nature particulière, il ne convient ni au tempérament du malade, ni à l'affection dont il est atteint; ce n'est donc certes pas à la légère qu'on devra en faire usage.

Le meilleur de tous les vins en cas de maladie des voies urinaires comme à l'état de santé, c'est le vin de Bordeaux; le plus mauvais, c'est le vin de Champagne.

VINAIGRE.

Le vinaigre qu'on emploie comme condiment est utile, mais à un degré moindre que le **sel**, pour favoriser la digestion de certains aliments et notamment de la salade crue. On peut donc sans inconvénient permettre aux goutteux et aux graveleux d'en faire un usage modéré, car son abus irrite et altère même l'estomac.

C'est par un préjugé, qui ne repose sur aucune donnée scientifique, qu'on interdit la salade, modérément assaisonnée, aux personnes affectées de blennorrhagie ou de toute autre maladie des voies urinaires; l'excès seul peut en être nuisible en déterminant des troubles digestifs.

VITTEL (Vosges).

Sources alcalines, sulfatées-calciques, froides. Ces eaux, sensiblement analogues à celles de Contrexéville, sont employées dans les mêmes cas et de la même façon (voy. **Contrexéville**).

WILDUNGEN (Allemagne, principauté de Waldeck-Pyrmont).

Sources froides, alcalines et gazeuses. Ces sources sont douées de propriétés diurétiques et légèrement laxatives. Elles renferment des traces de fer, ce qui explique leur action favorable dans le catarrhe vésical atonique ; on les utilise aussi dans la gravelle urique.

WINTERGREEN.

On retire de cette plante une essence aromatique très employée par les Anglais comme diurétique. On peut aussi l'utiliser dans le traitement de la **cystite chronique** par les injections.

Injection intra-vésicale.

Eau.............................. un litre.
Essence de Wintergreen......... 6 grammes.
Teinture de Quillaya saponaria... 30 grammes.
    Mêlez.

(Cystite chronique.)

YEUX (Maladies des).

Voy. **Iritis syphilitique. Ophthalmie blennorrhagique.**

Paris.— Typographie A. PARENT, A. DAVY, successeur, 52, rue Madame et rue M.-le-Prince, 14.

WITKOWSKI, docteur en médecine de la Faculté de Paris. — *Structure et fonctions du corps humain, à l'usage des gens du monde, des élèves des beaux-arts et des lycées*, 2e édition. Ouvrage illustré de 410 gravures sur bois et accompagné de planches découpées, coloriées et superposées, dessinées par Léveillé.

PRIX DE L'OUVRAGE :

1° Le volume broché et l'atlas cartonné................ 24 fr.
2° Le volume et l'atlas ; deux volumes cartonnés en
    toile de couleur.................................. 25 fr.

L'ATLAS SE VEND SÉPARÉMENT
Prix................... 14 fr.

Il se compose de cinq préparations ; le Corps humain, la Tête et le Cou, l'Œil et le Larynx, le Crâne et le Cerveau.

WITKOWSKI. — *La génération humaine.* 1 vol. in-8, illustré de 226 gravures sur bois et accompagné de 2 planches découpées, coloriées et superposées, prix.   10 fr.
Le même, avec planches coloriées.   15 fr.

WITKOWSKI. — *Anatomie iconoclastique.* Atlas in-4, composés de planches découpées, coloriées et superposées, et accompagnés d'un texte explicatif.

1° Le corps humain (8° édition). Prix............ 7 fr.
2° Le cerveau (3° édition). Prix.................. 7 fr.
3° L'oreille (2° édition) et la dent. Prix.......... 5 fr.
4° Le larynx et la langue (2e édition). Prix....... 7 fr.
5° L'œil (3° édition). Prix........................ 8 fr.
6° Organes génitaux et périnée de la femme (3e édi-
    tion). Prix................................... 7 fr.
7° Organes génitaux et périnée de l'homme (2e édi-
    tion). Prix................................... 7 fr.
8° Le squelette et les articulations. Prix..... ... 9 fr.
9° La main:..................................... 7 fr.

DECAISNE (E.), lauréat de l'Institut, et GORECKI (X.), professeur libre à l'École pratique. — *Dictionnaire élémentaire de médecine.* 1 vol. in-8 de 980 pages à deux colonnes, avec 568 gravures sur bois intercalées dans le texte, prix.   15 fr.

Paris. — A. Parent, imp. de la Fac. de médec., A. Davy, successeur, 52, rue Madame et rue M.-le-Prince, 14.